자본주의의 병적 징후들

Morbid Symptoms: Health Under Capitalism

자본주의의 병적 징후들

1판1쇄 | 2018년 2월 9일

엮은이 | 리오 패니치, 콜린 레이스
옮긴이 | 연구공동체 건강과대안

펴낸이 | 정민용
편집장 | 안중철
편집 | 윤상훈, 강소영, 이진실, 최미정

펴낸곳 | 후마니타스(주)
등록 | 2002년 2월 19일 제300-2003-108호
주소 | 서울 마포구 양화로6길 19, 3층 (04044)
전화 | 편집_02.739.9929/9930 영업_02.722.9960 팩스_0505.333.9960

블로그 | humabook.blog.me
트위터, 페이스북, 인스타그램 | @humanitasbook
이메일 | humanitasbooks@gmail.com

인쇄 | 천일문화사_031.955.8083 제본 | 일진제책사_031.908.1407

값 30,000원

ISBN 978-89-6437-301-9 93510

이 도서의 국립중앙도서관 출판시도서목록(CIP)은 e-CIP홈페이지(http://www.nl.go.kr/ecip)와 국가자료공동목록시스템(http://www.nl.go.kr/kolisnet)에서 이용하실 수 있습니다. (CIP제어번호: CIP2018003580)

자본주의의 병적 징후들

Morbid Symptoms:
Health Under Capitalism

리오 패니치·콜린 레이스 엮음

연구공동체 건강과대안 옮김

후마니타스

차례

지은이(게재 순)

서문 | **리오 패니치**Leo Panitch 캐나다 왕립학술원 회원이자 요크 대학교 비교정치경제학과의 캐나다 리서치 체어 프로그램 교수로 있다. 1985년부터 『소셜리스트 리지스터』의 공동 편집인을 역임하고 있다.

서문, 1장 | **콜린 레이스**Colin Leys 영국 런던 골드스미스 대학교 명예교수이자 건강 및 공익 센터 운영위원으로 있다. 2009년까지 『소셜리스트 리지스터』 공동 편집인을 역임했다.

2장 | **한스-울리히 데페**Hans-Ulrich Deppe 독일 프랑크푸르트 요한 볼프강 괴테 대학교 의료사회학 및 사회의학 교수

3장 | **데이비드 코번**David Coburn 캐나다 토론토 대학교 보건대학 교수

4장 | **로드니 렙키**Rodney Loeppky 캐나다 요크 대학교 정치학과 조교수

5장 | **칼만 애플바움**Kalman Applbaum 미국 위스콘신 대학교 의료사회학 강사

6장 | **마리 곳초크**Marie Gottschalk 미국 펜실베이니아 대학교 정치학 교수

7장 | **크리스토프 허만**Christoph Hermann 오스트리아 빈 노동연구센터 연구원

8장 | **휴 암스트롱**Hugh Armstrong 캐나다 칼턴 대학교 공공정책대학 및 사회복지학과 교수
팻 암스트롱 Pat Armstrong 캐나다 요크 대학교 요양 및 보건서비스 연구소 소장, 사회학 교수

『**소셜리스트 리지스터**』*Socialist Register* 는 진보적 관점에서 본 사회운동과 이념에 관한 개론서이다. 1964년 영국에서 창간된 이후 매년 한 권씩 중심 주제를 두고 정치·경제·문화 등 학제적·지리적 경계를 넘어서는 다면적인 비평을 엄선해 발간한다. 특정 입장에 국한되지 않는 진보적 관점에서 오늘날의 세계적인 흐름을 파악하며 분석하는 출간물로 인정받고 있다.

9장 | **폴라 티반데바지**Paula Tibandebage 탄자니아 다르에스살람 경제 및 사회연구재단 선임 연구원, 독립 연구자

모린 매킨토시 Maureen Mackintosh 영국 개방대학교 경제학 교수

10장 | **로버트 앨브리턴**Robert Albritton 캐나다 요크 대학교 정치학과 명예교수

11장 | **레슬리 헨더슨**Lesley Henderson 영국 브루넬 대학교 미디어·세계화·위기센터 부대표, 사회학 및 커뮤니케이션학 선임강사

12장 | **줄리 페인실버**Julie Feinsilver 미국 조지타운 대학교 라틴아메리카연구센터 방문교수

13장 | **왕샤오구**王绍光 홍콩 중문대학교 공공행정학과 교수

14장 | **모한 라오**Mohan Rao 인도 자와할랄 네루 대학교 사회의학 및 지역사회의학 센터장

15장 | **메리 코이부살로**Meri Koivusalo 핀란드 헬싱키 국립보건복지연구개발센터STAKES 세계화 및 사회정책 프로그램 선임 연구원

16장 | **산제이 바수**Sanjay Basu 미국 캘리포니아 대학교 의과대학 및 샌프란시스코 종합병원 내과 전문의

17장 | **줄리언 튜더 하트**Julian Tudor Hart 영국 웨일스 스완지 대학교 의과대학 연구원, 전 가정의학과 의사

일러두기

1. 이 책은 다음 저서의 한국어 완역본이다.

   Morbid Symptoms: Health under capitalism, edited by Leo Panitch and Colin Leys (The Merlin Press, 2009)

2. 한글 전용을 원칙으로 했다. 고유명사의 우리말 표기는 국립국어원의 외래어 표기법을 따랐다.
   그러나 관행적으로 굳어진 표기는 그대로 사용했으며, 필요한 경우 한자나 원어를 병기했다.

3. 후주는 모두 원주이고, 옮긴이가 첨가한 내용은 각주 및 대괄호([ ])로 처리했다.

4. 단행본·전집·정기간행물에는 겹낫표(『 』)를, 논문·논설·문서·기고문 등에는 큰따옴표(" ")를,
   영화 및 방송 프로그램에는 가랑이표(〈 〉)를 사용했다.

서문

신자유주의 세계화는 지난 15년간 『소셜리스트 리지스터』*Socialist Register*[이하『리지스터』]의 주요 의제였다. 이 책은 신자유주의 세계화가 인간 생활의 가장 중요한 측면인 건강에 미친 영향을 중심으로 작성되었다. 균형 잡힌 식사에서부터, 품위 있는 주거, 고용 안정과 직업 만족도 등에 이르기까지, 공중보건의 모든 요소들은 우리가 얼마나 건강하게 잘 살 수 있으며, 얼마나 오래 살 수 있는지를 결정하는 데 결정적으로 중요하다. 이런 요소들은 우리가 신체적 능력을 충분히 발휘하기 위해 필요한 것들이기도 하지만, 질병을 예방하고 이를 치료하는 데에도 어느 정도 중요하다. 자본주의는 이런 두 가지 측면에서 볼 때 ―『리지스터』시리즈의 46번째 출간물로 자본주의에서의 건강 문제를 다룬 이 책의 제목이기도 한 ― '병적 징후들'morbid symptoms로 가득 차 있다.

건강과 관련해서는 이미 엄청나게 많은 글들이 있다. 그러나 사회 구조에 대한 비판적인 관점에서 쓰인 건강 관련 글은 좀처럼 찾아보기 어렵다. 건강의 정치경제학이라는 분야를 여는 작업은 1970년대에 레슬리 도열Lesley Doyal이나 비센테 나바로Vicente Navarro, 줄리언 튜더 하트 등의 개척자들에 의해 시작되었다. 그렇지만, 적어도 영어권 세계에서는 이를 잇는 작업이 거의 이루어지지 않았다. 이는 보건의료 관련 산업의 세계적인 규모나 범위 그리고 이 산업이 자본축적 영역에서 차지하고 있는 점증하는 중심적 역할을 생각해 보면 더욱 주목해야 할 주제이다. 이 책을 만든 우리의 목표는 자본주의에서의 건강에 대한 역사 유물론적 분석의 발전에 일조하는 것으로, 신자유주의 시대의 경제적·사회적·정치적 건강 결정 요인에 분석의 초점을 맞추었다. 그리고 보건의료를 상품으로 만들고자 하는 세력과 이를 공공서비스로 만들고(또는 유지하고) 불평등한 접근권을 줄이려고 노력하는 세력 간의 투쟁에 초점을 맞추려 노력했다. 오늘날 좌파에게 중요한 과제는, 공중보건 서비스를 상품화하고, 의약품, 의료 기술, 그리고 건강보험 등을 통해 관련 기업들이 보건의료 체계 전 영역을 자본축적의 장으로 만들며, 의료 상품(물자 및 서비스)의 소비를 확대하려는 방식에 대해 문제 제기를 하는 것이다. 자본주의에서 병적 징후의 상당 부분은 다음과 같은 상황들, 즉 의학 연구와 교육과정에 대한 기업의 통제, 상업적 이윤을 위해 의학 자료를 오용하는 것, 약물 치료가 필요하지 않은 단순한 심리적 갈등을 약물 치료가 필요한 '정신 질환'으로 진단하는 잘못된 접근 방식, 새로운 자본축적 분야로 각광받는 인체 유전자의 상업적 활용 등으로부터 직접적으로 기인한다.

오늘날 우리는 하루도 빠짐없이 건강과 의료 관련 뉴스를 접하며 살아간다. 새로운 감염병의 출현이나 과거에 사라졌던 감염병의 재유행, 식품업계가 만드는 비만과 기아의 문제들, '슈퍼박테리아'의 등장, 의료사고와 같은 병원의 오류들, 의학 연구나 수술 기법의 새로운 진전, '기적의 신약' 그리고 전례 없이 증가하는 의료비에 대한 소식들 말이다. 정교하고 값비싼 생의학 연구와 의료 기술은 부유한 자본주의 국가들에만 존재한다. 게다가 의학적 지식이 이처럼 증가하는 만큼 의료적 개입의 범위 역시 증가한다. 그리고 이것은 다시 의학 연구와 치료에 필요한 더 많은 자원을 요구한다. 이런 국가들은 대부분 세금이나 사회보험에 의해 재원이 뒷받침되는 보건의료 체계를 가지고 있는데, 이런 체계에서는 원칙적으로 지불 능력과 상관없이 모든 사람이 동등한 치료를 받을 수 있다. 이런 원칙은 부자들로부터 (건강 상태가 좋지 않은) 가난한 사람들에게로 부를 재분배하는 기능을 하는 것이며, 공공 병원과 클리닉◆을 계급사회 속에서 비교적 계급 격차가 적은 몇 안 되는 공간으로 만든다. 이런 체계에서는 '비즈니스석'과 '일반석'의 구분이 없다. 그러나 동시에 이들 국가의 공공 보건의

◆ 세계적으로 병원hospital은 주로 입원 환자를 중심으로 하는 의료기관을, 클리닉은 주로 외래환자를 중심으로 하는 의료기관을 말한다. 이때 병원은 여러 진료 과목들로 운영된다. 클리닉의 경우 가정의학과 같은 통합적 진료 과목 하나로 운영되거나 기본적인 진료과 ― 내과, 소아과, 외과, 산부인과 등 ― 가 모여 있는 폴리클리닉으로 운영될 수 있다. 한국의 경우 병원과 클리닉(또는 의원)의 구분이 매우 애매한데 이는 병상 수 30개 미만을 의원으로 분류하고 있는 법체계 때문에도 그러하지만, 상당수 의원이 입원 병상을 운영하고 있으며 병원도 입원 환자 중심이라기보다는 외래환자를 매우 많이 보고 있는 현실 때문이다. 한국에서 병원과 클리닉의 역할이 적절히 구분되지 않고 있는 상황은, 계획되지 않은 자본주의 의료 체계의 난맥상 가운데 하나다.

료 체계에 사용되고 있는 막대한 액수의 공적 재정에 접근하려는 세계 보건의료 산업계의 적극적인 노력을 자본가들과 국가가 어떻게 지원하고 있는지도 드러내 보였다. 자본가들과 국가는 비용을 절감해야 한다고 주장하면서 이른바 경쟁이 만들어 내는 효율성을 통해 비용을 절감할 수 있는 민간 공급자들에게 이런 서비스들을 넘겨야 한다고 적극적으로 홍보한다. 보건의료와 자본주의 사이의 관계에 대한 분석은 대체로 이런 세력들 사이의 상호작용이 집중적으로 벌어지고 있던 풍요로운 '북반구'에 초점을 맞춰 왔다. 그러나 이 같은 동학은 세계 곳곳에 심각한 영향을 미치고 있다. 이 책에 실린 여러 글들은 이 같은 사실을 명확하게 보여 준다.

현재의 세계적인 경제 위기는 자본주의 체제의 건강 및 보건의료 부문에서 생겨나고 있는 병적 징후들을 날카롭게 부각시키고 있다. 경제 위기가 미국에서 발발했다는 점, 그리고 이 위기에 대처하기 위한 국가적 노력을 기울이는 와중에, 보건의료 개혁을 둘러싼 문제가 미국의 정치적 의제 가운데 가장 높은 순위에 올라서게 된 것은 우연이 아니다.◆ 제2차 세계대전 이래 다른 국가들이 미국과는 다른 계급

◆ 오바마의 지난 두 차례 대통령 선거운동 과정에서나 트럼프-힐러리의 최근 대통령 선거운동 과정에서 미국의 의료 체계와 이에 대한 개혁은 주요 쟁점이 되었다. 전 국민 건강보험이 존재하지 않고, 국내총생산GDP의 17퍼센트 이상을 의료비로 쓰지만 전 국민의 6분의 1가량이 아무런 의료보험이 없는 미국의 고비용-비효율 의료 체계에 대해, 민주당은 이른바 '오바마 케어'(오바마 의료보험)라는 일종의 정부 지원 민영 의료보험 의무 가입 제도를 도입하려 했고, 공화당은 이에 반대했다. 오바마 대통령 임기 내내 이를 둘러싼 민주당

역학을 바탕으로 시장에 기반을 둔 보건의료 체계로부터 멀어져 갔다면, 미국은 고집스럽게 시장에 기반을 둔 보건의료 체계를 유지해 왔다. 그 바탕에는 항상 문제가 되어 온 뿌리 깊은 계급적 쟁점이 있다. 미국자동차노조United Automobile Workers, UAW 위원장이었던 월터 루더 Walter Reuther[1907~70]는, 왜 제너럴 모터스GM가 기업의 의료비 부담을 줄여 줄 수 있는 전 국민 건강보험 제도의 도입을 지지하지 않았는지에 대해, "그들에게는 그들 자신의 이익보다 더 중요한 무엇이 있기 때문"이라고 설명했다. 여기서 중요한 '무엇'이란 [노동자] 계급에 대한 자본주의적 훈육이다. 이는 고용주가 비용을 지불하는 민간 의료보험을 통해 노동자의 의료 문제를 해결하는 제도를 유지함으로써, 노동자들을 기업에 더 의존적인 상태로 붙잡아 두려는 고용주들의 공통 이익을 반영하는 것이며, 또한 삶의 모든 공간에, 나아가 가능하다면 세계의 모든 지역에 시장 관계를 확산시키려는, 미국 자본가들이 공유하는 한층 큰 프로젝트를 반영하는 것이다. 우리는 신자유주의 시대에 이 같은 일들이 성공적으로 진행됨에 따라, 여러 국가에서 보건의료 체계가 미국식으로 변질되어 가는 것을 봐왔다. 이런 미국화는 공공 보건의료에 대한 민간 자본의 끊임없는 침투만이 아니라, 국

과 공화당 사이의 정치적 갈등이 지속되었다. 그러나 민주당도 우리나라나 일본, 독일, 프랑스 등과 같은, 정부가 직접 운영하는 전 국민 건강보험(미국식 전 국민 단일 의료보험 체계)의 도입을 주장하지도, 실행하지도 못했다. 트럼프는 당선된 후 오바마 케어마저도 중단시키겠다고 발표했다.

가가 주도하는 시장화를 통해서도 이루어졌다. 쿠바를 제외한다면, 세계적으로 가장 가난한 자본주의 국가들에서 이 같은 현상은 전 지구적 불평등과 결합되어, 국제연합의 1978년 알마아타[지금의 알마티]선언Alma Ata Declaration이 채택한 '모두에게 건강을'Health for All이라는 목표를 유명무실하게 만들었다.

자본주의에서의 건강에 관한 정치경제학은 다음과 같은 근본 모순에 집중해야 한다. 즉 건강과 보건의료는 무엇보다 사용가치이기에, 자본이 이를 교환가치로 전환할 수 없는 한, 건강과 보건의료에 대한 자본의 이해관계는 제한적일 수밖에 없다. 공적 재정으로 뒷받침되는 보건의료 서비스가 보장되는 국가의 경우, [그 결과물인] 건강한 노동력에서 나오는 높은 수준의 생산성이 자본으로 하여금 공공 보건의료 체계를 묵인하게 하는 주요 요인이다. 공적 재원의 보건의료가 자본 축적을 위한 대상으로 간주되는 곳에서는, 건강과 보건의료의 사용가치가 은폐되고 왜곡되고 있다. 건강과 보건의료에 대한 오늘날의 공적 토론과 정책은 대부분 바로 이런 목적을 가지고 있다. 건강과 보건의료의 정치경제학에 관한 논의를 효과적으로 진행하기 위한 기본 요건은, 이와 같은 모든 담론과 정책을 철저하게 비판적 검증의 대상으로 삼는 것이다. 그러나 이것으로는 결코 충분하지 않다. 자본주의에 의해 초래되는 보건의료의 근본적인 모순을 새로운 사회주의 전략의 중추적 이슈로 만드는 것이 반드시 뒤따라야 한다. 이는 특히 조직 능력을 갖춘 효과적인 반대 진영을 건설하기 위해서도 필수적이다.

이 책을 편집하면서 가장 보람 있던 것 가운데 하나는 현장에 있는 전문가들을 새롭게 만날 수 있었고, 그들이 우리와 마찬가지로 이 문제에 대해 가지고 있는 커다란 열의를 확인할 수 있었다는 점이다. 우리는 이 책을 기획하는 데 도움을 준 로드니 렙키에게 각별한 감사를 전한다. 동시에 이 책에 원고를 보내 준 다른 모든 전문가들에게도 감사드린다. 물론, 항상 그랬듯이, 그들이나 우리가 이 책에 실린 모든 내용에 동의하는 것은 아니라는 점을 덧붙여야겠다. 역시 언제나 그렇듯이, 편집 작업을 해준 앨런 주에게Alan Zuege와 에이드리언 하우Adrian Howe에게, 훌륭한 표지 디자인 작업을 해준 루이스 매케이Louis McKay에게, 그리고 우리를 지원하고 고무해 준 발행인 토니 주브루그Tony Zurbrugg에게 큰 빚을 졌다.

『리지스터』 시리즈로 이 책을 편집하고 발행하는 과정에서 두 가지 중요한 변화가 생겼다. 12년 동안 공동 편집인으로 참여해 왔던 콜린 레이스가 물러나, 알프레도 사드 필호Alfredo Saad Filho와 함께 부편집인이 되었고, 그레그 알보Greg Albo와 비벡 치버Vivek Chibber가 리오 패니치와 함께 공동 편집인이 되었다. 이는 발간 50주년을 눈앞에 둔 『리지스터』의 방향을 좀 더 젊은 세대에게 넘기기 위한 첫발이다. 『리지스터』의 미래에 대한 모색은 편집인 교체를 넘어, 편집국 내부의 변화로도 이어졌다. 지난 수년간 『리지스터』에 도움을 준 휴 베이넌Huw Beynon, 바르다 버스틴Varda Burstyn, 데이비드 코츠David Coates, 테리 이글턴Terry Eagleton 스티브 제프리스Steve Jefferys와 엘런 메이크신스 우드Ellen Meiksins Wood에게 감사드린다. 『리지스터』는 앞으로도 계속해서 그들의 도움을 구할 것이며, 그들 또한 계속해서 『리지스터』에 글을 싣기를 희망한다. 우리는 바시르 아부-마네Bashir Abu-Manneh, 조핸나 브레너Johanna Brenner, 데이비드 하비David Harvey, 크리스토프 허만, 낸시 홀름스트롬Nancy Holmstrom, 마티즌 코닝스Martijin Konings와 찰스 포스트Charles Post가 새로 편집국에 합류하는 것을 기쁘게 생각한다. 우리는 이들과 생산적인 협력을 기대한다.

두 번째 변화는, 이 역시 세대교체를 반영하는데, 이 책이 처음으로 인쇄판과 온라인판으로 동시에 발행된다는 것이다. 동시에 기존에 출간되었던 45권의 책도 새로운 웹사이트(www.socialistregister.com)에서 볼 수 있게 되었다. 이 일에는 많은 사람들의 시간과 자원이 투입되었다. 우리는 특히 토론토 대학교 도서관의 스콜랄리 커뮤니케이션 유닛Scholarly Communication Unit의 레아 다바코스Rea Davakos, 가브리엘라 미르세아Gabriela Mircea, 콜린 프린스Colin Prince에게 많은 도움을 받았다. 우리는 또한 『리지스터』의 'e-팀', 즉 요크 대학교 정치경제 학과의 앨런 주에게, 프레더릭 피터스Frederick Peters, 라나 골드버그Lana Goldberg, 제임스 패리소James Parisot, 제이슨 사이크스Jason Sykes에게도 많은 도움을 받았다. 이제 밑돌은 놓였다. 다음 단계는 모든 『리지스터』 독자들이 구독 신청하고, 그들의 친구들을 설득해 『리지스터』를 구독하도록 만드는 것이다.

우리가 앞선 세대로부터 『리지스터』의 공동 편집인 자리를 물려받았을 때, 우리는 사회주의에 대한 앞 세대의 놀라운 헌신에 대해 특별한 감정을 가지게 되었다. 더불어 이 지면을 통해 존 새빌John Saviile의 죽음에 대해서도 알려야겠다. 그는 랠프 밀리밴드Ralph Miliband와 함께 1964년에 『리지스터』를 만들었다. 공동 편집인인 우리를 채찍질했던 것 가운데 하나는 우리가 책임질 시기에 『리지스터』가 쇠락한다면 우리가 무슨 낯으로 존을 볼 것인가 하는 점이었다. 『리지스터』의

1989년 호는 존이 마지막으로 편집에 참여한 책이다. 이 책의 제목은 『오늘날의 혁명 : 열망과 현실』*Revolution Today: Aspirations and Realities*인데, '협력적이고 이타적이며 민주적인, 계급 없는 사회'를 추구해 나가는 과정에서 20세기에 맞닥뜨린, 그리고 미래에 극복해야 할 '문제와 딜레마들'에 관한 '주요 쟁점들'을 제기한 권두언의 울림은 『리지스터』가 그 출발 이후 어떠해 왔는지를 압축적으로 잘 표현하고 있다. 그 책의 편집을 끝내고 존이 25년간 머물렀던 공동 편집인 자리에서 물러나기로 결정했을 때, 『리지스터』는 1990년 책 서문에서 '그의 꾸준함, 명료함, 그리고 상식은 여러 해 동안 거대한 가치였다'라는 말로 '커다란 아쉬움'을 표현한 바 있다.

1990년 『리지스터』의 주제는 "지식인의 후퇴"*Retreat of the Intellectuals*였다. 그러나 존은 후퇴하지 않았다. 오히려 그는 1990년 책에서 『마르크스주의 투데이』*Marxism Today*가 계급 정치로부터 오늘날 제3의 길로 알려진 것으로의 후퇴에서 수행한 역할에 대해 신랄하게 비판하고 있다. 1991년 『리지스터』에 존은 20세기에 자신이 영국공산당원으로서 경험했던 일들에 대한 개인적 평가를 썼는데, 여기에는 자신의 1934년 입당 결정에 관한 내용도 포함돼 있다. 여기에 적힌 그의 말들은 오늘날에도 적지 않은 의미를 갖는다. "조금이라도 정신적 관대함을 가진 젊은 지식인들에게, 그곳[영국공산당]은 자국의 수많은 인민들의 가난과 파시즘의 야만성을 넘어서는 다른 요소들이 있는 곳이었다. 부르주아 사회는 그 냉담함, 탐욕, 그리고 문화적 공허함 때문에 점증하는 비판 아래 놓여 있었다." 1994년에도 존은 『리지스터』에 글을 실었는데, 그 전해에 사망한 에드워드 톰슨Edward Thompson에 관한 글이었다. 존은 두 사람이 1956년 『리지스터』의 전신인 『뉴 리즈너』*New Reasoner*를 같이 창간했던 것을 포함해 그들이 함께한 입장에 관해 글을 썼다. 존과 에드워드가 1956년 11월 공산당이 내린 자격 정지 결정에 대응해 발표한 성명이 이 에세이의 부록이었다. 그들이 거기에 썼던 것들은 오늘날 좌파의 상황에 대해 이야기하는 것이기도 하다. "시대는, 무엇보다도 새로운 정신의 운동을 요구한다. 정당의 장벽을 넘어 모든 사회주의자들을 기회주의가 아닌, 원칙의 기반 위에 단결시킬 수 있는 그런 새로운 운동을."

밀리밴드가 사망한 이후, 우리가 『리지스터』의 공동 편집인을 맡은 초기 수년간의 이행기 동안, 존이 우리에게 베푼 커다란 도움에 대해 언제나 감사할 것이다. 우리는 특히 1997년 여름 눈부신 햇살 속에서 존과 함께 햄스테드 히스의 연못을 바라보았던 일을 잊지 못할 것이다. 제아무리 노력한다 해도, 우리의 역량은 랠프와 존이 『리지스터』에서 이룬 것들에 감히 미치지는 못할 것이다. 겸양이 아니다. 그의 말이 여전히 귓가에 생생히 들린다. 그는 특유의 동지적 엄격함과 개인적 따뜻함을 절묘하게 섞어 다음과 같이 말하곤 했다. "친구들, 계속 나아가게."

우리는 또한 빅터 커넌*Victor Kirnan*의 사망에 대해서도 알려야겠다. 그는 존 새빌, 에드워드 톰슨, 에릭 홉스봄과 함께 저명한 '영국공산당의 역사학자 그룹'이었다. 그는 인도에서 살면서, 인도 역사와 문화 그리고 독립을 위한 투쟁을 다룬 많은 양의 기록을 남겼고, 반제국주의 운동의 대의를 강력하게 옹호했다. 그는 제국주의 주제에 대해 첫 10년간 『리지스터』에 여러 차례 글을 기고했고, 이 글들은 그의 주저인 『마르크스주의와 제국주의』Marxism and Imperialism의 토대가 되었다.

2009년 조반니 아리기Giovanni Arrighi와 피터 고완Peter Gowan의 죽음에 대해서도 알려야 한다는 사실 역시 매우 가슴 아프다. 그들은 젊은 세대 사회주의 지식인의 훌륭한 대표자였다. 아리기의 첫 저작 가운데 하나는, 존 솔John Saul과 함께 써서, 1969년 『리지스터』에 실린 "사하라 이남 아프리카의 민족주의와 혁명"Nationalism and Revolution in Sub-Saharan Africa이었다. 그 이후 수십 년간 정치경제학과 역사사회학 분야에서 그가 기고했던 많은 글들은, 그의 유명한 책인 『장기 20세기』 The Long Twentieth Century에 포함되었다. 전 세계 프롤레타리아트의 진화에 대한 그의 관심은 꾸준히 이어졌다. 특히, 비버리 실버Beverly Silver와 함께 쓴 "북반부와 남반부의 노동자들"Workers North and South을 2001년 『리지스터』인 『노동자계급 : 지구적 현실』 Working Classes: Global Realities에 실을 수 있었던 것에 감사한다.

피터 고완이 63세를 일기로 영면했다는 소식 역시 좌파에게는 커다란 손실이다. 1970년대와 1980년대 초반 그는 (올리버 맥도날드Oliver Macdonald라는 가명으로) 『동유럽 노동 포커스』Labour Focus on Eastern Europe의 편집을 맡아 활동가-지식인으로서 핵심적 역할을 했다. 이 잡지는 권위주의적 '공산주의' 체제 내에서 발생한 파업을 비롯한 다양한 형태의 저항들을 살필 수 있는 최상의 자료 출처였다. 그는 '공산주의' 몰락 이후의 '충격 요법' 와중에 동유럽에서 계속 전개되었던 계급투쟁을 분석해 (1998년 『리지스터』에 게재된 글을 포함한) 연구 결과를 내놓았으며, 또한 세계화는 국가들이 모르는 상태에서 발생하는 불가피한 과정이 아니라, 명백한 국가 전략의 산물이라는 점을 명료하게 바라본 최초의 인물 가운데 한 명이었다. 이것은 그의 유명한 책인 『지구적 도박 : 워싱턴의 세계 지배를 위한 파우스트적 명령』 *The global Gamble: Washington's Faustian Bid for World Dominance*의 핵심 주제로, 이 주제는 2000년과 2003년의 『리지스터』에 실린 그의 논문에서 발전된 것이다. 그는 매력적이고 도발적인 연설가로 좌파들이 지적 자산을 함께 나누기 위해 모이는 장소라면 그곳이 어디든 매우 인기 있는 연사였으며, 매년 봄 뉴욕의 좌파 포럼Left Forums과 매해 가을 런던의 역사 유물론 컨퍼런스Historical Materialism conferences의 중심인물이었다.

이 동지들을 떠나보내며, 우리는 우르두Urdu 시인 파이즈 아흐메드 파이즈Faiz Ahmed Faiz의 시 두 행에서 위안을 얻는다. 이 시는 빅터 커넌이 영어로 번역한 것이다.

지난밤 희미해진 당신 기억이 내 마음을 채웠네……
병자에게 그렇게 찾아온 평화처럼.

리오 패니치, 콜린 레이스

1장
건강, 보건의료 그리고 자본주의*

콜린 레이스

지난 125년간 건강 수준이 크게 향상된 것은 자본주의 덕분이라는 믿음이 널리 퍼져 있다. 자본주의는 성장의 최고 원동력이며, 성장은 건강 수준 향상에 필수 불가결한 조건이라는 것이다. 하지만 사실은 그렇지 않다. 가난한 국가도 때로는 부유한 국가들에 비해 더 나은 국민 건강 수준을 달성할 수 있다. 미국은 의학 분야의 '세계적 선두'로 간주되고 있지만, 실상은 국민소득의 5분의 1을 의료에 쏟아붓고도 1인당 국민소득이 자신의 20분의 1밖에 되지 않는 이웃 쿠바에 비해 조금 더 나은 건강 수준을 달성하거나, 일부 분야에서는 오히려 쿠바보다 수준이 떨어지는 것으로 밝혀짐에 따라, 보건의료 시장 실패의 '세계적 선두'임이 확인되고 있다. 의학과 의료 기술의 획기적 '돌파구'로 간주되는 핵의학, 의학유전학genetic medicine 또는 나노 기술 등은 이런 분야에 집중적으로 투자한 자본주의의 가장 큰 성과로 간주된다. 그러나 대부분의 혁신적인 의학 연구는 실제로는 정부가 후원하는 의과대학이나 연구실에서 이루어진다.

자본주의가 건강에 좋다는 생각은 19세기 말 영국의 잉글랜드주◆에서 시작된 '사망률 혁명'mortality revolution에서 기원한다. 그 이전까지만 해도 사람들의 (기대 수명으로 측정된) 건강 상태는 매우 열악했다. 감염성 질환이 만연했는데, 이 가운데 상당수 질환이 정착 농업에 따라 키우게 된 가축들로부터 전염된 것이었다. 사람들은 또한 하수도가 그대로 유입되는 강물과 음식물을 섭취할 수밖에 없었다. 남반구에 살고 있는 수억 명의 사람들이 오늘날에도 여전히 그러하듯 말이다. 산업화 이후 다수의 인구가 농촌에서 도시로 이동함에 따라, 이같은 상황은 더욱 악화되었다. 1840년 리버풀에 거주하는 노동자 가족에서 태어난 아동의 평균 기대 수명은 고작 15년이었으며, 상류층의 경우에도 35년에 불과했다.[1] 극소수 예외를 제외한다면(예를 들어, 1800년대 이후 널리 시행된 천연두 예방접종), 대부분의 감염성 질환에 대한 치료는 효과가 없거나 사혈요법bleeding처럼 오히려 해가 되었다. 1850년대까지도 그냥 두었으면 회복될 수 있었던 환자들이 사혈요법으로 사망했다. 분만 역시 병원보다 가정집이 더 안전했는데, 어떤 병원에서는 병원 분만 도중 감염으로 인한 산욕열로 사망하는 산모의 수가 전체 산모의 4분의 1에 달하기도 했다.[2]

이후 1870년대부터 잉글랜드주를 필두로 국민 건강이 극적으로 향상되기 시작했다. 1850년 잉글랜드주와 웨일스주의 평균 기대 수

◆ 잉글랜드는 스코틀랜드·웨일스·북아일랜드와 함께 영국의 네 개 주 중 하나이다. 지방자치의 역사가 깊은 영국은 각 지역마다 국가보건서비스NHS의 구체적인 내용에 차이가 있다.

명은 약 40년이었다. 1950년대에 이르자 기대 수명은 인류 역사의 어느 시점보다도 빠르게 증가해 대략 70년에 달했다. 그 이후 증가 속도가 꺾이기는 했으나, 기대 수명은 매 10년마다 2.5년 정도씩 지속적으로 증가하고 있다. 이런 일반적인 양상은 편차가 있기는 했지만 서유럽과 북미에서도 나타났으며, 다른 지역에서는 다양한 경로에 따라 이 같은 양상이 나타나는 게 좀 더 지체되거나, 계급에 따라 커다란 차이를 보이기도 했다.[3] 이런 변화는 흔히 '질병 역학의 전환'epidemiological transition이라고 불렸는데, 주요 사망 원인이 감염성 질환에서, 더 나이 든 사람들이 걸리는 만성질환으로 전환된 것을 의미한다. 이 같은 전환은 산업자본주의의 진원지인 잉글랜드주에서 처음 일어났다. 하지만 자본주의 산업화가 감염성 질환을 외려 유행시켰다는 점, 그리고 상당수의 영국 자본가들이 감염성 질환을 해결하는 대책들에 반대했다는 것을 볼 때, 자본주의 '덕분'인 것만큼이나 자본주의 '에도 불구하고'라고 봐야 할 것이다. 실제로, 서유럽 자본가들은 점점 커져 가는 조직 노동자들의 정치적 도전을 견제하기 위해, 1880년대 이래로 사회보장제도를 통해 노동자들에게 제공된 보호 장치들을 걷어 내고자 집요하게 노력해 왔다. 초기의 사회보험은 병에 걸렸거나 사고를 당한 노동자들에게 금전적 도움을 주기 위한 것이었다. 그러나 1930년대에 질병의 원인을 밝히는 수준으로부터 질병을 예방하고 치료하는 수준까지 의학 기술이 발전하면서, 급기야 제2차 세계대전을 전후로 이른바 '치료 혁명'이 시작되었다. 이후 여러 가지 치명적 질병들에 대한 성공적인 치료법이 생겨남에 따라 의료의 중요성이 널리 인식되기 시작했다. 동시에 노동운동이 점차 강력해지면서 노동자들과 그 가족들이 이런 발전의 주된 혜택을 받을 수 있게 되었다. 1945년 이후 전 국민을 대상으로 한 사회보장 기반의 다양한 보건의료 제도가 대부분의 서구와 공산주의 국가들에서 만들어졌다.

사회민주주의 국가와 공산주의 국가의 등장이 치료 혁명 시기와 우연히 일치한 것은 분명 역사적 의미를 지닌다. 그러나 유의해야 할 사실은 비슷한 시기에, 특히 미국과 일부 서유럽 국가에서, 자본주의적인 의료 산업이 발달해 점차 큰 영향력을 행사하게 되었다는 점이다. 이들의 주요 관심사는 좀 더 많은 사람들에게 좀 더 많은 혜택이 돌아가도록 하는 것이 아니라, '최대한의 수익 창출'에 맞추어져 있었다. 이들 민간 보건의료 산업은 보편적 보건의료 체계가 미국에 도입되지 못하게 했고, 1980년대에 들어서는 1945년 이래로 보편적 보건의료 체계를 건설했던 국가들의 의료 체계를 시장 중심의 보건의료 체계로 다시 전환시키는 데 주력했다. 만약 이 같은 노력이 성공할 경우, 공평한 의료 이용은 사라질 것이다. 게다가 민간 보건의료 산업체들은 연구 영역과 의학 교육을 자신들의 이해관계에 부합하도록 종속시켰다. 그리하여, 신자유주의 시대는 다시 한 번 자본주의가 어떻게 보건의료를 상업화하고 왜곡하면서 불건강을 생산해 내는지, 그리고 그런 불건강을 어떻게 지속시키는지를 보여 주었다. 이 불건강한 상태는 국가 간의 불평등 및 국가 내부의 불평등을 심화시키면서 발생한다. 몇몇 부유한 선진국에서조차 가난한 사람들의 기대 수명이 부유한 사람들에 비해 10년에서 20년까지 짧다.[4]

이처럼 수많은 증거가 있음에도, '자본주의가 건강 증진에 도움이 된다'는 신화는 전 세계 많은 사람들에게 의식적·무의식적으로 팽배해 있다. 이 신화를 깨뜨리는 것으로 분석을 시작하는 것이 맞을 것이다.

자본주의와 사망률 혁명

1850년부터 1950년까지 잉글랜드주에서 사망률이 급격히 감소한 사실은 자본주의와 어떤 연관이 있을까? 사망률 감소가 당시에 이용할 수 있었던, 시장에 기반을 둔 의료 제도 덕분일 수는 없었다. 당시의 보건의료 수준으로는 질병을 효과적으로 치료할 수 없었기 때문이다. 소득이 증가하고, 그에 따라 영양 상태가 나아진 것이 주요 원인이라는 설명이 최근까지 우세했지만, 뒤이은 연구 결과에 따르면 이 역시 사망률 감소의 원인 중 일부에 불과한 것으로 나타났다.[5] 19세기 초중반에 소득과 영양 섭취가 증가하고 있던 도시민의 사망률은 감소하지 않은 반면, 오히려 소득이 적은 농촌 지역의 사망률이 더 낮은 것으로 밝혀졌기 때문이다. 도시 지역의 사망률이 급격히 감소한 것은, 1870년대 이후 '공중위생 운동'이 본격화되면서 위생적인 상하수도 시설이 보급되고, 더 나은 주거 환경과 오염되지 않은 음식물이 공급되기 시작하면서다. 그렇지만, 이 같은 공중위생 운동은 종종 자본가들의 방해를 받아 왔다. 예를 들어, 고용주들은 하수처리장 건립을 위해 더 많은 세금을 내려 하지 않았으며, 노동자들의 주거 환경 개선을 위한 비용 역시 부담하려 하지 않았다. 민간 식수 공급자나 질 낮은 음식 공급자들 또한 이 운동에 저항했다. 그러나 공중위생 운동은 점차 자리를 확대해 갔는데, 그 주된 요인은 중산층, 상류층을 가리지 않고 만연하던 전염병에 대한 두려움, 지역 정부 지도자들의 개혁 의지, 19세기 말이 되면서 질병의 원인에 대한 대중의 인식이 확대된 것 등이었다.

초기 공중위생 운동은 나쁜 공기, 즉 미아즈마miasmas가 질병을 발생시킨다는 잘못된 인식에 근거하고 있었다. 1870년대에 감염이 균germs으로부터 발생한다는 사실이 알려지자, 위생 운동의 중요성이 다시 한 번 확인되었다. 감염에 대한 새로운 이해로 공중보건의 영역이 확장되었을 뿐만 아니라, 학교나 가정에서 위생, 육아 등에 대한 보건 교육까지 실시하게 되었다. 감염성 질환의 원인이 하나씩 확인되면서 예방접종을 비롯한 새로운 질병 예방책들이 도입되었다. 결과는 어마어마했다. 1871년부터 1940년까지 잉글랜드주와 웨일스주에서 연간 사망 건수 가운데 감염성 질환으로 인한 사망이 31퍼센트에서 10퍼센트로 감소했다. 급기야 1951년에는 총 사망 건수에서 감염성 질환으로 인한 사망은 6퍼센트에 불과했고, 연간 총 사망률도 인구 1천 명당 22.4명에서 6.1명으로 감소했다.[6] 다시 강조하지만, 사망률의 이 같은 극적인 감소는 대부분이 예방에 의한 것이었다. 이 시기만 해도 제대로 된 감염성 질환 치료제가 없었기 때문이다(설파닐아미드는 1935년, 페니실린은 1941년, 광범위 항생제는 1947년 이후에 출시되었다).

리처드 이스털린Richard Easterlin은 역사적인 관점에서 본 자본주의적 의료 시장과 건강 사이의 관계를 다음과 같이 요약하고 있다.[7] 첫째, 기대 수명의 경우, 19세기에 급격한 경제성장을 구가한 지역 대부분에서 큰 변화가 없거나 아주 조금 늘어났을 뿐이다. 신체 지수나 기대 수명이 급격히 향상된 것은 질병 예방이 제대로 이루어지면서부터 가능했던 것이지, 소득 증가와 그로 인한 영양 상태 개선만으로는 힘들다는 것을 의미한다. 둘째, 사망률 혁신을 일으킨 대부분의 예방 정책들, 예를 들어 위생적인 상하수도 처리 시설 등은 모두 공공재였다. 이 같은 공공재를 건설하기 위해서는 공동의 행동이 필요했으며, 공공재는 비용 부담 정도에 관계없이, 모든 이들에게 골고루 혜택을 주는 결과를 가져왔다. 자본주의 방식으로 운영되는 시장에서는 이 같은 공공의 재화를 조달할 수 없다. 예방접종과 그로 인한 집단 면역 효과 역시 마찬가지다. 최대한 보편적으로 모두에게 제공되어야 그 효과가 제대로 발휘될 수 있기 때문이다. 하지만 대부분의 사람들은 자발적으로 나서서 그 비용을 지불하려 하지 않기 때문에, 마땅히 국가가 나서서 이런 일을 해야 한다. 가정 위생도 마찬가지다. 위생의 향상과 관련된 새로운 지식에 독점권이 부여되지 않았기에, 그 지식을 확산시키는 데 시장이 필요하지 않았다. 셋째, 의학과 예방 정책으로 인한 건강 수준의 극적인 향상에는 그렇게 많은 비용이 들지 않았다. 다시 말해, 이 같은 건강 증진은 자본주의로 인한 국민소득 증가에 기인한 것은 아니었다는 말이다. 가장 가난한 국가들에서도 기대 수명이 극적으로 늘어난 사례들을 비교적 최근에도 찾아볼 수 있는데, 1950년대 중국, 1960년대 쿠바, 1970년대 인도의 케랄라Kerala주에서 그러했다.[8] 마지막으로, 건강 수준의 이 같은 극적인 향상을 가져온 연구들은 실상 매우 작은 규모의 연구들이었지, 결코 자본주의가 추동한 성장에 기반을 둔 [대규모] 연구가 아니었다. 이스털린이 지적하듯, 루이 파스퇴르Louis Pasteur, 로베르트 코흐Robert Koch, 알렉산더 플레밍Alexander Fleming과 같은 과학자들의 실험실을 들여다보면, 그들보다 2백 년 앞선 선조들의 실험실보다 월등히 뛰어난 장비를 구비했었다고 믿기 어렵다. 1929년까지도 미국 모든 과학 분야의 연구·개발비는 공공 부문과 민간 부문을 통틀어 GDP의 0.2퍼센트에 불과했고, 생의학 연구는 이 중에서도 지극히 일부를 차지했을 뿐이다.[9] 오늘날 의학 연구 계약 규모는 엄청나게 커졌으나, 그로 인한 사회적 혜택은 그만큼 크지 않은데, 이 주제는 뒤에서 논할 것이다.

따라서 잉글랜드주 사망률 혁신을 촉발한 위생 운동이 자본주의가 의도한 효과라고 보는 것은, 러시아혁명을 차르 독재의 성과로 보거나 인도의 독립을 영국 식민 통치의 성과로 보는 것만큼이나 잘못된 것이다. 사망률 혁신을 이끌어 낸 위생 운동은 오히려 자본주의의 사회적 비용에 대항하는 운동에서 비롯되었으며, 자본가 계급이 추구했던 가치도 아니었다. 한편, 비자본주의 국가들이 기대 수명을 증가시키는 데 있어서 상당수의 자본주의 국가와 비슷하거나 오히려 더 성공적이었다는 점도 눈여겨볼 만하다. 그렇지만, 어찌됐든 사망률 혁명이 산업자본주의 등장과 연관해 진행되었다는 점은 의심할 여지가 없다. 자본가 역시, 궁극적으로는 제한된 소수의 개인들에게 물을 판매하는 것보다 국가 기반 시설인 상수도원을 건설하는 것이 그들에게 더 큰 이윤을 안겨 준다는 사실을 알게 되었던 것이다. 이렇게 사망률 혁신을 불러일으킨 원동력에는 서로 상반되는 여러 가지 복잡한 요인들이 얽혀 있었다.

가장 중요한 것은 과학 그 자체였다. 자연과학 — 특히 물리학과 화학 — 은 자본축적에 공헌한 바가 널리 인정되면서 발전을 거듭할 수 있었다. 생명과학의 발전은 더 늦게 시작되었으며, 경제적 수익의 원천이 된 것은 그 이후의 일이다. 그러나 무엇보다 자연과학이 가져다준 경제적 이득 때문에 과학 전반에 대한 자본가들의 후원이 지속될 수 있었고, 이런 후원이 결국 위생 관련 기술 및 의학의 급속한 발전을 가능케 했던 것이다. 그리고 이는 또한 부르주아 계급 혁명으로 구축된 지적 자유intellectual freedom가 있었기에 가능했던 것이다. 따라서 분명, 사망률 혁신이 자본주의의 의도된 성과는 아니었지만, 부르주아 계급의 등장으로 인해 간접적이고 복합적인 경로로, 사망률 혁신의 과학적 토대가 마련되었던 것도 사실이다.

그럼에도 사망률 혁명의 최고점이던 19세기 말에 의학 연구가 여전히 상대적으로 공정하고 비판적이었다는 점을 주목할 만하다. 당시만 해도 의학 연구가 학문적 진실성을 잃지 않고 있었다. 마르크스는 주류 경제학의 학문적 진실성의 후퇴에 대해 다음과 같이 지적한 바 있다. 즉 "[계급투쟁은] 과학적 부르주아 경제학의 종언을 고했다. 이제 중요한 것은 어떤 정리Theorem가 맞느냐 틀리느냐가 아니라 자본에 이로운가 해로운가, 자본에 편리한가 불편한가, 자본이 허락할 수 있는가 없는가가 문제가 되었다. 사심 없는 연구 대신 돈벌이를 위한 논쟁이 자리를 잡았고, 편견 없는 연구 대신 비양심적이고 불순한 의도를 가진 변론들이 자리를 차지했다."[10] 1백 년 전까지만 해도 돈벌이에만 몰두하는 세력 — 거액을 받고 제약회사가 수행한 연구를 자신의 이름으로 발표하는 저명 의사들이나, 보험회사들의 이익을 위해 뻔뻔스럽게 자료를 조작하는 보건정책 연구자들 등 — 이 의학 연구 분야를 지배하는 시대는 아직 도래하지 않았었다.[11]

사망률 혁명 이후

지금까지 자본주의가 사망률 혁명에 미친 여러 모순적인 영향들을 살펴보았다. 그렇다면 사망률 혁명 이후 자본주의의 역할은 어떻게 달라졌는가? 20세기 중반부터 기대 수명은 꾸준히 늘어났으며, 2000년에 이르러서는 특히 자본주의가 발달한 국가들의 경우 평균 기대 수명이 80세를 기록했다.[12] 자본주의의 몇몇 돈벌이 연구자들prizefighters은, 증가된 소득이 어떻게 사용되었는지와는 무관하게, 경제성장이 결국 기대 수명의 연장을 가져왔다고 주장한다. 따라서 이 경제성장이야말로 보건 정책 입안자들의 우선 목표가 되어야 한다고 주장한다(로렌스 서머스Lawrence Summers가 클린턴 행정부의 재무부 장관 시절 발표해 널리 인용된 논문 "부유할수록 건강하다" 참조).[13]

150년 전에 비해 질병의 원인에 대해 훨씬 더 많이 알게 된 지금, 매우 가난한 국가의 극빈층도 여건이 된다면 개인의 생활 습관(식생활 개선, 개인위생, 모기장 이용 등)을 개선하면 건강을 증진시킬 수 있다. 그러나 일반적으로 경험적 증거들은 '부유할수록 건강하다'는 명제를 지지하지 않는다. 선진 자본주의사회에서 기대 수명이 지속적으로 늘어나고 있는 이유는 사망률 혁신을 일으킨 예방 수칙들을 더욱 폭넓게 실천에 옮겼기 때문이다. 개인의 영양 상태나 그 밖의 소비의 변화에 따른 영향은 상대적으로 적었고, 의학적 치료는 대략 10~15퍼센트 정도의 기여만 했을 뿐이다.[14] 소득이 가장 높은 곳에서가 아니라 가장 공평하게 분배된 곳에서 건강 증진 효과가 가장 컸다는 점도 유의 깊게 살펴봐야 한다. 가장 부유한 국가들 사이에서도 국민의 기대

수명에 영향을 미치는 것은 GDP 순위가 아니라 국민들 사이의 균등한 소득 분배였다.[15]

자본주의는 다음과 같은 방식으로, 즉 첫째, 노동력 시장의 정상적인 작동 및 배당금과 지대라는 명목으로 자본 소유주가 잉여가치를 전유함으로써, 둘째, 조세제도, 사회 서비스(교육, 보건, 장기 요양, 사회보장 등), 그리고 사회 기반 시설(주택, 교통, 공공장소, 도서관 등)과 같은 공공 정책에 대한 자본의 영향력을 통해[16] 불평등을 만들어 내고 조장하기 마련이다. 자본주의의 추진력은 이 모든 차원에서 불평등을 끊임없이 조장하며, 그것이 제어되지 않을수록 불평등은 더욱 확대된다. 1970년대 말부터 시작된 신자유주의 시대에 불평등은 거의 모든 곳에서 확대되어서, 특히 미국, 영국과 같이 신자유주의 정책이 가장 지속적으로 추진되었던 국가들 내부에서 두드러지게 나타났을 뿐만 아니라, 부유한 국가와 가난한 국가 사이의 격차도 더 벌어졌다.[17] '공산주의' 국가에서 자본주의로 급격히 전환한 여러 국가들에서 상황은 더욱 나빴는데, 사망률(특히 남성)이 급격히 증가하는 양상을 보였다.

불평등이 불건강을 초래하는 과정은 복잡하며, 이를 둘러싸고 많은 논쟁이 벌어졌다.[18] 가난한 이들이 겪는 물질적 궁핍은 직접적인 신체적 위험(감염, 영양 결핍, 만성질환, 상해 등), 발달과 관련된 문제(인지 능력 및 사회적 발달의 지연 또는 손상), 그리고 사회와 관련된 문제(사회화 과정, 취업 및 가정을 만들어 가는 과정에서의 불이익)를 초래하며, 이 모든 것은 서로 상호작용하고 축적되어 다양한 연령대에서 다양한 질병 상태를 만들어 낸다.[19] "낮은 사회경제적 지위 자체가 병리적인 신체 반응을 초래한다"는 리처드 윌킨슨Richard Wilkinson의 유명한 이론에 대한 근거는 아직 부족하다. 하지만 윌킨슨이 주장하듯이, 분명 친밀한 인간관계에서 나타나는 상호 긍정적 영향이 여러모로 건강상태에 도움이 된다는 것과, 그에 반해 불평등은 이런 작용에 역행한다는 사실은 의심의 여지가 없다.[20] 이 같은 양상은 특히 정신 건강에서 두드러지는데, 우울증은 이제 유행병처럼 널리 퍼져서 가장 불평등한 국가들에서는 성인 인구의 20~25퍼센트가 우울증을 앓는다.

이처럼 복잡한 메커니즘을 파악하려면 서로 다른 역사적 집단과 특정한 사회 환경에서 나타나는 불건강의 다양한 결정 요인들을 개인들의 일생에 걸쳐 관찰해야 한다. 예를 들어, 말년에 나타나는 질병 가운데 위암, 결핵, 뇌졸중은 가난한 가정의 아동들이 더 많이 노출되는 요인들과 관련이 있다. 또한 젊은 성인기에는 사고나 행동에 의한 불건강 요인이 많으며, 비숙련 노동자들은 사고나 산업재해에 더 빈번하게 노출된다. 한편 노년이 된 이후에 영향을 미치는 요인들도 있다. 인생 초년기에 불평등에 노출된 경우, 그 영향력은 누적적으로 작동해 훗날 질병 위험 가능성을 증가시킨다.

적절한 진료를 받지 못하는 것 역시 나이를 불문하고 모든 이들에게 질병의 원인이 될 수 있다. 그런데 이 같은 의료 접근성 문제는 가장 빈곤한 계층이거나 성별, 인종, 장애 등에 의해 불이익을 받는 이들에게 더 크게 작용한다. 영국처럼 전 국민에게 세금으로 거의 모든 의료 서비스를 거의 무상으로 제공하고 있는 국가에서조차, 줄리언 튜더 하트의 유명한 '의료 제공의 반비례 법칙'Inverse care law ── [개인에게] 제공되는 의료 서비스의 양은 그 사람의 필요로 하는 의료 서비스의 양에 반비례한다 ── 은 여전히 관철되는 경향이 있다. 이 법칙은 모든 지역사회와 그 안의 개인, 집단에게 적용된다. 예를 들어, 가장 가난한 정신분열증 환자는 가장 부유한 환자에 비해 평균 8년 더 늦게 치료를 시작한다고 하며, 또한 심장 질환의 경우, 전 인구를 통틀어 가난한 이들이 가장 부유한 이들에 비해 치료를 적게 받는 것으로 드러났다.[21] 대다수는 아닐지라도 상당수의 개발도상국에서 1945년 이후에 설립된 이래로 공적 기금으로 운영되었던 보건의료 제도가 위축되면서, 그 어떤 규제도 받지 않고, 위험천만한 서비스를 제공하는 민간 보건의료기관들로 대체되었다. 그 결과 일부 국가에서는 기존에 성취했던 건강 증진 결과가 역전되기도 했다.[22] 2008년, 세계보건기구WHO는 "다수의 독립적 공급자들이 규제되지 않은 행위별 수가를 받고 의료를 제공하는 보건의료 체계는 본래 일부 도시에서만 나타나는 현상이었으나, 오늘날 사하라 이남 아프리카와 아시아나 유럽의 체제 전환 국가들에서는 의료 체계의 지배적인 형태가 되었다"고 보고했다.[23] 어느 정도 유사한 퇴보가 구 소비에트연방 국가들에서도 나타났는데, 특히 1990년 이래로 대규모의 민영화가 빠른 속도로 일어난 국가들에서 그 같은 현상이 두드러졌다. 그중 가장 크게 영향을 받은 다섯 개 국가들의 경우, 실업률이 23퍼센트에 이르렀고, 성인 남자의 사망률이 42.3퍼센트 증가하기도 했다.[24]

따라서 한 사회의 평균 기대 수명을 결정하는 요인들은 그 사회의 역사에 따라 다르고 복잡하다. 건강의 사회적 결정 요인에 대한 연구가 충분히 이루어진 부유한 국가들의 경우, 서로 상반된 현상이 동시에 일어나는 것을 볼 수 있는데, 평균 사망률은 감소하는 반면, 사회 불평등과 관련된 기대 수명의 차이는 점차 커지고 있다. 조지 스미스

George Davey Smith는 이런 현상을 다음과 같이 요약한 바 있다.

…… 출생에서 사망까지, 사회적으로 취약한 환경에 놓여 있는 사람들에게 집중적으로 영향을 미치는 바람직하지 않은 사회적 과정을 식별할 수 있다. …… 부모 세대와 현재의 각 개인들이 경험하는 사회[계층]적으로 양식화된 영양 섭취 상태와 건강 및 환경은 출생 시 체중, 신장, 몸무게, 폐 기능 등에 영향을 주어 훗날 건강상태를 결정하는 주요 지표가 된다. 이 같은 신체의 생물학적 특성은 고착된 사회적 관계로 간주되어야 한다. …… [25]

공중보건[26]

이처럼 사회적 관계는 국민의 건강을 결정하는 주요 요인이지만, 1980년 이래 자본주의적 사회관계의 변화를 주요 정치적 의제로 삼은 국가는 없었다. 암울하게도 불건강의 사회적 원인이 밝혀졌음에도 그것이 공공 정책에 반영된 곳 역시 거의 없었다. 정부 정책은 건강의 사회적 결정 요인을 무시하는 것들로 일관되어 왔다. 하다못해 소외계층의 건강을 향상시킬 수 있는 온건한 조치들, 예를 들어, 역진적 조세 제도를 개선하거나, 학교의 학급별 정원을 줄이는 것, 작업장의 위험 요인을 줄이는 것과 같은 방법들은 정부 정책의 우선순위에서 밀려났으며, 온갖 정치적 수사에도 불구하고 불평등은 더욱 커져만 갔다. 대신에 건강을 '개인의 책임'으로 돌리고, 질병 치료에 최첨단 의학 기술을 제공하는 보건의료 정책들이 주를 이루었다. 애초에 사회적 조건이 제대로 충족되었다면 상당 부분 발병하지 않았을 질병들에 대해서 말이다.

이는 사망률 혁명의 성공과 더불어 형성된 공중보건학의 이상으로부터 엄청나게 후퇴한 상황이다. 공중보건학은 애초 치료보다는 예방, 개인보다는 전체 인구의 건강에 초점을 맞추고 있었다. 20세기 전반기 노동운동의 성장과 더불어 사회적 의제들이 전면에 부각되면서,

의학은 그 전까지는 관심을 거의 두지 않았던 여러 질병들 — 병든 신생아, 발달 장애 아동, 빈혈 상태의 엄마들, 궤양이 생긴 사무실 노동자들, 관절염 환자들, 요통, 뇌졸중, 유전 질환, 우울 및 신경증, 노화에 따른 만성질환 등 — 에 주목하기 시작했다. 현대사회가 직면한 여러 건강 위협 요소들은 생리적·심리적 장애와 더 연관되어 있는데, 이 장애들은 가난, 무지, 불평등, 열악한 음식과 주거 상태, 실직이나 초과 노동이 특정 인구 집단들을 기능장애와 비생산적으로 만들기 때문에, 그 인구 집단에서 광범위하고 아마도 선천적인 질병 경향인 장애들이다. 이런 모든 낭비적인 어려움과 고통들과 전투를 벌이기 위해 의학은 체계적인 기업으로 성장해야만 했다. 그 기업은 건강한 정상인과 환자 모두에게 계획된 감시 체제를 운영하고, 신생아에서 노년기까지 생애를 추적하며, 수입과 교육 수준, 계급, 식이와 주거 상태와 같은 변수들을 질병과 연관시켜 개인의 만성적·선천적·구조적 건강 상황을 기록하는 일을 맡게 된 것이다.[27]

그러나 1980년대 말에 이르러 이 같은 (국가주의적인 특성을 가진 그리고 약간은 권위주의적인 함의를 가진) 이념은 단호하게 거부되는데, 이는

비단 신자유주의 선도 국가들에서만 그랬던 것이 아니었다. 공중보건 전문의들은 공중보건의 역사적 교훈에 기반을 둔 사회 경제 정책의 필요성이 그 어느 때보다도 중요해졌음을 지적했다. 그들은 공공 정책의 모든 영역을 보건 정책의 일환으로 봐야 한다고 주장하며, 물리적 환경(공해, 지구온난화, 에너지, 토질 악화 등)과 사회적 환경(실직, 주택, 교통, 식량 생산 문제)도 공중보건 문제로 다루고 해결해야 한다고 주장했다. 공중보건과 보건의료 서비스는 상호 보완적이어야 한다. 하지만, 현실은 이와는 정반대였다. 어느 영국 의사의 이야기를 들어보자.

> 지난 10년간 빈곤, 비자발적 실업, 노숙과 같은 건강 위협 요소들이 급격히 증가해 왔음을 외면한 채, 관료들이 으레, NHS가 '과거보다 더 많은 환자들을 치료하고 있다'고 자랑하거나 이것이 일종의 **보건의료**의 성과라고 믿는 것을 보면, 이들이 공중보건과 보건의료 서비스의 상호보완적 관계를 전혀 이해하지 못하고 있음을 알 수 있다.[28]

유럽의 사민당들조차 공중보건이 애초에 견지했던 이상을 폐기함에 따라, 그와 함께 한때 명성을 떨치던 공중보건 학자들 역시 그 영향력을 대부분 상실했다. 이들의 역할, 즉 사회민주주의적인 정책 입안자들과의 밀접한 관계를 통해 보건 정책을 고용 문제와 같은 사회 경제적 정책(예를 들어, 완전고용)들과 연계하고, 대중의 수요를 기반으로 보건의료 정책을 기획하던 이들의 역할은, 오늘날 '시장의 신호'에 의존하는 새로운 경향에 밀려나 버렸다.[29]

공중보건의 역할은 이제 세계 규모의 전염병에 대한 대책을 마련하거나 개인의 생활 습관 변화를 모색하는 대중 교육 정도로 축소되고 말았다. 담배와 술 소비를 줄이고 운동과 건강한 음식을 먹도록 권하는 언론 캠페인에는 많은 돈을 쓰고 있지만, 불평등과 관련된 기본적인 삶의 조건들이 결국 사람들을 담배와 술에 의존하게 하고, 나쁜 음식을 먹도록(건강한 음식은 더 비싸고, 특히 부유한 지역보다 가난한 지역에서 신선한 음식 값이 더 비싸기 때문에) 한다는 사실에 대해서는 변화를 시도하기는커녕 아무런 언급조차 하지 못한다. 1999년 영국의 유명한 공중보건학 의사들은 다음과 같이 결론을 내리고 있다.

> 영국의 건강 불평등은 심각한 상태이며, 그 정도는 급속히 커지고 있다. 이 격차를 좁히려면 무엇보다 좀 더 공평한 사회로 나아갈 수 있는 광범위한 사회경제적 변화가 동반되어야만 한다. 공중보건 실무자들이 이와 같은 변화를 옹호하지 않는다면, 그들은 주요 목표 ─ 대중의 건강 상태 증진 ─ 를 달성하는 데 실패할 것이다.[30]

그러나 전문 학회지에 이 같은 변화를 주장하는 논문을 쓰는 것과, 모든 주요 정당들이 외면하고, 심지어 이를 반기지도 않는 상황에서 이 같은 주장을 공론의 장에서 치열하게 옹호하는 것은 별개의 일이다. 이 같은 주장을 공개적으로 하는 것은 연구비 지원이나 승진에 불이익을 받거나, 정부로부터 전문가로서의 평판을 떨어뜨리는 공격을 받을 위험을 감수해야 하기 때문이다.[31] 신자유주의가 주도권을 잡은 모든 국가에서 이런 상황은 크게 다르지 않았다.

치료 혁명 이후의 보건의료

20세기 의학 기술의 혁명적 발달은 처음으로 수많은 불치병을 치료하고, 생명 연장과 통증 완화 등 삶의 질을 향상시킬 수 있는 기반을 마련했다. 이런 사실이 알려지자 의학적 **치료**를 받을 수 있는지 여부가 초미의 관심사가 되었다. 심지어 1948년 [국제연합(이하 유엔) 총회에서 채택된] 세계인권선언문 제25조에는 보건의료를 인간의 권리로 정의하고 있다.[32] 1948년에 영국의 NHS를 세운 어나이린 베번Aneurin Bevan은 이를 '두려움으로부터의 해방'이라고 표현했다. 급기야 1950년대 후반에는 강력한 노동운동 세력을 가진 거의 모든 국가들에서 보편 의료에 대한 국민의 요구가 당연시됐다. 사회보험과 일반 조세로 재정이 충당되고, 노동자들뿐만 아니라 여성과 아동까지 포괄하는 공공의료 제도가 민간 보건의료 시장을 대체했고, 숙련된 공공서비스의 제공은 이어서 거대한 고용 시장을 창출했다.[33] 1965년에는 미국에서조차 극빈층을 위한 메디케이드와 65세 이상의 노년층 전체를 위한 메디케어와 같은 무상(의료 이용 시점에서는) 공공서비스를 도입했다. 공산주의 국가에서는 모든 국민에게 국가가 제공하는 보건의료 체계가 기본이 되었다. '제3세계'에서는 엄청난 의료 수요와 부족한 자원으로 말미암아 어려움이 있었지만, 보편 의료에 대한 원칙은 정부 방침으로 널리 받아들여졌다.

사망률 혁명을 불러일으켰던 정책들이 제안되었을 당시 그랬던 것처럼, 자본가들은 ― 그리고 대다수의 경우 의사들도 ― 자신들의 이해관계에 따라 보편적인 보건의료 제도의 도입에 저항했다. 하지만 대중들의 거대한 호응 덕분에 의료 전문직의 저항을 극복할 수 있었고, 의료 전문직들은 새로운 체계를 받아들이는 데 동의하는 대신 자신들에게 유리한 고용조건을 얻어 냈다. 일부 서유럽 국가들은 사회보험에 기반을 둔 공공 보건의료 제도와 나란히 민간 부문이 존립하도록 허용했다. 대부분의 국가에서, 의사들은 새로운 공공의료 체계 속에서도 행위별 수가 제도fee for service를 바탕으로 보수를 받도록 허용되었는데, 이런 행위별 수가 제도는 내재적으로 과잉 진료와 진료비 상승을 이끄는 유인이 있는 제도였다.◆ 이 같은 취약점들은 1970

◆ 행위별 수가제는 의료 행위당 비용을 지불하는 진료비 지불 제도다. 진료비 지불 제도는 진료 전에 진료비가 결정되는 사전(진료 전) 지불 제도와 사후(진료 후) 지불 제도로 나눌 수 있다. 사전 지불 제도에는 봉급제salary, 인두제capitation, 진료비 총액제global budget(총액 계약제), 포괄 수가제case payment 등이 있고 사후 지불 제도의 대표적인 제도가 행위별 수가 제도다.

우리나라는 전 국민 건강보험을 시행하는 국가로서는 행위별 수가제를 중심으로 하는 몇 안 되는 국가들 가운데 하나이다. 행위별 수가 제도는 의료 행위가 많을수록, 또 비싼 의료 행위를 할수록 의사나 병원에 지급되는 비용이 늘어나게 된다. 따라서 과잉 의료와 이에 따른 의료비 상승의 경향이 있고 실제로 많은 국가에서 이 문제 때문에 행위별 수가 제도를 폐지하거나 부분적으로만 시행하고 있다.

대부분의 선진국에서 시행되는 제도는 사전 지불 제도이다. 이 중 진료비 총액제는 매년 의사들, 또는 의료기관(병원)에 지불할 진료비를 미리 정하는 제도로 많은 유럽 국가에서 시행하고 있다. 포괄 수가제는 질병에 따른 진료비를 미리 정해 놓는 제도로, 예를 들어 맹장염에는 어떤 진료를 해도 미리 정해진 가격을 정해 놓음으로써 맹장염에 대한 불필요한 진료 행위나 장기 입원을 막는 제도로 이 또한 상당수의 유럽 국가와 미국의 민영 보험 회사에서 시행하고 있다.

과거 영국의 개원의의 경우 인두제가 시행되는 것으로 알려져 있었으나, 실제로는 인두제가 중심이기는 하지만 예방적 성격의 의료 행위는 행위별 수가제를 도입해 의사들의 자년대에 이르러서 보편적 공공의료 체계가 위기를 맞이했을 때 반대론자들에게 공격의 빌미를 제공했다. 그러나 어쨌든 모든 이를 위한 무상 의료라는 기본 원리는 대부분의 경제협력개발기구OECD 국가들 내에 깊숙이 자리 잡게 되었다.

그러나 치료 혁명은 또한 과학에 기반을 둔 제약 산업의 급속한 성장을 낳았고, 이는 훗날 생명공학 산업의 성장으로 이어지게 된다. 이 같은 유형의 자본은 엄청난 정치경제적 권력을 행사하기 시작했고, 미국에서는 막강한 영향력을 행사하는 민간 보험 및 민간 의료 산업과 정치적으로 밀접한 관련을 맺게 되었다.

2008년 제약회사들의 세계 매출액은 6천억 달러를 넘었는데, 그중 3분의 2가 미국과 서유럽의 20대 거대 제약 회사에서 올린 매출이다. 생명공학 회사들은 2005년에 510억 달러의 수입을 올린 것으로 추정되었지만, 곧 자산 가치 면에서 제약회사들을 따라잡을 것으로 예상된다. 빠르게 성장하고 있는 의료 기술 산업의 핵심에는 약물 전달 시스템 개발, 영상 진단 및 컴퓨터 수술 등의 분야가 자리 잡고 있는데, 이들 분야는 연간 2천억 달러의 매출액을 올리고 있다. 거대 제약 산업계의 매출은 현재 OECD 국가의 의료비 지출액의 10퍼센트를 차지하고 있다.

1900년 이전까지는, 아스피린과 같은 몇 가지 효과적인 약품들만

발적 참여를 유도하고 봉급제 성격의 기본적 급여도 있는, 복합적인 제도를 시행했다. 봉급제를 시행하는 대표적인 국가는 쿠바다.

이 독일의 제약회사인 바이엘 및 그 자회사들에 의해 공급되었다. 치료 혁명의 시초가 된 연구는 대부분 정부가 지원하는 대학의 실험실이나 공익적 목적의 기부금을 지원받아 운영되는 연구소에서 이루어졌다. 그러나 1930년대부터 강력한 신약의 개발이 가진 [수익성 측면에서의] 잠재력이 명확해지자, 오늘날 제약회사 이름으로 정착된 여러 가문들 가운데 상당수가 — 호프만 라 로쉬Hoffman La Roche, 머크Merck, 엘리 릴리Eli Lilly 등이 있으며, 이들은 후에 서로 합병해 글락소스미스클라인Glaxo SmithKline, GSK 등의 거대 기업이 되었다 — 기존 연구 기관의 연구자들을 고용하고, 의약품의 임상 실험과 시판에 투자하기 시작했다.

하지만 1980년대에 이르자 주요 질병을 치료하거나 호전시키는 신약 개발의 시대는 저물어 갔다. 신약 개발률은 점차 감소해서 1990년대에 연간 50개에 이르던 신약 등록건수는 오늘날 약 20개로 줄어들었다.[34] 제약업계는 신약 개발이 가능하다고 끊임없이 장담했지만, 결국 옥스퍼드 왕립 의대 교수가 1990년대에 내린 다음의 판단이 맞는 것으로 드러났다. "서구 사회의 주요 질병들을 이해하는 데 있어 우리는 이제 막다른 골목에 다다른 듯 보인다. …… 질병이 어떻게 사람들을 아프게 하는지와 관련해, 그 세부적인 기전에 대한 이해는 늘어 가고 있지만, 애초에 질병이 왜 발생하는지에 대한 이해에서는 전혀 진전이 없다."[35]

제약회사들은 기존 의약품을 거의 모방하는 이른바 '미 투'me too 약품을 만들어 특허를 받아 내기 시작했는데, 이는 타 회사의 기존 약품을 살짝 변경해 어떻게든 특허를 받을 수 있을 정도로 개발한 의약품들이다. 현재 신약의 절반 정도가 이런 방식으로 만들어지고 있다.[36] 또 엄청난 광고비를 들여서 자사의 기존 의약품들이 원래의 치료 범위 이외의 여러 증상에도 효과가 있다고 홍보하는 데 애쓰고 있다. 때로 하지 불안 증후군restless leg syndrome과 같이 우스운 병명을 달거나, 많은 경우 지극히 정상적인 현상들에도 새로운 병명을 붙이기 일쑤였다. 예를 들어, 발기부전 대신 '발기 기능 장애', 수줍음 대신 '사회적 불안 장애' 등의 이름을 만들기도 한다. 이런 방식으로 엄청난 돈을 벌어들였다. 『뉴잉글랜드 의학 저널』New England Journal of Medicine의 전 편집장인 마르시아 에인절Marcia Angell은 다음과 같이 지적했다. "제약 산업계의 시판 전략 — 지금까지 상당한 성공을 거두었던 — 은, 결국 이 세상에는 딱 두 종류의 사람만이 존재한다고 미국인들에게 각인시키는 것이었다. 즉 약물 치료가 필요한 환자와, 아직 자신의 상태를 잘 모르는 예비 환자 말이다."[37] 에인절은 뇌전증(간질) 치료제로 승인된 화이자Pfizer의 약 뉴론틴을 그 예로 들었다.

화이자는 전문가들에게 거액을 지불해서 뉴론틴이 여러 증상들 — 양극성 정동장애(조울증), 외상 후 스트레스 장애, 불면증, 하지 불안 장애, 안면 홍조, 편두통, 긴장성 두통 등 — 에도 효과가 탁월하다고 선전하는 논문에 저자로 이름을 올리도록 했고, 뉴론틴의 이런 효능을 홍보하는 여러 학회를 적극 후원했다. 그 결과 2003년에 뉴론틴은 27억 달러의 매출을 올리는 블록버스터 약이 됐다.[38]

이런 일들에 공범으로 참여하고 있는 의사들(항상 그렇듯, 주로 미국 의사들)에 대해서는 앞서 언급했다. 의사들에게 큰돈(50만 달러의 거금도 드물지 않다)을 주고 제약회사 직원이 작성한 논문의 저자로 이름을 올리도록 하는 이런 관행은 제약 산업계에 만연한 부패 가운데 일부일 뿐이다. 더 비열한 짓은 임상 실험 증거를 은폐하는 일이다. 제약회사의 강력한 로비로 인해 규제가 완화되어 의약품 승인이 쉽게 이루어졌고, 그 결과 시판된 약 중에서 위험성이 크거나 심지어 부작용으로 사망을 초래한 사례가 생겨났다(미국 식품의약국FDA이 머크사의 진통제인 바이옥스가 뇌졸중이나 심근경색의 부작용을 일으키는 증거를 묵인한 사건). 과학적 증거를 대하는 제약회사들의 태도는, 때로는 과학적 증거를 전혀 개의치 않는 미국의 연 4백억 달러 규모의 '대체 의학' 산업의 태도와 별반 다르지 않다.[39]

보편적인 보건의료 제도가 자리 잡은 국가들에서도 제약업계는 정부로 하여금 자사 약품 — 말기 질환을 치료해 생명을 약간 연장하는 — 을 구매하도록 압력을 행사하고 있다. 그들은 또한 막대한 연구·개발비를 쏟아붓고도 겨우 몇 개의 신약 개발에 성공할 뿐이라고 앓는 소리를 하며 최대한 높은 약값을 요구한다. 그러나 사실 이들은 연구·개발비의 두세 배 이상을 광고비에 투자하고 있다. 그리고 자신들의 요구가 충족되지 않으면, 해외로 회사를 옮기겠다는 위협도 서슴지 않는다.[40] 하지만 주요 제약회사의 본사가 있는 국가들 중 그 어느 곳도 이들 회사의 악습을 제어하지 못하고 있다.

제약 산업은 지불 능력이 없는 빈곤국에 만연한 질병을 치료할 수 있는 의약품 개발에는 투자하려 하지 않는다. 건강연구글로벌포럼

Global Forum for Health Research, GFHR의 발표에 따르면, 세계적으로 매년 의학 연구에 쓰이는 7백억 달러 가운데 90퍼센트가 전체 질병 중 10퍼센트의 질병에 대한 치료제 개발 연구에 쓰인다.[41]

제약회사에서 의약품 홍보에 사용하는 어마어마한 비용은 질병의 사회적 결정 요인[을 개선하기]보다는 [약물] 치료에 집착하도록 이끈다. 이 과정에서 대중매체도 한몫 거드는데, 줄기세포 연구가 발전하면 노인의 시력 회복, 마비 환자의 척수 재생, 당뇨병 환자의 인슐린 생성 세포 재생이 가능하다거나,[42] 의학유전학과 나노 기술(분자 크기의 로봇이 개별 세포나 DNA 서열을 고쳐서 인간이 노화의 징후 없이 2백 년을 살 수 있게 될 것이라는 등)[43]과 같은 기적적인 치료가 가능하게 되리라고 이야기를 부풀리는 것이다. 반면에 정신 질환이나 알코올의존증과 같이 부유한 국가에서 의료비 부담의 큰 비중을 차지하는 질환들에 대해서는 별로 주목하지 않는다. 왜냐하면, 이런 질환들을 다루려면, 결국 질환의 기저에 있는 사회경제적 원인들을 언급해야 하기 때문이다.

결국, 자본주의 체계에서 일어난 치료 혁명은 세계의 보건의료 진형에 모순된 결과를 가져왔다. 정부의 지원하에 대학 또는 비영리 연구소에서 수행된 기초 의학 연구들로 말미암아 치명적인 감염성 질환을 치료할 수 있게 되었다. 물론 그 혜택은 경제력이 있는 개인이나 공평한 의료 접근이 가능한 국가에 운 좋게 살고 있는 사람들에게 돌아갔다. 면역학과 첨단 의료 기술, 그리고 수술 기법의 발전은 매우 획기적인 것이었다. 그러나 이 부문의 의학 발전은 낙수 효과로 개발도상국에게도 어느 정도 도움이 되기는 하지만, 세계 대다수 국가의 시급한 당면 과제를 해결하는 데는 도움이 되지 못한다. 또한 대학에서 이루어지고 있는 연구조차도 제약회사나 의료기기 회사들의 입김에 좌우되고 있다는 우려가 높아지고 있다. 도대체 얼마나 많은 연구들이 [사회적 필요가 아니라] 단지 기업이 연구·개발비를 지원한다는 이유만으로 채택된 것일까?[44] 산업계가 상업적인 이해관계에 따라 암 발병의 환경적 요인에 대한 연구를 가로막거나 억압하고, 이를 폄하하거나 기각해 왔다는 사실을 듣거나, 제약회사의 의약품들이 질병을 계속 유발하고 있음에도 질병의 개별 치료만을 강조하는 제약회사의 양태를 목도하게 되면, 도무지 의학 연구에 대한 신뢰가 생기지 않는다.[45] 어디 이뿐일까? 때로 자본주의는 의학의 성과를 무효화시키기도 한다. 예를 들어, 항생제 남용을 포함해서 항생제에 내성을 가진 변종균이 생겨나기도 한다.[46]

보건의료와 정당화, 그 기반 이데올로기

비판적 분석가들은 항상 보건의료의 [체제] 정당화 역할을 인식하면서도, 이와 동시에 복잡한 현대 경제는 건강한 노동자를 필요로 한다는 점을 강조해 왔다.[47] 그러나 건강한 노동자가 얼마나 필요한지의 문제와 그들이 어느 정도나 건강하면 되는지의 문제는 전혀 다른 사안이다. 불평등 심화와 이에 따른 의료비 증가가 용인되고 있는 상황이나, 노동 현장이 점차 부유한 국가에서 (더 건강하지 못하고 기대 수명도 짧은 노동자들이 있는) 가난한 국가로 이전되고 있는 상황은 이것[건강한 노동자를 필요로 한다는 점]이 강한 제약 조건이 아님을 시사한다. 로이

포터가 지적하듯, 20세기에는 "복잡한 생산자 경제와 소비자 경제가
부드럽고 효과적으로 작동하기 위해서는 글을 읽고 쓸 줄 알고, 기술
을 익혔으며, 법을 잘 지키는 것 못지않게, 건강한 인구가 필요하다"
는 점이 광범위하게 받아들여졌다.[48] 그러나 신자유주의 시대에 추진
된 정부 정책을 보면, 법을 잘 지켜야 한다는 조건만 강하게 요구하는
듯하다.[49]

　이는 신자유주의 성향의 정책 결정자들이 공공 재정으로 운영되는
보건의료를 재상업화 — 사적인 자본축적이 이루어지는 영역으로 개
방 — 하기 시작한 1990년 이래로 명확해졌다. 이는 곧 보건의료가
물질적 현실인 것만큼이나 이데올로기적 구성물이라는 점을 잘 보여
준다. 즉 보건의료의 정당성을 결정하는 것은 보건의료의 질이나 접
근성이 아니라, 그것이 지배적인 이데올로기의 여타 요소들과 접합되
는 방식인 것이다. [신자유주의 이래로] 공적 담론들에서, 공공 재정으로
운영되는 보건의료는 '가난', '주택', '산업공해', 또는 '궁핍한 도심'
과 같은 단어들과 접합되지 못하고, '비용', '세금', '관료주의', '복
지', '자립', 그리고 '국가'(주로 '보모'nanny 국가, 중앙집권적 국가, 또는 스탈
린주의 국가와 같은 부정적인 수식어가 붙은)와 같은 단어들과 접합되었다.
또한 보건의료가 — '생산성', '효율성', '선택'과 같은 단어들과 접합
된 — 신자유주의적 이념 속에 배태[착근]됨으로써, 여느 상품과 다를
바 없는 상품으로 변질되고 만다. 미국의 민간 의료 산업은 전 국민을
위한 공공 재정 기반의 의료 제도가 도입되는 것을 막기 위해 막대한
돈을 써왔다. 그러나 돈만으로는 부족하다. 이를 둘러싼 더 넓은 이데
올로기적 배경이 뒷받침되어야 한다. 예를 들면, 민간 기업들이 훨씬

더 효율적으로 의료 서비스를 제공할 수 있다고 선전하거나, 보건의료를 세금에서 지원하게 되면 미국인들이 소중하게 생각해 온 가치인 자립심이 약해질 것이라고 하면서, 그런 의료는 '사회주의' 방식이라고 낙인을 찍었다. 이 같은 낙인이 좀 더 평등한 의료 이용에 대한 바람을 현재까지도 억압해 왔다.

유럽의 경우, 두 가지 개념이 보편적 보건의료를 재상품화하는 추동력으로 작동하고 있다. 바로 비용 절감과 효율성이다. 비용 절감은 의료비가 급증하고 있다는 사실 때문에 의심 없이 받아들여지는 개념이다. 즉 노인 인구가 늘어나고 값비싼 치료법이 지속적으로 개발되면서, 보건의료에 대한 수요가 무한정 늘어나는 반면, 공공 지출은 한정되어 있을 뿐만 아니라 이미 한계에 다다랐다는 것이다. 여기서 두 번째 핵심 용어인 효율성이 중요해지는데, 이 효율성은 바로 경쟁에 의해 추동되는 민간 공급 체계를 통해서만 달성될 수 있다고 주장되는 것이다. 이 같은 주장들은 모두 비판적 분석을 통해 무너질 수 있다.

모든 보건의료 정책가들이나 관련 기자들이 반드시 읽어야 하는 페넬로페 뮐렌Penelope Mullen의 1998년 논문 결론에 따르면, 수요는 무한하지 않다 ― 인간은 한정적이며 보건의료에 대해서도 대부분 한정적인 요구나 소망을 갖는다. 경제 이론에서 비롯된 추상적 주장, 즉 가격이 '0'인 재화에 대해서는 무한대의 수요가 생긴다는 주장에 신자유주의 주창자들은 동의할지도 모르겠으나, 현실에서는 일어날 수 없는 일이며, 보건의료 부문에 있어서는 더더욱 그렇다.[50] 게다가 경험적 증거에 따르면, 특정한 치료에 대한 수요는 충분히 합리적인 수준의 비용으로 제공되는 서비스를 통해 충족될 수 있다. 또한 새로운 의학 기술이 언제나 비용 증가를 초래할 것이라는 주장 역시 사실이 아니다. 예를 들어, 내시경 수술은, 많은 약들이 그랬던 것처럼, 수술 후 입원 기간을 단축시킴으로써(또는 입원이 아예 불필요하게 함으로써), 오히려 비용을 절감시킨 바 있다. 또한 새로운 의학 기술 역시, 초기에는 독점 효과로 높은 가격을 유지하지만, 그 기술이 널리 사용되기 시작하면 가격이 급격히 떨어지게 된다. 고령화에 따른 비용 증가 역시 종종 과장되기 일쑤인데, 대부분의 경우 건강 수명 역시 증가해서 사람들은 건강한 상태에서 장수하기 때문이다. 우리 수명이 얼마나 늘어나는지와 무관하게, 전체 의료비의 절반 정도는 여전히 사망 직전 수개월 동안 집중적으로 지출되기 때문이다.

    밀렌은 또한 보건의료에 대한 지출이 한정적이기는 하지만 '실제 지출 수준'은 정치적으로 결정되는 문제라고 주장한다 — '지불이 가능한 수준'을 정하는 것은 집합적 선택의 문제이다. 다시 말해, 의료비 지출이 GDP의 8퍼센트, 10퍼센트, 15퍼센트에 도달했을 때, 매번 '어려운 선택'을 해야 한다는 주장은, 전적으로 정치적인 견해(주로 우파의)일 뿐이라는 것이다. 정작 중요한 문제는 국민소득의 몇 퍼센트가 보건의료에 쓰이는지가 아니라, 전체 의료비의 몇 퍼센트를 세금으로 충당할 것이냐인데, 돈 있는 사람들은 스스로 부담하는 것을 선호한다. 현재 미국은 GDP의 18퍼센트를 의료비에 쓰고 있는데, 이는 세계 최고 수준이며, 최근 들어서도 매년 거의 1퍼센트씩 늘어나고 있다. 2007년 미국 의회예산처Congressional Budget Office의 예측에 따르면, 2082년이 되면 GDP의 49퍼센트를 의료비로 지출하게 될 것이라 한다.[51] 최근의 추세를 기반으로 한 이 같은 추계는 미국의 보건의

료 체계의 고비용 구조를 부각하려는 의도에서 분석된 것인데, 안타
깝게도 많은 이들은 이 추계치를 보고, 보건의료 수요가 '무한'하며,
따라서 미국 총 의료비 지출의 절반(2007년 GDP의 9퍼센트이다)을 세금
으로 충당되던 부분을 중심으로 삭감할 필요가 있음을 드러낸다고 받
아들였다. 미국의 보건의료 체계가 고비용 구조인 이유는 그것이 시
장 중심으로 운영되기 때문인데, 이런 문제들은 보고서에 전혀 언급
되고 있지 않다.[52]

GDP가 증가하고 있는 한, GDP에서 의료비 지출 비율의 필연적
한계는 어디에도 없다. 윌리엄 보몰William Baumol이 오래전에 지적한
바와 같이, [GDP가 증가하는 한] GDP의 증가분을 의료비(또는 다른 노동
집약적인 서비스 비용)로 지출할 수 있을 것이며, 그리고도 노동 비용이
지속적으로 떨어지고 있는 부문의 생산물을 구입할 재원도 증가할 것
이다.[53] 그리고 만일 어떤 국가가 국민 건강의 증진을 위해 (합리적으로
조직된 보편적 보건의료를 포함한) 가능한 모든 방법을 강구하며 국가 소
득의 절반을 지출하는 국가라면, 살기에 나쁜 곳은 아닐 것이다. 독일
의 진보적인 의학자 루돌프 피르호Rudolf Virchow의 유명한 격언인, [의
학은 사회과학이며] "정치는 넓은 의미의 의학과 다름없다"가 바로 그곳
에서 실현되는 것이다.[54]

이윤을 추구하는 의료가 공공의료나 비영리 의료보다 효율적이라
는 주장은 아무런 근거가 없다. 이에 대한 강력한 경험적 증거는 바로
미국에서 도출되었는데, 미국은 비영리 건강관리기구HMO와 영리 건
강관리기구(이른바 '투자자 소유' 기관들)◆의 수가 충분히 많아서 대규모
비교 조사가 가능했다. 등록된 미국 전체의 HMO 가운데 56퍼센트를

대상으로 수행된 1999년의 선도적 연구는 다음과 같은 중요한 사실을 명확하게 보여 주었다. 즉 "투자자 소유의 민간 의료기관은 비영리 기관과 비교해 14개의 의료 서비스 질 평가 지표 모두에서 더 낮은 점수를 받았다. …… 영리 기관의 의료 수준이 떨어지는 것으로 일관된 결과가 나왔다."[55] 이 연구 결과는 결코 놀라운 일이 아니다. 숙련된 노동에 이토록 의존성이 큰 분야의 경우, 이윤을 쥐어짜기 위해서는 직원 감축, 전문성이 떨어지는 인력 고용, 진료 시간 단축과 같은 공장식 경영이 불가피하고, 이는 의료 서비스 질의 저하를 가져올 수밖에 없기 때문이다. 물론 경쟁으로 말미암아 자원 사용을 효율적으로 할 수도 있다. 하지만 현재까지 여러 정황을 볼 때 오히려 반대 현상이 일어나고 있음을 알 수 있다. 1980년에서 2000년까지 미국의 영리 및 비영리 병원, 요양원, HMO, 가정간호기관, 투석 센터 등을 비교한 132개 연구 결과를 종합한 결과, 비영리 기관이 영리 기관보다 비용 효율성이나 질적인 면에서 더 우월하다고 조사됐다.[56]

◆ HMO는 미국의 민간 의료보험 기관들을 가리킨다. 가입자는 일정 금액의 연회비를 납부하고 보건의료 서비스를 받는 형식으로 운영되며, 이에 가입하면 해당 HMO와 계약을 맺은, 혹은 HMO가 소유한 의료기관 및 의사의 진료를 받을 수 있다. 운영 형태에 따라 영리·비영리 기관 모두 포함되며, 운영 방식에 따라 세분되어 HMO, PPO, POS 등 다양한 명칭이 사용된다. HMO 가입 계약은 개인 단위로 할 수도 있고, 사업장 단위로 할 수도 있다. 대부분의 경우 환자들은 주치의를 선정하고 주치의에게 1차 진료를 받도록 하고 있다. 한편, HMO와 계약한 의사 혹은 의료기관은 HMO에서 제시하는 일정한 진료 가이드라인과 비용 규정에 맞춰 진료해야 하는 제약을 받아들이는 대신 환자를 안정적으로 확보할 수 있다는 장점이 있어 계약한다.

이 같은 결과는 단지 전체 상황의 절반만 보여 주는 것이라고 볼 수 있다. 왜냐하면 미국에서는 모든 의료 제공이 시장에서 이루어지고 있기 때문이다. 의료 시장을 운영하는 비용 — 보험 상품이나 의료 기관을 홍보하는 비용, 보험사와 의료 제공자 사이의 계약 체결에 들어가는 비용, 모든 개별 환자들의 치료비를 계산하고 청구서를 보내는 업무 비용, 수금 내역을 확인하고 미수금을 추징하는 비용, 회계 감사와 소송에 드는 비용 — 은 실로 엄청나다.[57] 일반적으로 미국 보건의료 분야에서 지출되는 총 비용 가운데 3분의 1이 운영비로 지출되고 있다는 것은 주지의 사실이다. 이와 대조적으로, 1970년 중반 영국 NHS가 시장형으로 전환되기 이전까지, NHS의 운영비용은 총 비용의 5~6퍼센트에 불과한 것으로 추정된다.[58]

보건의료 제공에서 영리 형태가 비영리 형태인 공공의료보다 더 (비용) 효율적이라는 주장 또는 가정은 시장 옹호론자들이 주장하는 경제 이론과도 모순된다. 흥미로운 일례로서, 영국 재무부가 2003년에 공공서비스의 생산성을 공공 선택 이론에 근거해서 분석한 바 있는데, 그 결과에 따르면, 보편적 보건의료를 공급하는 데 있어 시장은 효율적이지 않다는 것이 밝혀졌다. 환자와 의사 사이의 '정보 비대칭', 의료 제공자의 지역 독점 경향, (정부, 보험자, 의료진, 환자 간에) 구속력 있는 계약을 성사시키고 그 이행을 감시하는 일의 어려움 및 그 비용, 민간 의료 제공자들에게 위험 부담을 떠넘길 수 없음(위의 논문에서 솔직하게 밝히고 있듯, '실패한 병원이라도 파산하도록 그냥 두기란 어려운 일이다'), 민간 의료보험회사들이 운영하고 있는 잘못된 인센티브 제도[59] 등 이 모든 요인들로 말미암아 민간 의료가 공공의료보다 덜 효율적이고 덜 비용 효과적이라는 점이 명확하게 드러난 것이다(분명 이 보고서는 아직까지 고위 관료들이 원하는 '정책에 기반을 둔 증거'를 제시할 줄 모르는 고지식한 공무원이 작성한 것으로 파악된다. 물론 그 관료들은 '증거에 기반을 둔 정책'을 만들고자 한다고 줄기차게 주장한다).[60] 그러나 정부는 이 논문의 결론을 철저하게 무시했다. 2009년 현재 잉글랜드주(스코틀랜드와 웨일스주는 강하게 저항했다)의 NHS는 분절화되고, 민간 기관들의 영향이 점차 커지는 방향으로 전환되고 있다.[61]

보건의료의 재-상품화

일찍이 1976년에 비센테 나바로는 자본주의사회의 보건의료와 관련해서 장차 30년 동안 가장 중요한 화두가 될 내용을 다음과 같이 서술한 바 있다.

······ 현대자본주의는 공공서비스를 민간 시장에서 사거나 팔 수 있는 상품으로 전환시키려는 경향이 있다. 생각해 보면, 이 같은 경향에 따라서 영국의 보수주의자들 그리고 미국의 보수주의자들 및 다수의 자유주의자들이 보건의료 서비스를 (좀 더 효율적이고 수익성이 있다고 간주되는) 민간 부문으로 되돌리거나(영국) 민간 부문에 계속 남겨 두려(미국) 한 것이다. 이 체계에서 서비스에 대한 지불은 공공이 부담하는 반면, 이윤은 사적으로 전유된다.[62]

이것이 1970년대 신자유주의 반-혁명의 핵심 요소였다. 이전까지 자본은 병원을 건설하고, 의료기기나 여타 물품들을 공공의료기관에 팔거나 공급하는 데 만족했었다. 그러나 이제 그들은 서비스 자체를 제공하고자 한다. 의료가 생명에 직결되어 있다는 점, 1945년 이래로 대중의 광범위한 지지 속에 세계 곳곳에 공적 체계들이 확립되었다는 점을 고려할 때, 자본가들이 어떻게 그렇게 빠른 속도로 공적 체계를 잠식해 갈 수 있었는지에 대한 추가적인 설명이 필요하다. 남반구의 여러 국가들의 경우, 조세수입 가운데 대부분이 빚을 갚는 데 쓰였고, 국제통화기금IMF이 부과한 구조 조정 정책을 그대로 받아들여 공공 서비스를 포기할 수밖에 없었기에, 여기에는 추가적인 설명이 거의 필요 없다. 과거 소비에트 블록에 속했던 국가들 역시 이와 마찬가지인데, 이른바 '쇼크 독트린'shock doctrine◆으로 파산에 이른 상태에서, 이 나라 사람들은 민간 보험회사를 통해 부담할 능력이 있는 모든 사람에게 건강보험을 제공할 수 있다는 레이건과 대처, 그리고 (이들 국가의 정부에 정책 조언을 일삼는) 미국 건강 관련 기업들의 미사여구에 현혹되었다.

반면 서유럽이나 다른 선진국의 경우 분명 공공 보건의료 서비스

◆ 캐나다 작가 나오미 클라인Naomi Klein이 2007년에 쓴 책의 제목으로 부제는 '자본주의 대재앙의 시작'이다. 세계경제를 쥐고 흔드는 소수들이 어떤 방식으로 세계경제 흐름을 바꾸려 전쟁과 음모를 이용해 왔는지를 파헤친 책이다. 미국을 비롯한 제국주의 국가들이 이룬 부를 '재난 자본주의'라고 일컬으며, 민영화, 자유 시장, 규제 완화로 대변되는 자본주의 시스템의 뒤엔 매 시기마다 충격 요법을 이용한 소수가 있었다고 주장한다.

가 뿌리 깊게 자리 잡고 있었고, 국민의 지지를 받고 있었기 때문에, 많은 국가들이 그렇게 쉽게 민간 의료 체계로 돌아섰다는 것은 일견 이해하기 어렵다. 국가별 보건의료 체계의 다양성이나 여러 역사·문화·정치적 요소의 차이로 인해 다양한 해석이 있을 수밖에 없다. 독일에서 상당수의 병원들이 민영화될 수밖에 없었던 이유, 스웨덴에서 1차 의료가 민영화된 이유, 그리고 병원 건설 및 서비스 제공에 '공공-민간 협력 체계'를 도입한 오스트레일리아나 캐나다의 경우는 모두 다른 배경을 가지고 있다. 그러나 각각의 경우, 몇 가지 공통의 요소가 되풀이된다.

첫째로, 공공 보건의료 체계는 다양한 약점을 갖고 있었는데, 친자본주의적 언론들은 이를 빌미로 가차 없는 공격을 퍼부었다. 국가 예산의 제약을 받기 때문에, 공공 보건의료 체계에서는 서비스 제공의 지연을 통해 의료 이용을 조절했다. 또한 거대한 관료 조직이 그에 따른 단점을 안은 채 이 체계를 관리하고 운영했다. 정치인들이 특정 이익집단을 대변해서 쉽게 끼어들 수 있었다. [공공 보건의료 체계의 건설] 초기에 이루어진 (의료 전문가들이나 민간 병원 소유주와 같은) 기득 세력과의 타협은 조직 운영상의 비합리성을 낳았다. 거래 비용이 많이 들고 과잉 진료를 부르는 행위별 수가제나 1차 의료와 2, 3차 의료가 제대로 연계되지 않는 제도 등이 그 예이다. 반면 민간 병원에서도 이와 유사한 문제는 물론, 다른 문제들을 안고 있다는 사실, 노동자 계급 환자들과는 차별화된 치료를 받고 싶어 하는 중산층 환자들의 욕망(이는 상당수의 민간 의료 회사가 홍보에 활용하는 지점이다) 등에 대해서는 언론에 제대로 보도되지 않았다. 무엇보다도, 공공 보건의료를 운영하는 관료 조직을 대중이 신뢰할 수 있고, 대중의 요구에 반응할 수 있는 기관으로 만들 수 있는 민주적인 접근 방안에 대한 논의가 거의 이루어지지 않았다.

둘째, [이들 국가에서는] 공공 부문과 나란히, 민간 보건의료 부분이 공존하며, 지불 능력이 있는 사람들에게 의료 서비스를 제공하고, 이윤이 남는 부문에 집중하면서, 짧은 대기 시간과 호텔형의 최고급 병실과 편의 시설을 비롯한 최고급 서비스 — 즉 일반적으로 비싸기 때문에 더 매력적으로 보이는 상품화된 서비스 모델 — 를 제공했다. 예컨대, 잉글랜드에서는 소수의 고가 민간 병원들이 이런 방식으로 2차 진료를 제공하고 있다. 주로 돈을 잘 버는 사업가들과 전문직 계층(그리고 외국에서 온 부자 환자들)에게 [고급 서비스를] 제공하면서, 이 민간 부문은 최근까지도 전적으로 NHS 의사들을 고용해 운영되어 왔다. 이 의사들은 여가 시간을 이용해 고가의 보수를 받으며 일했다. 민간 부문이 점차 NHS가 수행하는 통상적인 업무 가운데 더 많은 몫을 담당할 수 있는 기회를 잡으면서 그들은 NHS와 비슷한 가격으로 NHS 환자들을 대상으로 한 완전히 다른 서비스 모델을 발전시키기 시작했다. 병상 회전율을 빠르게 하고 기타 서비스를 전혀 제공하지 않는 모델 말이다.[63] 이와 대조적인 사례는 바로 캐나다에서 살펴볼 수 있다. 캐나다에서는 보건법에 근거해 민간 의료 부문이 [공공 부문과] 나란히 발전하는 것을 효과적으로 막았다. 캐나다를 제외한 다른 국가에서, 민간 보건의료 부문은 공적 부문을 침식해 들어가는 토대가 되고 있다.

셋째, 이 같은 기반을 활용해, 자본은 국가의 관련 부서나, 그 인접 요소들(의료 전문직을 포함해)에 침투하기 위해 고도의 노력을 기울였다.

가장 극단적인 사례가 잉글랜드주로, 민간 의료 부문이 '국가를 포획하는' 전형적인 모델을 창출했다. 2006년 중반에는 보건부의 주요 부서 고위 관료 32명 가운데 경력직 공무원은 단 한 명뿐이었다. 여섯 명은 민간 부문 출신이었고, 18명은 NHS의 임상 또는 행정 관리직 출신이었다. 5년 이상 NHS에서 근무한 사람은 다섯 명에 불과했다. 즉 NHS가 처음 건설되었을 당시의 철학이나 근본 체계는 기억되지 못했고, NHS를 시장화하려는 세력이 이를 압도했던 것이다.[64] 2007년 NHS의 시장화 과정에서 중심 역할을 한 보건부의 상업국Commercial Director에는 190명의 직원이 있었는데, 그중 182명이 민간 부문에서 단기 계약직으로 채용된 사람이었다.[65]

그러나 이들 국가에서 자본이 정부가 운영하는 보건의료 부문을 영리 위주의 상품으로 성공적으로 전환시킬 수 있었던 가장 공통적인 이유는 두말할 것 없이, 사회적 관행 및 사상 체계로서의 신자유주의가 가진 광범위한 헤게모니 때문이라고 볼 수 있다. 이 같은 현상을 선도했던 국가는 역시 영국이었고, 여타 서구 세계에서 장차 일어날 일들에 대한 징후들 역시 이 국가에서 가장 먼저 관찰할 수 있었다. 노동운동이 무력화되고, 노동당이 평당원들보다는 부유한 후원자에게 의존하는 전문 정치 집단으로 전락하면서 헤게모니의 전환이 이루어졌다. 그로 인해 점차 신자유주의 주도권이 형성되기 시작했다. 21세기가 시작할 무렵에 이르자, 대부분의 유권자들은 공공 정책에 대한 관심과 책임감을 더는 느끼지 않게 되었고, 그 결과 최소한의 공적 토론만을 거친 채로 NHS의 시장화가 진행되어 버렸던 것이다. 더구나 주요 야당이나 언론사들도 시장화에 호의적이었기 때문에, 비판적인 시각을 가진 이들은 지지 세력을 찾지 못했다. 다른 국가들에서는 각국의 정치 지형과 문화의 역사적 차이로 말미암아 더 강한 저항이 벌어진 곳도 있고, 반면에 네덜란드는 오히려 잉글랜드주보다도 큰 폭으로 시장화가 진행되었다.

민영화가 성공적으로 진행되었다는 것은 결국, 모든 것이 '상품'이 되어야 한다는, 모든 것이 궁극적으로는 상품이라는 관념이 '상식'이 되었음을 의미한다. 환자가 되어 보면, 보편적이고 평등한 보건의료의 중요성을 인식할 수 있다. 그리고 많은 환자들이 지역 병원들이 '경제적이지 못하다'는 이유로 문을 닫거나 민간 병원들에 통폐합될 때 맞서 싸웠다. 그러나 이와 동시에 일반 국민들은 추상적으로 보건의료란 '소비되는 것'이며, 환자들에게 무상으로 제공된다 할지라도 사실상 자신들이 그 비용을 내고 있다고 생각한다. 수요는 무한하고 자원은 제한적이라는 사고와, 비용을 절감하기 위해서는 합리적 배분이 필요하다는 생각을 대체로 사실로 받아들이는 것이다. 잉글랜드주에서 현재 장려되고 있는 '워크인 센터'walk-in centers◆나 '대형 수술 병원'super-surgeries과 같이 공장식으로 운영되는 산업형 보건의료 모델조차도, 슈퍼마켓과 같은 편의를 제공한다면 우호적으로 받아들여지고 있다.

잉글랜드에서 NHS의 시장화는 여러 복합적 요소들을 단계별로 잘

◆ 예약 없이 곧바로 진료를 받을 수 있는 외래 진료 센터, 주로 휴일이나 야간에 응급실과 같은 장소에서 운영된다.

짜 맞추어 진행되었다. 민간 회사들이 NHS의 몇몇 통상적인 수술을 담당하는 것으로 시작해서, 종국에는 많은 민간 병원과 클리닉들이 NHS가 비용을 지불하는 진료 부문의 점차 많은 비중을 차지하게 되었다. 나아가, 모든 NHS 병원급 외래 진료 업무의 64퍼센트를 민간 회사들이 설립해 운영하게 하고, NHS와 민간 기업이 합작해 설립한 의료기관에 넘길 것이라는 계획이 발표되었다.[66] 마지막으로 1차 진료 서비스(가정의학과 주치의와 여러 지역사회 보건 서비스)까지도 민간 의료 공급자들에게 넘어가기 시작했다. 이런 과정들은 NHS의 예산으로 먹고사는 거대한 민간 의료 공급자 집단을 만들어 내고, 갈수록 부수적인 역할만을 담당하게 될 공공의료 부문에 대해서는 치료의 질을 높여야 한다는 비난이 다시 쏟아질 것이다. 아니면 공공 부문이 담당하고 있던 역할이 워낙 폭넓고 무겁기 때문에 민간 의료기관들이 여기에서 별 이익을 뽑아내지 못할지도 모른다. 어떤 결과가 나타날지 예단하기에는 아직 이르다.

무엇보다 이미 확실한 것은, 시장화가 추진되고 있는 국가들에서는, 공공의료 역시 상업적인 노선을 따라가리라는 점이다. 수익성이 공공연한 목표가 되고, 의료 인력의 수준과 서비스의 질이 하락하면서, 의료의 질 역시 저하되고 있다. 상품으로서의 보건의료라는 개념과 이에 부합하는 효율성이라는 산업적 개념이 건강에 필요한 의료를 제공한다는 목표를 대체하게 됐다. 이에 따라 본인 부담금co-payment을 요구하는 치료 영역이 점차 확대되고 있다.[67]

결론

금융 자본에 의해 촉발된 전 지구적 경제 위기는 평등하고 포괄적인 보건의료의 침식, 그리고 재분배 기능을 가지는 사회 경제 정책들의 폐기에 얼마나 영향을 미칠 수 있을까? 현 상황은 안토니오 그람시Antonio Gramsci가 정의한 '유기적 위기', 즉 '지배계급 헤게모니의 실질적 위기'와 관련된 요소를 모두 갖추고 있다. 지배계급은 "광범위한 대중의 동의를 요구하는, 또는 이를 강제로 얻어내야 하는 …… 거대한 정치적 과업" ─ 즉 세계경제를 신자유주의 원리 위에 세우려는 꿈('새로운 미국의 세기'라는 제국주의 이상은 물론이고) ─ 을 성취하는 데 여지없이 실패했다. 이에 대해 지배계급은 정확히 그람시가 예측한 대로, 최소한의 변화를 줌으로써 질서를 복구하려 했다. 즉 금융 규제를 살짝 강화했고, 초고소득층의 세금 감면을 약간 줄였고, 억만장자 금융가들에게 돌아가는 보너스를 살짝 줄였으며, 마지막으로 일시적이지만 재정 적자를 재도입했다.[68]

이런 노력들이 효과가 있을지는 앞으로 두고 볼 일이다. 세계경제 위기의 영향은 단기간에 사라지지 않을 것이며, 점점 증가하는 생태 위기의 영향과 더불어 더욱 심화될 것이다. 수백만 명의 사람들이 몇 년 동안 실직 상태에 있을 텐데(장년층 노동자들 중 상당수는 다시 직장으로 돌아가지 못할 것이다), 그러는 사이 정부는 금융계를 구제하고 경제를 부양하기 위해 쓴 어마어마한 빚을 갚기 위해 사회복지 예산을 삭감할 것이다. 이런 맥락에서, 신자유주의적 보건의료 정책의 반反평등주의적 성격은 점점 더 명확해질 것이다. 소비자의 '선택'이라는 수사는 점점 더 설득력을 잃게 될 것이다. 신자유주의 시대에 강화된 소득과 조세 체계의 불평등이 가져온 영향, 말하자면 가장 가난한 계층의 건강 상태 악화, 공공의료의 질 저하, 민간 의료 기업들에게 흘러들어가는 세금, 그리고 무엇보다도 무상 의료의 범위가 지극히 '기초적인 의료 서비스'로 위축되고, 그 범위를 넘어서는 경우에는 비용을 부담할 수 있는 자들만 치료받을 수 있게 된 현실을 더는 무시하거나 얼버무리고 넘어갈 수 없게 될 것이다. 이에 따라 마침내 건강과 평등이 [사회의] 기본 조건으로 인식되어야 한다는 원칙이 새로운 상식으로 정립될 것이다.

2장

의료의 본질

상품이냐 연대냐

한스-울리히 데페

건강과 질병은 노동조건을 비롯해, 사회적 관계와 같은 삶의 다양한 조건들에 그 뿌리를 두고 있다. 마찬가지로, 보건의료 역시 사회로부터 배태된다. 건강이나 질병이 순전히 개별적인 문제가 아닌 것처럼, 보건의료 서비스 역시 개별적인 문제가 아니다. 질병의 근원을 다루고 병든 사람들을 치료하는 것은 그 사회의 과업이다. '보건 정책'이라는 이름이 부여되는 집단적이고 공적인 차원이 존재한다. 이보다 더 중요한 정치적 사안들도 있지만, 최근 몇 년 동안 모든 국가가 세계화, 규제 완화 그리고 민영화 과정에 직면하게 되면서, 보건의료는 정치적으로 상위 의제가 되었다.

규제 완화와 민영화를 주도한 것은 금융자본이었다. 이들은 돈을 빌려주는 조건을 활용해, 정부가 어떤 과제를 수행해야만 하는지 또는 사회의 여타 부문이 어떻게 조직되어야 할 것인지에 절대적인 영향을 미쳤다.[1] 금융 자본들이 내건 조건들에는 대체로 공공 자산의 민영화가 포함되었는데, 이는 사회관계가 좀 더 시장과 경쟁에 의해 통제되어야만 한다는 근거에서였다. 그 결과 기업 경영적 사고방식이 사회 곳곳에 스며들었다. 사회문제들은 간과되고, 무책임하게 방치됐다.[2] 그 결과 세계적으로 불안과 불확실성 그리고 사회 양극화 현상이 늘어났다. 부유한 국가와 개발도상국 사이의 격차뿐만 아니라 부유한 국가 내부에서의 격차 또한 증가했다. 빈곤, 폭력 그리고 이주가 세계 곳곳에서 급증했다. 금융 자본의 탐욕이 추동한 전 지구적 축적이 결국 금융 위기를 초래하자, 예상 가능했던 시나리오대로, 이들은 국가의 도움을 요청했다. 도이체방크의 대표인 요제프 아커만Josef Ackermann과 같은 이들은 불현듯 시장의 자기 조절 능력을 의심하기 시작했고, 국가의 규제 강화와 함께 재정적인 보상을 요구하기에 이르렀다.[3] 이런 총체적 상황들이 보건의료 체계에 영향을 미치고 있는 지금, 우리는 건강과 보건의료 그리고 사회 사이의 관계를 새롭게 변화시키고 발전시킬 수 있는 방안에 대한 근본적인 질문을 던져야 한다.

보건의료는 국민국가에 굳건한 뿌리를 두고 있다

점차 세계화되고 있는 자본과는 대조적으로 보건의료 체계는 국민국가와 긴밀하게 연결되어 있다. 다시 말해, 한 국가의 보건의료 체계는 한 사회를 비추는 거울과 같아서, 그 사회의 발전 양상과 성향을 반영한다. 내 경우, 외국을 방문해 그 국가의 보건의료 체계에 대해 통계 수치 이상의 내용을 좀 더 알고 싶을 경우, 그 국가에서 가장 취약한 환자들이 진료받는 정신과 병원을 방문해 보곤 한다. 그러고 나면 그 사회에 대한 이해가 훨씬 넓어지게 된다. 이것이 의미하는 바는, 보건의료 체계에서 나타나는 변화는 단순한 기술의 변화 그 이상을 함의한다는 점이다. 주어진 보건의료 체계는 과거에 있었던 투쟁의 산물이며, 보건의료 체계의 구조적 변화는 언제나 사회·정치적 투쟁의 결과다. 상당수의 국가들에서 보건의료 체계는 혁명이나 전쟁을 겪은 이후에 구조적 변화가 이루어졌다. 예컨대, 파시즘과 군부독재의 패퇴 이후 또는 사회주의 정권의 붕괴 이후 그러했다. 각국의 보건의료 체계는 언제나 사회체제가 전반적으로 위협받을 때 변화되었다. 대부분의 '북반부' 국가들에서 보건의료 제도는 전형적으로 제2차 세계대전 이후에 자본과 노동 사이에 맺어진 타협의 산물이다. 그렇다고 보건의료를 위한 투쟁이 한 번의 전투로 끝나는 것은 아니다. 이는 영구적으로 지속되는 투쟁이다.

현재 대부분의 국가들에서 보건의료 체계는 자원 부족으로 시달리고 있다. 이는 심상치 않은 일이다. 자원 부족 문제는 주로 분배를 어떻게 하느냐에 따라 달라지며, 이는 사회적 선택과 정치권력이 동반된 문제라는 것 — 이는 심지어 의학에서도 마찬가지다 — 을 알아야 한다. 보건의료 서비스에 드는 비용은 '비싸다'는 평을 듣는다. '의료비 급증'이라는 신화가 효과적으로 홍보되어 왔고, 의료 비용은 경제 발전 — 이는 전 지구적 경쟁에서 자본이 어디로 이동할 것인지에 영향을 미치는 쟁점이다 — 에 부담이 되는 것으로만 간주된다. 이는 질병이라는 사회적 위험 요인에 대해 사회적으로 함께 대응한다는 전통적인 보건의료 개념이, 사적 자본의 축적을 허용하는 보건의료 개념으로 급변하고 있음을 보여 준다. 보건의료의 상업화와 개인화 과정 속에서, 결국 보건의료의 근본인 연대의 정신은 사라지고 사적 이윤 추구만이 남게 된 것이다.

하지만 막상 보건의료 체계를 신자유주의적으로 개혁하는 데 가장 앞섰던 국가들을 들여다보면, 국민 건강 수준은 앞선 것과는 거리가 멀다는 사실을 알 수 있다. 가장 대표적인 국가가 미국이다. 미국은 세계 그 어느 국가보다도 보건의료비 지출이 많다. GDP에서 차지하는 비중도 그렇고, 국민 1인당 의료비를 봐도 그렇다. 게다가 미국은 그 어느 국가보다 고도로 발달된 의료 기술을 보유하고 있지만, 이런 것들이 건강 지표를 향상시키지는 못하고 있다. 그 이유는 기본적인 행정 비용이 너무 높을 뿐만 아니라, 빈곤이 증가한 결과 의료의 접근성에도 불평등이 증가하고 있기 때문이다. 4천7백만 명의 인구가 의료보험에 가입되어 있지 않고,[4] 그보다 더 많은 사람들이 보험이 있어도 제대로 혜택을 받지 못하고 있다. 그리고 이 두 집단의 수는 나날이 증가하고 있다.[5] 미국의 이 같은 시행착오를 우리가 반복해서는 안 된다.

건강과 질병은 상품이 아니다

위의 여러 논의들은 건강과 질병에 관한 담론의 기본 원칙을 다시 생각하게 한다. 건강과 질병은 판매를 위해 만들어진 재화나 서비스 같은 상품의 성격을 가질 수 없다. 세계 어디를 둘러봐도, 오직 시장 원칙에만 의거해 만들어진 보건의료 체계는 없다. 심지어 미국조차 메디케이드와 메디케어[*]라는 공공 프로그램을 가지고 있다. 이는 다음과 같은 이유 때문이다. 첫째, 건강은 실존적 재화이다. 즉 건강은 서구 사회에서 공공재로 간주되는 공기, 식수, 교육, 교통안전, 법률 규칙과 같은 성격을 지닌 사용가치라는 것이다. 둘째, 시장에서 거래되는 상품은 [소비자가] 소비 여부를 선택할 수 있는 반면, 질병에 대해서는 선택권이 없다는 것이다. 사람은 언제 어떤 이유로 아프게 될지 알 수 없고, 장차 어떤 질병에 걸릴지도 알 수 없다. 그뿐만 아니라 치료 정도, 시기, 유형을 결정할 수도 없다. 이와 같이 질병은 우리 모두의 삶에 드리워진 공통적인 위험 요인으로, 개인이 조절할 수 있는 것이 아니다. 셋째, 환자들은 어떤 치료가 필요한지를 처음에는 구체적으로 알지 못한다. 질병은 전문적인 지식을 지닌 의료 전문가에 의해 진단되고 관리될 수밖에 없다. 따라서 의료 전문가들에게 큰 재량과 권한이 부여되기 마련이다. 이 글에서도 상업화된 보건의료 체계에서 의사가 사업가가 되거나 사업가처럼 일하게 될 때 어떤 일이 벌어지게 되는지 곧 보게 것이다. 넷째, 환자들은 취약한 조건에 있는 이들이라는 것이다. 그들은 불확실성 속에 놓여 있고, 의료진에 의존적이며, 때로 두려움과 수치심을 느끼며 도움을 갈구한다. 마지막으로 가

---

[*] 메디케이드는 주 정부가 운영하는, 빈곤층과 장애인 등을 위한 의료 부조 프로그램이다. 메디케이드의 경우 주마다 그 대상이 되는 빈곤층, 장애인, 아동의 포괄 범위가 다르다. 메디케어는 65세 이상의 노령층을 위한 연방 정부의 건강보험 프로그램이다.

장 중요한 것은, 의료 수요가 가장 많은 환자들은 대부분 사회의 가장 낮은 계층 출신으로 가장 가난한 사람들이라는 것이다.[6] 게다가 더욱 치열해지는 경쟁 속에서 그들의 처지는 더욱 악화되어 간다. 경쟁은 언제나 승자와 패자를 만들기 마련이고, 패자들은 언제나 사회적 약자들인데, 의학적 견지에서는 만성질환자들과 심각한 질병을 앓고 있는 환자들이 이에 해당한다. 이들은 의료 서비스와 사회적 지원을 가장 많이 그리고 시급하게 필요로 하는 집단이다.

이 모든 것은 결국 공적인 보호가 우리 사회에 필요하다는 것을 보여 준다. 즉 모두를 위한 보건의료는 수요-공급의 원리에 의해서는 제공될 수 없다. 시장의 분배 기능은 이를 해결하지 못한다.[7] 시장은 맹목적인 권력이며, 그 어떤 사회적 지향점도 가지고 있지 않기에, 사회문제들을 해결하지 못한다. 그나마 민주적인 장치라고 볼 수 있는 국가가 나서서 보건의료의 전달과 분배 방식을 정해야 한다. 축구 경기나 주식시장에서라면 몰라도, 병원에서는 경쟁의 원칙이 통하지 않는다.

비즈니스 합리성과 의학적 결정

비슷한 또는 동일한 증상에도 서로 다른 의학적 치료법들이 동원되기도 하는데, 이는 의학 지식의 차이만으로는 설명될 수 없다. 예를 들어, 경제적·문화적인 측면에서 서로 비슷한 두 사회를 비교해 보도록 하자. 1993년 미국 의사들은 스웨덴의 의사들에 비해 자궁절제술을 2.5배, 제왕절개술을 두 배 더 많이 시행했다. 또한 미국 의사들은 캐나다 의사들에 비해 관상동맥 우회술을 4.4배나 더 많이 시행했다.[8] 또 다른 예를 보면, 일반인과 특정 전문직 사이에서도 그 치료법이 다르게 행해지는 것을 볼 수 있다. 미국의사협회American Medical Association에서 수행한 '제2기 전립선 비대증' 치료에 관한 연구를 보자. 만약 자신이 환자라면 어떤 시술을 선택하겠냐고 비뇨기과 전문의들에게 물은 결과 40.5퍼센트만이 경요도전립선절제술을 택하겠다고 대답했다.* 하지만 실제로 제2기 전립선 비대증으로 진단받은 전체 환자 가운데 절제술을 시행하는 비율은 무려 80퍼센트였다.

비슷한 양상을 다른 곳에서도 볼 수 있다. 1993년 스위스에서는 편도절제술, 자궁절제술, 담낭절제술, 치핵절제술이 다른 일반 인구 집단에서보다 의사나 변호사 집단에서 훨씬 더 적게 시행된 것을 볼 수 있었다.[9] 일반 인구 집단에서 절제술이 대략 19~84퍼센트 더 높게 시행되었던 것이다. 독일에서는 엑스레이 기기를 보유한 내과 전문의가 보유하지 않은 집단에 비해 기기를 3~4배 더 많이 사용하는 것으로 나타났다. 독일 방사선의사협회에서조차 독일의 모든 엑스레이 중재술 가운데 3분의 1은 불필요한 것이라고 말했고,[10] 네덜란드에서는 무릎 관절경에 대한 연구에서 78퍼센트의 시술이 불필요했던 것으로 밝혀졌다. 복강 및 골반강에 대한 최소침습시술**에서도 비슷

---

* 경요도전립선절제술은 남성의 요도를 통해 내시경을 넣어 전립선을 수술하는 방법으로 개복 수술이 아니기 때문에 흉터가 남지 않는 장점이 있지만, 기본적으로 출혈이 생기고 괄약근 손상 우려가 있으며 재수술을 해야 하는 경우도 있다.

한 결과를 보였다.[11]

이 같은 실증적 결과들은 서로 유사한 사회적 규범과 가치를 지녔으며, 대개 동일한 교과서를 토대로 의학 교육을 실시한 부유한 국가들에서 나온 것이다. 즉 보건의료 영역이 그만큼 상당히 주관적이고, 불분명하며, 또한 민감하고 복잡하다는 것을 보여 준다. 돈, 경쟁, 법적 불안정성, 전문가적 야망(또는 노동시장에서 자신의 자리를 잃는 것에 대한 뿌리 깊은 불안)과 같은 외부적 요인들이 의학적 결정에 의식적으로든 무의식적으로든 영향을 미치기 쉽다는 것이다.

오늘날 부유한 국가들에 살고 있는 수많은 임상의들과 의료 종사자들은 시장의 압력과 환자들의 실제 필요 사이에 근본적인 모순이 있음을 경험하기 마련이다. 보건의료에 대해 공리주의적인 비용-편익의 사고방식을 받아들이는 사람은 거의 없다. 그러나 점진적인 변화가 조용히 진행되고 있다. 의학적 결정과 선택에 외부의 영향이 침투하고 있는 것이다. 예를 들어, 독일 법률은 전 인구의 90퍼센트를 포괄하는 공공 건강보험이 '의학적으로 필요한' 모든 치료에 대해 비용을 지불하며, '의학적으로 필요하다'는 것이 무엇을 의미하는지 정의할 수 있는 권한은 해당 의학 전문가들에게 부여되어 있다. 그런데, 1998년에 수행된 한 연구는 이미 환자의 나이, 직업, 교육, 사회적 지

◆◆ 최소침습시술micro-invasive procedure은 수술을 포함한 여러 의학적 시술을 할 때 최소한의 절개를 하도록 고안된 시술이다. 내시경을 통한 수술처럼 완전 절개를 하지 않고 1~1.5센티미터의 작은 절개를 통한 수술이 대표적이다.

위, 사보험 가입 여부 등이 점차 환자에 대한 의학적 판단 기준이 되고 있다는 것을 보여 주었다. 한 의사는 인터뷰에서 "이런 문제를 공개적으로 말하는 사람은 아무도 없다. 이런 기준들이 의학적 판단을 좌우한다는 것은 도덕적인 관례나 법 또는 의료 규범에 비추어 정당화될 수 없기 때문이다"[12]라고 말했다. 2005년에 발표된 한 연구에 따르면, 독일에서 병원에 근무하는 의사들 가운데 86퍼센트가 비용을 이유로 치료 방향을 결정하지 않는다고 답한 것으로 나온다.[13] 하지만 재정상 이유로 치료를 거부하는 일이 매일 벌어진다고 보는 것이 맞다. 문헌에서는 이런 모순을 '도덕적 괴리'라 한다.

의학 전문가들의 재량권, 그들의 의사 결정 범위, 그리고 우리가 '의학적으로 필요하다'고 부르는 것들이 불필요한 수술, 불필요한 심장 도관 삽입 및 혈관 성형술, 과도한 약물 처방, 불필요한 입원과 같은 과잉 진료 논란의 핵심에 자리하고 있다. 이 사안이 점점 더 경영의 관점에서 산업화된 방식으로 이해되며 대응되고 있다. 그 결과, 고도로 훈련받은 의사들의 임상 경험은 모두가 따라야 하는 가이드라인 형태로 제시된 '근거 중심 의학'◆으로 대체되었다.

◆ 근거 중심 의학은 과학적 방법에 의해 얻어진 표준화된 증거를 의학에 적용하려는 시도이다. 여기서 과학적 근거란, 통제된 무작위 임상 실험이나 그에 준하는 임상 실험에 근거해 효과가 있다고 증명된 자료를 말한다. 이처럼 근거 중심 의학은 기존의 치료나 건강 행태에 있어 과학적인 근거가 부족한 부분을 찾아내 바로잡도록 하고, 비과학적 주장을 감별해 내며, 이를 표준적인 가이드라인으로 제시하는 긍정적인 측면이 있다. 그러나 가이드라인에 대해서는 다양한 평가가 있다. 의료의 모든 측면을 가이드라인화할 수 없고, 가이드

스위스와 네덜란드를 제외한 모든 유럽 국가에서는 대부분의 인구가 여전히 민간 보험이 아닌 비영리 기관, 또는 연대의 원칙에 기반을 두고 정부가 운영하는 사회적 보험 기관, 또는 (영국의 국가보건서비스 NHS와 같이) 직접 조세에 기반을 둔 국가 서비스를 운영하고 있다. 하지만 전반적으로 강력한 민영화나 상업화 경향이 존재하는 것도 사실이다. 공공 의료보험 기관들이 사보험 회사처럼 작동하기 시작하고 있는 것이다(본인 부담금을 부과하거나, 보험료와 보장 수준을 선택 사항으로 둔다거나, 진료비를 공급자에게 지불하지 않고 환자에게 지불하기 등).[14] 이 같은 경제적인 압력만이 아니라 법률적·정치적 압력이 유럽연합EU 산하의 기관들로부터도 가해지고 있다. 유럽사법재판소는 각국의 보건의료 체계가 가능한 유럽단일시장European Single Market(사람들의 자유로운 이동과 상품, 서비스, 자본의 자유로운 거래)의 원칙을 따르도록 결정했다. 각국의 공공 의료보험 체계는 민간 보험의 요소들을 받아들이기 시작했다. 국내법의 개정을 통해 공공 의료보험의 운영에서 연대의 원칙이 희석됨에 따라 [국가 단위의 보험 제도는] 민간 기업으로서의 지위를 가지게 될 가능성이 커졌다.[15] EU의 2000년 리스본 정상회담 이후, "개방형 조정 방식"이 정책 통합 방법으로 확립되었다. 이는 가이드라인에서 출발해, 관련 지표를 확립하고, 마지막으로 각 회원국의 정책이

라인이 의료의 복잡성을 다 반영하지는 못하기 때문에 임상 경험이 많은 의사들의 진료 행위를 오히려 위축시킬 수 있다는 비판을 받고 있으며, 절대적인 기준으로 삼기에 곤란한 측면이 있다.

가이드라인을 준수하고 있는지를 감시하는 방식이다. EU에 통제 권한을 완전히 이전하는 것은 아니지만, 이 같은 방식은 회원국들의 형식적인 권한과 자율성을 남겨 두면서도, 상호 조정과 학습 과정을 진척시킴으로써 회원국들 간의 정치적 공통성을 발전시키는 '연성 규제'를 가하는 것이다.[16] 이는 EU 회원국의 다양한 보건의료 체계를 동일한, 시장 친화적인 노선으로 개조하는 데 활용되고 있다.

신뢰 또는 계약

의학이나 의료 제도의 '연성 과학'적 특성으로 말미암아, 신자유주의적 경제 모델의 도입에서, 특히나 의료기관들은 다른 부문보다 훨씬 강력한 도전을 받아 왔다. 시장, 경쟁의 확산 그리고 보건의료 부문에서의 이윤 추구가 확대됨에 따라 환자와 의사 사이의 관계가 근본적으로 위협받고 있다. 다시 말해, 지금까지 신뢰에 기반을 둔 환자와 의사 사이의 관계가 이제는 계약 관계, 즉 상업적인 관계로 전락한 것이다. 주지하듯, 계약은 신뢰의 표현이 아니라 불신의 표현이다.

신뢰란 의사에게 치료에 필요한 사적인 정보를 제공하더라도 비밀을 충분히 보장받을 수 있으리라는 믿음을 바탕으로 한 환자와 의사 사이의 밀접한 관계를 의미한다. 환자-의사 관계는 비대칭적이다. 전문가는 그들의 지식과 신념을 바탕으로 최선을 다해 환자를 치료하고 돌볼 의무가 있으며, 환자는 이런 전문가를 믿고 따르는 것이다. 이들 사이의 신뢰는 책임감을 바탕으로 하며, 신뢰를 기반으로 한 치료는 서로 간의 믿음에서 이루어진다. 신뢰는 돈으로 살 수 없는 것이다.

반면에 계약은 법에 기반을 둔다. 계약은 서로를 잘 알지 못하는 사람들 사이에서 공통의 목적을 확정하고, 상호 의무를 규정하는 것이다. 상품 소유주는 자신의 상품을 시장에서 협상된 가격에 판매한다. 이 시장에서 구매자와 판매자 모두는 사적 이익을 추구하기 마련이다. 따라서 이 둘 사이의 상충되는 이해로 불협화음이 생기거나, 약속이 파기되는 경우, 제삼자가 개입해 합의 사항이 이행될 수 있도록 보장하는 것이 바로 계약이다.

의사와 환자 사이의 관계가 상업화되어 감에 따라, 의사들 역시 다른 상품처럼 가격이 매겨진 규격화된 진료를 제공해야 한다는 요구를 점차 많이 받고 있다. 의사들이 제공하는 서비스들은 점차 경쟁 시장에서 거래되는 상품으로 전락하고 있으며, 환자들 역시 공급자들로부터 상품을 구매하는 소비자로 취급받고 있다. 가장 돈을 많이 쓰는 사람이 최고의 고객이 되는 것이다. 이런 상황에서 환자들은 고객으로서 좋은 서비스를 구매할 수 있을지 모르나, 아픈 사람이기 때문에 돌봄을 받는 것은 아니게 된다. 점차 치열해지는 경쟁 시장에서, 지불 능력이 탁월한 환자들에 대한 수요는 나날이 증가할 것이다. 이는 진정한 시장 유인을 발생시킨다. 즉 의학적으로 필요한 치료보다는 환자들이 원하는 치료가 더 많이 제공될 것이다. '의료의 질'에 대한 정의를 내리는 데 환자들의 입김이 점차 더 세진다. 물론, 만성질환이나 장기 요양이 필요한 질병들(베흐테레프 병, 파킨슨병, 류머티즘 등)에서는 환자들의 판단이 정확할 수도 있다. 하지만 대부분의 경우 의료의 질을 논하는 데 있어 단기적인 만족감만이 의료의 질에 대한 판단 근거가 되어 버린다. 만족감은 건강 수준을 높이지는 못하지만, 단골손님을 만드는 데는 효과적이다.

윤리성

의료 상업화가 가속화됨에 따라 다양한 정보를 알고 있는 환자들조차 때로는 어렵고 혼란스러운 상황에 직면하게 된다. 환자들에게 통상적으로 제공되는 의학적 권고나 정보들은 대체 어떤 의미를 내포한 것일까? 예를 들어보자. '이 치료 또는 시술은 의학적으로 불필요합니다' 또는 '환자 분에게 해당 시술의 위험성이 너무 높습니다' 또는 '해당 치료는 환자 분에게 효과가 없습니다'라는 말들을 흔하게 듣는다. 이런 권고 사항들은 '의학적 지식과 경험에 비추어 합당하지 않다'는 말일까? 아니면 단지 '치료비가 너무 비싸다'는 말일까?◆ 의료진들이 이렇게 권고하는 이유가 무엇인지 환자들은 어떻게 알 수 있

◆ 본문처럼 치료비가 너무 비싸서 권하지 않는 것은 행위별 수가제나 인두제, 봉급제의 경우에는 환자를 위한 권유가 될 수 있다. 그러나 포괄 수가제처럼 특정 상병의 치료에 대한 수가가 그 치료에 들어간 비용과 관계없이 정해져 있는 경우에는 필요한 치료이더라도 비싼 치료법이나 치료제를 의사가 권하지 않을 수 있다. 비용이 싼 치료를 권하지 않는 경우에도 마찬가지로 제도에 따라 불신 사유가 생길 것이다. 의료가 상업화되어 있는 한, 의사가 어느 방향의 치료를 권하더라도 환자는 의사가 의학에 기반을 두고 판단해 권하는 것이라고 확신하기 어려울 것이다.

을까? 그들이 권하는 치료가 정말 최선의 치료일까? 다른 대안은 없는 것일까? 정말 의학적 경험과 지식에 근거한 판단인가? 그저 민간 병원의 영업이익, 주가와 배당금에 영향을 미치는 신용도를 높이려는 판단인가? 만약 '주주 가치'를 위해서라면? 이런 기업적인 사고는 더 많은 이윤을 창출할 수 있겠지만, 우리 문명이 일구어 온 사회규범과는 근본적으로 모순된다.[17]

이 문제는 비단 진료나 치료 행위와 같은 의료 영역뿐만 아니라, 임상 실험이나 연구와 같은 의학의 '이론' 영역까지도 퍼져 있다. 많은 연구자들이 연구에 필요한 책임감을 잃어 가고 있다. 의학 연구에서도 상업화로 인해 환자의 권리가 충분히 보호되지 않고 있다. 연구 결과는 신속히 얻어야 하는 반면, 연구 대상자들에게 일일이 정보를 제공하는 것은 너무 많은 시간을 잡아먹는 것으로 취급된다. 상당수의 의학 연구자들이 임상 연구 성과를 가지고 상업적인 이익을 취하기도 한다. 독일의 한 약리학자는 "연구자들이 갈수록 후원 기업들의 이해관계에 무비판적으로 복종하기 때문에 의료의 질이 위협당하고 있다"고 지적한다. 이것은 국가가 임상 연구에 대한 지원을 줄여서 나타난 결과이기도 하다.[18] 무수히 많은 사례들 가운데 한 가지를 들자면, 줄기세포 복제에 관한 논문을 조작한 한국의 줄기세포 연구자 황우석 박사의 경우를 볼 수 있다.[19] 또 다른 예는 다음과 같은 독일의 학회 저널의 주요 뉴스에서도 볼 수 있다. "연구 조작 : 연구자들 가운데 3분의 1이 부정을 저지른다. 과학자들의 부적절한 행태와 자료 조작을 다룬 연구가 처음으로 미국에서 공개되었다. 조사에 응답한 연구자들 가운데 3분의 1(33퍼센트)이 지난 3년 이내에 자신의 연구 과정에서 처벌받을 만한 범죄를 저질렀다고 스스로 고백했다. 이들은 대부분 후원자의 압력 때문에 연구 계획이나 연구 방법 혹은 결과를 조작했다고 밝혔다."[20]

연대

이와 같은 고려 사항들은, 사회가 보편 복지를 지향하는 사회 부문들을 보호해야만 하고, 시장의 맹목적 힘과 (모든 것에 대한 규제를 푸는) 경쟁에 이런 부문들을 내맡겨서는 안 된다는 결론으로 우리를 이끈다. 의사들이 사업가처럼 일해야 하고, 의료기관의 일차적 관심사가 이윤 추구가 되도록 만드는 보건의료 정책의 방향과 지향점은 잘못된 것임을 명심해야 한다. 우리는 사회 안에서 민영화되거나 상업화되지 않아야 할 영역들을 유지해야만 한다. 상업화는 우리 사회가 기초해 있는 인간적·사회적 가치를 파괴할 것이기 때문이다. 우리는 소통과 상호 협조가 상업화되지 않은 영역을, 서비스가 상품의 성격을 갖지 않는 영역을 존중하고 보호해야만 한다. 이와 같이 보호되어야 할 영역들로는, 취약한 이들(어린이와 노인, 정신 질환 환자)을 대하는 사회의 방식에서부터, 연대와 평등 같은 사회적 목표들, 그리고 신뢰에 바탕을 둔 의사소통 구조(예컨대, 의사-환자 관계에서처럼) 등에 이르기까지 다양하게 펼쳐져 있다. `이렇게 보호된 사회 부문들이 인간적인 사회 모델humane social model의 기초를 형성한다. 이 원칙을 이행하려면 효율적인 비영리 공공 부문을 구축하기 위해 투쟁해야 한다. 물론 쉽지 않은 일이다. 학자들을 포함해 많은 이들이 이렇게 주장한다. 상업화 과정은 너무 멀리 왔고, 돌이킬 수 없는 지점까지 와있으며, 이 사회 안에는 어쩔 수 없는 수요들이 있다고 말이다. 그러나 경제 모델은 인간이 만든 구조물이지 자연적인 조건이 아니다. 그리고 인간이 만든 구조물은 새로운 아이디어를 실현함으로써 바뀔 수 있는 것이다.

오늘날 보편적인 의료의 특징은 잘 알려져 있다. 모든 사람이 지불 능력과 상관없이 동등하게, 무상으로 치료받을 수 있어야 한다. 환자는 사회적 문제로 인식되고, 환자들의 개인 건강 상태는 사회적 산물이다. 의료는 상업적 이유가 아니라 의학적 필요에 따라 행해진다. 연대의 원칙에 기반을 둔 보건의료 재정은 사회보험이나 조세로 충당된다. 또한 조세 정책은 형평성이 있어야 한다. 이렇게 되면 질병 치료에 충실하면서 동시에 건강 증진이 가능해진다.

보편적 보건의료 체계의 요소들은 이미 수많은 국가들에 존재하고 있다. 비단 부유한 복지국가뿐만 아니라 개발도상국들에서도 그러하다. 하지만 개별 국가들의 역사가 서로 다른 만큼 그 특성들 역시 동일하지는 않으며 다양한 문제들에 직면해 있다. 어떤 의료 서비스를 전적으로 보장할 것인지, 아니면 부분적으로 보장할지, 아니면 아예 보장하지 않을지에 대한 내용도 각기 다르다. 그러나 그들 모두는 결국 다양한 형태의 연대에 기초하고 있다. 우리는 이 연대의 차원에서 보건의료의 미래를 봐야 한다. 연대는 언제나 신자유주의 상업화의 대안이었고, 이는 지금도 마찬가지다. 사람의 건강을 돌보는 일은 연대 없이는 가능하지 않다.

연대의 개념은 긴 역사를 가지고 있으며, 특히 정치·경제적으로 억압받아 온 사회집단 및 노동운동과 밀접하게 관련되어 있다. 연대는 시장에서 행동하는 이기적 개인이 아닌, 인류가 공동으로 지닌 무언가에 기반을 둔다. 연대는 공동의 가치와 공동의 경험, 즉 집합적 의식을 의미한다. 연대를 통해 문제를 해결하는 능력은 집단적인 것이다. 공동체의 모든 구성원들은, 공평성의 토대 위에서, 자신의 능력에 따라 공헌한다. 연대는 실업, 빈곤, 인권 박탈, 특히 보건의료와 같은 어려운 문제들을 극복하려는 사회 공동의 의식을 요구한다. 가장 강력한 형태의 연대는 아래로부터의 강력한 참여를 기반으로 조직된다.

건강과 질병을 연구하다 보면, 우리는 곧 사회적·정치적·경제적·문화적으로 핵심이 되는 문제들과 대면하게 된다. 실제로, 건강할 권리는 바로 인간의 기본 권리이다. 이는 유엔이 1978년 알마아타에서 선언한 '모두에게 건강을'이라는 선언의 함의이기도 하다. 인간의 권리는 상품화되어서는 안 된다. 그 본연의 의미를 파괴하지 않으면서 상업화할 방법은 없다. 다시 말해, 건강은 일반적으로 정치적 원칙은 물론 과학의 기본 원칙으로서도 다음과 같은 성격을 지닌다. 즉 '건강은 상품이 아니다!'

3장
불평등과 건강

데이비드 코번

사회 부정의injustice가 사람들을 대규모로 살상하고 있다.
_세계보건기구[1]

1820년 무렵, 세계의 평균 기대 수명은 대략 26세였다. 1890년 무렵에는 30세로 늘어났다. 20세기에 들어 세계의 기대 수명은 가파르게 증가해, 1910년에 33세였던 평균 기대 수명이 2000년에는 그 두 배로 늘어났다.[2] 2004년에는 세계 평균 수명이 65세를 넘어서면서, 1950년 당시 유럽의 기대 수명과 거의 비슷해졌다.[3] 초기에 기대 수명이 증가한 것은 일반적인 수명 연장보다는 대체로 영유아 사망이 감소한 덕분이었다. 유아(5세 미만 아동) 사망률은 세계적으로 1960년 1천 명당 198명에서 2000년 83명으로, 절반 이상 줄어들었다.[4]

하지만 이 같은 전반적인 개선과 더불어 건강 불평등 역시 나타났는데, 최근 들어 이런 경향은 더욱 증가하는 추세다. 세계적으로 부유하고 권력을 많이 가진 사람들이 가난한 사람들보다 더 건강하고 더 오래 산다. 미국에서 건강지표상 최상위의 10개 군(카운티)에 사는 백인 남성은 최하위 10개 군에 사는 흑인 남성보다 15년 더 오래 산다.[5] 영국의 경우, 1930~32년 미숙련 남성 노동자들의 사망률이 전문직 남성보다 1.2배 높았고, 그 차이는 1991~93년에 2.9배로 더 커졌다. 남성 미숙련 노동자와 전문직 사이의 기대 수명의 격차는 1972~76년 5.4년에서 2002~05년 7.3년으로 증가했다.[6] 세계보건기구WHO '건강의 사회적 결정 요인 위원회'Commission on the Social Determinants가 밝힌 바에 따르면, 영국 글래스고시의 가난한 지역인 칼튼Calton에서는 남성의 기대 수명이 54세로 인도 남성의 기대 수명인 62세보다 훨씬 낮았고, 불과 13킬로미터 떨어진 글래스고시의 부유한 지역인 렌지Lenzie에 비해서는 28년 더 적었다. OECD 30개 국가를 살펴보면, 각국 내부의 불평등은 국가 간 불평등보다 훨씬 심하다. 비非OECD 국가 사이에는 그와 비슷한 수준, 또는 더 심한 불평등이 존재한다. 페루의 경우 다른 저개발국과 비슷한 상황을 겪고 있다 — 영아 사망 가운데 40퍼센트 이상이 최하위 20퍼센트의 가난한 페루인들 사이에서 발생하는데, 이는 잘사는 최상위 20퍼센트의 아동 사망률child mortality의 여덟 배에 달하는 수치다.[7]

국제적으로 보면, 대체로 가난한 국가의 건강 수준은 부유한 국가의 건강 수준보다 훨씬 나쁘다. 일본과 스웨덴의 건강 보정 기대 수명◆은 약 73세로 세계에서 가장 긴 반면, 앙골라는 29년에 불과하

◆ 건강 보정 기대 수명Health Adjusted Life Expectancy, HALE은 인구 집단의 전반적인 건강

다. 스와질란드에서 태어난 아이들은 스웨덴에서 태어난 아이들보다 생후 5년 이내에 죽을 확률이 30배 더 높다. 캄보디아 아이들은 캐나다 아이들에 비해 그 확률이 17배나 높다. 캐나다에 사는 15세 남성은 60세까지 살 확률이 러시아 연방에 사는 남성에 비해 다섯 배 더 높다.[8] 세계적으로 건강 수준이 나아지는 게 일반적인 추세(최근 다소 주춤하고는 있다)이지만, 몇몇 지역이나 국가 ― 그중 사하라 이남 아프리카, 구소련 국가, 이라크, 북한 ― 에서는 기대 수명이 줄고 있다.[9]

21세기의 첫 10년 동안 세계는 건강과 관련해 다소 역설적인 상황에 직면해 있다. 부유한 국가에서는 비만이라는 유행병이, 가난한 국가에서는 영양 부족과 질병 및 그로 인한 사망이라는 유행병이 동시에 존재하고 있다. 부유한 국가 사이에서도 스웨덴이나 일본과 같은 경우 기대 수명이 증가하고 영아 사망률이 극히 낮은 수준을 유지하고 있지만, 미국은 2004년 영아 사망률이 30개 OECD 국가 가운데 터키, 멕시코 다음으로 꼴찌에서 세 번째였고, 폴란드나 슬로바키아 공화국보다도 못한 수준이었다.[10] 러시아의 기대 수명은 특히 1989년부터 줄어들고 있다. 2004년 러시아 남성과 여성의 기대 수명은 1965년 당시보다도 짧은 것으로 나타났다.[11]◆

상태를 나타내는 지표로서, 연령별·성별 건강상태와 연령별·성별 사망률을 근거로 산출된다. 수명을 양적·질적 측면에서 평가해 산출한 지표이다.

◆ 구소련 지역 국가들은 소련 해체에 따른 사회보장 체제 와해로 말미암아, 북한은 1990년 중반의 기근에 따른 '고난의 행군' 기간 동안, 이라크는 이라크 전쟁 기간 동안 기대 수명이 감소했다가 이들 모두 2005년부터 다시 증가해 2015년에는 70세 이상의 기대 수명

국내적으로나 국제적으로 불평등의 측면에서 문제가 되는 것은 부와 건강의 (상관)관계만이 아니다. 성과 인종 또는 민족 또한 중요한 요소이다. 일반적으로 여자가 남자보다 더 오래 살지만 병치레를 더 많이 한다. 또한 이전 식민지 국가에서 원주민들이 비원주민에 비해 건강 상태가 매우 좋지 않은 것으로 나타난다. 그러나 이 글에서는 일차적으로 일반적인 사회경제적 지위가 건강에 미치는 영향에 대해 살펴볼 것이다.

앞서 언급한 빈곤국이나 개발도상국의 보건의료 문제는 그것을 시정할 역량이 이 세상에 없기 때문에 지속되는 것이 아니다. 우리는 자원이 결핍된 세계에 살고 있는 것이 아니라 자원이 극도로 편향되게 배분된 세계에 살고 있다. 군비 지출 가운데 일부분, 부유한 국가의 국민총생산GNP 가운데 아주 일부분, 또는 전 세계 상위 1천 명 부호들의 재산 가운데 일부만 가지고도 이 같은 상황을 충분히 개선할 수 있다. 우리는 분명 빈곤, 질병, 조기 사망을 해결할 역량이 있지만, 단지 실행에 옮기지 않고 있는 것이다. 상대적으로 아주 적은 돈으로도 많은 생명을 구할 수 있음에도 그렇게 하지 않고 있다면, 사람들은 이를 불의하고 비도덕적이라고 생각할 것이다. 왜 더 많은 조치가 취해

을 회복했다. 사하라 이남 아프리카 국가들의 기대 수명은 1990년대에 에이즈HIV/AIDS가 유행하면서 감소했다가 유효한 치료제가 널리 보급되면서 2010년경부터는 이전 수준을 회복했다. 또한 이들 지역에서 정치적 격변이나 내전이 있는 경우, 단기간에 급격한 평균 여명 감소가 관찰된다(기본 통계자료는 국가통계포털 http://kosis.kr 참조).

지지 않을까? 이 질문에 대한 대답 중 하나는, 2007~08년에 촉발된 경제 위기 이전까지는 아무것도 하지 않는 것, 아니면 적어도 공동의 가치를 위한 일을 거의 하지 않는 상황을 지배적인 정치철학인 신자유주의가 정당화해 왔기 때문이다.

자본주의와 신자유주의

오늘날의 건강 불평등은 세계 자본주의 체계 내에서 오랜 역사를 가지고 전개되어 왔다. 하지만 자본주의는 단일한 형태가 아니다. 자본주의는 여러 시기에 걸쳐 발전해 왔는데, 가장 최근의 단계가 세계 단위의 신자유주의 자본주의이다. 오늘날의 자본주의는 특정 유형으로 나타나기도 하는데, 선진국의 경우 다양한 형태의 복지국가라는 측면에서 고찰되어 왔다. 경제성장이 모든 문제의 해결책이며, 자유시장과 자유 거래가 경제성장에 가장 좋은 방법이라는 교리에 기반을 둔 신자유주의는 오늘날 그 신뢰를 잃어 가고 있다. 자본 성장이 총체적 혜택을 가져온다는 '낙수 효과'는 전 지구적 경제 위기 이전에도 이미 확실하게 틀렸음이 입증되었지만, 업계의 이익을 대변하는 이들은 지금도 이를 고수하고 있다.

우리는 지금 세계적 경제 위기의 한가운데에 있고, 자본주의의 미래 자체가 불확실한 상황이다. 우리는 이제 새로운 형태로 조율된, 이전과 별 차이 없는 자본주의를 보게 되거나, 아니면 좀 더 근본적인 변화를 맞게 될 것이다. 그렇지만 장기적인 결과가 어떻게 되든 간에,

신자유주의의 패권적 지위, 그리고 시장을 사회보다 우위에 두려는
이데올로기와 관행은 이미 심각하게 흔들리고 있다. 이는 어떤 형태
의 자본주의에서든 불가피하게 나타나는 불평등과 더불어, 신자유주
의로 인해 더욱 심화된 '과잉' 불평등에 대한 도전을 의미한다. 역설
적으로, 신자유주의의 지배와 그것이 초래한 불평등의 심화는 인간의
안녕에 대한 척도인 건강과 건강 불평등이 다시 주목받게 만들었으
며, 1인당 GNP 수치가 인류의 발전이나 행복과 동일하다는, 경제학
중심의 관점에 대한 회의를 불러일으켰다.

　건강 수준의 국가 간 격차 또는 국가 내부의 건강 불평등의 이면에
는 이 같은 계급 간 세력 균형의 변화가 놓여 있다. 따라서 건강과 건
강 불평등 문제를 해결하기 위해서는 계급의 결집과 계급 정치가 중
요하다. 진보적인 사회운동과 계급 운동, 정당들은 (단지 부자들에게 [더
많은 부가] 집중되도록 두지 않고) 인간 조건의 향상을 추동하는 가장 역동
적인 세력이기 때문이다. 인간의 삶을 향상시키기 위해서는 투쟁이
요구된다. 오늘날 '자본주의로 인해' 생겨났다는 물질적 편익 가운데
대부분은 그런 편익이 보편화되는 것을 막으려는 강력한 자본에 맞선
치열한 투쟁의 결과로 얻어진 것이다.

　건강의 사회적 결정 요인에 관한 담론에서는 '사회적 자본', 사회
적 응집력 및 사회적 신뢰가 건강 증진의 핵심 요인이라는 견해가 지
배적이다. 그런데 신자유주의자들은 얄궂게도 모든 형태의 집합적 행
동 또는 국가 행동을 공격했다. 이들의 견해에 따르면, 우리는 오직
개인이나 가족 단위로서만 시장을 접해야 한다. 그러나 모든 사회적
관계를 시장 관계로 환원한 데서 비롯된, 시민들 사이의 비계약적[비

시장적]인 관계 형성의 부족은 사회 전반에 회의주의와 상호간의 불신을 증가시킨다. 따라서 매우 반反공동체주의적인 신자유주의 정책을 추진해 온 OECD와 EU가 이제 와서 건강 수준을 증진하고 좀 더 중산층 중심의 사회를 만들기 위한 방편으로 '사회적 응집력'과 '사회적 자본'이라는 개념을 그렇게나 많이 들먹이는 것은 앞뒤가 전혀 맞지 않는다.

영미권 국가들, 특히 미국은 직접적으로, 그리고 국제기구에 미치는 영향력을 이용해 신자유주의 정책을 관철시키는 데 앞장서 왔다. 그러나 이제 변화의 바람이 일고 있다. IMF와 세계은행이 처방했던 개혁 조치들이 실패하고, 대중들의 저항에 직면하자 그들의 근본주의적 신념도 흔들리기 시작했다. 경제적인 삶도 사회를 토대로 삼고 있다는 사실을 인식하고 있음을 시사하는 움직임이 조금씩 보이고 있다. 세계은행은 이제 자유 시장이라는 만병통치약이 아니라, 빈곤과 사회적 자본, 교육이나 보건과 같은 사회 기반 구조에도 주목하고 있다.[12] 경제가 인간 진보의 엔진이라는 단순한 과거의 수사는 한물간 논리다. 이제는 경제, 국가, 시민사회 모두가 서로 불가분의 관계로서 사회를 형성하는 것으로 간주된다. 인간의 안녕을 증진시키기 위해서는, 경제성장 못지않게 사회가 잘 기능하고 운용되는 것 역시 결정적이라고 본다. WHO 산하의 거시 경제와 보건위원회Commission on Macroeconomics and Health의 논의 결과는 경제성장과 건강의 상호적인 영향을 잘 보여 준다.[13]

모든 국가가 신자유주의적 세계화의 영향을 받았지만, 사회민주주의 성향이 상대적으로 강한 국가들은 영미권 국가에 비해 민영화나 상품화, 복지 축소 등의 사안에 대해 좀 더 큰 저항력을 보여 주었다. 복지를 두고 정치 체계들 사이에서 나타나는 차이 또는 국가들 사이에서 나타나는 차이는 계급 또는 계급 연합이라는 측면에서 주로 설명할 수 있다. 노동계급 세력의 강화 그리고/또는 지배계급 세력의 약화, 다양한 방식의 계급 간 연대, 그리고 계급 응집력과 조직화 등이 한층 강력한 복지 체제를 만들어 낸다(또는 적어도 복지 체제가 공격받았을 때, 그것을 방어할 수 있도록 해준다).[14]

건강의 사회적 결정 요인

오늘날 건강에 대한 진지한 분석은 건강이 의학적 치료의 산물인 것 이상으로 우리가 삶을 영위하는 방식의 산물이라는 전제에서 출발한다. 이 같은 접근은 루돌프 피르호, 프리드리히 엥겔스Friedrich Engels, 에드윈 채드윅Edwin Chadwick과 같은 인물들과 더불어 시작되었는데, 이들은 19세기에 노동계급에 만연한 발육 지체와 조기 사망이 참혹한 주거 환경과 노동조건의 산물이라고 기술했다. 그리고 토머스 매큐언이 보여 주었듯이, 대부분의 건강 문제는 의학적으로 효과적인 치료법이 도입되기 이전부터 이미 감소 추세에 있었다.[15] 최근에는 WHO 건강의 사회적 결정 요인 위원회가 다수의 보고서를 통해 건강의 사회적 결정 요인이라는 접근법을 지지하고 있다.

그렇지만 건강의 사회적 결정 요인이라는 명제에 지나치게 매몰되어서는 안 된다. 때로는 의료 서비스가 특정 국가나 지역 단위에서 그 어떤 요소보다도 더 중요할 수 있다. 대략 1970년대까지는 물질적인 사회 조건이 사망의 두드러진 원인일 수 있지만, 그 이후에 선진국에서는 의료 서비스의 중요성이 점차 커졌다. 고령 인구의 만성질환이 선진국의 주된 사망 요인으로 부상했기 때문이기도 하다. 예컨대, 최근 들어 심혈관 질환으로 인한 사망이 줄어든 데에는 아마도 의료 서비스가 중요한 역할을 한 것으로 보인다.[16] 가난한 국가에서는 영양, 위생 및 사회적 조건들이 여전히 더 중요하다. 그렇지만 분명 경구 수분 보충 요법◆이나 예방접종과 같은 기본적인 1차 의료 역시 세계에서 건강 상태가 가장 열악한 국가들의 상황을 근본적으로 개선시켜 줄 수도 있다. 우리 사회가 건강의 사회적 결정 요인을 점차 강조하는 기반에는 병원체, 숙주host, 환경의 상호작용이라는 공중보건의 전통적인 질병 개념이 있다. 이런 이유로, 인간의 원기와 질병 저항성을 증진시켜 주는 충분한 영양과 깨끗한 식수의 공급은 중요하다. 건강은 사회적 결정 요인과 보건의료 제도 둘 다에 기반을 두고 있다.

질병의 발생만 사회적 조건에 영향을 받는 것이 아니다. 보건의료 제도 역시 사회적·정치적 영향을 받는다. 경제적인 의료 장벽이 거의 없는 국가에서조차 가난한 사람이 부유한 사람에 비해 의료 서비스를 덜 받거나, 받더라도 효과가 덜하거나 질이 떨어지는 서비스를 받는

◆ 식중독이나 설사 질환을 치료하는 대표적 요법 중 하나로, 유아 및 노인에서 특히 설사가 심하거나 장기간 지속될 때 탈수를 예방하기 위해 염분과 당이 포함된 전해질 용액을 섭취하도록 하는 방법이다.

경향이 있다. 튜더 하트가 처음 언급한, 제공되는 의료 서비스의 양은 필요에 반비례한다는 '의료 제공의 반비례 법칙'은 여전히 작동하고 있으며,[17] 특히 시장 지향적인 제도를 지닌 국가에서 더욱 그러하다.

건강과 건강 불평등 상태를 측정하는 것은 간단한 일은 아니다. 상당수의 연구가 유아 사망률infant mortality, IM이나 기대 여명life expectancy, LE에 의지하고 있다. 유아 사망률은 최근의 사회적 조건(예를 들어, 모성 건강에 영향을 미치는 조건들)을 평균 수명보다 더 직접적으로 반영한다고 한다. 기대 여명의 경우, 특히 만성질환의 발병률이 높은 것이 특징인 선진국에서는, 다양한 위협 요소에 장기간 노출된 결과를 반영하는 것으로 볼 수 있다. 어린 시절의 박탈 경험은 이후의 건강과 발달에 중요한 영향을 미치는데, 이는 곧 생애 과정life course 전반에 대한 관점이 중요하다는 것을 보여 준다. 과거의 사회적 조건이 현재의 건강 상태에 영향을 미친다. 절대적 및 상대적 건강 불평등은 둘 다 중요하다. 스웨덴의 유아 사망률이 33퍼센트 감소했다는 것은 1천 명의 신생아 가운데 한 명이 추가적으로 한 살까지 생존한다는 것을 의미한다. 반면 앙골라에서는 같은 비율이 감소하면 유아 사망률이 1천 명당 154명에서 103명으로 현격하게 감소함을 의미한다. 이 두 국가의 육체 노동자와 사무직 노동자 사이의 사망률 격차는 비슷하게 나타나지만, 육체 노동자 사망률의 절댓값을 보면 한 국가의 육체 노동자 사망률이 다른 국가 사망률의 두 배에 이른다.

이 주제에 대한 이야기를 마치기 전에, 여러 문헌에서 건강의 사회적 결정 요인을 구성하는 지표로 사용되는 '사회경제적 지위'Socio-Economic Status, SES에 관해 조금 덧붙일 필요가 있다. 사회경제적 지위가 높은 사람들은 그렇지 않은 사람에 비해 실제로 더 오래 산다. 하지만 사회경제적 지위는 소득, 교육 성취도 또는 직업에 따라 순위를 정한 것에 불과하다. 그것은 일반적인 생활수준을 반영하며, 이 생활수준의 차이로 여러 다른 질병이 생기기 때문에, 사회경제적 지위가 건강 상태와 높은 상관관계에 있는 것이다.[18] 그렇지만 사회경제적 지위 자체는 계급 간 힘의 관계가 반영된 결과물이다. 자본주의 본연의 계급 구조와 계급투쟁의 결과가 한 사회의 사회경제적 불평등의 수준 및 그 유형을 결정한다고 볼 수 있으며, 사회경제적 불평등은 다시 건강 수준과 보건의료의 유형에 영향을 미친다.[19] 건강의 사회적 결정 요인을 연구하는 많은 이론가들이 건강의 기본적 결정 요인과 건강 불평등에 관심을 보이고 있지만, 이들의 글에서 사회경제적 지위 및 사회경제적 지위와 건강의 관계에 영향을 미치는 정치적·계급적 원인에 대해서는 그 어떤 논의도 찾아볼 수 없다. 이들은 질병의 '원인의 원인'에 대해 분석하고 논의하지만, 더 궁극적으로 영향을 미치는, 그래서 인과관계 사슬의 최상위에 놓이는, 계급 간의 역학 관계와 계급투쟁까지는 좀처럼 나아가지 못하고 있다.

국내 및 국가 간 건강 불평등에 대한 해석

외견상 건강이 증진된 이유를 설명하는 가장 확실한 요인은 경제성장인데, 이는 경제성장과 건강 증진이 병렬적인 추세를 보이기 때문이다. 한 국가의 1인당 GNP 수준, 즉 경제 수준은 그 국가의 평균 건강 수준과 상관관계가 높다. 물론 일정 수준 이상의 GNP에서는 영아 사망률의 개선 정도가 점차 수그러들기는 하지만 말이다.[20] 그러나 경제성장과 건강 사이의 관계가 언제나 일관적이지는 않았고, 역사적 상황에 따라 다른 양상을 보이기도 했다. 경제성장 관련 논의에 있어서 정말 어려운 부분은 역사적으로 수많은 다른 요인들이 경제성장과 같은 시기에 변천해 왔다는 것이다. 예컨대, 식수와 우유의 오염에 대한 지식부터, 최근에는 흡연 및 영양 상태가 건강에 미치는 영향과 같은 건강 관련 지식의 발전뿐만 아니라 행정적 역량과 비효율성, 부패와 유착과 같은 변수들도 변해 왔다. 그러나 이 모든 것보다 더 결정적인 변수는 바로 경제성장을 인간 조건의 개선으로 전환시키는 계급투쟁과 사회운동이다.

영아 사망률이나 여타 건강 지표들이 국민소득과 관련성이 높은 것으로 나타나지만, 선진국에서는 '국가의 부는 국민 건강과 연관되어 있다'는 관념이 유효하지 않다. 비록 비OECD 국가 사이에서는 GNP와 건강 수준 사이에 밀접한 연관성이 있지만, 세계에서 가장 부유하다는 OECD 30개국 사이에서는, 1인당 GNP 수준이 해당 국가의 평균적 건강 지표로 이어지지는 않는다. 한편 세계적으로 한 국가 내부에서는 소득이 높을수록 더 건강하다는 현상이 보편적으로 관찰된다. 경제 수준과 건강 사이의 관계가 이처럼 다양한 양상을 보이기 때문에 이를 설명하기 위해 많은 가설들이 제시되었다.

부유한 국가에서 나타나는 건강 불평등과 가난한 국가에서 나타나는 건강 불평등 양상의 차이는 이 두 국가군이 사뭇 다른 질병과 사망양태를 보이기 때문이라고 설명하기도 한다. 부유한 국가에서는 영아 사망률이 낮으며, 국민 대부분이 70세 이상 살다가 다양한 만성질환으로 사망한다. 최저 개발국에서는 어린 나이에 걸리는 감염성 질환으로 말미암아 영아 사망률이 높은 양상을 보인다. 물론, 그 이후의 생애 동안 비감염성 질환의 영향 또한 크다. 이런 특징 때문에 건강 불평등을 논할 때, 부유한 국가와 개발도상국은 별도로 논의된다.

가장 중요하면서 여전히 논쟁의 여지가 있는 가설은 건강 수준과 건강 격차를 소득 불평등에 초점을 두고 해석하는 가설이다.[21] 리처드 윌킨슨은 선진국들의 국민 건강 수준을 비교했을 때 그 차이를 결정하는 주요 요인은 1인당 GNP가 아니라 국가 내부의 소득 불평등 정도라고 주장해 왔다. 이 관점에 따르면, [낮은] 사회경제적 지위, 즉 [낮은] 사회적 서열은 생물-심리사회적 기제에 따라, 낮은 자존감으로 연결된다는 것이다. 한 예로 영국 공무원 가운데 고위 관료는 하급 관리직에 비해 더 건강한 것으로 나타났다. 이 같은 현상은 하급 관리직 역시 건강 향상을 위한 물질적 조건이 충분했음에도 나타난다.[22] 윌킨슨의 관점에서 해석하자면, 불평등의 사회적 결과로 더 낮은 사회적 자본과 응집력, 또는 더 낮은 신뢰가 초래되기 마련이고, 이는 건강 악화의 원인이 된다. 윌킨슨의 해석에 따르면, 소득 불평등은 일국적 수준에서의 건강 불평등(사회경제적 지위의 정도, 또는 '기울기'gradient의 영향으로 본다)뿐만 아니라, OECD 국가 간의 건강 불평등(각각의 소득 불평등 정도의 영향으로 본다)도 설명한다.

소득 불평등 가설은 폭넓은 지지를 받고 있지만, 동시에 다양한 측면에서 비판받았다. 윌킨슨이 발견한 관계가 작위적이라는 주장이 있다(실제로, 한 국가 안에서 소득과 건강 사이의 관계는 [직선이 아니라] 곡선 형태를 띤다). 그의 주장을 따르자면, 한 국가에서 소득 불평등이 감소하게 될 경우, 부자들의 건강이 감소하는 수준보다 가난한 이들의 건강이 더 많이 향상될 것이기 때문에, '자동적으로' 평균 건강 수준이 상승된다는 결론에 이르게 된다.[23] 필자의 연구와 나바로, 칼스 문태너 Carles Muntaner와 그 동료들은 다른 주장을 펼친다. 즉 소득 불평등이라는 변수는 그 자체가 변수라기보다는, 건강에 영향을 미치고, 각 지역이나 국가가 국민/주민에게 제공하는 복지 수준의 차이를 반영하는 수많은 형태의 사회적 불평등을 대리하는 변수라는 것이다.[24] 인과적 연쇄에 대한 이 같은 폭넓은 개념화[관점]는 계급과 관련된 구조적인 요인을 볼 수 있게 하는데, 이 요인은 또 사회경제적 지위의 서열(과 다른 여러 종류의 사회적 불평등의) 격차를 더 벌리고, 평균 건강 수준을 악화시킨다. 소득 불평등 그 자체는 중요한 요소이지만 윌킨슨파가 말하는 것만큼 단일한 원인으로서의 역할을 갖지는 않는다.

세 번째 가설은, 아주 명백하진 않지만, 일국적 수준에서의 건강 격차나 국가 간 건강 격차는 건강 관련 지식과 기술, 역량의 발전 및 확산 속도가 서로 다르기 때문이라는 주장이다.[25] 한 국가 안에서 사회경제적 지위와 교육 수준이 높은 사람들은 그렇지 못한 사람들에 비해 건강에 좋은 생활 방식을 좀 더 빨리 접하고 받아들일 수 있으며, 건강 증진에 필요한 여러 자원들에 손쉽게 접근할 수 있다. 이 같은 가설은, 예컨대 앞서 언급한 부유한 국가 사이에서도 왜 특정 국가가 다른 국가에 비해 심각한 비만 문제를 겪고 있는지, 부유한 국가 내에서도 사회경제적 지위가 낮은 사람들 사이에서 비만 문제가 더 심각한지, 그 이유를 설명해 준다. 비슷한 맥락에서, 위 가설을 통해 흡연율의 역사적 변화에 대해 설명할 수 있다. 즉 과거에는 부유한 국가나 상위 계층 사이에서 흡연율이 높게 나타났지만, 지금은 반대 현상이 나타나고 있다. 이처럼 교육 수준이 높은 부유한 계층이 교육 수준이 낮은 가난한 계층에 비해 경제성장의 혜택이나, 건강 증진에 도움이 되는 다양한 정보나 기술을 더 빨리 [손쉽게] 이용한다는 견해를 지지하는 몇 가지 경험적 증거들이 분명 존재한다.

이 같은 다양한 관점을 조화시키기 위해서는 건강을 증진시키거나 건강 불평등을 만들어 내는 특정 '변수' 또는 독립적 요인이 존재한다는 관념에서 벗어나는 것이 중요하다. 즉 어떤 특정한 유형의 사회가 인류의 안녕을 증진시킬 수 있는지에 대한 질문을 중심으로, 위 세 가지 시각을 통합할 수 있다. 이는 단순히 소득 불평등 수준이 낮은 혹은 높은 사회 또는 어떤 단일한 변수를 특징으로 하는 사회가 아닌, 다양한 종류의 사회에 대해 이야기하는 것이다.

OECD의 건강과 건강 불평등

영국의 대처 정부와 미국의 레이건 행정부, 그리고 그 뒤를 따른 다른 영미권 국가들은 근본주의적이고 교조적인 형태의 새로운 자유주의를 창설했다. 이들 정부와 그들이 추진했던 신자유주의 정책은 사회 불평등의 급속한 증가와 밀접하게 연관되어 있다. 1970년대 이전까지만 해도 미국과 영국의 소득 불평등 수준은 감소하는 추세를 보였다. 하지만 미국에서는 1968년, 영국에서는 1977~78년 무렵부터 소득 불평등이 가파르게 상승해, 지난 수십 년간 유례가 없던 불평등 수준에 도달했다.[26] 부유한 사람들의 재산이 막대하게 증가한 것이다. 영국의 경우 대처 집권기에 급격히 증가하던 불평등은, 그 뒤를 이은 노동당 정부하에서 (그 경향이 역전된 것은 아니지만) 대체로 멈추었다. 미국에서는 레이건 행정부 이래로 소득 불평등이 영국보다 더욱 극적으로 증가했다. 1977~99년 사이에, 미국의 하위 60퍼센트 가구는 세후 소득이 감소하는 경험을 하기도 했다. 데이비드 둘리David Dooley와 조앤 프라우스JoAnn Prause의 연구에 따르면, "실질소득을 기준으로 했을 때, 미국에서 (경기가 좋았던 해로 알려진) 1997년에 백분위수 25 이하인 남성의 실질소득은 1967년의 백분위수 25 이하인 남성의 실질소득보다 적었다"고 한다.[27] 같은 기간 동안 상위 5퍼센트 가구의 소득은 56퍼센트 증가했고, 상위 1퍼센트는 93퍼센트 폭증했다.[28] 모든 국가에서 그런 것은 아니지만, 상당수의 OECD 국가들에서 이처럼 소득 불평등이 증가했다.

하지만 모든 국가들이 영미권 국가만큼 신자유주의 성향이 강했던 것은 아니다. OECD 자료는 [사회민주주의적] 복지 제도를 확립한 국가들의 경우, 빈곤과 불평등을 완화시키는 등, 국가로서 해야 할 바를 해냈음을 보여 준다. 국가 간 비교를 해보면, 미국과 영국뿐만 아니라 캐나다와 오스트레일리아의 소득 불평등이 스위스, 독일 및 네덜란드보다 훨씬 높은 것으로 나왔고, 이들은 다시 스칸디나비아 국가들보다 소득 불평등이 더 높은 것으로 나타났다.[29] 21세기에 들어서 신자유주의적 국가들의 지니계수는 0.32부터 0.38 사이로, 아직 사회민주주의 경향이 남아 있는 국가들(지니계수 0.23부터 0.28)에 비해 더 불평등한 것으로 나타났다(지니계수가 높을수록 불평등이 심하다는 것을 의미한다). 또한 소득 기준 최상위 10퍼센트와 최하위 10퍼센트 인구 간의 소득 격차는 더욱 벌어져 있는 것으로 나타났는데, 사회민주주의 국가에서는 평균 2.9배 차이를 보였고 신자유주의 국가에서는 4.66배 차이를 보이는 것으로 나타났다.[30]

놀랄 것도 없이, 1970년대와 1980년대의 경제적 팽창에도 불구하고 건강 불평등은 증가했다. 한 연구 결과에 따르면, 미국에서는 1969년과 1998년 사이에 사회경제적 지위에 따른 사망률 격차가 성인 남성의 경우 50퍼센트 증가했고, 성인 여성은 58퍼센트 증가한 것으로 나타났다.[31] 또한 영국에서는 직업 계층 간 건강 불평등과 사회적·지리적 빈부 격차에 따른 건강 불평등이 지난 수십 년간보다 1990년대 말에 더 격심해진 것으로 나타났다.[32]

선진국들을 놓고 비교함에 있어서 신자유주의적인 성향의 국가들과 사민주의적인 성향의 국가들의 건강 수준을 비교해 본다면, 1960년대부터 2005년에 이르는 전체 기간 동안 신자유주의 국가들의 평균 영아 사망률이 훨씬 더 높게 나타나는 것을 볼 수 있다. 그뿐만 아니라, 1960년부터 2005년 사이의 영아 사망률을 비교해 보면 미국, 영국, 아일랜드 및 캐나다 모두 영아 사망률이 다른 모든 OECD 국가들보다 높게 나타났으며, 그 격차는 갈수록 벌어졌다. 국가의 복지 지향 정도를 평가할 때 복지국가 유형 대신 '탈상품화'de-commodification를 척도로 사용하는 경우도 있는데, 탈상품화를 척도로 평가하는 것이 1인당 GDP◆로 평가하는 것보다 각국의 영아 사망률과의 상관관계가 훨씬 높았다.[33] 나바로 등은 또한 복지 지표와 건강 수준이 그 국

가의 노조 조직률 및 좌파 정권의 집권 기간 등의 기본적인 계급적·
정치적 역량과 관련이 있다는 것을 보인 바 있다.[34]

사회민주주의적인 국가일수록 더 평등하고, 덜 가난하며, 그 결과
건강 수준 역시 전반적으로 더 높다는 것을 보여 준다. 경제성장이 사
회정책을 통해 다양한 형태의 사회적 불평등을 개선하고, (사회적 불평
등이 적어지면서) 평균적인 건강 수준을 높이며, 건강 불평등을 완화하
는 '선순환'이 존재하는 것으로 보인다. 신자유주의 국가 사이에서도
시장 지향 정도에 따라 차이가 나타난다. 미국과 캐나다를 비교하는
연구를 보면, (공공 건강보험 체계를 포함한) 사회 복지 체계를 제대로 갖
추고 있는 캐나다가 그렇지 못한 미국보다 더 높은 건강 수준을 보이
며, 소득 불평등이 적고, 소득에 따른 건강 수준의 차이가 적은 것으
로 나타난다.[35]

비OECD 국가들

가난한 국가들 사이에서 나타나는 건강 지표의 격차에 대한 연구
를 살펴보면, 앞서 서술한 것처럼 복지의 정도에 따른 유형화에 필적
할 만한 등가물은 아직 충분히 개발되어 있지 않다. 비록 이안 고프Ian

◆ 이 장에서는 GDP와 GNP가 모두 사용되고 있다. 이는 원서의 내용을 그대로 옮긴 것이
며, 이런 현상은 해당 자료가 생성된 시기 혹은 자료의 출처에 따른 차이로 보인다.

Gough와 제프 우드Geof Wood, 스펜서 무어Spencer Moore, 로널드 라본테 Ronald Labonte와 그 동료들이 그 분야로 발걸음을 내딛기는 했지만 말이다.[36] 그래도 개발도상국의 계급 관계는 OECD 국가들과 다르다는 것만은 분명하다. 개발도상국은 부유한 국가에 비해 훨씬 다양하며, 매우 상이한 정치·경제 체제를 지니고 있다. 상당수의 국가가 여전히 농업에 기반을 두고 있으며, 농업에서 산업사회로 전환 중이거나, 한창 산업화가 진행되고 있는 국가도 있다. 게다가 그 국가들은 이미 발전된 국가들이 지배하고 있는 세계에서 '발전하는 중'이다. 비록 이론적으로 시장은 '공평한 경쟁의 장'에 가까운 것으로 상정하기는 하지만 말이다. 캐나다 의료보장 제도의 아버지인 토미 더글러스Tommy Douglas는 이런 형국을 빗대어, "코끼리가 닭들 사이에서 춤추며, 각자 알아서 피하라고 말하는 상황"이라고 했다.

우리는 앞서 아동 사망률에서 개발도상국과 선진국 사이에 큰 격차가 있다고 언급한 바 있다. 이 격차가 지금도 계속 증가하는 곳이 있는데, 사하라 이남 아프리카에서 특히 그렇다. 1980년 사하라 이남 아프리카의 영아 사망률은 부유한 국가에 비해 13배 높았는데, 25년이 지난 후에는 29배가 되었다.[37] 일부 국가에서는 부를 사회 전반에 걸친 [삶의 질] 향상으로 전환하는 데 성공했던 반면, 일부 국가들은 그러지 못했다. 예를 들어, 인도의 1인당 GDP는 최근 두드러지게 증가했지만, 인도의 일부 주는 세계에서 가장 높은 영아 및 모성 사망률을 기록하고 있다.

제니퍼 루거Jennifer Prah Ruger와 김희주는 유아 사망률을 기준으로 세계 국가를 세 개의 그룹, 즉 유아 사망률이 낮은 117개국, 중간 수준인 45개국, 높은 수준인 23개국으로 분류했다.[38] 그 결과 유아 사망률이 가장 높은 집단 23개국 가운데 22개 국가가 사하라 이남 아프리카 국가인 것(나머지 한 국가는 아프가니스탄)으로 드러났다. 이 같은 추세는 성인(15~60세) 사망률에서도 유사하게 나타났다. 사망률에 나타나는 불평등 양상은 1960~70년대부터 1990~2000년대까지 지속되었다. 특히 성인 사망률에서 그 격차가 심하게 벌어졌는데, 이는 주로 사하라 이남 아프리카에서 사망률이 높아졌기 때문이다.

한 국가의 평균적인 건강 수준은 그 국가 내부의 건강 불평등 수준을 반영하지 않는다. 1990년대 후반에 저소득 혹은 중간 소득 수준의 22개 국가에서 영아 생존율을 3~6년간 관찰한 결과, 14개 국가에서는 소득수준에 따른 생존율의 격차가 증가했지만, 다른 8개국에서는 감소한 것으로 나타났다.[39] 이뿐만 아니라 이 연구는 한 국가 수준에서는 전반적인 건강 증진과 건강 불평등 사이에 아무런 관계가 없다는 것을 보여 주었고, 따라서 불평등을 줄이기 위해서는 가난한 사람들을 겨냥한 정책이 있어야 한다고 제안했다.

거의 모든 국가에서 이와 유사한 불평등이 존재한다. 인도의 케랄라주는 영아 사망률이 1천 명당 19명이었지만, 우타르프라데시Uttar Pradesh주는 123명이었다. 케랄라주의 다른 건강 지표들도 양호해서, 이곳에서는 어린이 예방접종률이 80퍼센트에 이르지만, 이와 대조적으로 비하르Bihar주에서는 예방접종률이 11퍼센트에 그친다.[40] 이는 케랄라주에서 인도공산당이 주도하는 연립 주 정부가 장기간 집권했던 것과 관련이 있다.* 케랄라주의 문맹률은 인도에서 가장 낮은 9퍼센트이고, 부패 지수 역시 가장 낮은 수준인 반면, 주민들의 정치 참여도가 높다. 중국은 지난 20년간 빠른 경제성장을 이룩해 왔다. 하지만 최근에는 평균 건강 수준의 향상 속도가 주춤한 반면, 소득과 건강의 불평등은 급증하고 있다. 상하이와 베이징의 유아 사망률은 1천 명당 여덟 명으로 가장 가난한 지역인 구이저우貴州의 60명과 대비된다. 이런 양상은 세계의 다른 여러 지역에서도 비슷하게 나타난다. 볼리비아에서는 평균 신장에 못 미치는 아이들의 수가 상위 20퍼센트 가구에 비해 하위 20퍼센트 가구에서 10배 높게 나타났다.[41]

IMF의 구조 조정 정책 및 시장 자유화를 위해 취해진 이와 비슷한 사업들은 경제·사회·보건 분야에서 문제를 해결하기는커녕 문제를 더 많이 만들어 냈다.[42] IMF의 차관에 의존해야 하는 최저 개발국들은 IMF가 제시한 긴 목록의 구조 조정 처방, 즉 작은 정부, 식량이나 기본 소비재에 대한 보조금 축소, 보건 및 의료 서비스의 시장화와 같은 주문에 따를 수밖에 없었다. 보건과 교육에 쓰는 예산보다 훨씬 많은 돈을 부채를 갚는 데 써야 하는 경우도 종종 있었다. 일부 국가에서는 부채 상환까지 계산할 경우, 순 자본 유출이 발생하고 있는 것으로 나타났다.

국민 건강 수준이 낮은 국가의 대부분이 가난한 국가인 것은 사실

◆ 인도공산당이 1957년에 선거로 집권했다. 그 뒤로도 공산당이 계속 집권하던 지역이었으나 2011년 총선에서는 트린나물의회당이라는 정당에게 패했다. 이 정당은 중앙집권정당인 국민회의당과의 연대를 통해 규모를 늘린 정당이다. 2016년에는 인도공산당이 케랄라주 선거에서 다시 집권했다.

이다. 하지만 1인당 GNP가 비슷한 국가 사이에도 건강 수준의 격차는 꽤 크다. 말레이시아는 베트남에 비해 평균 소득이 세 배 더 많지만, 영아 사망률은 베트남이 더 낮다. 스리랑카의 경우에도 1인당 소득이 두 배 더 높은 태국과 인도네시아에 비해 영아 및 성인 사망률이 더 낮은 것으로 드러났다. 에콰도르의 경우, 두 배 더 부유한 브라질과 비슷한 건강지표를 기록하고 있다. 중간 정도의 소득을 가진 코스타리카와 매우 가난한 국가인 쿠바는 둘 다 전 세계에서 가장 부유한 국가인 미국보다 성인 사망률이 더 낮다. 간혹 선진국과 개발도상국 사이에도 깜짝 놀랄 만한 비교 결과가 나오기도 하는데, 예를 들어 미국의 백인 영아 사망률이 말레이시아보다 더 높다.

가난함에도 건강한 국가와 그렇지 못한 국가 사이에는 어떤 차이가 있을까? 세계경제에서 어느 정도 통제권을 유지하는 국가들은 경제성장과 세계화 과정에서 이익을 취할 수 있었고, 또한 성장을 건강 수준의 향상으로 전환시킬 수도 있었음을 볼 수 있다. 1990년대 말의 경제 위기 당시에 인도네시아, 태국 및 말레이시아에서 추진된 정책과 그 결과를 비교한 연구가 있다. 인도네시아와 태국은 정부 지출 삭감과 같은 세계은행의 구조 조정 처방을 그대로 따랐고, 그 결과 건강 수준이 악화되었다. 반면 말레이시아는 독자적인 정책을 밀고 나갔고, 그 결과 경제 위기가 건강 수준에 미친 영향은 미미했다. 이 연구의 저자는 "경제 위기가 건강에 미치는 영향을 최소화하려면, 사회안전망이 존속되는 동시에 정부 지출 역시 삭감 없이 유지되는 것이 중요하다"고 밝혔다.[43] 비OECD 국가의 건강과 건강 불평등을 분석한 결과 우리는 다음과 같은 결론을 내릴 수 있다. 첫째, 개발도상국 사이에서도 1인당 GNP의 증가가 해당 국가의 평균적인 건강 수준을 높이기 위한 필요조건은 아니다. 둘째, 어떤 유형의 경제성장(또는 '발전')은 다른 유형의 경제성장보다 낫다. 어떤 형태의 발전은 건강 수준을 일반적으로 향상시키고 건강 불평등을 줄이는 반면, 다른 형태의 발전은 건강 불평등을 키우기도 한다. 이 모든 논의는 최저 개발국 경제성장의 중요성을 깎아내리기 위함이 아니다. 경제적 빈곤과 불건강의 덫에서 벗어나기 위해서는 좀 더 양질의 '인적 자본'을 통해 국가 소득을 늘리고, 증가된 국가의 소득이 단지 경제성장에만 머무르지 않고 국민의 복지 향상으로 전환될 수 있게 하는 데 초점을 맞추어야 함을 보이기 위해서이다.

보건의료 체계

건강의 사회적 결정 요인과 관련해 우리가 주목했던 것은 대부분 보건의료에도 적용된다. 신자유주의 정책들은 건강에 긍정적 영향을 미치는 사회적 결정 요인들을 손상시켰고, 취약해진 사회구조가 건강에 미치는 부정적 영향력을 완충할 사회제도 역시 취약하게 만들었다. 보건의료는 '완충적인 부문'으로 분류될 수 있다. 영국과 같이 국가가 운영하는 보건 서비스를 갖춘 국가든, 캐나다처럼 국민건강보험 제도를 갖추고 있든, 미국과 오스트레일리아처럼 공공과 민간 체계가 혼재되어 있든(사실 전적으로 공적이거나 전적으로 사적인 체계는 없다), 나바로가 주장했듯, 이 모든 것은 각국 내부에서 나타나는 계급 간 힘의 균형을 반영한 결과다.[44] 노동계급의 힘이 클수록, 그리고 우파의 힘이 약할수록 더욱 공평한 보건의료 체계가 가능하다. 하지만 대다수의 최저 개발국에서는 외부의 도움 없이는 가장 기초적인 수준의 1차 의료조차 제공하기 힘든 것이 사실이다. 아프리카 국가들의 경우, 사회 기반 시설이 부족하기 때문에 설령 보건의료 서비스가 제공되고 있다 하더라도 빈민층이 의료 서비스에 접근하기 어렵다. 다른 국가들의 경우, 어떤 국가들의 의료 체계는 양호하지만, 다른 국가들은 열악하기 그지없는, 공공의료와 민간 의료가 혼재된 보건의료 체계를 가지고 있다. 심지어 일부 OECD 국가 사이에서도 (때로는 의료진에게 돌아가는 촌지를 비롯한) 환자 본인 부담금 제도가 운영되고 있으며, 이는 가난한 이들의 의료 접근성을 가로막는 주요 장벽이 되고 있다.

보건의료 체계는 강력한 힘 — 보건의료 산업, 의료 전문직과 같은 지배적인 공급자, 국가, 기업 이익 — 들이 합류하는 영역이다. 앞서 인용한 나바로의 계급에 대한 언급은, 보건의료 체계를 결정하는 것은 의학이라는 당대의 지배적인 관념을 교정하기 위해 의도된 것이었다. 그는 의료 권력이 이해관계를 둘러싼 좀 더 광범위한 계급 구조에 달려 있다는 점을 지적했다. 오늘날, 미국과 같은 국가에서조차 공공의 비용으로 운영되는 보건의료는, 통상 거대 자본의 이익에 반하는 면이 있는 동시에 그 이익에 부합하는 면도 있다. 그것[공적으로 부담되는 보건의료가 거대 자본의 이익에 부합하는 측면]이 신자유주의적 교리의 핵심 요소와 모순되지만 말이다. 선진국의 경험을 보면, 공공의료 체계와 단일 보험자 체계♦가 민영화 체계보다 대체로 더 효율적이고 효과적이라는 것이 확실히 드러났음에도, 국제적 대자본과 신자유주의적 국제기구들은 여전히 개발도상국의 보건의료 체계를 시장화하기 위한 방안을 강력하게 밀어붙이고 있다.[45]

특히 두드러진 사례가 바로 캐나다의 의료 체계이다. 캐나다의 의료 체계는 바로 옆 나라 미국의 '무無체계한', 의료의 주요 영역을 민간 부문이 차지한 혼잡한 체계와 대조된다. 미국의 의료 체계는 더 비싸고, 관리 비용이 더 많이 들 뿐만 아니라, 전체 국민의 일부만을 대상으로 더 적은 의료보장을 하고 있다. 그러나 개발도상국들의 정책 수립 과정에서 이 같은 교훈은 모두 무시됐다. 현재의 경제 위기 속에서, 한결 누그러진 IMF와 세계은행은 이전의 경직된 교리에서 조금씩이나마 벗어나고 있다. 가장 가난한 국가들의 경우에는 어떤 상황에서든 영양, 식수, 위생 부문의 향상을 위한 지원이 계속될 것이고, 건강에 미치는 영향의 측면에서 이는 그 국가의 의료 체계보다 더 큰 도움이 될 것이다.

재원 조달 방식과 조직 유형이 어떠하든, 튜더 하트의 '의료 제공의 반비례 법칙'은 부유한 국가에서든 가난한 국가에서든 똑같이 적용된다. 영국을 비롯해 산업화된 여러 국가에서 시행된 한 연구에 따르면, 부유한 지역이 가난한 지역보다 여전히 의료비를 더 많이 지출하고 있는 것으로 나타난다. 그나마 영국은 건강 수준이 가장 열악한

◆ 단일 보험자 체계는 보험 기관 한 곳이 건강보험을 운영하는 방식을 말하며, 한국에서는 건강보험관리공단이 단일 보험자로 건강보험 체계를 운영하고 있다. 미국·독일·네덜란드 등은 다보험자 체계로 운영되지만 그 효율성에 대해서는 여전히 논란이 있다.

지역을 국가 평균 수준으로 끌어올리는 데 정책적으로 가장 앞서 있다. 그렇지만 이와 동시에 영국을 비롯한 여러 국가들은 가장 손쉽고 수익성이 높은 부문만을 선택적으로 진료하는 민간 의료 체계와 공공 의료 체계 사이에 '경쟁'을 도입해야 한다는 압력에 여전히 시달리고 있다. 캐나다 정부는 국민건강보험 제도의 일부를 상업화하려는 민간 이익집단들의 지속적인 압력을 대중의 열렬한 지지에 힘입어 이겨낼 수 있었다. 자본주의 체제하에서는 이런 압력이 계속될 수밖에 없다. 의료에서 교육까지, 상업화되지 않은 서비스 부문은 이를 인수하려는 민간 부문의 끊임없는 위협에 맞서 지속적으로 저항해야만 한다.

최저 개발국들 역시, 가장 취약한 계층을 대상으로 한 프로그램을 만드는 데 주력하고 있지만, 여전히 부유한 계층이 더 많은 혜택을 보고 있는 것이 사실이다. 2003년 21개 국가에서 시행된 연구에 따르면, 최상위 20퍼센트가 정부의 보건의료 예산에서 지출된 재정 보조금 가운데 평균 26퍼센트 이상을 가져간 반면, 최하위 20퍼센트는 16퍼센트 미만을 가져간 것으로 나타났다.[46] 예상할 수 있듯이, 정부 (지원) 서비스보다 민간 서비스의 이용에 불평등 격차가 더 크다. 공공 부문 서비스에 비해 민간 서비스의 경우 소득에 따른 서비스 이용 격차가 두 배 이상에 달하기 때문이다. 50개 개발도상국에서 시행된 한 연구 결과에 따르면, 예방접종과 의료 시설에서의 출산과 같은 여섯 개의 모자 보건 관련 지표들 모두 상당히 역진적인 것으로 나타났다. 부유한 이들을 상대로 의료 서비스가 더 많이 시행되고 있고, [지표들 중에서] 의료 시설에서의 출산이 격차가 가장 컸다. 41개 개발도상국 국민의 소득 5분위별 예방 접종률을 살펴보면, 소득 기준 최상위 20퍼센트 계층의 접종률이 66퍼센트였던 반면, 최하위 20퍼센트 계층은 38퍼센트에 머물렀다.[47] 도움이 가장 절실하게 필요한 일곱 개 아프리카 국가의 경우, 소득 기준 최상위 20퍼센트의 사람이 최하위 20퍼센트의 사람들에 비해 의료 서비스의 혜택을 5~20배 더 많이 받는 것으로 나타났다.[48] 한 연구는 다음과 같은 결론을 내렸다. "간단히 말해, 의료 체계는 일관되게 불공평하다. 의료 혜택을 받기 힘든 가난한 사람들에 비해 혜택을 덜 필요로 하는 부자들에게 더 좋은 서비스가 더 많이 제공된다."[49] 중국과 인도에서는 1980년대 이후 보건 의료 체계의 민영화가 급격히 진행되었는데, 이후 두 국가는 그 결과로 생긴 불평등과 서비스 부족 상태를 개선하려고 애쓰고 있다. 인도는 세계에서 가장 민영화된 의료 체계를 지닌 국가로, 수많은 이들이 질병과 비싼 의료비로 고통 받고 있다. 수많은 개발도상국에 공공의료 체계가 없다는 것은, 결국 질병이 가난의 결과일 뿐만 아니라, 가난의 주요한 원인이 되고 있음을 시사한다. 이런 상황에서, 공공 부문의 지원을 받고 수련받은 의료 인력이 유럽이나 북아메리카로 빠져나가고 있다. 예를 들어서 가나의 경우, 약 9백 명의 의사와 2천2백 명의 간호사들이 선진국에 가서 일하고 있다. 가나에서는 1천 명당 0.92명의 간호사밖에 없는 데 반해, 영국에는 1천 명당 간호사의 수가 그보다 13배가 많음에도 말이다.[50]

결론

우리는 자본주의 경제 위기의 한가운데에 들어와 있다. 우리의 미래를 전혀 알 수 없다. 자본주의는 시장의 불평등을 의미한다. 신자유주의적 자본주의는 제2차 세계대전 이래로 우리가 목격하지 못했던 광범위하고 극단적인 불평등을 양산했다. 자본주의는 극소수의 사람들에게 상상할 수 없는 막대한 부를 가져다주었다. 하지만 동시에 그로 인해 전 세계 수십억 명에 이르는 사람들이 가장 극심한 가난과 질병, 그리고 발육 부진에 시달리고 있다.

근본적으로 불평등한 사회에서 어떻게 평등하게 건강할 수 있을까? 부와 자원이 저 앞에 있지만, 공평한 분배는 결코 현실에서 이뤄지지 않고 있는 상황에서 말이다. 재화와 서비스를 생산하는 바로 그 시스템이 공평한 사용을 저해하고 있다. 그렇지만 자본주의에 대한 믿음에서, 좀 더 확실하게는 신자유주의 이데올로기의 핵심에서, 정당성의 위기가 오늘날 발생하고 있다. 경제성장이 온갖 좋은 것들을 가져다준다는 오랜 확신이 이제 사라지고 있다. 러시아의 경제개혁 당시, [경제 자문으로서] 러시아에 자본주의적 충격 요법[예컨대, 국유 기업의 대대적 민영화]을 권고했던 경제학자 가운데 한 명인 제프리 삭스 *Jeffery Sachs*가 『빈곤의 종말』*The End of Poverty*을 쓰고 『커먼 웰스』*Common Wealth*에서 사회민주주의 국가를 찬양할 정도로 흐름이 바뀌고 있다. 심지어 자유 시장 자본주의의 가장 핵심이 되는 학문이자, 이를 학술적으로 앞장서서 정당화해 온 경제학조차 학문의 전제 자체를 재고할 수밖에 없는 상황이며, 이제는 그 학계에서 국제적으로 가장 영향력

있는 전문가마저 그 부적절성을 명시적으로 지적하고 있다.[51]

2007년부터 지금까지 지속되고 있는 경제 위기 상황은 1970년대와 1980년대에 걸쳐 확립된 법인 기업의 완전한 지배권에 그 뿌리를 두고 있다. 기업 권력이 압도적인 영향력을 발휘하면서, 한편에 있는 자본의 막대한 부와 이윤, 그리고 반대편에 있는, 상품과 서비스를 구매할 다수 노동자들의 능력 사이의 불균형이 더욱 심화되었다. 이번 위기에 대한 현재까지의 '해결책'이란, 자본의 압도적인 지배로 말미암아 초래된 현재의 위기로부터 자본주의를 구해 내기 위해 국민의 재정적·사회적 안녕을 희생시키는 것이었다.

보건의료 개혁가들은, 19세기에 그랬듯이 지금도 순수 시장 자본주의를 앞장서서 비판해 왔다. 비록 최근에는 계급 정치에 대한 직접적인 언급을 피하는 경향이 있지만 말이다. 건강을 중심 가치로 세운다면, 사회를 단순히 1인당 GNP 수치를 기준으로 평가하지 않고, 소득을 통해 국민의 복지가 얼마나 향상되었는지에 따라 평가하게 될 것이다. [건강을 중심 가치로 삼는다는 것은] 신자유주의가 끔찍한 실패로 증명된 이후의 세계에서 인류의 삶의 조건을 향상해 가는 것을 의미한다.

극심한 냉소주의가 만연해 있는 오늘날, 나 홀로 정통성을 가지고 있는 사람은 없다. 그러나 오늘날 우리에게 대안들이 존재한다는 것만은 어느 때보다 확실하다. 대안은 수많은 조직, 기관, 개혁가, 시민사회단체, 그리고 개인들(전통적인 노동운동 조직과 관련 있는 이들이나 관련 없는 이들 모두)이 참여해 인류의 건강과 복지의 각 부문을 중심으로 벌이는 논의의 장에서 찾을 수 있을 것이다. 이를 통해 다수를 대상으로 한 소수의 착취를 바탕으로 하는 체제의 한계를 극복할 것이다.

4장

거대한 부
보건의료 산업의 자본축적

로드니 렙키

보건의료 부문에 대한 시장의 침투와 의료 상품화에 대한 우려가 증가하고 있다. 이 같은 과정의 중심에 자리한 보건의료 산업계의 실체가 드러남에 따라, 곳곳에서 보건의료 제도의 구조적인 안정성 및 존속 여부에 관한 비판이 제기되고 있다.[1]

이처럼 뚜렷한 우려에도 불구하고, 민간 보건의료 산업 전체를 하나의 이미지로 그리는 작업은 매우 복잡하고 어려운 일이다. 우선 어떤 사회적 과정들이 이 부문에 포함될지를 결정하는 일부터가 쉽지 않고, 공공의 활동과 사적 [자본]축적 사이의 경계가 분명하지 않기 때문에, 해당 보건의료 산업의 경계를 명확히 규명하는 것은 거의 불가능하다. 예를 들어, 민간 사회보험의 운영이 공공의 이익을 위해 비영리적으로 운영될 수 있고, 반대로 내부 시장으로 변질될 수도 있으며, 심지어 영리를 추구를 위한 경쟁에 뛰어들 수도 있다. 그럼에도 이 산업의 핵심 요소들이 어떻게 배치되어 있는지 밝히고, 기존의 공공-민간 보건의료 체계의 형태에 따라 보건의료 산업계가 취하는 정치적·경제적 전략을 살펴보는 것은 여전히 중요하다. 그런 면에서 이 글에서는 보건의료 산업계가, 한편으로는 '보건의료 부문의 부'를 사적으로 축적하려는 경향을 일관되게 밀고 나아가면서도, 다른 한편으로는 최대한의 보상을 얻기 위해 현실의 정치 조건에 맞추어 변모해 가는 실용적인 전략을 채택하고 있다는 점을 살펴볼 것이다. 팽창하는 자본이 장애물을 만나는 경우, 특히 상업적인 의료 '제공자들'은, 현재의 정치적·제도적 구조를 자신의 이익을 극대화하는 방향으로 활용할 방법을 모색한다.

막대한 축적 수준

보건의료 산업은 의학 연구에서부터 보건의료 체계에 이르는 축적 과정의 사슬로 이해할 수 있다. 그러나 이 과정을 개념적으로 파악하는 작업은 결코 쉽지 않다. 이 작업은 지역적 '다양성'으로 말미암아 자본주의 세계를 단일한 방식으로 설명하기 어렵다는 맥락에서 한층 복잡해진다. 그러므로 보건의료 산업을 유용한 개념적인 틀로 재현하려면 비교정치경제학적 관점을 활용할 필요가 있다. 다시 말해, "자본주의의 발전은 세계시장과 축적의 법칙에서 이기기 위한 경쟁을 벌이면서도, 개별 사회의 행위자들, 중재 기관들, 그리고 정치적 갈등 상황에 따라 끊임없이 분화해 가는 과정을 통해 이루어진다"[2]는 현실과 씨름해야만 한다. 보건의료 산업의 다양한 특징을 구체적으로 모두 열거하는 것은 사실상 불가능에 가깝지만, 그렇다고 일반적인 경향마저 파악하지 못할 것은 아니다.

이런 맥락에서 볼 때, 대처와 레이건 정권의 집권과 더불어 강화된 하이에크식 축적 체제는 사적인 이윤 획득이 정당화되는 영역을 크게 확장시켰다. 리처드 피트Richard Peet가 지적하듯, 신자유주의의 맹공은 고삐 풀린 자유주의를 다시 채택한 데 그치는 것이 아니라 케인스주의 국가[3]의 모든 역할을 노골적으로 거부함을 의미했고, 해체, 축소 및 변경되어야 할 국가의 주요 기능에는 공공의 영역으로서 제공되는 보건의료도 포함되어 있었다. "데이비드 하비는 강탈에 의한 [자본]축적"의 개념을 설명하며, 지금까지 존재하던 조합이나 조직, 그리고 이를 기반으로 하는 정체성과 창조력이 강제적으로 민간 부문으로 전환되어, 이 부문에서 경제적 가치를 손쉽게 거두어들이거나 새로 쥐어짤 수 있게 되는 것이라고 했다. 하비는 심지어 보건의료와 관련해서는 "수십 년에 걸친 지난한 계급투쟁의 결과로 획득한 공유 재산으로서의 권리(국민연금, 사회복지, 국민건강보험을 누릴 권리)가 민간 부문으로 반환된 것은, 신자유주의 정통 교리라는 명목하에 추구된 모든 강탈 정책 중에서도 가장 지독한 것"[4]이라고 했다. 하비가 정식화한 보건의료 산업계의 목표와 성과에는 중요한 의미가 있다. 철저하게 영리를 추구하는 연구 주제들, 의료 관련 기업들이 지속적으로 뽑아내는 눈부신 규모의 이윤, 세계적으로 보건의료 부문을 시장에 개방하려는 움직임 등, 이 모두는 제2차 세계대전 이후 쌓아 온 공공 부문의 성취를 순식간에 강력한 힘으로 쓸어 내고 있음을 의미한다.

우리는 분명히, 보건의료 산업의 모든 부분에서 나타나는 특징을

'[자본]축적에 대한 충동'이라고 힘주어 말할 수 있다. 보건의료 산업은 신자유주의로의 방향 전환과 보조를 맞추면서 [산업계] 평균 이상, 아니 그보다 훨씬 높은 수준의 이윤을 향한 지칠 줄 모르는 갈망을 드러내고 있다. 이 산업의 다양한 부문들은 한편으로는 자본주의 경쟁에 따른 부침에서 도피할 정치적 은신처를 찾으면서도, 동시에 (거짓된 개념인) '신경제'의 주력 부문이 된 보건의료 산업부문에 대한 '투자'를 통해 최대한의 수익을 올리려는 강한 욕망을 드러내고 있다. 보건의료는 수익 창출이 무제한인 것처럼 보이는 영역을 대표한다. 사회가 어느 수준까지 건강해야 하는지를 제한하는 상한선이 없고, 진단과 치료(장기간 치료면 더욱 좋다)를 요하는 의학적 수요는 한없이 많다. 게다가 건강은 인간의 '기본적 필요'로 간주될 뿐만 아니라 종종 권리로도 받아들여진다. 내가 다른 지면을 빌려 이름 붙였던, 보건의료 산업부문의 생산-공급-이윤 동학production-provision-profit dynamic은 이처럼 정치적으로 특이한 환경에서 작동한다.[5] 보건의료 산업계의 여러 부문들은 스스로를 인간의 필요를 충족시키기 위한 노력의 최전선에 있다고 내세울 수 있는 호사를 누리고 있다. 투자에 따르는 막대한 수익은 숨기고, 혹시 누군가가 그 점을 문제 삼으면 이익은 부차적인 것일 뿐이라는 식으로 둘러댄다. 생각해 보라. 건강 증진을 위해 노력한다는데 시비를 걸 사람이 있겠는가?

그러나 '강탈에 의한 [자본]축적'으로는 포착되지 않는 보건의료 산업계의 미묘한 움직임도 있다. 다양한 분야의 보건의료 산업계가 모두 민영화로의 체계적 전환을 시도하는 것은 아니다. 보건의료는 정치적으로 독특한 위상을 차지하기에 매우 민감한 사안이며, 따라서 각각의 사회는 사회복지 프로그램을 운영함에 있어 다양한 방법으로 자격 요건과 지원 정도를 규정하고 있다. [따라서] 보건의료 산업의 생산이나 서비스 부문의 규모와 성장은 의심의 여지 없이 크게 확대된 반면, 이로 인한 강탈의 정도는 시기와 지역에 따라 다르게 나타난다. 보건의료 부문의 민영화나 기업화는 격렬한 저항을 불러일으킬 수 있기 때문에 보건의료 산업계는 사업 영역을 확장하려 할 때 매우 신중하게 접근한다. 이 부분은 제도적 적응을 통한 축적이라는 개념을 사용해 좀 더 잘 포착할 수 있는데, 이 개념에 따르면 산업계는 끊임없이 현재 혹은 미래의 환경을 기업을 운영하기에 최적인 조건으로 바꿀 것을 모색한다. 이때 제도적 특수성이 매우 중요하다. 그레그 알보는 이렇게 설명한다.

> 자본주의적 사회관계의 행위자들agencies은 제도를 통해 작동하고, 제도에 의해 제약받으며, 제도를 바꿔 간다. 지극히 실질적인 의미에서 제도는 특정 사회구성체의 권력관계와 계급투쟁의 결정체다. 그렇지만 제도적 사회 형태는 계급 관계로 환원되지 않는데, 그 제도의 물질성이 규칙, 규범, 자원이라는 측면에서 계급 행위자 그 자체와 분명히 구분되기 때문이다. 이 같은 개념화는 두 가지 중요한 함의를 가진다. 사회 주체agent를 제약하고 틀 짓는 사회구조나 경제 규범은 이 동일한 사회 주체들이 제도를 통해 행동한 데 따른 의도하지 않은 결과다. …… 사회 주체들이 제도적 맥락에 매여 있기는 하지만, 그럼에도 재생산을 위해 이들이 내놓는 상충되는 전략들은 지속적으로 제도를 전환하고 재정리한다.[6]

보건의료 산업부문에 있어서는 국가와 준準공공 기관이 여러 측면에서 상당한 정도의 매개자 역할을 하기 때문에 '결정체'로서의 제도는 더할 나위 없이 중요하다.

적응이란, 보건의료 산업의 주체들이 시간의 경과와 더불어 변화하면서, 현존하는 제도적 제약 속에서 최대한의 수익을 얻어 내기 위한 환경을 만들어 가는 것을 의미한다. 시장 경쟁(또는 이와 유사한 상태)이 이루어지는 곳에서, 의료의 특정 부문에 대한 (특히 국가의) 제도적 통제를 축소 또는 소멸시키는 것이 오늘날의 추세이다. 그러나 제도가 항상 약해지거나 소멸되는 방향으로 가는 것은 아니다. 실제로, 현재의 지배적인 정치 환경에서 보건의료 산업계가 최대의 이익을 뽑아내기 위해 기존의 제도를 제어할 수 있는 길이 보장되어 있다면, 이런 제도는 그대로 유지되거나, 심지어 확대될 수도 있다. 그렇다고 해서 보건의료 산업계가 제도적 경직성이나 변덕스러운 정치 상황에 수동적으로만 대응한다는 이야기는 결코 아니다. 오히려 사적인 자본축적을 옹호하거나 강화하기 위한 분쟁이 (기업이 직접 나서거나 더 많은 경우에는 무역 기구들이 나서서) 정기적으로 벌어지고 있다. 그러나 이 싸움은 극히 세심하면서도 조심스러운, 일종의 '밀고 당기기' 방식으로 진행된다. 왜냐하면, 보건의료 산업계의 행위자들은 자본축적을 안정적으로 보장받기 위해서는 흔히 즉자적으로 유리한 전략[예를 들어 보건의료 부문의 완전한 상품화]과는 반대 방향의 전략을 취해야 하는 경우도 있음을 깨달았기 때문이다. 즉 어떤 비非시장적인 제도가 보건의료 산업계에 최적의 보상을 촉진하는 가장 그럴싸한 수단이라면, 그 업계는 겉보기에 비시장적인 제도의 확대를 도모할 수도 있을 것이다.

이 같은 실용적인 접근을 따르려는 기업은 제도적 환경의 모든 틈새를 비집고 개입하기 위한 대비책을 세심하게 갖추어야 한다. 보건의료 산업계는 이 같은 환경이 제공하는 안정성에 크게 의존하기 때문에, 정치적 재량의 폭은 상당히 좁을 수밖에 없다. 기업, 무역 기구들, 질병 치료와 관련된 각종 단체들(예를 들어 심장병재단Heart and Stroke Foundation, 미국암학회American Cancer Society), 그리고 상당한 규모의 민간 기금을 지원받는 공공 기관들(예를 들어, 터프츠 대학교Tufts University, 스크립스 메디컬 센터Scripps Medical Centre) 모두가 [자본]축적의 손실을 예방하거나 축적 확대 전략을 모색하는 등, 보건의료 산업계의 이해관계를 옹호하기 위한 만반의 채비를 하고 있다. 보건의료 산업계는 [기업에] 부담이 되는 시장 경쟁을 피할 방화벽을 구축하고자 최대한 전투적으로 대응한다. 다른 산업부문도 마찬가지라는 점에서 이는 그다지 놀라운 일이 아니라고 할 수도 있으나, 보건의료 제도 안에서 놀라운 수준으로 실리를 챙기고 있다는 점에서 보건의료 산업계는 현대자본주의의 여러 역동적인 부문 중에서도 최상위 자리를 차지하고 있다고 봐야 한다.

보건의료의 산업적 핵심

제도적 적응을 통한 축적의 핵심에는 다방면으로 손을 뻗치고 있는 보건의료 산업계가 자리하고 있는데, 이들은 경기 침체기에도 매우 높은 이윤을 올리고 있다. 그런데 비록 보건의료 부문은 무한한 상품화가 진행될 수 있는 잠재성 측면에서 독보적인 분야로 보일 수도 있지만, 지난 30여 년간 이 분야에서 이루어진 폭발적인 성장은 결코 필연적이지 않았다. 보건의료나 제약 산업부문에 대한 국가별, 혹은 몇몇 국가를 비교한 자료는 있지만, 세계적 규모의 자료는 존재하지 않는다. 그렇지만 우리는 이 산업부문의 규모가 엄청난 수준이며, 계속 성장 중임을 확인할 수 있다. 미국만 해도, 보건의료비 지출(공공·민간 포함)은 2014년에 3조5천억 달러로 미국 GDP의 18.7퍼센트를 차지할 것으로 추산된다. 이 수치는 1993년 기준 GDP의 13.4퍼센트를 차지하던 8,880억 달러와 비교하면, 그야말로 폭발적으로 상승한 것이다.[7] 의료비 지출에서는 미국 시장이 가장 왕성하지만 OECD 회원국을 비롯한 여러 국가들도 미국 시장의 성장세를 바짝 추격하고 있다.[8] 세계적으로 보건의료비 지출은 2006년에 4조5천억 달러에 달했는데, 그중 2조 달러는 미국의 몫이었고, 나머지 2조2천억 달러는 다른 OECD 회원국의 몫이었다.[9] 의료비의 이 같은 상승 추이는 어김없이 선진 산업사회의 고령 인구 때문으로 해석되고 있지만, 고령 인구의 증가는 꾸준하면서도 더디게 진행되기에 이것만으로는 자본축적의 폭발적인 성장이 충분히 설명되지 않는다.

따라서 보건의료 산업부문의 이 같은 행운을 단순히 '자연스러운' 수요 증가에 따른 결과로 보기보다는, 보건의료 산업계의 자기 확장적 축적 전략에 성장의 주된 동력이 있는 것은 아닌지를 검토할 필요가 있다. 그 첫걸음은 당연히 연구와 관련된 보건의료 산업계의 움직임을 살펴보는 데서 시작해야 할 것이다. 연구 관련 분야는 많은 국가에서 경쟁력 있는 성장 전략의 일환으로 부추겨지고 있다. 이런 열풍의 핵심에는 제약 산업이 자리하고 있는데, 이들은 가능한 모든 원천으로부터 가치(사실이든 가공이든)를 뽑아내기 위해 온갖 수단을 동원한다. 제약회사의 이윤이 상승하기 시작하던 1980년대 초, 증가된 이윤의 대부분은 혁신 주도적인 '바이오기술 혁명'의 기치 아래 등장하기 시작했고, 이 '혁명'은 제약업계가 건강 증진에 기여한다는 주장의 새로운 토대가 되었다. 바이오기술의 부상에 제약회사의 자금 지원이나 사업 개발 지원이 긴밀하게 연결되어 있다는 사실을 산업계와 학계는 인정하지 않고 있다. 그러나 현실은 이와 사뭇 다른데, 코인 창Koyin Chang은 이를 다음과 같이 잘 지적했다.

> 대부분의 새로운 바이오기술 회사(이하 신바이오 회사NBFs)는 기존에 설립되어 있는 다른 회사들의 투자를 받아 운영된다. 기존 업체들이 신바이오 회사에 투자하고 있다는 것은 1976년부터 1985년 사이에 신바이오 회사에 투자된 자금 가운데 56퍼센트를 기존 업체들이 투자했다는 사실을 통해 확인할 수 있다. [기존] 기업에 대한 신바이오 회사의 의존도는 가장 규모가 크고 오래된 두 신바이오 회사인 제넨테크Genentech와 시터스Cetus의 연구·개발R&D 용역 계약 현황에서도 잘 드러난다. 제넨테크는 1976년과 1980년 사이에 총 연구·개발 자금의 70퍼센트를 개발 계약을 통해 충당했다. 시터스는 1981년에 연구·개발 용역 계약을 통해 전체 연구·개발비의 65퍼센트를 조달했다. …… 신바이오 회사 창립자들이 의도한 바는 아니었을지라도, 바이오기술 산업은 초기부터 연구·개발을 담당하는 산업으로 특화되기 시작했다. 실제로 공급자 측에는 신바이오 회사들이, 수요자 측에는 기존의 화학과 의약품 업체들이 자리 잡는 식으로, 바이오기술 산업은 연구·개발 시장의 형태로 생겨나고 있다고 할 수 있다.[10]

그렇다고 해서 벤처 자본을 쫓는 '기업가 정신'이 결코 없었다는 이야기는 아니지만, 그때나 지금이나 기업가 정신이 바이오기술의 주된 동력이었다고 보기는 어렵다. 오히려 특허의 보호를 받는 제품이 극심하게 부족해진 상황에 직면한 주요 제약회사들이 그 공백을 혁신적이라고 홍보할 수 있는 새로운 상품으로 채우기 위해 수많은 연구중심 소기업들의 창업을 후원했던 것이다(현재도 후원하고 있다).

이 같은 설명은 장차 풍부한 연구·개발 성과를 통해 인류의 건강을 보장할 것이라고 주장하며 새롭게 부상하고 있는 '바이오제약'bio-pharmaceutical 업계의 주장과는 상반된다. 미국제약협회The Pharmaceutical Research and Manufacturers of America, PhRMA◆는 경기 침체기임에도 2008년에 '생명을 구하는' 의약품의 연구·개발 비용이 무려 652억 달러에 달했다고 주장한다.[11] 놀라울 정도로 가파른 약값 상승을 연구·개발 부문에 투자한다는 점을 내세워 정당화하려는 이 같은 주장은 (그리고 다른 여러 주장들 역시) 비평가들의 비난을 받아 왔다.[12] 예를 들자면, 의약품을 성공적으로 개발하는 데 든다고 제약회사가 주장하는 비용, 나아가 정부, 학계, 그리고 대중들 사이에서 액면가 그대로 받아들여지고 있는 그 비용은, 실제와는 한참 거리가 있다는 것이다. 더욱 교활하다고 할 만한 사실은, 미국 식품의약품국의 보고 지침에 따른 분

◆ 이름과는 달리 미국의 대형 제약회사인 머크나 존슨앤존슨, 엘리 릴리뿐만 아니라, 바이엘, 노바티스, 글락소스미스클라인, 사노피, 오츠카 등 독일, 스위스, 영국, 프랑스, 일본과 같은 세계 각국의 대형 제약회사들이 모두 속해 있는 직능 협회다.

류를 보면, 바이오 제약회사 제품 가운데 혁신적이라고 말할 수 있는 제품은 극소수에 불과하다는 점이다.[13] 그럼에도 제약업계는 사회적 정당성과 의료 산업의 지지 기반을 넓히기 위해 이 같은 주장을 하고 있다.

대규모 투자의 필요를 정당화하면서, 바이오 제약업계의 대변인들은 제도에 적응하기 위해 정치적으로 세련된 전략을 추구하고 있는데, 이를 통해 그들은 자신들이 내세우는 허구의 시장 목표를 미화하는 동시에, 시장으로부터 어느 정도 보호를 받으려 하고 있다. 결국, 인간의 생명을 구하는 모든 노력은 제약회사의 손익 계산에 종속되며, 이 과정에서 인간의 안녕은 이들의 인질이 된다. 미국제약협회 회장 빌리 타우진Billy Tauzin은 바이오의약 산업의 요구를 다음과 같이 거듭 주장한다. "이처럼 절실하게 필요한 의학적 돌파구를 마련하기 위해 우리는 …… 엄청난 투자금을 안전하게 회수할 수 있게 하는 공공 정책을 지속적으로 추구할 수밖에 없다."[14] 미국 바이오산업협회 Biotechnology Industry Organization, BIO는 이에 대해 다음과 같이 화답한다. "바이오기술 제품의 개발에는 커다란 위험이 도사리고 있으며, 바이오기술 관련 시제품의 대다수가 채 시장에 나오지도 못한 채 폐기된다. 자본집약적이며 장기적으로 진행되는, 위험도가 높은 연구·개발에 대한 투자는 투자자들이 투자에 대한 보상이 있을 것이라는 확신이 있을 때에만 이루어진다."[15] 주요 바이오 제약 업체들은 늘 이런 식으로 비판에 맞서 방어벽을 치고 있지만, 실제로 제약회사들이 극단적인 투자 위기로 내몰린 사례는 극히 드물다. 이 회사들은 '자유 시장'을 조성하려는 움직임을 극도로 제한하고 있는데, 그 동기로는 방대한 규모의 이윤을 올리는 동시에,♦ 그 산업계의 독특한 지위에 영향을 미치는 구조와 절차에 대한 통제력을 유지하려는 강한 의지가 작용하고 있다. 이는 무엇보다도 바이오의약 제품의 개발에 필요한 인프라를 구축하는 데 공공 부문의 예산이 집중적으로 지원되는 것을 의미한다. [공공] 인프라의 뒷받침은, 광범위한 분야의 정보에 의존해 (이는 혁신적인 연구 방식과는 거리가 멀다) 지속적으로 팽창하고 있는 바이오의약 기업의 최우선적인 조건이다.♦♦ 이때 제도적 적응을 통한 자본축적은 공공 재정이 지원되는 연구·개발에 기업이 참여하는 형태로 나타나는데, 이는 [공공 부문 종사자의] 정신노동에 대한 기업의 접근성을 확보하고, 투자 비용을 공공 부문에 분담시키기 위한 방편이다.

바이오제약 부문은 바이오기술 회사, 대학 실험실, 공공 기관의 연구실에서 지난 수십 년간 진행된 연구를 이용하기 위해 몰려드는 기업들의 전형을 가감 없이 보여 준다. 미국 국립보건원National Institutes of Health, NIH과의 민관 연구 계약의 급증이나, 제약회사와 바이오기술 회사 사이에 맺어진 엄청난 규모의 투자 계약, 줄줄이 이어진 기업 인

♦ 의약품 시장에서 자유 시장이 확대되면 가격경쟁으로 말미암아 연구 중심의 다국적 제약회사들의 이윤이 줄기 때문에 연구 중심의 제약회사들은 특허권이나 자료 독점권 연장 등의 방법으로 자유경쟁을 제한하는 정책을 지지한다.

♦♦ 혁신적인 의약품 개발의 효율성이 현저하게 떨어진 오늘날의 연구·개발 환경에서, 거대 제약회사는 직접적인 신약 개발 연구보다는 공공 부문의 연구 성과나 중소 연구 중심 기업의 연구 성과물에 대한 독점적인 소유권을 '구입'해 제품 개발에 이용하는 비중이 커졌다. 이를 위해서는 관련 분야의 최신 연구 동향에 대한 상세한 정보와 인적 교류가 중요하다.

수 및 매수, 합병과 연합 등의 현상이 그 사례이다. 미국에서 이런 식으로 민관 공동 연구에 투자하려는 움직임은 여전히 증가하고 있다. 미국 국립보건원과의 공동 연구비 규모는 2008년에 무려 290억 달러를 넘어섰다.[16] 다른 사안에는 대응이 신통치 않은 부시 행정부조차 미국 국립보건원에 대한 지원을 두 배로 늘리는 계획을 지지하고 승인했다.[17] 이에 앞서서는, 예상대로, 의회와 몇몇 행정 관료들이 바이오 기술 및 제약 산업부문에 필수적인 기본 정보인 염색체지도를 완성하기 위해 공공 영역에서 추진하던 사업인 인간 게놈 프로젝트Human Genome Project를 중단시키려 시도한 사건이 있었다.[18] 그리고 대단히 복잡한 인간 단백질 보체human protein complement의 구조를 규명하기 위한 단백질 유전체학proteomics 연구에 대한 지원도 이미 시작되고 있다.

이런 상황이 미국에만 국한된다고 볼 수는 없다. 바이오제약 개발 분야에서 여러 산업국가들이 이를 경쟁 전략으로 삼아 뛰어들고 있기 때문이다. 최근 유럽에서 가장 빠르게 성장하며 미국의 경쟁자로 부상하고 있는 독일은 혁신된 보건의료 산업의 잠재적인 수익성에 대해 (뒤늦은 감은 있지만) 깨달은 것처럼 보인다. 바이오기술과 관련해 독일 정부가 내비치고 있는 간절함은, 이 산업이 "…… 독일이 국제적으로 선도적인 지위를 획득하고 새로운 고용을 창출할, 미래의 혁신 분야에 진출할 수 있을지 여부가 달려 있는 결정적인 시금석"[19]임을 시사한다. 독일과 같은 국가들의 미래가 보건의료 산업의 확장 가능성에 달려 있다고 간주되는 것만큼 [바이오기술 산업의 중요성을] 특징적으로 보여 주는 사례는 없을 것이다. 독일의 '바이오레지오'BioRegio 콘테스트(네 개의 지역에 바이오의료 클러스터를 창출하기 위한 공적 자금 지원 사업)는 바이오제약 연구·개발에 대한 정부 지원을 다시 확대시키는 계기가 되었다.[20] 이 같은 움직임은 다수의 OECD 회원국과 비회원 경쟁국들, 예를 들어 캐나다, 영국, 프랑스, 인도 등에서도 일어나고 있다. 각 프로그램의 성공 여부는 자본축적의 필요성과 위험의 사회적 분산 사이의 균형을 얼마나 신중하고 정확하게 잡느냐에 달려 있다. 이렇게 바이오제약 자본은 자신들이 감당하지 못하거나 스스로 만들어 낼 수 없는 지식 상품mental commodity을 획득하기 위해, 자신들에게 가장 유리한 방식으로 시장 원칙을 회피하려 한다.

'보건의료 부문에서 부'를 창출하는 것이 (비록 미국이 진앙지라고 해도) 지리적으로 국한되어 있지 않듯이, 바이오제약 부문만의 문제가 아니기도 하다. 다른 업종들도 의료 상품에 대한 수요를 늘리기 위한 기회를 엿보는데, 진단 기기를 비롯한 바이오의료 장비 산업이 특히 그러하다. 이 산업부문의 가장 강력한 대변자는 미국 의료기기산업협회The Advanced Medical Technology Association, AdvaMed이다. 이 협회는 (특허를 통해) 산업을 보호할 뿐만 아니라, 최첨단 의료 기술과 진단 검사 장비를 왕성하게 활용할 수 있게 하는 보건의료 제도를 지지한다.[21] 이 부문의 2007년도 수익은 적지 않은 규모인 1천8백억 달러에 달했는데, 이는 전년도에 비해 6.4퍼센트나 늘어난 것이었다.[22] 게다가 이 부문은 보건의료 산업 전반에 걸쳐 점증하고 있는 경향, 다시 말해 강력한 연구·개발을 성공의 가장 중요한 요인으로 여기는 분위기를 고스란히 반영하고 있기도 하다. 바이오의료 장비와 (더욱 불길하게는) 진단 장비의 사용을 확대하려는 압력은 결국 관련 산업의 성장률에 박차를 가하겠지만, 그와 같은 추세는 환자들이 실제로 '필요로 하는'

수준을 한참 초과할 것이다.

실제로, 미국 의료기기산업협회는 미국의 무역 구조를 활용해서 [자신들의 최첨단] 의료 기술의 이용 기회를 전 세계로 확대하기 위해 적극적으로 나서고 있다. 미국제약협회처럼 의료기기산업협회 역시 미국무역대표부USTR 및 미국 의회와 협력하고 있다.

의료기기산업협회는 미국무역대표부, 상무부, 의회가 외국의 보건의료 체계의 각종 규제, 기술 평가 제도, [건강보험] 급여 정책 등을 감시하고,◆ 투명한 평가 절차를 만들고 유지할 뿐만 아니라, 보건의료 업계가 정책 결정 과정에 참여할 기회를 보장하도록 요구하리라고 믿는다. 우리는 행정부와 의회가 과도한 규제나 정부의 가격통제, 외국의 참조 가격제reference pricing systems,◆◆ 그리고 수입 의약품 및 진단 기기에 대한 임의적인 급여 삭감을 적극적으로 반대해 주리라 기대하고 있다.[23]◆◆◆

◆ 예를 들어, 한미 자유무역협정FTA 5장 '의약품 및 의료기기'의 2조에서는 "당사국 중앙정부의 보건의료 당국이 당사국 중앙정부가 운영하는 보건의료 사업에 따라 의약품, 의료기기 또는 급여를 위한 적응증의 등재나 의약품 또는 의료기기를 위한 급여액 설정을 위한 절차를 운영하거나 유지하는 한도"에 대해 규정하고 있다. 즉 무역협정으로 상대국의 건강보험에서 특정 의약품 및 의료기기에 보험을 적용할지 여부나 그 가격을 결정하는 원칙을 규정하는 것이다.

◆◆ 동일 효능군이나 동일 성분군의 의약품에 대해 기준 가격을 규정하고, 그보다 비싼 부분에 대해서는 건강보험으로 보장하지 않는 제도로, 참조 가격보다 가격이 높은 의약품이 가격경쟁에서 불리해지게 해 가격 인하를 촉진한다. 독일·오스트레일리아·캐나다·뉴질랜드·네덜란드 등에서 시행 중이다.

◆◆◆ 한국에서는 건강보험으로 보장하는 의약품 및 의료 장비, 검사의 범위를 결정하는

이 산업계의 목표는 OECD 회원국 및 비회원국을 겨냥해 잠재적 판매 시장의 '불필요한' 규제나 [건강보험] 급여 제도상의 장벽을 제거하는 것이다. 따라서 이들은 브라질, 인도, 중국의 가격통제 조치를 공공연히 비난하면서, 특히 중국의 보건의료 부문이 전략 경제 대화 Strategic Economic Dialogue[2009년 이후 매년 열리는 미국과 중국 양자 간 고위급 회담]의 의제에 포함되어야 한다고 주장한다. 의료기기산업협회 소속 기업들은 이들 시장의 개방에 집중하고 있기는 하지만, 사실 이들의 주된 목표는 OECD 국가의 보건의료 체계로, OECD 국가들은 공공 지출을 통제하기 위한 노력의 일환으로 [공적 재정으로 운영되는 보건의료 체계에 사적 자본이 진입하지 못하게 하는] '장벽'을 설치해 두고 있다. 따라서 의료기기 산업계는 독일과 프랑스도 미국의 의료 관행을 따라야 한다는 논리로 EU(특히 독일과 프랑스)가 건강보험 급여와 의료 기술 평가◆부문을 무역 협상의 의제로 채택하도록 해야 한다고 미국무역대

데서 정부 가격 결정 제도를 취하고 있는데, 이는 미국 정부의 한미 FTA 이행 요구 문서에 계속 등장하는 무역 장벽으로 취급되고 있다. 의료기기 및 의약품에 대한 규제, 특히 의료 기기에 대한 규제는 한미 FTA 4대 선결 조건으로 지목되었으며 이후 정권에서 지속적인 규제 완화 대상으로 지적되고 있다.

◆ 의료 기술에 대한 건강보험 급여 등재 및 가격 결정 과정은 대부분의 국가에서 의료 기술 평가health technology assessment, HTA를 통해 안전성과 효과성을 평가한 뒤 기존 제품과의 비용-효과 평가를 거친다. 이 과정까지를 의료 기술 평가라 부르며 이 과정에는 기존 의료 기술에 대한 재평가도 포함된다(한국에서는 전자와 후자 일부를 한국보건의료연구원이 하고 심사평가원은 이에 기초해 비용-효과 평가의 일부를 수행하고 건강보험 급여 여부를 결정한다). 이후 건강보험 보험자(우리나라의 경우 건강보험공단이 구매자로서의 협상자다)가 가격 협상을 한다. 이런 과정을 거쳐 의료 기술 평가와 이에 따른 건강보험 급여 여부 및 가격

표부를 압박하고 있다. 이 업계는 "미국에서는 대부분의 환자들이 활용할 수 있는 혁신 제품들을 유럽의 주요 시장에서는 소수의 환자들만이 이용할 수 있다"는 주장을 펼친다.[24] 이는 대부분의 환자들이 이용하지 못한다는 의미가 아니라, 업계 입장에서 볼 때 관련 기술의 판매가 극히 저조하다는 뜻이다. 과소 지출에 대한 의료기기산업협회의 불만 가득한 속내는 일본의 사례에서 잘 드러난다. 의료기기산업협회는 일본이 미국을 잇는 세계 2위 규모의 보건의료 시장임에도 의료비 지출이 GDP에 비해 지나치게 낮다며 불만을 토로한다. 바로 여기서 제도적 적응이라는 보건의료 산업계의 핵심 전략이 드러난다. 즉 지출 비용이 예외적인 수준으로 치솟을 때까지, 보건의료 공급자를 자처하는 이 산업계는 영리를 위해서라면 정치적 편법 등 가능한 모든 수단과 방법을 동원해 의료비 지출을 증가시킬 방도를 강구한다.

이제 전체 보건의료 산업에 핵심적인 영향을 미치는 보건의료 체계의 문제를 살펴보자. 보건의료 체계의 구조는 매우 복잡다단한데, 이와 같은 현실에서도 의료 산업계는 민간과 공공 부문의 경계를 넘나들면서 어떻게든 의료비 지출을 최대한 늘려서, 자본의 이익에 '최적화'되도록 만들어 간다. 그러나 이 같은 지출의 최적화는 한 지역의 주민들이 그 지역의 보건의료 제도에 대해 갖는 경제 외적 애착을 비

결정이 이루어진다. 미국무역대표부는 FTA 등을 통해 이 과정에 다국적 제약회사나 의료기기 회사들이 영향력을 행사할 수 있는 제도적 장치를 강화하고 정부의 결정 권한을 축소하려는 시도를 해왔다. 한미 FTA 5장 '의약품 및 의료기기'가 그 대표적 결과물이다.

롯한 다양한 정치적 현실과 뿌리 깊게 연결되어 있다. 바로 이런 이유로 보건의료 산업계가 전략을 수립함에 있어 각국 보건의료 제도의 구체적인 현황을 가장 심각하게 고려하는 것이다. 바이오의약 및 제약 분야의 연구·기획·개발에 대한 투자 경쟁이 격화될수록, 그리고 판매 가능한 건강 상품(의료 제품 및 관련 기술 모두)이 증가할수록 의료 제도의 고유한 영역인 의료의 공급, 비용 책정, 그리고 경제적인 비용지출의 영역과 부딪히게 된다. 이 때문에, 보건의료 정책을 조율하는 자리에 민간 의료 부문의 대표를 어느 정도나 참여시킬지의 문제는, (개혁주의자들의 입장에서 보면) 제도 운영의 '효율'과 비교했을 때 덜 중요하다고 생각할 것이나, 축적의 기회를 확대하고자 하는 측에게 이는 매우 중요하다.

거듭 말하지만 민간 보건의료의 심장부는 역시 미국이다. 미국의 보건의료 시장은 재정의 조달과 공급 측면에서 고도로 발전된, 그러면서도 지극히 복잡한 시장이다. 상당수의 미국인들이 메디케어나 메디케이드의 수혜자이지만, 대다수의 사람들은 관리 의료 기구managed care organisation나 건강관리기구HMO를 통해 의료를 제공받는다. 미국 민간 의료 체계의 강력한 힘은 과소평가할 수 없다. [한편] 민간 의료 체계는, 메디케어와 메디케이드가 위태롭게나마 운영되고 있기에 그 역동성을 유지하고 있는 것이기도 하다. 이에 대해 제이컵 해커Jacob Hacker는 다음과 같이 지적한다.

비용 부담이 크고 보험에 가입하기 어려운 계층을 민간 보험의 대상에서 제거해 줌으로써, 메디케어와 메디케이드는 민간 보험사들을 튼튼하게 해준 동시에, 의료 개혁을 주장하는 정치적 압력도 상당 부분 감소시켰다. 1970년대와 1990년대에 보편적 의료보험 도입 시도가 실패한 것이 이 때문만은 아니지만, 그런 정치적 패배에 일조한 것은 사실이다. 나아가, 드러나지는 않지만 의료 개혁가들의 개혁 목표를 지속적으로 후퇴시킨 요인이기도 했다.[25]

오늘날 미국의 1인당 의료비 지출액은 약 6천 달러로, 여타 OECD 국가들의 두 배에 이른다.[26] 이 같은 의료비 지출 규모로 미루어 봤을 때, 4천7백만 명의 미국인들이 의료보험에 가입하지 못하고 있는 상황이 놀랍게 느껴질 수도 있겠지만, 의료보험 시장의 대부분을 민간 영역에서 제공하고 있는 현실을 고려하면 그렇지만도 않다.[27] 미국의 의료보험 회사들은 시장을 넓히면서 저소득 환자들의 보험료를 깎아 주는 통상적인 방식을 따르기보다는, 대상 인구 가운데 가장 취약한 계층을 노골적으로 배제하는 한편 보험료를 높게 유지해 왔다. 나아가, 서비스와 제품의 종류에 따른 구매자가 이미 구분되어 있는 시장에서, 그리고 보건의료 부문을 경쟁 위주의 시장에 맡기는 것에 대한 지지가 강한 상황에서, 의료 상품의 공급자에 대항하는 지불자/구매자가 갖는 협상력은 크게 떨어질 수밖에 없다.[28] 물론 구매자는 기업 대 기업의 협상을 통해 ─ 대량 구매를 통해 특정 제품이나 시술에 대한 할인을 받거나, 개인에게 제공되는 보장 내용을 엄격하게 관리함으로써 ─ 비용을 절감할 수는 있다.◆ 그러나 이런 식으로는 체계 전반에 걸친 비용 절감을 기대하기 어렵다. 왜냐하면 공급 비용을 큰 폭으로 낮추거나, 어떤 치료나 상품이 의학적으로 필요한지에 관한 보편적인 기준을 제시할 수 있는 충분한 협상력을 갖춘 행위자가 없기 때문이다. 이에 더해, 구매자들이 이른바 [상대적으로 고가인] '혁신적' 치료를 필요로 하는 구성원을 위한 보험 계약을 놓고 고심해야 하는 현실을 고려해 보자. 허용되는 치료, 처방, 가격, 비용 지급에 관한 그 어떤 보편적 규정도 없는 정책 환경 속에서 시장 경쟁이 이루어지면 수많은 종류의 상품이 생겨날 것이다. 이런 정책 덕분에 바이오의료 및 제약 산업계가 원하는 시장가격이 유지된다. 이처럼 분절된 보건의료 체계에서는 가격통제가 오직 개인별로 이루어질 수밖에 없다. 환자별로, 좀 더 정확하게 표현하자면, 소비자별로 말이다.

공공과 민간 부문을 독특하게 뒤섞은 미국의 의료보험 공급 체계는, 국가의 정책과 조직이 시장 중심의 민간 영역보다 하위에 놓이는 경향의 연장선상에 있다. 보건의료에 사용되는 공공 재원의 상당 부분은 영리 기관을 경유해 지출되도록 신중하게 계획되어 있다. 치솟고 있는 비용을 생각한다면, 정책 입안자들의 입장에서는 공공 보건의료 부문을 개편해 이 부문에 대한 통제력을 되찾는 것이 합리적인 선택일 것이다. 그러나 미국의 보건의료 정책 지형에서 금기시되는 몇 가지 요소 가운데 가장 건드려서는 안 되는 것이 바로 '비용'이다. [민주당 의원인] 셰러드 브라운Sherrod Brown은 보건의료 산업계에 지나치게 우호

◆ 미국에서는 민간 보험을 개인이 선택해 가입하기도 하지만, 규모가 큰 기업의 경우 직원의 건강보험료를 기업이 부담한다. 이때 기업은 구매자로서 보험회사를 상대로 기업 대 기업으로 협상한다. 직원이 많을수록 '대량 구매'가 가능해진다.

적인 태도를 취하는 동료 의원들에게 입장을 바꿀 것을 호소하면서, 바이오제약 부문과 보건의료 부문에 관해 다음과 같이 정리했다.

제약 산업계가 뛰라면 우리는 뜁니다. 소아 [자료] 독점권pediatric exclusivity♦ 이 되었든, 미연방 처방약사용자비용부담법PDUFA[뒷부분에 설명 _지은이] 이든, 어떤 사안이든 개의치 않습니다. 제약 산업계가 우리에게 법안을 통과시킬 것을 원하면 의회는 법안을 서둘러 통과시킵니다. …… 제약 산업계는 7천만에 달하는 미국인, 그중에서도 상당수가 고령인 이들이 약값이 보장되는 의료보험에 가입하지 못하고 있다는 현실을 잘 알고 있습니다. 보험에 가입하지 못한 이들은 세계에서 가장 비싼 약값을 전액 본인이 부담해야 하는 차별을 받고 있습니다.[29]

이런 정치적 환경에서는, 공공의료 체계의 개혁, 심지어 공공의료를 확대할 수 있는 기회조차 번번이 새로운 축적의 기회로 변질된다. 1997년 '메디케어 플러스 선택법'Medicare + Choice Act과 2003년 '메디케어 현대화' 법안Medicare Modernization Act은 보편적 의료보험이 미국 국민의 압도적인 지지를 받았음에도 '개혁'이 어떤 식으로 진행되는지를 잘 보여 주는 사례다. 1997년의 메디케어 플러스 선택법이 제정

♦ 미국에서 소아에 대한 의약품 안전성 임상 실험을 촉진하기 위해 이런 실험을 수행하는 제약회사에 6개월의 임상 자료 독점권data exclusivity 기간을 더 인정해 주는 내용을 담은 조항을 가리킨다. 1997년에 제정된 식품의약품국현대화법안FDA Modernization Act의 한 조항이다.

되는 과정에서는 고령층을 대상으로 하는 메디케어를 시행함에 있어서, 정부가 HMO와 계약을 맺고, HMO를 통해 의료 서비스를 제공하는 구조로 만들려는 강력한 움직임이 있었다.* 2003년 법안은 고령자에게 처방되는 전문 의약품** 중 극히 일부만을(의회예산처에 따르면, 전체 약제비의 약 22퍼센트에 불과하다) 보장하는 내용이었던 반면에, 제도 시행에 있어 환자들로 하여금 영리 기관을 이용하도록 하는, 민간 부문에 유리한 환경을 제공하고, 캐나다로부터 의약품을 싸게 구매하는 것을 엄격하게 금지***하며, [최대 구매자인] 연방 정부가 의약품 단가를 낮추기 위한 협상에 나설 수 없도록 했다.30**** 행정부와 의회의 민주

◆ 메디케어는 65세 이상의 노인을 대상으로 연방 정부가 운영하는 공공 건강보험으로, 현재 기본형 메디케어(A 입원, B 외래진료비)에 더해 메디케어 C와 D가 있다. 메디케어 C는 A + B를 정부가 승인한 민간 보험 회사가 의료 서비스를 제공할 수 있다는 내용으로, 1997년 법에 의한 것이고, 메디케어 D는 정부가 승인한 민간 보험 회사가 지불하는 약제비 보험으로, 2003년 법에 의한 것이다.

◆◆ 처방약prescription drug은 의사의 처방전이 없으면 구입할 수 없는 약을 말한다. 대개 일반 의약품보다 위험성이 큰 약으로 한국에서는 전문 의약품에 해당한다. 이후 처방약은 모두 전문 의약품으로 옮겼다.

◆◆◆ 다른 국가에서 동일한 상품이 국내보다 더 낮은 가격으로 판매될 때 이를 수입하는 형태를 병행 수입parallel import이라 부르는데, 미국에서는 이것이 금지되었다. 이후 오바마케어를 통해 이 문제가 쟁점화되었고 병행 수입이 허용되었다.

◆◆◆◆ 퍼블릭시티즌이 2004년에 낸 "The Medicare Drug War"에 따르면, 2003년 법과 관련해 거대 제약회사들은 1천 명에 가까운 로비스트들을 동원해 의회를 압박했고, HMO와 관리 의료 사업이 이 법에 따라 약품비를 지급하면 장려금을 받도록 했으며, 전문 의약품 약값 결정 권한을 연방 정부가 아니라 제약회사와 HMO와 민간 보험회사가 협상해 결정하도록 하는 등 2003년 법안은 제약회사와 HMO와 민간 보험회사의 승리로 귀결되었

당과 공화당 지도부는 모두 업계의 주장을 경청하고 대중의 요구를 묵살함으로써 최적의 ― 즉 [업계의] 부담이 가장 적은 ― 자금 조달 방안과 제도를 만들어 냈다. 환호를 받으며 들어선 오바마 행정부조차 이런 상황을 바꿀 가능성은 매우 낮지만, 이전 행정부에서 기업들에게 터무니없이 많은 지원금을 나눠 주던 관행은 되돌릴 수 있을지도 모른다(특히 메디케어 어드밴티지Medicare Advantage 사업에서는 민간 보험사들이 메디케어 수급자들을 받아 준다는 이유만으로 민간 보험사들에게 정부가 지급하는 보험 급여액을 통상보다 14퍼센트 더 지급하도록 되어 있다).[31] 민간 보험회사들은 현재 보험 적용을 받지 못하고 있는 나머지 인구의 보험 가입을 받아들이기는 하지만, 보험의 보장 내용은 엄격하게 제한하겠다는 입장을 취하고 있다. 이는 행정부와 일종의 정치적 거래를 하려는 것인데, 다시 말해, 전 국민 의료보험을 시행하되, 첫째, 시장 주도의, 분절된 보건의료 재원 조달 방식을 유지하고, 둘째, 보험 가입자들이 [전 국민 의료보험에 대해] 큰 기대를 하지 않는다는 조건에서만 하겠다는 것이다. 이렇게 공공 부문보다 민간에 특혜를 몰아주는 재정과 공급 구조가 확고하게 자리 잡은 상황이라면, 시간은 시장 옹호자들의 편이다. 연대의 정신에 기반을 둔 유의미한 사회보험제도를 만들어 내려면 급진적인 접근 방식이 요구되지만, 제도적 적응을 통한 축적 전략은 그 특성상 점진적 변화만을 수반하기 때문이다.[32]

다. 이에 대해서는 다음 자료를 참조. https://www.citizen.org/sites/default/files/medicare_drug_war_report_2004.pdf

국제적 맥락이라는 좀 더 큰 틀에서 볼 때, 모든 서비스산업은 더 많은 축적 기회의 창출을 지향하고 있다. 국제서비스연합Global Services Coalition만 해도 최근 G20 국가 정상들에게 "시장 개방을 유지하고, 추가적인 자유화를 통해 더욱 향상된 성장 기회를 제공하려는, 한층 새롭고 강화된 지도자들의 결의가 절실히 필요하다"[33]고 주문했다. 특히 보건의료 부문과 관련해, 미국과 유럽의 서비스 제공자들의 사업 확장 욕망이 매우 뚜렷하고, 또 OECD 국가들의 보건의료 시장 규모를 고려했을 때, 보건의료 부문에서 민간 자본축적을 증가시킬 만한 여지가 상당히 크다. 그런 면에서 미국 서비스업을 대표하는 서비스산업연합Coalition of Services Industries, CSI은 다음과 같이 아쉬움을 토로한다. "…… 해외 여러 국가의 보건의료 서비스는 대체로 공공 부문이 책임지고 있다. 이처럼 공공 부문이 보건의료를 담당함에 따라 미국의 민간 부문 의료 제공자들이 외국 시장에 접근하는 데 어려움을 겪고 있다."[34] 따라서 이 연합은 "시장 접근권, 내국인 대우 양허,◆ 해외시장에서 보건의료 시설을 전적으로 소유할 권리"[35] 등을 목표로 삼는다. 미국식 관리 의료managed care◆◆는 오래전부터 남미 여러 국가

◆ WTO 협정이나 이후 FTA의 중요한 조항 중 하나로 외국인 투자자나 기업을 차별하지 않는다는 조항으로 국내 기업 보호 조치를 취하지 못하도록 작동한다. 예를 들어 국내 농산물을 우선 구입하겠다는 정부의 조치는 유보 조항이 없는 한 WTO 협정 혹은 FTA 위반이 된다. 한미 FTA이나 한-EU FTA에도 당연히 이 조항이 포함되어 있다.

◆◆ 미국에서 1980년대 이후에 의료비를 절감하고 진료의 질을 개선한다는 목표로 도입된 다양한 방식의 경영 기법으로, HMO 및 다른 여러 형태의 민간 및 공공 보험자들과 연

로 수출된 미국 보건의료 부문의 주요 수출품이기도 했다.[36] 중간 소득 시장[남미]에 진입했던 이 같은 선례는, 향후 OECD 국가들에 대한 접근을 확대할 수 있는 토대가 될 수 있다.

확실히 양자간, 다자간 무역협정에서 지식재산권과 서비스 분야의 보호를 강화하려고 하는 움직임으로 인해 여러 국가에서 공공-민간 부문의 구도가 바뀌어 가고 있고 있다. 다른 글에서, 나는 미국의 민간 의료 제공자들이 해외시장에서의 축적 가능성을 더 확대하기 위한 발판이 되고 있는 세계무역기구WTO 체제의 핵심인 무역관련지식재산권협정TRIPs과 서비스무역일반협정GATS(다른 무역협정들도 마찬가지이다)에 관해 소개한 바 있다.[37] 이런 협정들이 보건의료 영역에 침투할 수 있는 강력한 잠재력을 보이는 가운데, 미국무역대표부가 최근 수년간 '스페셜 301조'Special 301◆를 이행하는 과정에서 발휘하고 있는

계해 적용되어 왔다. 비용 절감을 위한 구체적인 사례로는 덜 비싼 치료 옵션을 선택하는 의사와 환자에게 인센티브를 제공하는 것, 의료의 적정성을 평가해 이에 따라 수가를 차등 지급하는 것, 입원 치료와 재원 기간에 대한 가이드라인을 설정하는 것 등이 있다.

그러나 관리 의료가 전체 의료비 절감과 의료의 질에 미친 영향은 찬성과 반대 진영의 평가가 극명하게 엇갈리고 있다. 관리 의료의 비판자들은 의료비의 상승을 조절하지 못했다는 점, 의료의 질이 떨어진 것, 치료법에 대한 의료진의 자율권이 침해된 것, 환자의 권익보다는 보험사의 가이드라인이 더 중시된다는 것, 전체 의료비 중 치료를 위해 지출되는 비중이 줄어든 대신 관리 의료와 보험자들의 행정 비용이 차지하는 비율이 그보다 더 증가했다는 사실 등을 지적하고 있다.

◆ 미국 통상법 301조를 근거로 제정된 스페셜 301조에 따르면, 미국무역대표부는 매년 '스페셜 301조 보고서'를 미국 의회에 제출하도록 되어 있다. 이 보고서에는 미국의 회사와 제품에 대해, 특히 저작권, 특허권, 상표권 등의 지식재산과 관련된 장벽을 조사해 그 결

영향력은 이보다도 훨씬 더 크다.[38] 무역 제재 및 이를 뒷받침하는 일반특혜관세제도Generalised System of Preferences의 철회 협박과 더불어, '스페셜 301조' 무역 체계는 미국 정부와 기업의 대표들에게 다자간 협상 과정을 뛰어넘는 강력한 협상력을 발휘할 수 있는 지렛대 역할을 하고 있다. 기업들은 미국무역대표부와의 정기적인 협의를 통해, 지식재산권 위반 사항에 대해 '스페셜 301조'를 엄격히 적용할 것을 요구하고 있으며, 이를 미국 이외의 지역에서 공공 정책으로 말미암아 위협받고 있다고 여기는 현재와 미래의 축적 전략을 보호하는 방편으로 삼고 있다.[39] 이 같은 지렛대를 활용해 미국제약협회와 미국무역대표부는 무역정책, 특히 보건의료의 규제와 보건의료 체계 부문과 관련된 정책에서 극적인 전환을 이루어 냈다.

서비스산업연합과 마찬가지로 미국제약협회 역시 OECD 국가들의 공공 보건의료 체계에 오랫동안 맞서 왔다. 미국제약협회는 독일의 사례를 언급하면서 "의료진들이 엄격한 예산 통제하에서 일하기 때문에", "환자를 위한 가장 적합한 치료일 수도 있는 혁신적 치료법을 외면하도록 했으며, 그 결과 신약 개발의 글로벌 리더인 미국의 제약 산업이 엄청난 타격을 입고 있다"[40]며 비판의 목소리를 높였다. ◆

과를 담는다. 또한 적절한 보호나 시장 접근을 제공하지 않는 국가를 그 정도에 따라 관찰대상국Watch List과 우선관찰대상국Priority Watch List, 우선협상대상국Priority Foreign Country으로 선정하도록 하며, 이 목록에 오른 국가에 대한 특별규정도 담고 있다.

◆ 독일의 경우 공급자에 대한 예산이 사전 지불 제도로 이루어지며 병원뿐만 아니라 의약품 예산도 총액 예산제가 시행된다. 또한 의사들에게는 처방 총액 상한제를 적용하고 있다.

최근까지 이 같은 비판의 목소리는 그저 배경음 수준에 머물러 있었지만, 바이오제약 산업계는 최근 보건의료 서비스 분야와 관련된 무역정책의 틀을 재조정하겠다는 의지를 강력하게 표명하고 있다. 미국제약협회가 미국무역대표부에 제출한 '스페셜 301조' 의견서는 이제 지식재산권 분야를 넘어, 공적 의료 체계와 결부된 영역을 직접 겨냥하고 있다. 미국제약협회는 의견서를 통해 캐나다와 독일을 301조 보고서에서 가장 주시해야 할 '감시 범주'인 "우선협상대상국" 목록에 올려야 한다고 주장했다. 이들 국가가 지식재산권을 위반했다고 표면적으로 내세운 사유는 '가격통제' 및 보건의료에 대한 규제였는데, 이제 이 같은 규제는 혁신 기반 산업에 대한 무역 장벽으로 간주되는 것이다.[41] 일례로, 독일이 의료비 지출을 통제 가능한 수준으로 유지하기 위해 취한 조치는 "시장을 왜곡하고, 미국의 연구 중심 제약회사들의 시장 접근을 제한하며, 환자들에게 가장 효과적인 치료제를 제공하기를 거부하는 것"[42]으로 평가되었다. 미국무역대표부의 스페셜 301조 보고서는 미국 제약업계의 입장을 그대로 인용하면서, 정부 정책의 극적 변화가 필요함을 지적한다. 애초 지식재산권을 둘러싼 쟁점을 특화해서 작성하도록 되어 있는 이 보고서는 이제 다음과 같은 부문까지도 주목하고 있다.

예를 들어 의사 한 사람이 1년 동안 처방할 수 있는 의약품 예산에 대한 상한액이 정해져 있다. 이는 동일한 효능을 가진 복제약을 처방하도록 유도한다.

[기업이] 혁신을 지속하기 위한 동력을 유지하는 데 방해가 되고, 새롭고 획기적인 제품의 활용을 억제하는 것이 규제 장벽이다. 그런 규제 장벽의 사례로는 행정 절차가 투명하지 않은 행정부, 과학적 근거가 부족한 정책 결정, 복잡하고 시간이 걸리는 의약품 등록 절차 및 여러 행정 절차 등이 있다.[43]

이 보고서는 뒤이어 캐나다와 독일 정부가 의료비를 통제하기 위해 시행하고 있는 정책들을 규제 장벽이라 하여 상세히 나열하고 있다. 이처럼 무역 메커니즘을 일방적으로 확대 적용하려는 시도는 이미 포화 상태에 있는 미국 시장 밖에서 사적 축적의 기반을 확대하고자 하는 민간 공급자들의 의도를 드러낸다.

보건의료 시장에 침투하려는 이런 시도가 얼마나 성공할지는 아직 알 수 없다. 미국은 민간 중심의 보건의료 시장의 전형적인 사례이기는 하지만, 제도적 적응을 통한 축적 과정에 각 국가의 환경이 반드시 반영되기 때문에 미국과 동일한 보건의료 시장이 다른 국가에서도 만들어지리라는 보장은 없다. 공공/민간 구성비가 어느 정도로 변환되었는지를 가늠하는 것 역시 쉽지 않은데, 이는 양적인 측면에서의 접근인지, 아니면 질적인 측면에서의 접근인지에 따라 평가가 상당히 달라지기 때문이다. 크리스 홀든Chris Holden은, 양적인 측면에서 보았을 때 보건의료 부문에서는 민간에 의한 공급이 서서히, 그러나 꾸준히 확대되어 왔으며, 이런 현상은 특히 '남반구' 국가들에서 뚜렷하게 나타나고 있다고 주장한다.[44] 이들 지역에서는 국제기구, 특히 세계은행과 IMF가 민간 중심의 보건의료가 확대되도록 광범위하게 영향력을 행사했다. 자료에 따르면, OECD 회원국 내에서는 변화가 여전히 제한적이었지만 "정치적 분위기를 보면 좀 더 근본적인 변화가 물밑에서 준비되고 있음을 짐작하게 한다."[45] 이런 구도는 미국 다음으로 본인 부담 지출이 많고 민간 의료보험이 많이 보급되어 있는 남반구 국가들에서 관리 의료가 확산될 수 있는 '기회'가 크게 늘어날 것이라고 내다보았던 옹호자들의 기대와도 맞아떨어진다. 이와는 대조적으로, 유럽형 제도 환경에서는 관리 의료가 기존의 의료보장 제도를 보완하는 정도의 역할에 그칠 것이라고, 민간 의료의 확대를 지지하는 자들은 지적한다.[46] 수치상으로는 OECD 회원국들에서 공공과 민간이 복잡하게 뒤얽혀 있는 의료 제도가 민간 공급자들이 기대하는 방향으로 급변하지는 않았다. 그렇지만 변화된 내용의 질적인 측면을 살펴보면, 좀 더 근본적인 변화가 일어날 가능성이 커보인다. 무엇보다 제도적 적응에 의한 축적이 반드시 대대적인 전환을 필요로 하지는 않는다. 공공 혹은 준공공의 영역이라 하더라도 조금씩 '손보는' 방식으로도 민간 행위자들의 기회를 점차 극대화할 수 있다.

좀 더 자세히 들여다보면, OECD 회원국 사이에서 공공 보건의료 '위탁 기관'trusts 또는 지역 당국에 좀 더 큰 자율성을 부여함으로써, 보건의료 체계를 재구조화하려는 다양한 시도들을 발견할 수 있다. 유럽 전역에서 보건의료 체계는 성과를 극대화하는 방향으로 수정되고 있는데, 이런 방식의 재구성이 민영화가 확대되는 단초가 될 수 있다는 사실을 대부분의 사람들은 알아채지 못하고 있다. 수많은 보건의료 관련 자료들에서 '구매자/공급자 분리'에 대해 논의되고 있는데, 이는 공적인 보건의료 공급 체계에 변화가 진행되고 있음을 경고하는 중요한 징후임이 분명하다. 잠정적인 목표는 효율성을 높이기 위한 것으로, 권한과 자율성을 지역 정부나 준정부 기관에 양도해 이 기관들이 공급자와의 협상에서 더 나은 협상력을 발휘할 수 있도록 하는 것이다. 그런데 이것이 미국식 관리 의료의 구도와 유사하다는 — 더 나아가 이를 직접 차용한 것이기도 하다는 — 점은 매우 분명하다. 영국 국가보건서비스NHS의 경우, 지역의 보건의료 재정 조달 부문과 병원급 진료 서비스 부문이 모두 정확히 이런 접근법을 취했다.[47] 스튜어트 플레이어Stewart Player와 콜린 레이스는 이 같은 자율성이, 민간 공급을 확대하려는 국가의 전략적 지향과 맞물려, 어떻게 단일 보험자 건강보험을 파편화하고, 이를 통해 사적 축적이 증진되고 **보장되도록** 바꾸어 놓았는지를 개괄적으로 보여 주었다.[48] 이런 변화의 결과는 효율성 제고와는 거리가 멀었는데, "국가 차원의 제도로부터 한층 넓은 범위의 서비스를 민간 부문을 통해 제공받는 지역별 제도로 바뀌었고, 그럼에도 비용 총액은 변화가 없거나 오히려 증가했다."[49] 이 같은 경향은 '연대'형 복지 체계[베버리지형 복지]를 운영하는 국가들(스웨덴, 영국, 캐나다 등)에만 국한되지 않고, [비스마르크형 복지 제도를 운영하는] 네덜란드의 사회보험 개혁에서도 여실히 드러난다. 네덜란드 보건의료 부문의 재정과 의료 체계 개혁에 있어서, 국가의 권한을 양도하면서도 표면적으로는 여전히 사회적 연대를 보호한다고 하지만, 탈중앙화와 **자율화**의 내용은 다른 형태의 민영화된 제도와 별 차이가 없었다.[50] 네덜란드의 경우,

…… 새로운 건강보험법은 보건의료 부문에 심대한 영향을 미칠 것이다. 특히 연대와 평등한 접근권이라는 개념의 구체적인 의미에서, 대다수 국

민의 기대보다 훨씬 큰 변화를 가져올 것이다. 공적 기능과 사적 구조 사이의 긴장이 그 동력으로 작용할 텐데, 둘 사이의 긴장은 건강보험의 공적 기능이 어떠해야 하는지가 재정의되어야만 해소될 것이다.[51]

공공형이든, 민간형이든, 또는 혼합형이든 상관없이, 한 국가의 보건의료 구매자가 분산되면 될수록 가격 협상력이 줄고, 전 국민을 대상으로 한 계획을 세우기도 어려워진다는 사실을 인식해야 한다. 바로 이것이 이 실용주의적인 산업계가 지향하는 최적화 효과다. 즉 민간 공급자들은 이 같은 체계를 활용해 자본을 축적할 수 있게 되는 반면, 보건의료 체계의 운영을 계획하고 구매를 책임지는 쪽에서는 가격 결정 과정에, 그리고 보험자가 어떤 기술이나 제품에 대해 보험금을 지급해야 할지를 결정하는 과정에, 원하는 만큼의 영향력을 유지하지 못하게 된다.

이처럼 보건의료 부문과 산업계의 역학 관계는 이런 구조를 조망해야만 제대로 파악할 수 있다. 보건의료 체계의 변화는, 단순히 국가에 재정 위기가 닥쳤다거나, 복지 제도에 대한 이데올로기적 거부 등의 이유로 개편된다고 생각해서는 안 된다. 오히려 구매-공급-이윤의 틀 전체가, 축적을 더욱 확대하기 위해 산업계가 구사하는 전략·전술의 핵심 대상임을 이해해야 한다. 바로 이 때문에 바이오제약 기업들이 특허권을 획득할 가능성이 높은 연구 결과물을 찾아내 구입하고, 의사들로 하여금 자신들의 상품을 소비하게 만들기 위해 애쓰며, 보건의료 전달 체계를 자신들의 입맛에 맞게 바꿀 기회를 엿보고 이를 바꿔 나가는 등 전방위적인 에너지를 쏟아붓는 것이다. 업계가 내세우는 미래의 보상을 획득하기 위해, 산업계는 자신의 모든 자원을 동원해 용의주도하게 움직일 것이다. 보건의료 부문의 비용 증가를 억제하려는 노력을 무력화하고 우리의 삶에서 보건의료 관련 상품이 차지하는 비중을 높여 기업 수익을 극대화하는 방향으로 말이다.

규제의 결과와 확실성

보건의료와 관련된 연구, 생산, 그리고 보건의료 전달 체계에 대규모의 사회적 투자가 이루어지고 있다는 맥락에서, 보건의료 부문에 대한 규제 방식이 크게 주목받게 되었다. 국가는 물적인 기본 토대를 제공해 보건의료 부문에서의 자본축적을 더욱 원활히 할 수 있도록 하며, 또한 국민을 보호할 의무를 지는데, 이는 "서비스 무역 부문에 불필요한 장벽을 세우지 말라"거나 "서비스의 질을 보장하는 데 필요한 수준 이상으로 부담을 지우면 안 된다"는 의미로 번역된다."[52] 그 결과로 기업, 국가, 기관, 학계를 망라하는 사실상 모든 행위자들이 생산-공급-이윤 주기가 돌아가게 관리하는 규제 당국에 주의를 집중하게 되었다. 이는 일견 시장과 시민의 목표가 조화를 이루고 있는 것처럼 보이지만, 실상은 [본래] 불확실한 자본주의 시장에 **확실성**을 담보하려는 목적으로 정부의 감독 기능에 제약이 가해지는(그러나 완전히 제압되지는 않는) 방향으로 점차 끌려가고 있는 형국이다.

이 짧은 글에서 보건의료와 관련된 전 세계의 무수한 규제 구조를 모두 다루기는 어렵기에, 다시 한 번 미국 사례를 통해 중요한 시사점을 찾아보겠다. 미국 식품의약품국은 보건의료 제품에 관한 심사에서 세계 '표준'을 자처하고 있고, 대부분은 아니라 해도 제법 많은 국가 의 기관들이 미국 식품의약품국의 결정에 따르고 있다.[53] 보건의료 생 산과 전달 체계에서 세계적으로 가장 시장 지향적인 제도가 굳건하게 뿌리내린 미국 식품의약품국은, 정부 기관으로서의 임무와 기업에 대 한 충성심이 기묘하게 조합된 기관으로서의 특성을 보이고 있다. 의 회의 일부 의원들과 바이오제약 회사들이 식품의약품국을 굼뜬 거대 정부 기관이라고 폄하하기는 하지만, 식품의약품국은 업계에 정당성 을 부여하고 보호하는 정교한 도구로서, 이들조차 결코 방기하지 못 한다. 따라서 식품의약품국의 현 상황을 검토함으로써 제도적 적응에 의한 축적의 양면적 특성을 밝히고, 또한 새로운 시장을 만들어 가는 일이 어떻게 경쟁 회피와 동시에 진행될 수 있는지를 알아보겠다.

미국 식품의약품국은, 특히 인간의 건강과 관련된 부문에서 공공 의 위탁을 받은 규제 기관으로 널리 인정받고 있다. 식품의약품국은 미국 내에서 생산되거나 유통되는 바이오의약 부문의 모든 상품에 대 한 규제 심사를 책임지고 있으며, 국민의 건강과 안전을 최우선 가치 로 삼아 운영되어야 한다. 다른 모든 규제 기관과 마찬가지로, 식품의 약품국도 잠재적인 이해상충conflict of interest이라는 쟁점과 씨름해야 한다. 즉 "특정한 사회적 목적(바이오의약품의 생산 증대와 시장에서의 이윤 실현)을 추구하는 자들이 그 목적을 규제하는 기관과 어느 정도까지 밀접하게 관련을 맺어도 되는가?"의 문제이다. 국민에 대한 막중한 책임을 고려한다면, 식품의약품국의 규제자들은 업계와 정부 측 옹호 자들로부터 어느 정도 거리를 유지하는 것이 상식에 부합할 것이다.

그런데 실상은 아주 근본적인 토대에서부터 그렇지 못하다. 식품의약품국의 권한을 관리·감독하는 의회의 감시 기구는 지난 30년간 미국 시장은 물론이거니와 해외에서도 확장세를 구가해 온 보건의료 산업계를 지지하고 강화해 온 바로 그 기구이다. 상황이 이러하니 정책 입안자들과 규제 당국은, 규제함에 있어서 엄격한 기준을 유지해 달라는 요구와, 산업이 왕성하게 발전할 수 있도록 지원해 달라는, 서로 모순된 요구를 동시에 받기에 이르렀다. 결국 의약품에 대한 느슨한 규제를 가장 강력하게 비판하는 의원들조차 '혁신적 의약품이나 생물 의약품 제제에 대한 적법한 인센티브와 보상'이라는 [업계의 요구를] 비판하지는 못하고 있다.[54]

사실, 미국 식품의약품국은 국가 규제와 산업 진흥 사이의 '애매모호한' 경계에 놓인 대표적인 기관이다. 그런데 식품의약품국이 규제 대상인 산업계로부터 상대적으로 자율성을 누리도록 보장했던 원천 ─ 정부의 재정 자원 ─ 이 갈수록 잠식되고 있다. 1992년에 의약품 심의를 신속하게 진행하라는 바이오제약 기업들(그리고 환자 권익 옹호 단체들)의 막대한 압력을 받는 가운데, 의회는 처방약사용자비용부담법Prescription Drug User Fee Act, PDUFA을 통과시켰다. 5년마다 의회의 추가 인준◆을 받도록 한 이 법안에 따라, 기업들은 의약품이나 생물의

◆ 이 법의 기본 목적은 제약 기업들이 신약 허가에 드는 비용을 부담하도록 함으로써 의약품 허가가 신속하게 이루어질 수 있게 하는 것이다. 이 법률은 5년 단위로 한시적으로만 유효했지만, 의회가 이 법의 효력을 지속적으로 연장함에 따라 현재까지도 존속되고 있다.

약품의 승인을 요청할 때 사용자 수수료를 지불하게 되었다. 법안은 이 기금이 [의약품 심의 속도를 올리는] 목적을 위해서만 사용되어야 하고, (의회가 정한) 특정 기준을 충족해야 한다는 점을 명확히 했다. 처방약사용자비용부담법은 여전히 의회에서 압도적인 지지를 받고 있으며, 환자의 요구 충족, 규제의 능률화, 그리고 미국의 경쟁력 제고의 원천으로 꼽히고 있다. [5년마다] 이 법을 재심의하는 기간이 돌아오면, 정책 입안자들은 "의회가 이 법을 신속하고 분명하게 재승인해야만 한다. 이 법은 환자들이 혁신적인 신약을 계속 이용할 수 있도록 보장할 것이고, 미국이 안전성과 효율성 면에서 최고의 기준을 충족할 수 있도록 할 것이 분명하다"[55]고 끊임없이 주장한다. 이 법을 의원들이 크게 지지하는 것 못지않게 식품의약품국 관리들도 이 법이 낳은 효과가 미국의 경쟁력 우위를 상징한다고 칭송하고 있다. 식품의약품국이 이 프로그램을 평가할 때 가장 중시하는 기준은, 의약품 심의를 얼마나 빨리 마치는지의 여부이다. 식품의약품국의 부국장 레스터 크로퍼드Lester Crawford는 처방약사용자비용부담법과 산업 경쟁력 사이의 관련성을 자랑하며 다음과 같이 증언했다.

우리는 현재 처방약사용자비용부담법의 목표를 달성하기 위해 지난 8년간 노력한 자료를 확보하고 있습니다. 이 기간에 식품의약품국은 총 73개 수행 목표 가운데 71개 목표를 달성 혹은 초과 달성했습니다. 만약 절차상의 목표까지 포함한다면 식품의약품국은 92개 가운데 86개 목표를 달성 혹은 초과 달성했습니다. 그 결과 제품 승인 기간이 놀랄 정도로 단축되었습니다. 이제 미국에서 심사되는 의약품은 미국인이 기대하는 매우 엄격한 수준을 유지하면서도 세계 어느 곳보다 신속하게 심의되고 있습니다. 처방약사용자비용부담법의 시행을 통해 미국 회사들은 유럽 측 경쟁자들을 물리치고 세계시장에서의 우위를 차지하게 되었습니다. 2001년 7월 보고서에 따르면, 세계 제약 시장에서 유럽이 차지하는 비중은 최근 10년간 10퍼센트 하락한 반면, 미국이 차지하는 몫은 최소 10퍼센트 이상 상승했습니다.[56]

그러나 이처럼 드러내 놓고 열렬한 지지를 받던 심의 기간 단축은 심각한 비판에 직면하게 되었다. 이에 관한 체계적인 연구는 아직 없지만, 식품의약품국이 자신이 규제해야 할 산업계와 지나칠 정도로 가까워지고 있음을 강하게 시사하는 사례들이 드러나고 있다. 그 영향으로 의사들은 시판되는 의약품의 안전성에 대해 더욱 신중을 기해야 하게 되었고, 의약품 심사 담당자들에게 엄청난 부담이 가중되었으며(의약품 평가 및 심사 센터Center for Drug Evaluation and Review의 센터장조차 자신들의 업무 환경은 '노동 착취 수준'이라고 공개적으로 인정했다), '회전문 인사' 관행이 자리를 잡게 되었고, '[의약품을 빨리] 승인하라는 암묵적인 압력'이 높아져 갔다.[57]

국가와 산업계의 이런 '협력' 관계는 승인 기간을 단축시키는 것 이상의 결과를 초래했다고 할 수 있다. 그 관계는 축적에 유리한 조건을 유지 또는 개선하기 위한 일련의 기업 친화적인 정책을 이끌어 냈는데, 이를테면 바이옥스Vioxx, 레덕스Redux, 프로작Prozac 등 의약품에 문제가 있다는 사실이 보고되었음에도 행정적인 조치가 지연된 것, 소비자에게 직접 광고할 수 있는 의약품의 기준이 완화된 것, 약품의 시판 후 조사post-marketing surveillance of drugs, PMS 기준이 완화된 것, 그리고 특허 및 자료 독점 기간의 연장과 관련된 제도의 허점을 노린 연이은 사건에 감독 기관이 연루되어 있음이 드러난 것 등을 꼽을 수 있겠다.[58] 심지어 최근에 식품의약품국은 미국에서 제조된 전문 의약품을 캐나다로부터 재수입하는 것을 막기까지 했다. 비록 식품의약품국이 안전성을 확인한 제품이라도, 캐나다에 잠시 가있었다는 점이 그 의약품이 '안전하지 않다'는 딱지를 붙이는 핑계가 되었다. 이렇게 속이 뻔히 들여다보이는 수법은 미국의 제약회사를 자신의 제품으로부터 보호하기 위해 고안된 것이다. 왜냐하면 같은 상품이라도 (주로 가격 규제 정책의 결과로) 미국 밖에서 가격이 더 싸기 때문이다.[59] 이 사례에서 드러난 제도적 적응에 의한 축적은 '규제 포획'regualtory capture◆을 넘어서서, 국가기관이 자신이 규제해야 하는 집단과 지나친 동질감을 느끼는 상태에 이르렀다. 마치 정책 추진자, 규제 기관의 관계자, 기업인, 그리고 매우 수준 높은 기업 로비 단체들이 역동적이고 긴밀하게 협력하고 있는 형국이다.[60] 애써 위안거리를 찾자면, 이런 상황이 때로는 정치인의 경각심을 불러일으킨다는 점이다. [제 역할을 하지 못하는 의원들의 행태를 꼬집는] 셰러드 브라운의 말을 하나 더 인용하자면, "제약 산업이 자신의 제품이 식품의약품국의 심의를 거치느라 출시가 늦어지는 일이 없도록 우리[의회 의원들]가 발 빠르게 움직이기

◆ 조지프 스티글리츠가 주창한 개념으로 일반적으로 규제 대상자가 정부(또는 규제 기관)를 포획해 이용하는 것을 말한다.

를 원하면, 우리는 빛의 속도로 그들이 원하는 일을 처리합니다."[61] 식품의약품국은 민관 협력을 통해 미국 보건의료 산업의 경쟁력을 강화하는 데 복무하기 때문에, 식품의약품국의 목표는 확실성을 보장하고 불안정성을 야기할 위험 요소를 제거하는 것이다. 산업 옹호자들이 보기에 이런 목표에 차질이 빚어지면, 그에 대한 대응은 매우 신속하고 강력하게 이루어진다. 예를 들면, 식품의약품국이 주어진 권한으로 몇몇 제한된 전문 의약품을 일반 의약품으로 전환하려 하자, 업계는 이에 맞서 "그와 같은 관행을 허용하면 불확실성이 조장되고, 이미 위험부담이 큰 의약품 개발 부문에 불필요한 문제를 일으키게 된다. 그 결과로 새로운 연구·개발의 동력이 꺼지게 될 것"[62]이라고 항변했다. 이런 식의 협박은 보건의료 부문에 대한 규제를 둘러싼 논쟁의 막바지에 으레 제기되는 주장을 잘 요약한 것이다. 즉 [자본]축적을 최적 상태 이하로 떨어뜨리는 그 어떤 조건도 혁신에 대한 장애물이며, 따라서 국민에게 제공되는 의료의 질에 해악을 끼친다는 것이다. 결국 규제 기관은 산업계를 대변하는 자들이 자신들의 이익을 옹호하기 위해 쟁투를 벌이는 장소이다. 이들은 [의료의] 질 악화를 빌미로 국가와 보건의료 산업계를 더 긴밀하게 통합하고, 이를 통해 보건의료 부문에서 높은 이윤을 올릴 방안을 모색한다.

결론

바이오의학 연구, 치료법, 그리고 보건의료 체계에 대한 기업의 침투는 나날이 새로운 형태로 이루어진다. 특히 WTO와 역내 무역협정을 통해 세계적으로 무역이 촉진되고 시장이 확대되는 상황에서 이와 같은 경향은 더욱 강하게 나타난다. 이렇게 상업화된 분야에서, 인간의 행위들 — 결국 우리 역시 개인적인 자유 의지를 가진 간절한 환자이다 — 은 매우 복잡한 양상을 띤다. 보건의료 산업계의 축적 전략으로 말미암아, 지극히 답하기 어려운 문제가 등장했는데, 그것은 바로 '얼마만큼 건강해야 충분한가?'의 문제이다. 기업들이 규제가 엄격했던 [보건의료] 체계에마저 침투해 들어가려 애쓴다는 사실은, 다른 경우였다면 의료화medicalization의 파고를 제한할 수 있었을 장치들의 영향력이 줄어든다는 것을 의미한다. 기업들이 특히 주목하고 있는, 국민소득이 중간 정도의 국가들과 '북반구' 국가들의 국민은 '건강을 구입'하는 데 매우 호의적이다. 지금은 고인이 된 생화학자 어윈 샤가프Erwin Chargaff는 단도직입적으로 이렇게 표현한 적이 있다. "우리는 터무니없는 불평불만 분자로 변했다. 인간이 태어나서 모두 부유해지는 것이 아니듯, 인간이 태어나서 모두 건강하게 살 수 있는 것도 아니다. 건강하면 좋겠지만, 그게 쟁점은 아니다. 인간의 수명은 늘어났다. 그렇다면 증가된 수명을 어떻게 살고 있는가? 왜 오래 살아야 하는가?"[63] 여러 가지 단점이 있음에도, 공공의 목적으로 추진되는 생명과학 연구와 보건의료 전달 체계는, 축적의 가능성이 아니라 사회적 합의를 바탕으로 하여 인간의 필요에 부응하는 선택을 하며, 의료화를 통해 건강을 유지하고, '능력을 향상'시키려는 인간의 욕망에 대해 중요한 사회적 브레이크로 작용한다.[64]

문제는 보건의료 부문의 정치적 실용주의 전략이 민간과 공공의 목표 사이의 구분을 교묘하게 흐리는 방향으로 작동해 왔다는 것이다. 민간 행위자가 공공 부문을 상대로 해서 최대한의 이익을 올리는 것을 방지할 수 있는 의료 제도, 그런 구매와 공급의 조합은 존재하지 않는다. 이 글 내내 강조했듯, 제품을 통해서든 서비스 제공을 통해서든, 보건의료 공급자들은 이윤 추구를 극대화하려는 노력을 아끼지 않는다. 사회적 보험이 시행되고 있는 사회에서 산업계는, 체제를 바꾸려는 시도까지는 아니지만 최대한의 수익을 올릴 목적에서 정치적으로 가능한 한도 안에서, 의료 부문의 지출 증가를 억제하려는 제도를 약화시키고자 다양한 노력을 경주하고 있다. 사회적 연대가 이보다 덜한 국가들, 특히 미국에서는 (전반적인 가격통제를 가져올 것이 예상되는) 이른바 '위험한' 정책들을 주시하면서 업계의 구미에 맞는 것들로 대체·완화·무력화되도록 총력을 기울이고 있음을 볼 수 있다. 효용성을 따져 묻는 많은 논의가 있었음에도, 민간 중심이든 공공 중심이든 보건의료의 구매자는 자율화, 지역화, 혹은 지방화로 말미암아 가격 협상력을 점차 잃어 가고 있다. 이 같은 상황 속에서 규제 기관들은 한편으로는 기존의 주요 역할을 계속 수행하고 있기는 하지만, 정책 결정 환경과 기관 운영비의 출처가 바뀜에 따라 그 운영 목적이 미세하게 바뀌고 있다. 이런 상황에서는 기업, 국가, 기관이 의료 관련 투자를 통해 본격적으로 이윤을 추구하려 하기 때문에 의료비 지출을 확대하려는 압력이 더욱 커질 뿐이다. 특히 OECD 회원국들이 미래의 성장 부문으로 보건의료를 점찍어 놓은 이상, 이 과정의 모든 단계에서 활약할 주연배우를 충원하는 데 어려움은 없을 것이다. 그러므로 보편적 보건의료 체계를 세우는 프로젝트는 매우 중요한 사안일 수밖에 없다. 이 프로젝트는 (현재 주로 상품화의 진행에 의한) 의료화를 견제하고, 의료 산업이 축적 잠재력을 극대화하는 전략에 맞서는 방어벽이 된다. 보편적 의료보장 제도를 (그것이 강력한 규제를 하지만 지역으로 분할된 제도를 통해서든 단일 보험자 [건강보험] 체계이든 상관없이) 방어할 수 있다면, 그 선까지는 보건의료 산업계의 팽창적 강박을 저지할 수 있다. 이는 국민과 환자 모두에게 이로울 것이다.

5장

세계를 대상으로 한
거대 제약회사들의 의료 마케팅

칼만 애플바움

의료와 건강 분야는 대대적인 마케팅 활동이 펼쳐지는 최고의 무대이다. 의료와 건강에 대한 우리의 욕구가 깊을뿐더러 마케팅에 의한 조작에도 취약하기 때문이다. 미국의 경우 의료 분야에서의 마케팅은 '약물 과용'Overdo$ed과 '과잉 치료'Overtreated에 노출된 '처방 세대'Generation Rx를 만들어 냈다(최근 베스트셀러 도서 세 권의 제목이다).[1] 반면, 대다수의 국가들은 서구에서는 이미 50년 전부터 사용되었던 의약품만 사용해도 극적으로 치료될 수 있는 질병들로 여전히 고통 받고 있다. 부유한 국가에서는 의약품이 과잉 소비되고 있는 반면, 가난한 국가에 사는 사람들은 적절한 의료 서비스를 받지 못하고 있는 실정인데, 이 둘은 서로 연결되어 있다. 폴 파머Paul Farmer와 같은 비평가들은 늘어만 가는 건강 불평등의 가장 근본적인 원인은 공공 행정 영역이었던 부문을 시장에 내준 결과라고 지적한다. 시장의 힘은 '구조적인 폭력'의 한 형태로, 기회주의적으로 영리를 추구하는 기업과 무

책임한 국가 운영자들이 국제적인 착취와 방관이라는 위험한 구조를 만들어 내도록 했다.[2] 우리는 세계적으로 가장 높은 수익을 내는 산업 분야로 막강한 체계를 갖춘 '거대 제약회사'big pharma를 연구함으로써 시장의 영향력에 대한 이해를 크게 향상시킬 수 있다. 거대 제약회사들은 전 세계 보건의료의 토대를 자신들의 이윤의 원천으로 삼기 위해 표준화하고 통제할 대상으로 삼고 있기 때문이다.

세계 제약업계 상위 20대 기업(매출 기준) 가운데 19개가 미국과 서유럽 기업이다. 제약 기업들은 합병을 통해 몸집을 불려 나가며 더욱 세계화되고 집중도를 높이고 있으며, 그 특유의 경영 방식을 복제·확대해 가고 있다. 전 지구적 지배를 향한 이 같은 행동과 야망의 핵심에 마케팅이 자리 잡고 있으며, 마케팅이야말로 그런 확장이 구상되고 실행되는 개념적 도구다.

마케팅 중심의 관점은 필요 중심의 접근과 매우 다르다. 필요 중심의 접근(마케팅 업자들도 자신들이 필요에 따라 사업을 한다고는 한다)은 기업이 소비자의 필요를 면밀히 파악하고, 이를 충족시키기 위한 기회와 장애 요인을 분석한다는 특징을 갖는다. 그에 비해 마케팅 중심의 관점은 항상 내부[기업 자신]에 초점을 두고 시작한다. 목표는 회사의 요구를 충족시키는 것이며, 그중 가장 중요한 것은 매출 증가다. 이 둘의 차이는 작아 보이지만 분명하다. 의약품을 예로 들자면, 필요에 기반을 둔 접근 방식은 제약사들이 의사, 역학자, 약사 등의 보건 전문가들, 그리고 환자들의 의견을 반영해 치료제를 개발하는 것이다. 반면, 마케팅 중심의 기업들은 기업이 정의하는 '충족되지 못한 수요'에 부응하는 제품을 개발하는데, 그 수요는 의료계에서 정의하는 수요와

같지 않을 수 있다.[3]

1990년대 초반 이후 제약 산업의 매출은 절대적인 양에서는 물론, 세계 의료비 지출에서 차지하는 비율 면에서도 괄목할 만한 성장을 보였다. 2008년 세계 제약 산업의 연 매출액은 7,750억 달러에 이르며, 이는 1999년 이후 매년 10퍼센트가량 성장해 온 것이다. 급격히 상승하는 의약품 구입비는 전체 의료비가 치솟는 데 일조하고 있었다. 의약품 비용은 전 세계 의료비 총 지출액의 18퍼센트를 차지하고 있다. 이는 최근 몇 년간 두 자릿수 이상 증가한 것으로, 제2차 세계 대전 이래로 약물 치료에 의존하는 경향이 강해졌기 때문이다.[4] 현재는 적은 수의 부유한 국가들이 의약품비 지출의 대부분을 차지하고 있지만, 신흥 시장에서의 의약품 소비도 빠르게 증가하고 있다.[5]

이 같은 확장 추세는 서로 깊이 관련된 두 과정에 의한 것으로 볼 수 있다. 첫째는 의료화 과정이다. 이 용어는 의료 인류학자들의 정의에 따르면 이전에는 의료와 관련이 없는 것으로 여겨졌던 현상들이 질병 혹은 잠재적인 질병으로 분류됨으로써 의학적 치료의 대상이 되는 것을 의미한다. 전략적인 의료화, 즉 질병팔이disease-mongering 과정은 다음과 같이 이루어진다.

······ 제약회사들(그리고 비슷한 금전적 이해관계를 가진 집단들)이 사람들로 하여금 자신이 병들어 있으며 치료가 필요하다고 믿게 만들어서 치료제 시장을 넓혀 가는 것을 가리킨다. 여기에는 두 가지 방법이 동원되는데, 하나는 건강의 범위를 좁게 정의함으로써 정상적인 변화도 질병이라고 딱지를 붙이는 것이고, 다른 하나는 좀 더 초기의 경미한 상태와 증상이

나타나기 전의 상태까지도 포함해 질병의 정의를 확대시키는 것(예를 들어, 혈중 콜레스테롤 상승과 같은 위험 인자를 그 자체로 질병이라고 간주하는 것)이다.[6]

두 번째 과정은 조앙 비엘João Biehl 등이 '약물 의존화'pharmaceuticalization라고 부르는 것으로, 개인이나 보건의료 관리자들이 질병의 치료를 이른바 '마법의 탄환'으로 여기는 의약품에 지나치게 의존하는 태도를 가리킨다. 의약품이 다른 치료법과 보완적인 관계가 아니라 경쟁적 관계에 있다고 생각하는 제약회사의 방식에서부터 전략적인 약물 의존화가 시작된다. 약물 의존화의 성공 여부는 사람들로 하여금 약물을 과신하게 만들고, 이를 통해 다른 방식의 치료를 줄여 나가는 것에 달려 있다. 전략적 의료화와 약물 의존화라는 건강 상품화의 두 핵심 요소를 직시하면 오늘날 의료에 가장 강력한 영향력을 행사하고 있는 기업들의 의도를 간파할 수 있을 것이다.

마케팅이라는 렌즈를 통해서 본 세계의 의료

제약업계는 세계적으로 그 영역을 확장해 가고 있다. 이와 관련해서 자본의 확장 및 심화 과정에 대한 전통적인 분석을 제약 산업에 적용해 다음의 세 가지 과정으로 정리해 보고자 한다. ① 새로운 시장에 수출하거나 기존 시장에서의 소비를 늘려 자사 제품의 시장을 확장해 가는 과정, ② 현지의 보건의료 정책과 행정 영역에 침투해 현지의 환경을 의약품 시장의 성장에 적합하게 바꾸어 가는 과정, ③ 원자재를 해외로부터 조달해 비용을 낮추는 과정(제약 부문에서는 임상 실험을 해외에서 진행하는 것).

약물 의존화 1단계 : 수요의 창출

대부분의 업계는 가난한 국가들에서 얻어 낼 수 있는 가장 탐나는 자원이 원재료나 노동력이 아니라, 소비할 준비가 되어 있는 시장이라는 것을 깨닫게 되었다. 업계는 이 잠재된 구매력을 이용하기 위해 두 가지 연관된 전략을 사용한다. 첫째로, 이들은 자신들이 생산한 약품의 유통을 원활하게 하고 이윤을 높이기 위한 교환 환경(공급 채널, 치료 지침, 환급 정책)을 유리하게 변화시켜 나가며, 둘째로, 의사와 소비자 인식 캠페인에 '교육'이라는 이름으로 투자해 수요를 직접 끌어내기도 한다. 여기서 의약품 수요 창출 방식의 몇 가지 유형에 대해 언급하고자 한다.

의약품은 전통적으로 홍보(나 가격 인하)를 시행해도 소비 증가가 미미하다고 여겨져 비탄력적 재화로 간주되어 왔다. 예를 들어, 광고 때문에 고혈압이 없는 사람이 혈압 약을 먹거나, 기존 복용자들이 복용량을 늘리지는 않는다. 의사는 약을 필요로 하는 환자에게 처방하며, 우리는 의사가 광고가 아닌 과학적 연구물을 통해 관련 정보를 얻는다고 여기고 있다.

그렇지만 이것은 사실이 아닐 경우가 많다. 연구비 지원, 학술 저널 출판, 식약청의 승인, 공중보건상의 치료 지침, 제품에 부착되는 상품 정보, 의학 컨퍼런스, 의과대학과 개원가開院街에서의 의학 교육에 이르기까지, 의학 정보가 유통되는 전 과정이 특정 제품을 쓰라고 설득하는 캠페인의 대상이 된다. 학술적 권위를 지닌 저명한 의사('핵심적 오피니언 리더')들을 고용해 회사가 대필한 연구 결과를 대학이나 학회에서 제약사가 후원하는 '위성 심포지엄'을 통해 발표시키는 데에만 총 마케팅 비용 가운데 가장 큰 비중인 20퍼센트가 지출되고 있다. 이에 비해 일반 광고비는 14퍼센트에 그친다.[7] 정신건강의학과 같은 분야는 다른 영역보다 이 같은 마케팅의 공격에 더 취약한 것으로 드러났지만, 거의 모든 의학 분야가 이런 마케팅에 깊이 잠식되어 가고 있다.

이런 사실이 뜻하는 바는 사실 약품 광고가 대대적으로 이루어지는 주요 대상이 일반인들보다는 의사들이라는 점이다. 대개의 의사들은 핵심 오피니언 리더들의 주장이나 학술 논문의 가치나 정확성을 평가하는 데 익숙지 않고 그럴 만한 시간도 없다. 제약업계는 이 같은 의사들의 허점을 이용하며, 그 결과는 우리의 손실로 돌아온다. 이런 관행이 지속되는 이유는 부분적으로는 의사들 스스로가 자기 분야의 지식과 업무에 통달해 있다고 착각하기 때문이다. 미국의 보건의료 체계에 영향을 미치는 민간 회사들(건강관리기구HMO와 보험회사들을 포함)의 다양한 영업 방식에 대해 제대로 이해하지 못하는 상태에서, 대중들은 과거에 의사들에게 보냈던 신뢰를 상당 부분 거두어들였다. 이런 현상 때문에 환자들은 자신의 건강에 대해 의사가 아닌 다른 곳에서 정보를 찾게 되었고, 이로 인해 역설적으로 제약업계가 소비자를 직접 접할 기회를 갖게 되었다.

그런가 하면 세계의 다른 쪽에서는 공중보건 서비스가 와해됨에 따라, 치료제 사용에 더욱 의존하게 되는 유사한 결과를 초래하고 있다. 사람들이 질병에 대한 정보를 전문가들로부터 구하지 못하게 되자, 이 틈새를 제약사 영업 사원들이 파고드는 것이다. 제약회사들은 우리가 인터넷에서 특정 증상이나 의학적 상태를 검색해 접하는 정보를 가공하는 데 막대한 자원을 투입하고 있다. 한 예로 위키피디아는 제약업계의 조작이 가장 많이 이루어지는 사이트이다.[8] 그 결과, 환자들은 받고 싶은 특정 검사와 특정 의약품을 이미 마음속에 결정한 상태에서 진료실을 찾게 된다. 사유화된 의료 체계에서 환자들은 고객이고, 이들과 소원해질 위험을 피해야 하는 의사들은 내키지 않더라도 그 요구를 들어준다.

고콜레스테롤혈증, 당뇨병 전 단계 등 눈에 보이지 않는(증상이 없는) 질병의 치료를 위해 개발된 수많은 약들이 존재하기에 자가 진단 및 투약 경향이 심화되고 있는데, 이 같은 현상을 제러미 그린Jeremy Greene은 그의 저서 『수치에 매몰된 처방』Prescribing by Numbers◆에서 '주관적으로는 건강하나 많은 약을 복용하고 있는 현대인들이 처한 곤경'으로 묘사하고 있다.[9] 그린은 의약품의 사용으로 위험 요인을 '조절'할 수 없다고 주장하는 것이 아니다. 치료를 시작해야 할 기준을 결정하는 과정에 제약업계가 영향력을 행사함으로써 의약품 사용의

◆ 환자에 대한 종합적인 평가가 아닌 혈압, 혈당 등의 숫자만을 보고 진단 및 처방을 하는 행태를 꼬집은 말이다.

확대를 불러오고 있다는 점을 지적하고 있는 것이다. 고혈압으로 진단을 내리기 위한 혈압은 140/90이어야 할까? 아니면 130/80이어야 할까? 개개인에게 이 차이는 무시할 만한 것이다. 하지만 제약업계의 입장에서는 이 작은 차이에 수십억 달러가 걸려 있다. 그린이 지적하듯이, "오늘날 치료 여부는 의사와 환자 간의 협의보다는, 제약업계와 진료 지침을 정하는 위원회들 간의 협상에 의해 결정된다."[10]

마케팅을 통해 제품에 대한 소비자의 인지도를 높이고 구입 동기를 만들어 내기 위해서는 강력하고 전이가 쉬운 감성에 호소하는 작업이 필요하다. 질병에 대한 두려움을 확산시켜 사람들로 하여금 그 해결책을 찾게 만드는 것은 꽤나 효과적인 마케팅 기법으로 증명되었다. 이를 통해 건강하고 증상이 없는 사람들을 약 복용과 정기적인 검사가 필요한 환자로 만들 수 있기 때문이다.[◆] 위험 관리는 예방과는 다른 개념임에도 예방을 대신하게 되었다. 위험 관리와 약물로 조절하는 생활 습관 모델은 필연적으로 장기간의 치료를 요구한다.[11] 바로 이것이 '블록버스터'(연매출 10억 달러 이상인) 제품이 등장하는 토대가 되는데, 이를 통해 블록버스터 제품은 완치 치료와 예방 전략에 맞선 경쟁에서 앞서갈 수 있게 되었다. 블록버스터 제품으로부터 얻는 이

◆ 이런 목적의 치료제를 '생활 의약품'lifestyle drug이라 칭하기도 한다. "중증의 질병과 고통을 치유하기 위한 약이 아니라, 좀 더 건강해지고 자신이 원하는 삶을 살아가게 해준다는 약들 — 기억력이 좋아지는 약, 살 빠지는 약, 예뻐지는 약, 행복해지는 약, 사랑하는 약, 안 늙는 약, 곱게 늙는 약 등등"(박윤정, 『생명공학 시대의 법과 윤리』, 이화여자대학교출판문화원, 2000, 474쪽).

윤은 제약회사의 다른 모든 제품에서 나오는 이윤에 비길 만한 것이 되었다. 1991년에 블록버스터 약물은 제약 시장의 6퍼센트를 차지했다. 이 수치는 1997년에는 18퍼센트로 세 배나 뛰었고, 2001년에는 시장의 45퍼센트를 점유하게 되었다.[12] 매출 상위 10개 제품들은 점점 늘어나고 있는 약품 목록에서 0.25퍼센트를 차지할 뿐이지만, 그 매출액은 2006년도에 6백억 달러나 됐다.[13]

마지막으로, 제약업계는 그간 의료 전문가들이 무시해 온, 질병에 대한 주관적 경험(삶의 질에 대한 개인적 이해와 관련이 있는 질병의 경험적 측면) 문제에 대해 자신들만이 접근할 수 있다고 주장한다.[14] 이는 곧 마케팅 업자들이 규정하는 수요 개념, 즉 위험 관리, 생활 습관 개선, 소비자 선택, 서구의 유명 제약회사 제품이 가장 효과가 좋고 선진적이라는 믿음의 확산으로 이어진다. 소비자의 마음을 얻으면 그들로부터 자발적인 순응을 이끌어 낼 수 있기에, 제약업계 마케팅 담당자들의 과제는 제약업계에 유리한 지반(즉 주관적인 질병 경험) 위에서 사람들의 고통에 접근해, 그와 같은 주관적 질병 경험을 탈개인화되고 사유화된 '의약품 시장 확대'라는 공식에 결합시키는 것이다.

위험 관리, 생활 습관에 대한 환기, 소비자 선택과 같은 개념들은 상당수 개발도상국의 관심사와는 거리가 멀어 보인다. 에이즈, 결핵, 말라리아, 콜레라 같은 질병들은 제약회사 마케팅의 주요 대상이 아닌데, 이는 주로 가난한 사람들이 이들 질병에 걸리고, 그 치료제들에 대한 특허권은 이미 만료된 상태이기 때문이다. 그러나 상당수 개발도상국가들은 부자와 가난한 사람들로 나뉘어 있고(이런 경향은 부유한 국가들에서도 점점 증가하고 있다), 이 같은 불평등은 의료 접근성에서 큰 차이를 낳는다.[15] 이런 격차는 보건의료 예산상 두 층위의 질병 양상으로 나타나는데, 빈곤층은 감염 및 설사 질환, 영양실조 등으로 고통받고 있는 반면, 부유층은 심혈관계 질환, 암, 알레르기, 우울증 등 '풍요의 질병'(이 같은 질환들이 경제성장에 따라 발생과 진단이 증가하기 때문에 붙은 이름이다)에 시달리고 있는 것이다. 여느 소비재 영역과 마찬가지로, 여기서도 부유층이 주요 마케팅 대상이 된다. 이 경우, [의료비 지출에] 사용되는 재원은 개인의 돈보다는 공공 예산이며, 대체로 가난한 사람들의 수요보다 부자들의 수요에 더 많은 공공 예산이 지출된다.

약물 의존화 2단계 : 정책 주도권

부유한 국가들에서 의약품 수요를 창출해 내는 일이 다른 국가에서 의료 인력의 유출 문제를 불러일으키는가 하면,◆ 각 국가와 지역에서 세계적인 제약회사의 마케팅은 보건과 관련된 그 지역의 과학적·행정적·윤리적 기준에 영향을 미치고자 하는 시도를 동반한다. 국제 단위에서의 의약품 공급은 의약품 특허에 대한 국제 정책을 어떻

◆ 일반적으로 의료화(또는 약물화)는 부유한 국가의 의료 및 의약품 연구·개발 분야의 인력 수요를 늘려서 개발도상국의 해당 분야 인재들을 끌어들이고, 이는 제3세계의 인력 유출로 이어진다. 한국에서도 1970년대에 정부가 예산을 들여 키워 낸 의사들 중 상당수가 미국으로 이주했던 경험이 있다.

게 규정하느냐에 달려 있다.

약물[의존]화는 미국제약협회의 로비와 규제조화위원회International Council on Harmonisation, ICH와 같이 업계의 이익을 옹호하는 국제무역 체계들의 도움을 받아 세계적으로 진행된다. 약물화는 이미 많은 국가에서 공중보건에, 특히 정신 건강에 의심스러운 영향을 미쳤다. 구조 조정과 긴축정책을 추진하는 각국 정부에 약물 치료는 여타의 치료 방식이나 돌봄 서비스보다 저렴하고 신속한 해법으로 부각된다. 그러나 공중보건 조치로서의 약물화는, 다른 신자유주의 경제개혁의 결과와 마찬가지로, 질병 발생의 구조적 원인을 다루기 어렵게 하는 커다란 후퇴를 낳고 있다.[16]

브라질의 국제 보건 정치를 연구한 조앙 비엘은 신자유주의 국가와 시장 세력 간의 협상이 공중보건의 약물화라는 결과를 낳게 되는 과정을 조사한 바 있다.[17] 그는 에이즈로 인한 파국을 막기 위해 브라질 정부와 제약업계가 생명공학 정책을 수립하게 된 과정에 대해 보고한다. 브라질 정부는 "다국적 제약회사들의 특허권과 가격 결정 구조에 도전"하면서도, 제약업계를 아우르는 협력 체계를 구성해 낼 수 있었다.[18] 그러나 비엘이 보기에 이 과정에서 제약회사들은 "의약품을 매개로 의약품 정책에 관여해 국가기관과 개인의 삶에 개입할 정당성을 얻어 냈고" 브라질의 약물화를 계획대로 진행하고 있다는 것이 명확했다.[19] 브라질 정부가 제안하고 또 받아들인 온갖 종류의 공공-민간 협력 방식이 있을 수 있지만, 결국에는 정부와 제약업계의 목표가 많은 부분에서 서로 다르기 때문에, 이들 사이에는 여전히 **경쟁**이 존재한다.

기업과 공중보건의 목표 사이의 이 같은 경쟁은 2000년대 초반 일본에 선택적 세로토닌 재흡수 억제제SSRI 계열 항우울제가 도입되는 과정에 대한 나의 연구에서도 매우 명확하게 드러난다.[20] 당시 미국제약협회의 지원을 받아 진행된 일본의 약물화 여건 조성 프로그램은 다음과 같은 방식으로 차근차근 진행되었다. 즉 ① 일본에서 정신 질환을 앓고 있는 이들에 대한 치료가 부족하다는 점을 온갖 수사를 동원해 강조하고, ② '시장 창출'을 위해 경쟁 기업들 간의 협력을 이끌어 내며, ③ 규제조화위원회 등의 국제기구와 환자 단체를 끌어들여 일본의 의료 제도가 제약업계의 구미에 맞는 방향으로 변화하도록 국제적 표준을 강요하고, ④ 일본 후생성을 로비해서 의료 제도 개혁과 일본 국내 제약회사의 경쟁력에 대한 논란을 만들어 내도록 유도했다. 제약회사들은 이 밖에도 다양한 캠페인을 통해서 정신 치료를 받는 것에 대한 인식 변화를 유도하고 정신 질환 치료를 위한 공공의 지원에 대한 일본 사회의 태도에 영향을 미치고자 시도했다. 이 과정들은 명목상으로는 일본의 정신 보건에 우수한 국제적 기준을 도입하는 것이었지만, 그 이면의 목적은 의약품 시장을 민영화하는 것이었다. 그렇게 하면 이 분야 신약의 우월한 공급자인 서구 제약회사들이 자신에게 익숙한 마케팅 방식과 가격 결정 체계를 일본 시장에 자유롭게 이식할 수 있게 되기 때문이었다.

이처럼 약물화는 생의학적 과학의 보편화, 전 세계의 병자들을 치료한다는 도덕적 책무, 질병의 주관적 경험이라는 세 영역을 잇는 다리 역할을 한다. 제약업계는 이 세 영역의 각각에 대한 특권적 접근을 주장한다. 이들은 자신들이 연구·개발과 임상 실험에 얼마나 많은 돈을 쓰고 있는지를 뽐내며 20세기 약학 발전의 성과라는 ('보라, 우리가 인류의 구원자다!'라고 적힌) 낡은 깃발을 흔들고 있다. 이는 때로는 윤리적 압박으로 작용하기도 한다. 즉 제약회사들은 (예컨대, 환자 단체들 간의) 협력을 조직해 보건의료 당국이 최신 의약품에 최고의 금액을 지불하도록 로비 활동을 벌이는데, 보건 당국이 이를 주저할 경우, 질병으로 고통 받고 있는 유권자들이 의학 진보의 결실을 누리지 못하도록 보건 당국이 가로막고 있다고 꾸짖는다.

자원 추출 단계

기업은 언제나 해외에서 값싼 노동력과 저렴한 투입물을 찾음으로써 상품 가격을 낮추려 했다. 이것은 제국주의 이면의 동기이기도 했다. 제약 산업에서 연구·개발 비용은 여러 요인들로 인해 증가해 왔는데, 그 원인 가운데 하나는 임상 실험에 드는 비용이다. 예를 들자면, 한 의약품에 대해 한 번에 여러 가지 용도에 대한 임상 실험을 진행할 수 있는데, 이것이 성공한다면 그 약품의 상업적 잠재력은 크게 증가한다. 그런데 약을 과용하는 부유한 국가의 국민들은 임상 실험 대상자로서의 효용성이 떨어진다. 약효는 치료 경험이 없는 인구 집단과 비교할 때 가장 잘 드러나기 때문이다. 따라서 제약회사와 임상 실험 하청업자들은 치료 경험이 없는 대상자들이 넘치고, 임상 실험에 대한 비용도 적게 드는 개발도상국에서 (그리고 미국의 저소득 및 소외 계층을 대상으로)[21] 연구하려 한다.

개발도상국의 경우, 임상 연구 피실험자들을 보호할 윤리 규정이 제대로 갖춰지지 않은 경우가 많다. 이런 국가들에서 임상 실험 대행 기관contract research organizations, CROs은 쉽게 윤리 규정을 위반할 수 있다. 화이자가 1990년대에 나이지리아에서 자사 제품인 트로반Trovan 을 실험하면서 저지른 범죄 행위*는 식민주의 시대의 자원 착취와 자국에서 불법이 된 비인간적 노동 관행을 '수출'하던 19세기의 관습을 떠올리게 한다.[22]

임상 실험의 세계화로 말미암아 여러 가지 까다로운 딜레마들이 야기되고 있다. 의학적 관점에서 보자면, 개발도상국 시민들을 대상으로 한 임상 실험은 환자의 과거력이 대개 불완전하기 때문에 문제의 소지가 있다. 약효를 평가하는 기준도 문화에 따라 달라질 수 있는데, 현지의 의료인이 진단을 내리는 관례나 현지 환자들이 증상을 호소하는 관행에 따라 연구의 편향이 발생할 수도 있다. 예를 들어, 신경정신학적 질병을 치료하는 약의 경우, 진단과 결과 보고에 대한 문

---

* 1996년 화이자는 당시까지 뇌수막염의 표준 치료 요법으로 쓰이던 세프트리악손ceftriax-one과 신약인 트로보플록사신trovofloxacin(상품명 트로반)의 치료 효과를 비교하는 임상 실험을 시행했다. 2백 명을 대상으로 한 임상 실험 과정에서 트로반으로 치료한 환자 1백 명 가운데 다섯 명, 세프트리악손으로 치료한 1백 명의 환자 가운데 여섯 명이 사망했고, 그 외에도 다수의 환자들에게 실명이나 뇌손상 등 많은 후유증을 남겼다. 조사 과정에서 밝혀진 바로는 신약 트로반의 치료 효과를 과장하기 위해 몸무게 1킬로그램당 50~1백 밀리그램을 투여해야 하는 세프트리악손을 33밀리그램으로 줄여 투여한 것이 밝혀졌고, 나이지리아 법률상 요구되는 환자 동의서를 거짓으로 받았다는 것이 밝혀졌다. 트로반은 간 독성 때문에 퇴출되었다. 소송이 이어졌으나 최종적으로 2009년에 나이지리아 정부는 임상 실험 피해자를 발견할 수 없었다고 확인했고, 화이자는 나이지리아 정부에게 지불하는 1백만 달러를 포함해 7천5백만 달러를 지불하기로 합의했다.

화적 번역 문제가 연구를 엉망으로 만들 수 있다.

윤리적·법적 문제는 더욱 복잡하다. 임상 실험에서 발생한 인권침해로 제기된 소송에서, 외국의 청구인이 미국과 유럽의 제약회사들을 상대로 성공적으로 재판을 진행한 사례가 없다. 제약 연구를 진행하는 임상 하청업자들을 윤리적으로 규제해야 하는 과제가 국제사회에 있지만, 이를 다루기 위한 도구는 헬싱키 선언(인간을 대상으로 하는 생의학 연구에 지침을 부여하는 선언)처럼 강제성이 없는 조약들에 한정되어 있을 뿐이다. 국제적으로 채택된 윤리 규약이라고 해서 그 자체로 구속력이 보장되는 것은 아니다. 윤리 규약을 윤리적 규제로 옮기는 것은 어느 사회 분야에서든 이론을 실천으로 옮기는 것만큼 까다로운 일이며, 규제를 강제하는 것은 또 다른 문제다. 아드리아나 페트리나 Adriana Petryna는 (성문법의 경우 명확하게 규정되어 있는 것과 대조적으로) 윤리 규정이 실제 세계에서는 다양한 수준으로 적용될 수 있고, 여기에서 가늠하기 어렵고 모든 사람에게 영향을 미칠 수 있는 허점이 생겨난다는 것을 지적한 바 있다. 그런 허점은 임상 실험을 하는 기업들이 충분히 악용할 수 있다.[23] 게다가 임상 실험이 이루어진 국가의 국민들이 적절한 가격에 약을 구입할 수 있도록 제약회사를 강제할 수단 역시 전혀 없다.

시장 경쟁에 대한 잘못된 믿음

흔히들 마케팅의 기능을 수요와 공급을 연결하는 역할이라고 말한다. 소비자의 구매 의향과 기업의 판매 요구 사이를 조정하고 상품 판매를 방해하는 여러 가지 구조적인 시장 장벽을 극복하는 기능이라는 뜻이다. 의약품의 경우 공급망이 특별히 복잡한데, 다른 상품과는 달리 의약품은 상품을 최종 소비자에게 전달하는 과정에 필요한 중개자들 가운데 상당수가 비상업적 관계자들이기 때문이다. 따라서 상업적으로 정의된 가치는 어느 정도 의학적 가치와 일치해야만 한다. 의약품에서처럼 (또한 일반적인 국제무역의 경우처럼) 공급 과정이 긴 경우에는 수요와 공급 사이를 연결하는 업무와 비용이 기업 내 다른 기능들을 압도해 버린다. 마치 제약 산업의 주된 기능이 의약품 개발과 생산이 아니라 마케팅처럼 보이게 만든다는 것이다. 우리는, 20년 전 블록버스터 약물의 등장과 더불어, 전통적으로 연구에 중심을 두던 거대 제약회사들이 마케팅 중심으로 기울게 되었음을 지적할 수 있다.[24]

따라서 블록버스터 약물의 의학적 효능이 그리 대단하지 않다는 걸 알게 된다 해도 놀랄 일은 아니다. 메릴 구즈너Merrill Goozner는 "신규 의약품 등록 신청의 4분의 3은 기존에 나와 있는 약품을 모방한 것이거나 아주 약간의 편의를 추가한 것일 뿐"이라고 지적한 바 있다.[25] 2006년에 미국회계감사원US Government Accountability Office이 의회에 제출한 보고서에 따르면, "제약 산업에서의 혁신은 침체기에 접어들었다"고 한다.[26] 업계의 평론가들도 이 같은 혁신의 쇠퇴 경향에 대해 인식하고 있으며, 제약회사들의 장기 수익성에 대해 우려하고 있다(이 주제에 대해서는 뒤에서 다시 다룰 예정이다).

과학적 독창성이 떨어지는 블록버스터 약물의 홍보와 판매에 매달린 결과 마케팅 비용이 연구·개발비를 훨씬 뛰어넘게 되었다. 마크-

앙드레 가농Marc-André Ganon과 조엘 렉스친Joel Lexchin은 미국 제약업계가 마케팅 비용을 연구·개발비에 비해 두 배 가까이 쓰고 있다는 결론을 내린 바 있다.[27] 내가 수행한 연구에 따르면, 이 비율을 훨씬 높여 잡아야 한다. 연구·개발비로 분류되어 있는 지출 항목들(경쟁적인 임상 실험 시행, 출판 계획, 마케팅 후 조사 등)이 실은 시장점유율을 올린다든지, 곧 특허가 만료되는 약의 수익을 지키기 위한 연구에 쓰이기 때문이다. 이 같은 비용은 [새로운 치료제를 개발하는] '탐구적인' 연구·개발비에 반대되는 개념으로, '마케팅 보조' 연구·개발비라 부를 수 있을 것이다. 유사 의약품me-too drug(기존 의약품에 사소한 변화를 주었을 뿐인 약) 연구까지 더하면, 대부분의 메이저 제약회사가 마케팅 보조 연구·개발비에 지출하는 비용은 과학적 탐구에 들이는 비용을 크게 뛰어넘는다. 사실 마케팅과 연구·개발비 가운데 어느 쪽에 투자가 더 많이 되는지는 중요하지 않은 것이다. 둘 다 크게 보면 마케팅의 일환일 뿐이기 때문이다.[28]

　사람들은 시장에서 성공한 제품은 혁신적인 것임에 틀림없다고 믿는 경향이 있다. 그러나 오늘날의 현실에서 가장 성공적인 의약품은 과학적 혁신이 아니라 효과적인 마케팅의 산물일 뿐이다. 화이자의 리피토Lipitor를 예로 들어 보자. 이 약품은 스타틴 계열 약물(콜레스테롤을 낮추는 기능을 한다) 중 여섯 번째로 시장에 나왔다. 그러나 화이자가 고콜레스테롤혈증의 위험성 인식을 증진시킨다는 명목으로 2002년에만 약 13억 달러(같은 해 아이티의 연간 보건의료 예산의 1백 배에 달하는 규모[29])를 쏟아부은 결과, 스타틴 계열 약물 전체의 시장 규모는 5년 동안 매년 두 자릿수 이상 성장했다.[30] 리피토의 매출액은 2006년에

143억 원에 달했다. 질병 캠페인awareness campaign은 보건의료 분야에서 승수효과를 불러온다. 즉 늘어난 수요는 더 많은 수요를 창출한다. 소비자를 상대로 의약품 직접 광고가 합법적으로 널리 활용되고 있는 미국에서 의료비 지출이 치솟고 있는 주된 이유 중 하나이다.

경쟁이 기업들의 주요 관심사로 자리매김함에 따라, 기업들은 소비자의 요구[필요]에 부응하는 혁신적인 제품을 개발하기보다는, 타사 제품과의 차별성을 부각하는 데 집중했다. 시장에서 벌어지는 치열한 경쟁 환경(이 경쟁사들은 모두 훌륭한 기술력과 관리 인력, 그리고 소비자의 미충족 요구를 조사할 수 있는 기법을 구비하고 있다)은 "[새로운] 가치를 창조하고, 그것에 의미를 부여하며, 이를 소비자에게 전달하는 것"이라는 마케팅 본연의 의미를 경쟁 중심으로 왜곡하고 말았다.[31] '혁신적'인 제품을 개발하려는 노력은 미충족 요구를 찾는 '구조적 틈새' 논리로 대체되었고, 진정한 발명은 의미 없는 제품·브랜드 차별화로 대체되었다.

이런 방식으로 제약업계의 경쟁은 화장실 용품, 인스턴트 음식, 화장품 등의 '일용 소비재' 산업과 유사하게 브랜드 경쟁 중심으로 흘러갔다. 실제로 제약업계의 컨설턴트 사이에는 이윤을 이전과 같이 유지하기 위해서는 일용 소비재 산업계를 모방해야 한다는 주장도 있다. 수십억 달러를 들여 경쟁적으로 화려한 광고를 펼친 '콜라 광고 전쟁'처럼, 공허하고 무익한 경쟁적 광고가 제약업에서도 펼쳐졌다. 서로 유사한 콜레스테롤 강하제들 사이에서 벌어졌던 '스타틴 광고 전쟁'은 의약품 시장도 콜라 전쟁과 비슷하게 가고 있음을 보여 준다.♦ 약품 자체의 혁신보다 브랜드 차별성이나 '브랜드 가치'가 더 중요해진 것이다. 브랜드라는 것은 상품 자체의 어떤 구체적인 편익보다는 소비자의 인식에 달려 있기 때문에, 다른 객관적인 가치 형태와는 구별되는 마케팅 가치의 순수한 혹은 완벽한 사례라 할 수 있다. 현재 업계 선도자들의 말이 맞는다면, 제약업계의 미래는 브랜드와 마케팅에 의존해서 소비자 세분화consumer segmentation를 강조하는 방향으로 더욱 나아갈 것이다.

제품이 최종 소비자에게 전달되는 독특한 방식으로 말미암아, 제약업계에서 벌어지는 경쟁에도 또 다른 특징이 있다. 제약회사들이 새로운 인구 집단을 대상으로 시장을 넓혀 가려 함에 따라, 경쟁자의 정의가 단순히 비슷한 제품을 생산하는 기업만으로 한정되지 않는다. 이제 경쟁의 영역에는 규제자, 보험 지불자, 의료 행위자, 환자 및 소비자, 그리고 성공적인 매출에 방해가 되는 것 모두가 포함된다. 이같은 관점은 '유통 경로 관리'distribution channel management에 근간을 두고 있는데, 이 체계에서는 마케터들 사이에서 '채널 캡틴'channel captain으로 불리는 하나의 핵심 주체가 상품의 제조에서부터 해당 상품이 최종 소비자까지 전달되는 경로를 총괄적으로 통제한다.[32] 이런 접근

◆ 의약품의 홍보에는 물량 공세와 생활 습관을 강조하는 기법이 사용된다. 리피토의 경우 미국에서의 연간 광고비가 코카콜라 광고 액수보다 많으며, 광고물에 건강하고 젊은 인물들의 일상을 보여 주고 맨 마지막에 리피토라는 약을 노출해 약효보다는 현대적이고 활동적인 생활 습관과 연결 짓는 제품 광고를 했다. 한편 유명 인사를 등장시켜 유사한 다른 의약품들과 차별되는 브랜드 가치를 부각시킨 사례도 있는데, 비아그라Viagra의 광고에 밥 돌 상원 의원 부부가 등장해 "우리 인생이 바뀌었습니다"라고 홍보한 바 있다.

방식은 관련된 모든 대상을 구애를 보내야 할, 정복해야 할, 그리고 (종종 그 대상의 이익에 반하는) 협력 관계로 편입시켜야 할 경쟁자로 간주하는 약탈적 확장에 정당성을 부여한다. 업계 경쟁자들과의 관계가 때로는 협력적이지만 대체로 경쟁적이고 비밀스러운 만큼, 소비자 및 소비자에 접근하기 위해 접촉하는 대상들과의 관계 또한 은근히 투쟁적이면서 교묘하다. 설사 이 관계가 '신뢰', '공동의 의사 결정', '가치의 공동 창조' 등 달콤한 표현들로 수식되었더라도 말이다.

마지막으로, 앞서 언급했던 일본의 사례가 시사하듯, 기업들 사이의 경쟁이 업계 내에서 과점이 발생하는 것을 방지하지는 못한다. 의사나 대중에게는 몇몇 제약회사들이 경쟁하고 있다는 사실이 독점을 방지하고, 치료제 개발을 위한 경쟁이 실제로 공정하게 이루어질 것이라는 점을 보장하는 것처럼 보인다. 업계 외부의 이해관계자들[앞 문단에서 새로 경쟁의 대상으로 편입된 주체들을 가리킨다]을 대상으로 한 경쟁이 강해짐에 따라, 제약회사들은 시장에서 맞닥뜨린 장애물들을 제거하기 위해 서로 비슷한 접근법을 선택했다. 이제 제약업계라는 경기장은 다른 제약 업체들을 대상으로 건전한 경쟁을 벌이는 곳이 아니며, 불확실성을 동반하기는 하지만 좀 더 혁신적이고 가격 부담이 적은 제품이라는 결과를 성취하던 공간과는 거리가 멀어졌다. 진정한 의미의 경쟁과 그 결과로 기대되었던 편익은 업계 내부자들끼리의 협력으로 대체되었고, 이런 협력은 '경쟁자와 협력하라 — 그리고 승리를 거두라'[33]는 기업 간 담합[카르텔]으로 발전해서, 더욱 이윤을 내기 쉬운 환경으로 시장을 바꾸어 놓았다. 비슷한 제품을 동일한 경로를 통해 시장에 내놓아야 하는 기업들의 경우, 미래의 매출에 대한 기대를 바탕으로 기초 작업 — 유통 구조 건설 — 을 위한 공동 행동을 하는 경우도 있으며, 이 기업들은 이후에 본격적으로 상호 경쟁을 하게 될 것이다. 일본에서의 새로운 SSRI 계열 항우울제 판매에 대한 필자의 연구에 따르면, "제약회사의 한 임원은 다음과 같이 말한 바 있다. '시장을 창출하기 위해서는 온 산업계가 달려들어야 한다. …… 우리 모두가 함께하는 것이다.'"[34]

미국제약협회 — 이 협회가 내건 세계적 사명은 "제약/생명공학 연구 회사들이 환자들을 위해 중요한 신약 개발에 나서도록 장려하는 공공 정책을 효율적으로 지원하는 것"[35]이다 — 와 같은 단체가 하는 일은 잠재적 경쟁자들 간에 '경쟁적 통합'이라고 불릴 수 있는 협력적 동맹 관계를 만들어 내는 것이고, 이는 수직적 통합만큼이나 강력한 힘을 가지고 있다.

신흥 시장과 대량의 '니치버스터'(틈새시장 공략) 의약품

많은 업계 전문가들은 블록버스터 의약품들의 특허가 만료되고, 장차 고수익을 창출할 만한 새로운 의약품이 거의 개발되지 않는 상황에서, 제약업계의 이윤이 점차 줄어들 것이라고 우려를 표하고 있다. 그러나 이 같은 우려는 성급한 감이 있다. 혈중 콜레스테롤이 높은 아동을 대상으로 약물 치료를 하려는 최근의 시도는 블록버스터의 독점을 연장하려는 움직임이라고 볼 수 있다. 2008년 7월 7일 자 『뉴욕타임스』는 다음과 같은 기사를 낸 바 있다. "소아과 의사들은 성인 심장 질환을 예방하기 위해 8세부터 콜레스테롤 선별 검사를 시행하고 콜레스테롤 강하제도 적극적으로 사용할 것을 권고한다."[36] 부모가 아동들의 식습관에 대한 교육을 충분히 받기도 전에, 학교 체육 프로그램을 개선할 예산이 편성되기도 전에, 그리고 아동에 대한 스타틴 사용의 장기적 효과를 알기도 전에, 미국 아동들에게 특별히 새로 특허를 받은 콜레스테롤 강하제를 복용하도록 권고하고 있는 것이다.[37]

그럼에도 탈-블록버스터 시대의 전개와 관련해 두 개의 새로운 전망이 대두되고 있다. 하나는 신흥 시장으로 뛰어드는 움직임이다. 브라질, 러시아, 인도, 중국 등 이른바 '신흥 의약품 시장 국가들'이 현재 표적이 되고 있다. 이들은 국가 규모가 클 뿐만 아니라, 부유층의 형성으로 말미암아 생활 습관 및 위험 관리 용도의 블록버스터 약품이 대량 소비될 것으로 예상되기 때문이다. 둘째로, 상당수의 업계 경영진들이 특정 개인의 질병을 표적으로 삼는 '맞춤형 의료'personalised medicines의 시대를 준비하고 있다. 이 움직임의 좋은 점은 맞춤형 의료가 발기부전이나 '하지불안증후군' 같은 증상보다는 암 같은 중병에 집중하고 있다는 것이다. 나쁜 점은 검증되지 않은 질병 표지자 검사 disease marker test◆가 새로운 의료화의 물결을 불러올 것이라는 사실이

◆ 특정 혈액 검사나 특정 유전체 검사로 질병 유무나 질병에 걸릴 가능성 등을 알 수 있다는 검사들을 가리키지만, 아직까지는 거의 대부분이 의학적 근거가 없다. 예를 들어, 혈액 검사로 암의 위험도를 예측하는 암 표지자 검사는 선별 검사의 용도로 사용할 의학적 근거가 있는 검사가 하나도 없으며, 유전체 검사도 의학적 근거가 있는 검사는 안젤리나 졸리의 유방 절제술의 근거가 된 브라카BRCA 유전체 검사가 거의 유일하게 의학적 근거가 있

다. 이 물결은 사람들에게 [불필요한] 불안을 야기하고, 그 불안은 제약업계의 이익으로 이어질 것이다. 게다가 새로운 과학적 발견을 하리라고 기대받고 있는 생명공학 업계는 자체적으로 새로운 실적을 올리지 못하고 있는 실정이다.[38]

객관적인 치료제가 확실히 자리 잡은 분야에서는 마케팅 전문가들이 악용할 수 있는 애매모호한 구석이 적다. 제약업계는 맞춤형 약품과 마케팅을 무기로 '대량 맞춤화' 시대를 준비하고 있다. 업계 잡지인 『차세대 의약품』*Next Generation Pharmaceutical*은 다음과 같이 보도한 바 있다.

> 데이터모니터Datamonitor의 분석가는 최근의 보고서 "블록버스터에서 니치버스터로"에서 틈새시장을 공략하는 치료법이 향후 의약품 시장의 성장과 연구·개발 투자를 선도할 것이라고 전망했다. 이 보고서에 따르면, 업계가 '니치버스터' 전략으로 선회함에 따라, 기존 블록버스터 약물이 창출하는 수익에 대한 의존도는 2004~10년경 하락할 것으로 보인다. 제약업계는 충족되지 못한 요구가 큰 틈새시장에 접근하기 위해서 공동 연구 및 소규모 인수·합병, 기술 이전 확대 등의 방법을 활용할 것이다. 틈새시장으로의 전환으로 인해 개인화된 맞춤 치료가 더욱 탄력을 받게 될

는 검사라고 볼 수 있다. 이에 더해 BRCA 검사로 유방암과 난소암이 걸릴 가능성이 높다 해도 안젤리나 졸리처럼 절제술로 해결하는 것에 대해서는 의료계 내부에서도 논란이 해소되지 않고 있다.

것이다. 진단 기술 발전의 결과로 맞춤형 치료의 중요성이 커졌고, 이 부문이 니치버스터로서 주목받게 된 것이다. 이런 경향은 시장 세분화를 한층 두드러지게 할 것이며, 전체 제약 산업의 크기도 끌어올릴 것이다.[39]

제약업계의 각종 회의와 출판물에서 이루어지는 논의에 귀를 기울여 보면 맞춤 의료의 최근 동향을 다음과 같이 파악할 수 있다. 마케팅과 연구·개발은 더욱 통합될 것이며, 시장 중심의 시각에서 수요를 창출하기 위한 조건으로 세분화된 시장에 맞는 연구가 필요해질 것이다.[40] 진단 검사가 증가하고, 의료화의 경향이 전략적으로 확대될 것이다. 검사 장비 업체와 같은 새로운 부문을 흡수하기 위한 인수·합병이 더욱 활발히 진행될 것이다. 그 결과, 비용을 스스로 지불할 수 있거나 지불이 보장되는 보험에 가입한 자와 그러지 못한 자들 사이의 간극이 더욱 벌어질 것이다.

건강이라는 가치의 재정립?

기존 체계의 조정을 꾀하거나, 정부의 관리·감독을 조금이라도 더 요구할 경우, 제약업계는 민간 영역에 대한 과도한 간섭이라고 비난한다. 그럼에도 우리의 건강을 치료하는 중요한 역할을 담당한다는 신뢰를 받았던 제약업계는 이제는 공중보건의 향상에도, 개인 소비자/환자의 건강 증진에도 제대로 기여하지 못하는 상태에 이르렀다.

의약품의 배분과 소비는 전 세계적으로 진행된다. 그러나 신약의 발견과 보급은 주로 서구에 집중되어 있다. 제약 산업의 핵심에 마케팅 우선이라는 개념이 깊게 뿌리박혀 있다. 통상적인 수준의 개혁으로는 지금의 문제를 근절하기 어렵다. 높은 가격의 특허 의약품 구입 비용이 세계 공중보건 인프라를 짓누르고 있다. 기업은 이윤을 보장받아야 하며, 그러지 못할 경우 신약을 개발하는 데 필요한 연구를 수행할 수 없다는 허울뿐인 논리에 수많은 사람들의 목숨이 희생되어 왔다. 이런 문제를 개선하기 위해 제약회사와 협력한다든지, 자국 제약회사를 양성한다든지 하는 대책은, 전 지구적 마케팅이라는 괴물을 막기는커녕 이런 괴물을 더 비대하게 만들 뿐이다.

언론인과 연구자, 그리고 마침내 입법자들마저 제약업계에 변화의 압력을 가하고 있다. 이에 대한 대응으로, 제약업계는 작전상 후퇴나 타협처럼 보이는 행동을 하기도 한다. 작전상 후퇴라는 것은 업계의 우선순위가 이윤 추구가 아니라 인류의 질병을 치유하는 것이라고 대대적인 선전을 하는 것을 말한다. 이른바 '산업 브랜드화'는 이 같은 집단적 노력 가운데 하나다(이는 범제약업계 차원의 협력 사례 가운데 하나이기도 하다). 타협책은 두 가지 형태를 띤다. 하나는 기업 이미지를 좋게 하기 위해 약을 공짜로 나눠 주는 것이다. 이 같은 무료 살포는 특히 제약업계의 이미지가 정유 산업 및 담배 산업만큼이나 나쁜 유럽과 아프리카에서 기업 이미지를 높이는 방식으로 최근에 유행하고 있다.

스테판 에크스Stefan Ecks는 항암제 글리벡의 가격을 둘러싸고 노바티스사가 인도 정부 및 시민 단체들과 벌인 논쟁을 다룬 혁신적인 책에서 강력한 반시장적 입장을 취하고 있는데, 이는 길지만 인용할 만하다.

글로벌 기업 시민 정신global corporate citizenship은 폭주하는 자본주의에 브레이크가 되기는커녕, 여러 가지 새로운 방법으로 그 폭주를 가속시키는 수단일 뿐이다. 부르디외가 [신자유주의를 가리켜] '순수한 시장 논리를 저해하는 집합적 구조들을 파괴하는 기획'이라고 했다면,♦ 글로벌 기업 시민 정신은 이윤을 극대화하는데 도움이 되는 친親기업 성향의 환자 단체와 같은 구조를 양성해 내는 기획이다. 글로벌 기업 시민 정신은 자본주의가 사회적 관계를 파괴해 삶에 미치는 무차별한 영향을 드러내기보다는, 사람들이 시장의 작동 원리를 눈치채지 못하도록 새로운 관계를 창조한다. 나는 기업들이 '좋은 시민'이 되겠다고 애써 주장하기를 멈추고 자신들의 자본주의적 언어로 자신들의 행위를 솔직하게 드러내는 것이 더 윤리적이라고 생각한다. 글리벡과 같은 약들의 무상 지원 제도는 환자들에게 '공짜로 주는 선물'이 아니라 국제적으로 의약품 가격을 높게 유지하기 위한 전략에 불과한 이상, 시민 정신이라고 호도해서는 안 된다.[41]

두 번째 타협책은 비슷한 위장술을 약간 다른 방식으로 행하는 것이다. 이것은 이른바 '가치의 공동 창조'라 부르는 것으로, 소비자들을 새로운 의약품의 디자인과 마케팅 과정에 끌어들이는 시도이다.

♦ 피에르 부르디외Pierre Bourdieu가 1998년에 발간한 책의 부제로, 전체 제목은 다음과 같다. *The Essence of Neoliberalism: What is Neoliberalism?: A Programme for Destroying Collective Structures which May Impede the Pure Market Logic: Utopia of Endless Exploitation.*

최신 트렌드를 아는 마케팅 업자라면 '가치'를 기업 내부에서 창출해 외부의 소비자에게 파는 어떤 것이라고 보지 않는다. 마케팅 교수인 프라할라드C. K. Prahalad와 라마스와미V. Ramaswamy 교수에 따르면, 가치의 공동 창조는 소비자와 기업의 상호작용을 통해 생겨난다. 즉 "공동 창조는 기업과 소비자가 합동해서 가치를 창조하는 것을 이른다."[42] 이 글에서 묘사된 제약업계의 경향을 생각해 보면, 우리는 아마도 '생산적 소비'의 근원으로서의 가치 창조를 의미하는 이 새로운 유행어를 마르크스가 『정치경제학 비판 요강』Grundrisse에서 설명했던 '생산적 소비'◆의 세 번째 의미라고 할 수 있겠다.[43]

'공동 의사 결정'이라는 명목하에 진행하는 가치 공동 창조 캠페인을 통해 약물 치료에 대한 순응도를 높임으로써 '환자 생애 가치'◆◆를 향상시키려는 제약 산업계의 시도를 다룬 최근의 연구에서 나는 다음과 같이 결론을 내린 바 있다. "공동 의사 결정에 있어서 마케팅 업자는 소비자의 개인적인 생각과 행동을 개입의 대상으로 간주한다. 그런데 마케팅 업자는 환자의 치료자가 아니라 환자에게 투자한 이해

◆ 마르크스는 『정치경제학 비판 요강』에서 자본주의하에서의 소비를 생산적 소비와 불생산적 소비로 나누었다. 그는 생산적 소비에는 생산자들에 의한 소비재의 소비와 생산과정 내에서 나타나는 생산수단의 소비 등 두 가지가 있다고 서술했다. 여기서는 의약품의 소비를 마르크스가 지적한 생산적 소비의 두 가지 범주에 더해 세 번째 범주로 넣는 것이 어떻겠냐는 비판적 의미의 풍자로 보인다.

◆◆ 고객 생애 가치customer lifetime value, CLV는 고객 한 명이 그의 일생 동안 기업에 얼마만큼의 이익을 벌어다 주는지에 대한 개념이다. 이를 환자와 제약회사에 적용한 것이 환자 생애 가치이다.

당사자일 뿐이다."⁴⁴ 어떤 가치가 그 가치의 생산자에 의해 궁극적으로 통제되는 상태로 남아 있는 한, '가치의 공동 창조'라는 것은 그저 매출을 늘리려는 야망을 감추기 위한 교묘한 속임수에 불과하다.

민간 중심의 의료 체계를 가진 미국 이외의 국가에서 제약회사의 팽창을 가로막는 가장 높은 장벽은 각국의 공적 의료 체계를 관리하는 자들이다. 이들 국가에서는 보건 당국이 신약의 시판 승인과 보험 수가 책정을 담당한다. 어느 한 국가의 보건 당국이 특허 약품 한 알의 가격을 5달러가 아니라 5센트로 책정한다면, 그것이 이윤에 미칠 영향은 자명하다. 이는 민간 중심의 의료 시장에서도 공적인 지원이 이루어지는 일부 부문, 예를 들면 미국의 메디케어, 메디케이드, 그리고 국가 보훈 서비스가 지급하는 약값에도 적용되는데, 제약회사들은 이들 기관이 의약품 가격을 높게 책정하도록 설득해야만 한다.

기업은 의료 및 의료 제도를 두고 공공과 민간의 권력이 힘겨루기를 하지 않는 환경에서만 시장 메커니즘에 대한 자신을 가질 수 있을 것이다. 나는 그 두 주체 사이에는 목표와 원칙에 있어서 본질적으로 좁힐 수 없는 간극이 있다고 본다. 즉 "무엇이 옳은가와 무엇이 이윤이 남는가라는 지향점에 따른 근본적인 갈등" 말이다.⁴⁵ 그러나 이 두 영역은 제도나 자원, 그리고 운영의 측면에서 사실상 중첩되는 부분이 증가했다. 이 같은 중첩은 공공과 민간 두 체계가 함께 의료를 제공함으로써 한쪽이 다른 쪽의 장점을 보완해 더 나은 결과를 만들어 내리라는 믿음에서 비롯된 것이다.

결과적으로 민간 기업들의 경영 기법과 관점이 공공 부문에 폭넓게 채택되었다. 기업 경영 모델의 유행 속에서, 비영리 민간단체, 비정부기구, 재단, 각국 정부 등의 기관들은 전략적인 차원에서 스스로를 경쟁적인 환경에서 운영되는 기업처럼 여기게 되었다. 다시 말해, 공공 부문의 행정가들 역시 기업가들처럼 사고하게 된 것이다. 그들은 과정보다 결과를 중시하게 되었고, 성공 여부를 평가할 때 투자 대비 수익률과 소비자 만족도와 같은 시장 중심의 기준을 채택하게 되었다. 공공-민간 기관 사이의 인력과 자원의 교류는 둘 사이의 구분을 더 흐리게 만들었다. 따라서 이제 우리는 보건의료 부문에 대해, 민간 의료 대 공공의료의 문제가 아니라, 대상 의료기관이 투자 수익률 같은 지표에 연연하지 않고 공익을 위해 독립적으로 일하는지, 또는 비非기업적인 운영 및 서비스 모델을 채택하고 있는지와 같은 물음을 던져야 할 것이다.

6장
미국의 의료 개혁과 스톡홀름 증후군

마리 곳초크

미국의 보건의료 체계는 다른 선진국들에 비해 여러 방면에서 예외적이다. 평균적으로, 미국의 1인당 보건의료비 지출액은 다른 국가에 비해 두 배가 넘는다. 그럼에도 5천만 명 가까운 사람이 의료보험에 가입되어 있지 않으며, 수천만 명은 [의료보험에 가입은 되어 있지만] 적절한 보장을 받지 못하고 있다. 미국은 기대 수명과 영아 사망률 같은 주요 건강 지표에서 꼴찌에 가까운 성적을 기록하고 있으며, 의료에 대한 대중의 만족도 역시 형편없이 낮다. 병을 치료하기 위해, 심지어 생사를 오가는 와중에도, 감당할 수 있는 적절한 비용으로 충분한 보장을 해주는 보험을 찾아 헤매는 이들의 가슴 아픈 사연들이 언론을 통해 자주 보도되기도 한다.

이런 주목할 만한 문제에 대해, 오바마 행정부와 의회 민주당 지도부 및 그 지지층이 내놓은 대책이란 실로 온건하기 그지없었다. 미국의 의료 체계를 개혁하려는 시도들은 되풀이해서 '스톡홀름 증후군'의 희생양이 되어 왔다. 스웨덴에서 있었던 유명한 은행 강도 사건에서 따온 이 현상은, 인질들이 자신을 납치한 강도들에게 감정적으로 동화되어서, 풀려난 뒤에도 오히려 그들을 옹호하게 되는 상황을 일컫는다. 그간 미국의 경제와 사회조직 전반이 너무나 오랫동안 신자유주의에 물들어 있었던 나머지, 보편적 의료를 주장하는 이들조차도 경쟁이나 소비자 선택권 문제를 최근 추진되고 있는 보건의료 개혁의 핵심 요소로 꼽고 있는 것이다. 미국의 독보적인 노동자 조직인 미국 산업별노조총연맹AFL-CIO, 무브온Moveon.org, 어린이보호기금Children's Defense Fund 등, 민주당과 성향이 가까운 수십 개 단체들이 동원되어서는 기막힐 정도의 미미한 해결책을 내놓았다. 그 해결책이란 공공 의료보험을 만들어 기존 민간 보험 회사와 경쟁시키자는 것이었다.◆ 클린턴 행정부의 건강보장법안Health Security Act 실패 이후, 진보 진영은 캐나다의 제도를 본뜬 '전 국민 단일 의료보험'◆◆의 도입을 꾸준하

◆ 오바마 대통령 시기 보건의료 개혁안(오바마 케어)은 첫 집권 시기 공약에서는 정부 운영 보험과 민영 보험을 경쟁(퍼블릭 옵션)시키는 동시에 민영 보험 가입 의무를 부과하고 정부 보조금을 지급한다는 내용이었으나, 실행 과정에서는 퍼블릭 옵션이 삭제되었다.

◆◆ 전 국민 단일 의료보험 또는 단일 보험자 건강보험이란 정부가 단일 보험을 운영해 전 국민에게 동일한 건강보험을 제공하는 것을 말한다. 이 제도는 대부분의 OECD 국가와 모든 EU 국가에서 이미 시행되고 있다. 영국, 스웨덴 등의 세금으로 운영되는 국가보건서비스NHS, 독일, 일본 등의 전 국민 건강보험NHI 등의 차이는 있으나 전 국민에게 단일한 지불 주체가 의료비를 지불한다는 점에서는 동일하다. 한국에서는 1977년에 5백 명 이상의 사업장에 대한 직장의료보험 실시를 시작으로 해서, 1989년에 도시지역 보험 실시로 전 국민을 대상으로 한 건강보험이 완성되었다. 조합 운영의 통합 측면에서는 초기에는 지역별의료보험조합, 공교의료보험, 직장의료보험 등 여러 직능 및 지역별로 관리 주체가 구분되어 있었으나 몇 단계 과정을 거쳐 2000년에는 국민건강보험으로 통합되었다.

게 요구해 왔는데, 이번 법안은 그 입장으로부터 후퇴한 것이다. 이런 식의 경쟁적 공공 보험 도입을 추진한다는 것은, 최근의 경제 위기에도 불구하고, 건강보험 개혁에 대한 시장주의적 해법이 가능하다는 믿음이 여전히 통용되고 있음을 보여 준다. 참고로 연방준비제도이사회의 전 의장인 앨런 그린스펀Alan Greenspan조차 이번 금융 위기 이후 공개적으로 시장 만능주의에 의문을 제기했다.

지난 40년간 미국 보건의료 체계의 문제들이 점점 쌓여 감에 따라, 보건의료 개혁의 가능성에 대한 전망은 나날이 위축되고 있다. 미국의 보건의료 문제를 해결하고자 제시된 비영리 공공 보험 회사 설립안은 그 [위축된 전망의] 최신 사례에 불과하다. 민주당이 추진하고 있는 경쟁적 공공 보험 해결안의 기원과 발전 과정, 그리고 그 한계를 하나씩 살피다 보면, 보편적이고 적절한 비용으로 양질의 의료를 요구하던 그 많던 사람들이, 왜 훨씬 더 작은 개혁안으로 물러섰는지 이해하게 될 것이다.

경쟁적 공공 보험 제안

의료 개혁안 가운데 최근 논쟁이 되었던 부분은 65세 미만이면서 고용주가 제공하는 의료보험 혜택을 받지 못하는 미국인들에게 공공 보험을 제공하자는 것이었다. 이 계획에 따르면, 이들은 공공 보험이 제공하는 표준 복지[급여] 혜택과 이와 비슷한 수준의 민간 보험 사이에서 선택할 수 있다. 그리고 고용주 가운데 노동자에 대한 보험을 제공하지 않는 이들은 벌금을 내게 되어 있는데(즉 보험료로 돈을 쓰든지 아니면 벌금에 돈을 쓰든지 택하라는 것), 이 벌금은 보험 미가입자들을 위해 쓰이게 된다. 한편, 저소득층은 소득수준에 따라 세금 특례를 받거나 국가 보조를 받아서 공공 보험이나 민간 보험 중 하나에 가입할 수 있게 했다. 그럼에도 보험에 가입하지 않는 이들의 경우에는 벌금을 물게 된다(건강보험 가입 의무화). 이에 대한 진보 진영의 논리는 공공 보험이 공정한 경쟁을 통해 [민간 보험에] 낙승을 거두리라는 것이었다. 왜냐하면, 민간 의료보험 회사들은 과도한 행정 비용, 마케팅 비용뿐만 아니라 어마어마한 경영진 보수, 그리고 무엇보다 이윤을 남겨야 하기에 매우 비효율적으로 운영되기 때문이다. 따라서 수천만 명의 소비자들은 비용이 저렴하면서 질이 좋은 공공 보험을 앞다투어 선택할 것이라고 예측했다. 그 결과로 민간 보험 회사들도 비용을 절감하고, 보험 혜택과 서비스를 늘리게 되며, 궁극적으로는 의료비의 상승을 막을 수 있으리라 예측했던 것이다.

민간 보험회사들은 그런 식의 공공 보험 도입은 공평한 경쟁의 장에서 이루어지는 경쟁이 아니기 때문에, 결국에는 자신들이 시장에서 퇴출될 것이라고 경계했다. 이런 시각은 의료 개혁 논쟁의 성격에 미묘한 변화를 가져왔다. 결국 논의의 초점은 어떻게 공공 보험을 '공정한' 경쟁자로 만들 것인지에 맞추어졌고, 제대로 규제받지 않는 미국의 민간 보험 시장이 초래한 엄청난 불평등은 논의의 초점에서 사라졌다. 이들이 미국의 보건의료 위기를 초래한 주역이었음에도 말이다. 또한 불공정한 경쟁이라는 비난을 피하기 위해 일부 공공 보험 지지자들은 개혁안 가운데 보험회사와 보건의료 공급자를 통제하는 데 필수적인 쟁점의 상당 부분을 철회하거나 타협하고 말았다. 예를 들어, 많은 지지를 받는 어떤 '거세된' 공공 보험 시행안에 따르면 새로운 공공 보험이 민간 보험사들이 준수해야 하는 규칙과 기준을 똑같이 준수하도록 했다.[1] 메디케어의 경우 그 자체의 구매력이 엄청나기 때문에 공급자들과의 가격 협상이나 단일 의료비 지불 체계를 통해 비용을 낮출 수 있다. 이 두 가지 기제로 수십 년간 나이 든 미국인들을 위한 보건 사업을 운영해 올 수 있었던 것이다. 그런데 타협안에서는 새로운 공공 보험이 [역시 공공 보험인] 메디케어의 가격 협상 결과를 적용받지 못하게 되어 있다.

이런 '혼합형' 개혁안의 주창자들은 보건의료 전달 체계에서 공공 부문과 민간 부문의 상대적 강점과 약점에 대한 매우 정형화된 시각을 만들었다.[2] 이 같은 개혁안의 주창자들은 공공 부문의 가격통제 능력과 의료 서비스의 질을 향상시키는 혁신 능력을 높이 치켜세웠다. 또한 그들은 다양한 보험 상품과 소비자 수요의 변화에 따라 의료 서비스 보장 범위를 조정하는 민간 보험의 장점에 갈채를 보냈다. 하지만 막상 국내외적으로 민간과 공공 부문이 의료 서비스를 전달하는 방법이 엄청나게 다양하다는 사실에 대해서는 그냥 얼버무리고 말았다.

그런데 공공 보험의 장점에 대한 매우 정형화된 판본[시각]은, 1965년에 노인층을 대상으로 만들어진 공공 의료보험인 메디케어의 기원과 발전에 대한 선택적이고 독특한 해석에 기반을 두고 있다. 메디케어 프로그램은 65세 이상인 사람들이 의료 서비스를 받으면 정부가 공급자에게 직접 그 비용을 지불하는 방식이다. 이를 위한 재원은 주로 원천 소득세, 일반 조세 수입, 65세 이상의 보험 가입자들이 부담하는 프리미엄 보험 수수료 등에서 충당된다. 메디케어는 접근성이 높으면서도 의료비 지출 통제 기능이 있는 것으로 정평이 나있다. 지출 통제의 예로는, 1983년에 도입된 사전 의료비 지불 제도prospective payment system◆와 같은 혁신적인 비용 절감책이나, 1990년대에 도입된 전국 의사 수가 조정제national fee schedules for physicians◆◆가 있다. 하지만 이렇게 되기까지는 몇 십 년이 걸렸다. 메디케어에 극렬하게 반대하는 의사들과 병원들의 저항을 막고 이들의 동의를 얻기 위한 대가로, 그들에게 행위별 수가제로 보수를 지불하기로 했고, 비용이나 예산 통제를 제한하기로 했다. 이는 그 당시에도 타협을 위해 상당 수준의 재정적 양보를 한 것으로 평가되었다. 1970년대 초반부터 이미 걷잡을 수 없이 치솟는 메디케어 비용으로 말미암아 보건의료 재정에 위기가 초래될 것이라는 이야기가 광범위하게 나오기 시작했다. 최근에는 메디케어보다 민간 보험 가입자들의 1인당 지출이 더 빠르게 증가하고 있다. 하지만 오랫동안 메디케어는 의료 공급자들에게 엄청난

◆ 미국은 1980년부터 뉴저지주에서 병원에 대한 메디케어 진료비 지불 제도로 포괄 수가제를 도입하기 시작했고, 1983년에는 모든 주에 도입되었다. 진료비 지불 제도 전반에 대한 설명은 이 책의 39쪽 옮긴이 주 참고.

◆◆ 포괄 수가제는 의료기관에 대한 진료비 지불 제도이고 의사들에 대한 비용은 별도로 지급되었다. 메디케어에서 지급하는 비용도 매년 총액이 규정되어 있을 뿐, 의사의 행위량과 일하는 시간에 따라 매년 총액이 인상되었으며, 메디케어에서 의사에게 지급하는 비용을 제외한 금액을 의사가 환자에게 별도로 청구할 수 있었다. 1989년에 환자에게 별도로 비용을 청구하는 것을 제한하는 입법이 시행되었고 1992년에는 7천 가지 의료 행위에 수가가 도입되고 의사에게 그 수가대로 진료비가 지급되기 시작했다.

돈벌이 수단이었다.

메디케어가 정치적으로나 재정적으로 매력적인 이유는 이것이 매우 독특한 공공 보험이기 때문이다. 이 제도는 위험부담을 분산시키면서도, [65세 이상이라면 누구든] 쉽게 이용할 수 있는 공공 보험의 역할을 수행할 수 있었는데, 그 이유는 단순하다. 국가가 그렇게 하도록 요구했기 때문이다. 건강 상태나 소득수준과 무관하게 누구든 65세 이상이 되면 메디케어를 이용할 자격이 주어진다. 고령층 미국인들은 전반적으로 노년층을 위한 공공 보건의료 제도를 옹호하는 데 공동의 이해관계가 생겨났고, 최근까지도 건강한 사람들을 위주로 가입자를 뽑거나 비용이 덜 들 것 같은 이들을 선별하지 못하도록 했다. 이런 특성으로 말미암아 이 제도는 어느 정도의 사회적 연대감을 창출했다고 볼 수 있다.

공공사업의 허점은 자세히 들여다볼 때에야 비로소 드러나기 마련이다. 메디케어와 더불어 1965년에 만들어져 미국의 저소득층에게 의료를 제공해 온 메디케이드의 경우, 메디케어와는 전혀 다른 궤적을 밟아 왔다. 예를 들어, 메디케이드의 경우, 메디케어와는 달리 예산 삭감이 매우 쉽게 이루어졌다. 왜냐하면 저소득층은 메디케어의 고령층과 같은 정치적 영향력이 거의 없었기 때문이다. 최근에 어느 정도 개선이 이루어졌음에도, 메디케이드는 여전히 2급 수준의 의료 서비스를 제공하는 고비용 공공사업으로 인식되고 있다. 이런 까닭에 보건의료 개혁자들이 공공의료의 우월성을 논할 때, 메디케이드보다 메디케어를 언급하는 것이다.[3]

현재 의료 개혁 측이 제시하는 경쟁적 공공 보험 개선안은 여러 측면에서 메디케어와 차이가 있다. 이는 오히려 현재 미국 의료 체계의 병리 현상을 더 악화시키거나 새로운 병리 현상까지 불러들일 여지가 있다. 첫 번째로, 그 주창자들은 경쟁과 선택의 필요성을 강조한다. 그러나 실상 고용주가 제공하는 보험 혜택을 받고 있는 1억6천만 명에 이르는 노동자들(과 그 가족들)은 공공 보험으로 갈아탈 선택권이 없다. 회사의 방침에 따를 수밖에 없는 이들은 고용주가 직접 공공 보험으로 옮기기로 선택하거나, 아니면 아예 보험 가입 의무를 저버려서 벌금을 물 때에야 비로소 공공 보험으로 옮길 수 있을 것이다. 설령 공공 보험이 더 저렴하고 좋다고 해도 고용주들이 쉽게 갈아타지 않을 가능성도 있다. 그간 미국의 사회정책이 발전해 온 역사를 돌이켜보면, 기업주들은 즉각적인 손익보다는 뼛속까지 스며들어 있는 정부 프로그램에 대한 거부감을 토대로 의사를 결정해 왔다. 그들이 지닌 근본적인 두려움이란, 한 부문에서 공공의 영향력이 커지면, 다른 부문까지도 연쇄적으로 정부의 영향력이 확대될 수 있다는 것이다. 많은 기업주들이 1993~94년 클린턴의 건강 보장 법안에 반대한 이유가 바로 이 때문이었다.

또 다른 중요한 측면은 고용주들 중에는 수익성이 높은 의료기기나 의료 제품을 생산하는 대기업도 있다는 것이다. 예를 들어, 의료기기 부문이 자사에서 두 번째로 중요한 사업 부문인 제너럴 일렉트릭의 경우, 과연 매년 수백억 달러의 매출을 올리는 MRI나 엑스레이 장비의 사용과 검사 수가를 줄일 가능성이 큰 공공 보험으로 자사의 노동자들을 고스란히 옮겨 놓을 것인가? 제약회사들은 어떨까? 좀 더 나아가 보자. 고용주들은 직원들의 비싼 의료보험료를 내주어야 한다고 불평한다. 하지만 동시에 직장 의료보험을 통해 한층 강화되는, 고용인들에 대한 가부장적 통제력을 포기하고 싶어 하지 않는다. 보수적인 복지 자본주의는 미국 노사 관계의 진화에 깊이 뿌리박고 있다. 심지어 최악의 대공황 시기에도 고용주들은 고용에 기반을 둔 [복지] 혜택을 유지했으며, 그에 따라오는 노동자들에 대한 장악력을 절대 포기하려 하지 않았다.[4]

민간 보험과의 경쟁에서 공공 보험은, 이론상으로는 민간 보험보다 나은 혜택을 더 낮은 가격에 제공할 수 있다. 그도 그럴 것이, 관리 비용과 마케팅 비용, 그리고 경영진에게 들어가는 높은 연봉이 필요 없고, 이윤을 올려서 주주들에게 배당금으로 돌려 줄 필요도 없기 때문이다. 그러나 공공 보험의 이 같은 특성, 즉 더 나은 보장성과 낮은 비용 부담으로 말미암아 결국 더 위중한 환자들이 몰리고 그에 따라 더 많은 의료비를 지출해야 한다는 것은 분명하다. 이는 결국 공공 보험의 운영 비용을 증가시킬 것이며, 결국 더 건강한 이들은 [보장 내용이 적더라도] 좀 더 싼 민간 보험으로 발길을 돌릴 것이다. 게다가 민간 보험 회사들은 보험 보장 범위와 보험료 체계, 의료 제공 네트워크를 조율해서 건강하지 못한 이들이 자신들이 판매하는 보험에 가입하지 못하도록 하는 데 천부적인 재능이 있다. 2003년 도입된 민간 메디케어 어드밴티지 플랜Medicare Advantage Plan◆은 이 같은 현상을 뚜렷하게

◆ 민간 보험회사에게 공적 보험인 메디케어 A(입원 관련 서비스 보장)와 B(외래 관련 서비스 보장)를 포함하는 의무를 부과하는 대신, 민간 보험회사가 별도의 사적 관리 의료 서비

보여 준 사례이다. 더 나아가 의사나 병원들은 이 새로운 공공 보험 정책에 참여하기를 주저하며, 45년 전 메디케어를 지지하는 데 반대 급부를 요구했던 것처럼, 그들에게 유리한 상당한 금액의 장려금을 요구할 수도 있다.

현재와 같이 민간 보험 회사들이 아무런 규제 없이 상품을 자유롭게 홍보하고 있는 상황에서 과연 공공 보험이 비용, 질, 그리고 서비스의 힘만으로 민간 보험 회사와 제대로 경쟁할 수 있을지 불확실한 상황이다.[5] 고속도로에서 '엉클 샘이 당신의 주치에게 이래라저래라 간섭하게 내버려 둬도 되겠습니까?'라고 적혀 있는 민간 보험 회사의 옥외 광고판을 보게 된다고 생각해 보라. 이런 광고들은 의료 체계의 문제점을 해결해 나가는 정부 능력에 대한 대중의 신뢰를 약화시키고 말 것이다.

경쟁적 공공 보험의 도입은 또한 다른 여러 가지 사유로 정부가 추지나는 사회정책에 대한 대중의 지지를 떨어뜨릴 수 있다. 그 결과 고용 기반의 민간 보험 혜택을 받는 이들과 공공 보험에 가입한 사람들을 서로 대립하도록 만들 수도 있다. 만일 민간 보험에 가입되어 있는 이들이, 훨씬 더 훌륭한 공공 의료보험에 가입할 기회도 없이, 공공 의료보험에 막대한 보조금을 자신들이 지불하고 있다고 생각하게 된

스 플랜을 운영해 메디케어를 제공할 수 있도록 하는 프로그램으로 메디케어 C라고도 한다. 이 외에 전문 의약품의 약값을 보장하는 부분을 메디케어 D라고 한다. 이 책의 128쪽 옮긴이 주 참고.

다면, 정치적 파급력은 어마어마할 것이다. 지난 수년간 의사와 병원들은 메디케어와 메디케이드의 낮은 급여율[보험 수가]을 민간 보험 환자들을 진료한 비용으로 보전해 왔다. 추정컨대, 민간 보험 회사들은 불공정한 비용 전가를 물고 늘어지면서 공공 보험을 궁지로 몰고 가는 방식의 마케팅 및 정치 전략을 취할 것이 틀림없다. 결국 공공 보험 지지자들이 바라던 대로, [보건의료에 대한] 사회적 책임감이 고양되기는커녕, 공공 보험 개혁안은 의료 개혁에 대한 제로섬적 관점을 조장하는 것으로 끝나 버리고 말 가능성이 있다. 의료보험에 대한 공적 부담의 증가가 결국 불공평하게 민간 보험 가입자들을 쥐어짜는 대가로 가능한 것처럼 보일 수 있을 것이고, 이는 공공 의료보험을 더욱 수세에 몰아넣을 것이다. 나아가, 불공평한 의료 체계를 만들고 유지하는 핵심적 역할을 하는 민간 보험 회사들에 대한 대중적 논쟁은 그럴수록 더욱 주변부로 밀려날 것이다.

요약하자면, 이런 조건에서 경쟁적 공공 보험의 비용 절감 효과는 그다지 크지 않을 수 있다. [따라서] 핵심 관건은 이것이다.

"정부와 대중이 보건의료 서비스의 주요 구매자로서 자신의 커다란 힘을 행사해 의료 공급자와 보험자들을 통제하고자 하는 지점에 주요 정치인들을 동참하도록 하려면 어떤 조건이 필요한가?"

그 조건에 따라 새로운 공공 의료보험은 제약이 적었던 1965년의 메디케어를 닮을 수도 있고, 2009년 현재와 같이 어느 정도의 규제가 도입되어 있는 메디케어처럼 될 수도 있다. 아니면, 아예 페니매(연방저당권협회)와 프레디맥(연방주택금융저당회사)과 같이 서브 프라임 붕괴와 주택 압류 위기를 불러온 준공공 대출 회사처럼 될 수도 있다.

전 국민 단일 의료보험 체계

경쟁적 공공 보험 개선안으로 말미암아 노동 단체와 다른 주요 단체들 사이에 분열이 발생했다. 1990년대 초반의 의료 개혁 논의 당시와 마찬가지로, 이런 미미한 수준의 의료 개혁에 가장 크게 반대 목소리를 낸 이들은 바로 전 국민 단일 의료보험 체계의 옹호자들이다. 이들은 미국의 의료보험 산업을 전면 폐지하고, 이를 캐나다식의 정부운영 프로그램으로 대체하자고 주장한다.[6] 이 체계에서 정부는 진료비 대부분을 직접 지불한다. 의사와 병원 등 의료 제공자들은 총액 예산 안에서 기관을 운용하면서도 계속 민간 부문에 남게 된다. 그리고 모든 이들에게 기본적인 의료 혜택을 누릴 수 있는 자격이 부여된다. 이 단일 의료보험 체계 지지자들의 주장은 1990년대 초반 이후로 크게 달라지지 않았다. 대신에 그들은 노동조합이나 여타 단체들이 자신의 입장을 지지하도록 설득하는 데 많은 노력을 쏟고 있다. 수백 개의 지역 노동조합들과 수십여 개의 중앙 노동자 평의회 및 주州 단위 노동 연맹들이 단일 보험자 체계 입법화를 지지하는 상징적인 결의안을 통과시켰다.

단일 의료보험 체계는 그 자체로 추천할 만한 충분한 장점이 있다. 의회예산처가 1993~94년 당시 제안된 주요 의료 개혁 정책들을 분석한 결과, 단일 의료보험 체계만이 유일하게 비용을 절감하면서도 보편적 의료보장을 가능케 할 제도인 것으로 결론을 내렸다.

버락 오바마 대통령의 경우, 정치 신인 시절에는 단일 의료보험 체계를 강력하게 지지했다. 그렇지만 최근에는 만약 새롭게 시작한다면 단일 의료보험 체계가 훨씬 더 낫겠지만, 지금으로서는 기존 체계를 바탕으로 개선해 가는 것이 최선이라는 입장이다. 의료 개혁 논쟁이 시작되던 초기 몇 개월 동안 오바마와 상원 재무위원회 의장인 맥스 보커스Max Baucus 상원 의원(몬태나주, 민주당), 그리고 주요 정치인들은 단일 의료보험 체계 지지자들의 대표성을 인정하지 않고 논의에서 제외시키려 했다. 그 결과, 『워싱턴 포스트』의 기사에서 지적한 대로, 2009년 3월에 열린 보건의료 정상 회의health care summit◆를 비롯한 주요 포럼들에서, 그들은 "보건의료 개혁을 망치는 데 자신의 온 경력을 쌓아 온 사람들"에 둘러싸이게 되었다.[7] 그러나 이 같은 전략은 역풍을 맞았다. 의료 개혁에 관한 상원 의원 토론회 회의장에 입장할 것을 요구하는 단일 보험자 지지자들 — 대부분이 의사와 간호사들이었다 — 이 보커스의 지시로 체포되자 여론의 비난이 빗발친 것이다. 오바마가 개최한 [보건의료] 정상 회의의 초청자 명단에 단일 보험자 지지자들이 단 한 명도 포함되어 있지 않았음이 알려졌을 때에도 마찬가지로 큰 반발이 있었다.

일부 핵심 노조 지도자들은 공개적으로는 내색하지 않았지만, 배후에서는 단일 보험자 체계를 헐뜯었다. 대부분의 노조 지도자들은

◆ 2009년 3월 오바마 대통령은 의사, 환자, 민간 보험회사, 제약회사, 시민 단체, 의원 등 각계를 대표하는 120명을 모아 미국의 의료 개혁에 대한 회의를 열고 자신의 계획을 발표한 뒤 의견을 수렴했다. 이 책이 출간된 이후인 2010년 2월에도 보건의료 정상 회의를 한 차례 더 개최한 뒤, 원안에서 상당히 후퇴한 의료보험 개혁(오바마 케어) 법안을 당시 민주당이 우세했던 의회에서 통과시켰다.

초기부터 쟁점 사안들에 대해서는 놀라울 정도로 모호한 입장을 취하는 오바마의 처방을 지지하는 데 에너지와 자원을 쏟아부었다. 이들 가운데 일부는, 먼저 민간 보험 회사를 약화시키고 난 뒤, 기회를 봐서 단일 보험자 정책을 내세울 수 있다고 판단하고 오바마의 의료 정책을 지지했다. 한편 정치적 현실주의자임을 자처하는 이들의 경우, 단일 의료보험 체계는 이미 실행 불가능한 것으로 판단하고 오바마의 정책을 지지했다.

어쨌든 단일 의료보험 체계 지지자들의 활동 덕분에 미국의 의료 문제 — 서비스 제공과 보장성의 한계, 과대한 의료비, 그리고 수십억 달러에 달하는 어마어마한 행정 비용 등 — 에 대해 대중의 관심을 끌어모을 수 있었다. 이뿐만 아니라, 단일 보험자 지지자들은 보편적 의료 서비스에 소요되는 재정을 마련하기 위해 가장 누진적인 과세 제안서를 제출하기도 했다. 그동안 기형적이고 고통스럽기 짝이 없는 보건의료 체계에 너무나 오랫동안 시달려 왔기 때문에, 단일 보험자 지지자들이 민간 보험회사들을 없애 버리고 싶어 한다 해도 놀랄 일은 아닐 것이다. 그러나 수년간 캐나다식 해법에만 집중하다 보니 미국에서 벌어진 공급자와 보험회사들에 대한 부적절한 규제 스캔들에 대해서는 제대로 대응하지 못했다.

규제라는 문제

미국의 보건의료 체계가 다른 국가들과 근본적으로 구별되는 지점은 의료 서비스의 양이 아니라 그 높은 비용이라고 할 수 있다.[8] 오바마 대통령과 개혁주의자들은 보건의료 정치학의 핵심을 이루는 "치료에 지출되는 1달러는 누군가의 1달러 소득이다"라는 의료 경제학 원칙을 회피하려 하고 있다.[9] 보편적이면서 현실적으로 부담 가능한 양질의 의료 서비스를 추구하는 의료 개혁은 근본적으로 재분배에 관한 문제로, 고도의 정치적·경제적 이해관계가 맞물려 있다. 비용 통제를 제대로 하기 위해서는 의료비 지출의 상한선이나 목표점을 지정하는 등의 강력한 정부 개입이 필요하다. 경쟁은 가격을 통제하기에 한계가 있는 간접적인 방식일 뿐이다. 특히 강력한 규제 기관이 없을 경우 더 그렇다.

역사적으로 미국은 놀라울 정도로 민간 보험사들을 규제하지 않아 왔다. 미국의 민간 보험사들에 대한 규제는 외국의 민간 보험사 규제와 견주었을 때뿐만 아니라, 미국 내의 다른 주요 산업부문과 비교해도 훨씬 적었다. 의료보험 산업계는 주정부의 느슨한 법규에 따라 무능하고 때로는 부패한 주 정부의 보험 담당 부서의 감독을 받고 있다. 보건의료에 대한 본격적인 개혁 논의가 추진되기 직전이었던 1980년대 말, 미국 하원은 보고서를 제출했는데, 여기에는 탐욕적이고 무능하며 폭리를 취하는 의료보험 회사들과, 이에 대해 딴청만 피우며 규제를 게을리하는 정부 기관에 대한 통렬한 비판이 담겨 있었다.[10]

오늘날 미국의 보험회사들은 병원과 의사들에게 성과급제를 실시하고, 비용 절감을 위해 노력하며, 의료 서비스에 대한 품질 관리를 도입하도록 재촉하는 데 열을 올리고 있다. 보험회사들은, 대중들이 의료 행위와 그 비용에 대해 더욱 꼼꼼히 살필 수 있도록, 병원과 의사들에게 더 높은 투명성을 요구하고 있다. 하지만 정작 이들은 자신들의 영업 비밀에 관한 핵심 정보는 비밀에 부칠 권리를 강력하게 주장하고 있다. 이와 같은 상황은 그들이 입증하기 까다로운 의료 행위나 그 비용에 대한 주장을 선별적으로 내세워 보건의료 정책과 여러 사회정책에 관한 논쟁을 전략적으로 이끌어 나갈 수 있도록 했다. 이처럼 보험 회사들이 업무상 비밀 보장이라는 가면 뒤로 숨으려 하는 한, 시장 경쟁의 필수 요소라 할 수 있는 정보력을 갖춘 소비자 선택 informed consumer choice이란 존재할 수 없는 것이다.[11]

2008년 말부터 미국의 의료보험 회사들은, 많은 논평가들이 선전하듯, 규제에 대한 대대적인 양보에 나서기 시작했다. 그들은 미국 의회가 모든 미국인들이 건강보험에 가입하도록 강제하기만 한다면 ─ 즉 모든 미국인들이 자신들의 상품을 살 수밖에 없다면 ─ 기존의 건강 상태와 상관없이 모든 개인의 보험 가입 신청을 받기로 했다. 또한 건강 상태나 성별에 따라 보험료 산정 기준을 달리했던 기존 방식에서도 벗어나겠다는 의사를 밝혔다. 그들은 여기에 터무니없는 단서들도 덧붙였다. 첫째, 보험회사들은 개개인의 연령, 거주 지역, 가족 규모를 토대로 보험료율을 정하는 것을 유지하겠다고 했다. 이는 [요율 변수에 따라] 보험료에 엄청난 편차가 발생하는 것이 지속되는 것으로, 터무니없이 높은 보험료를 매겨 많은 사람들이 시장에서 배척된다는 뜻이다. 또한 보험회사들은 자신들의 포괄적인 마케팅 예산과 경험을 자유롭게 활용해 좀 더 건강한 보험 가입자들을 끌어모으는 대신 보험 혜택을 받고자 하는 아픈 사람들은 보험 가입에 주저하도록 할 수 있었다. 가장 수익이 많이 남는 소규모 사업장에 대해서도, 건강 상태나 다른 주요 요소들을 고려해 보험료율을 책정하는 기존의 방식을 포기하겠다고 약속한 보험회사는 없었다.[12]

[오바마가] 제안한 "경쟁적 공공 보험 개선안"은 민간 보험 회사들이 의료 제공자들을 압박해 비용과 가격을 낮추도록 강제하는 방식이었다. 그리고 그렇게 하지 못할 경우 공공 보험으로 고객들이 빠져나가도록 하는 구조였다. 오바마는 시장의 메커니즘을 이용해 보험회사에 압력을 가할 필요성을 여러 번 언급했지만, 임기 초반 그들에 대한 강력한 규제 의지를 보여 준 사례는 없었다. 심지어 오바마 행정부는 2009년 미국의 보험 업계와 의료 공급자들이 발표한, 막연하기 짝이 없고 실행 가능성 역시 떨어지는 자발적인 비용 절감 약속을 마치 의료 개혁의 중요한 변화를 나타내는 분수령인 것처럼 여겼다. 오바마의 메시지는 일관되지 않았다. 수개월 동안 보험업계를 의료 개혁의 핵심 동맹 세력으로 묘사해 오던 오바마 행정부는, 여름 중반에 이르러 의료보험 개혁이 의회에서 공전하자 공개적으로 그들을 비판하기 시작했다.

오바마는 의료 비용 절감이라는 정치적으로 폭발력 있는 사안을 — 한 비평가가 명명했듯 — '믿음에 기반을 둔 절약책'faith-based savings에 초점을 맞추어 교묘하게 처리하려 했다.[13] 그 한 예로 2009년 3월에 열린 보건의료 정상 회의에서 대통령이 발표한 대표적인 안건을 들 수 있는데, 오바마는 전국적인 전자 건강 기록electric health records, EHR을 신설해 연간 8백억 달러의 비용을 절감할 수 있다고 밝혔다.

그렇지만 의료 전문가들 사이에서는 전산화를 통해 그 정도 규모까지 비용을 절감할 수 있을지에 대해 이견이 분분했다.[14] 피터 오재그Peter Orzag도 부정적인 사람 가운데 한 명이었다. 아니, 적어도 오바마 정부의 예산 담당자[백악관 예산국 국장]가 되기 이전인, 의회예산처 처장으로 있을 때까지는 그랬다. 전문가들은 오바마 정책의 양대 산맥을 이루는 예방 의료와 질병 관리 체계의 개선은 국민의 삶의 질을 향상시킬 것이라는 데 대체로 동의한다. 그러나 동시에 이런 조치들이 짧은 기간 안에 비용 절감의 효과를 낳기는 어렵고, 오히려 의료비 지출을 증가시킬 것이라고 예상하고 있다.

경쟁적 공공 보험 개선안을 지지하는 이들 역시 보험회사들에 대한 더욱 엄격한 규제에 찬성했다. 하지만 규제가 처음부터 강조된 것은 아니었다. 그들이 경쟁에 강조점을 둠에 따라, 건강보험은 사적 소비재로서 시장 원칙에 의해 분배되어야만 한다는 인식이 강화되었다. 그리고 이 같은 인식은, 보건의료는 사회적 재화로서, 시장 경쟁이 아닌 사회적 연대라는 원칙에 따라 조직되어야 한다는 생각을 대체했다.

공공 보험 개혁 지지자들은 엄청난 정치적 자산을 쏟아부어서 아주 적은 결과물을 얻었을 뿐이다. 그들은 대중과 보험 업계의 비판자들에게 자신들은 공정한 경쟁의 장을 만들 것이라고 설득하는 데 열을 올렸다. 그런데 이는 역으로 마치 보험 산업이 그간 상당히 공정하고 투명한 활동을 해왔다는 인상을 만들어 냈다. 결국 있지도 않은 불공정한 시장이라는 상상의 프레임이 형성되었다. 즉 그간 너무나 약소하고 조직되지 못해 의료 제공자들[의사, 병원]에게 비용 절감 압박을 가할 엄두도 못 내던 보험 업계에 초대형 공공 보험이 뛰어들어 고통을 가하는 이미지가 만들어진 것이다. 이처럼 각색된 이미지는 지금까지 미국 의료보험 위기를 실질적으로 초래한 보험 업계의 현실과는 완전히 반대되는 그림이다.

미국의 보험회사들은 지난 1세기를 훨씬 넘는 기간 동안 막후에서 교묘하게 정치를 움직여 왔다. 의료보험 개혁이 중점적으로 논의될 때마다, 연방 정부의 개입을 강화해 달라는 [대중의] 요구는 결국 민간 보험 산업의 기반이 더욱 강화되는 결말로 이어지고는 했다.[15] 진보주의 시기Progressive Era◆에 다양한 사회보장 체계가 도입되고 있던 유럽을 좇을까 봐 두려워했던 미국의 민간 보험 회사들과 기업 경영진들은 기업 자체의 복지 계획을 개발하는 데 공을 들여서 복지에 대한 정부의 역할을 요구하는 목소리들을 무마하고자 했다. 한때 뉴딜 정책이 미국인의 경제적·정치적 삶의 중심에 사회보장이라는 개념을 제시했을 때에도, 민간 보험회사들은 자신들의 이해관계에 도움이 되는 방식으로 사회보장의 의미를 재정립하려 했다. 그들은 사회보장을 담보해 줄 주요 기관이 공공복지 프로그램이나 노동조합이 후원하는 진료소 또는 지역사회 단위의 의료 협동조합 같은 비시장적 대안이 아닌 민간 부문임을 설득시키려고 애썼다.[16]

3년 전, 보험 업계의 한 주요 로비스트는 2009년이 되면 보건의료 문제가 최고의 관심을 받는 국내 의제가 될 것이라 예측했다. 그리고

◆ 1880년대부터 1920년대까지 미국 전역에서 사회적 운동과 정치적 개혁의 주장이 활발했던 시기를 말한다.

이 같은 상황이 대두될 때 보험 업계는 개혁에 반대하는 것 이상의 전략을 필요로 할 것이라고 언급했다. 미국의료보험사협회America's Health Insurance Plans의 대표인 캐런 이그나니Karen M. Ignagni는 보험 업계는 의료 개혁의 적이 아닌 동지라는 입장을 견지하면서도, 그 어떤 의미 있는 양보안도 내놓지 않았고, 보험 업계가 반대하는 법안이 의회에 상정될 경우 어떤 행동을 취할지 밝히지도 않았다. 그의 전략은 매우 성공적이어서 "의료보험 업계가 의료 개혁 의제에 참여했을 뿐만 아니라 때로는 논쟁을 주도하기도 했다."[17] 대다수 미국인들의 인식이 보험 업계에 우호적이지 않다는 점, 그리고 2000년에서 2007년 사이에 보험료가 급등해 수백만 명의 미국인들의 보험 보장성이 축소되는 동안 10대 상장 보험사들은 수익이 네 배나 급증했다는 점을 감안하면, 이는 괄목할 만한 성과였다.[18]

잠재적 동맹 세력으로서 의사들

의료 제공자들에 대한 감시와 비용 절감을 강조하는 보험 업계나 공공 보험 개선안의 기반에는 의사들과 의사 단체가 모두 탐욕스러운 집단이며, 철저한 경쟁과 시장의 힘을 통해서만 이들을 제대로 통제할 수 있다는 시각이 깔려 있다. 그러나 이런 시각과는 반대로 미국의 의료계는 의료보험 개혁에 오히려 더 건설적이며 창조적인 힘을 발휘할 잠재력을 지니고 있다. 간호사들은 단일 의료보험 체계를 가장 강력히 지지하고 있는 집단 가운데 하나다. 의사들도 수입이 줄어드는 것을 꺼리기는 하지만, [이와는] 다른 측면의 이해관계가 있다. 오늘날 미국의 의사들과 보험회사들 사이에 증오감이 존재한다는 사실은 이제 비밀도 아니다. 의사들은 의료비가 고비용의 행정 비용으로 낭비되는 상황과, 수많은 민간 보험회사들로부터 [진료 행위에 대해] 매번 꼬치꼬치 간섭받아야 하는 상황으로 말미암아 부글부글 끓고 있는 상태이다. 2009년의 한 연구에 따르면, 의사들과 병원 직원들이 의료보험 업무를 처리하는 데 추가로 든 시간 비용이 연간 약 310억 달러에 이르며, 의사 1인당 6만8천 달러 정도로 계산됐다.[19] 만약 자신들의 소득과 수가가 감소하더라도 그 절감분이 보험회사의 호주머니로 들어가는 것이 아니라, 의료의 질과 접근성을 높이고, 의사들의 삶의 질 역시 향상시키는 데 활용된다면, 의사들은 이를 받아들일 수 있을 것이다.

의료 개혁에 대한 미국 의료보험 업계의 자칭 기념비적 입장 변화에 가려 제대로 주목을 받지 못했지만, 실질적으로 중요한 변화는 의사들 사이에서 일어나고 있다. 최근 조사에 따르면, 의사들의 60퍼센트가량이 전 국민 의료보험에 찬성하는 것으로 나타났는데, 2002년만 해도 찬성률은 절반 이하였다. 이 연구를 시행한 한 연구진은 "갈수록 더 많은 의사들이 미국의 파편화된 보험 체계로 말미암아 제대로 된 의료 서비스를 제공하기 어렵다고 느끼게 되었으며, 다수의 의사들이 그 해결책으로 정부의 전 국민 의료보험 법안을 지지하고 있다"고 말했다.[20] 단일 보험자 체계를 가장 앞장서서 주장하는 조직 가운데 하나인 '전 국민 의료보험을 위한 의사들'Physicians for a National Health Program, PNHP은 1만5천 명에 달하는 회원을 보유하고 있다. 최고의 의학 저널인 『뉴잉글랜드 의학 저널』New England Journal of Medicine

의 전 편집장인 마르시아 에인절은 단일 보험자 체계를 지지하는 주요 인물 가운데 하나다. 지난 2008년 1월에는 미국에서 두 번째로 큰 의사 조직인 미국내과의사회American College of Physicians, ACP가 의료 개혁의 일환으로 단일 보험자 체계를 추천하는 입장을 발표했다. 주지할 것은, 역사적으로 보수적이었던 미국의사협회는 이제 전처럼 정치적으로 힘 있는 목소리를 내지 못하는 상황이라는 것이다. 의사들은 무수히 많은 수의 전문가 협회로 갈라져 있다. 오늘날 미국의사협회에 가입한 의사는 전체의 4분의 1도 되지 않으며, 젊은 의사들의 미국의사협회 가입률은 전례 없이 낮은 것으로 나타나고 있다. 나아가, 의사들의 구성도 다양해져서, 백인 남성 일색이었던 의사 사회에 여성과 소수자의 비중이 증가하고 있다.

15년 전에는 의료보험을 둘러싼 '전선'에서 의사들의 모습은 거의 볼 수가 없었다. 그러나 이제는 의사들이 점차 민간 보험 회사의 폐해에 대해 입을 열기 시작했다. 최근에는 역으로 의사들이 보험회사들의 의료보험 상품을 평가하기도 한다. 미국의사협회는 최근 10년간 진행된 민간 보험 회사들의 인수·합병에 따른 거대 기업화 문제를 공론화하기도 했다. 2007년 기준으로 업계 1, 2위 보험사인 웰포인트Wellpoint와 유나이티드 헬스United Health의 가입자 수는 6천7백만 명이었고, 이는 미국 전체 민간 의료보험 시장의 36퍼센트에 달하는 규모였다. 반독점법이 제대로 작동하지 않는 것에도 일부 힘입어서, 현재 대부분의 대도시 지역은 이 두 보험사가 나누어 지배하거나, 한 회사가 독점하다시피 하고 있다.[21] 미국의사협회에 따르면, "힘 있는 보험회사들은 의사들에게 일방적인 내용의 계약을 내밀면서 '이대로 계약하거나 아니면 계약을 포기하라'는 식으로 압력을 가할 수 있다. 그 계약에는 환자에게 제공되는 진료의 내용이나 환자와 의사 사이의 관계에 직접적으로 영향을 미치는 조건들이 포함되어 있어서 의사 고유의 역할을 체계적으로 침해하고 있다"고 한다.[22]

미국의 병원과 보험회사들은 대대적인 인수·합병 과정을 밟고 있지만, 아직까지 의사 집단만은 이 통합 체계 외부에 남아 있다. 사실 대부분의 의사들은 서너 명이 모여서 집단 개원하고 있기 때문에, 보험회사들과 협상을 벌일 만한 힘이 없다. 그런데 자체적으로 의료보험 상품을 구성해 운영할 수 있을 만큼 규모가 큰 의사 집단이 상당수 있는 것도 사실이다. 의사들이 스스로를 규제할 단체를 설립하는 것을 지원하거나, 반독점 법안의 수정을 통해 이들이 보험회사에 맞설 힘을 모을 수 있도록 정부가 길을 터주는 등의 조치는 의사들이 단일 수가제나 총액 예산제 등을 받아들이도록 설득하는 데에도 도움이 될 것이다. 설문 조사에 따르면, 캘리포니아의 카이저 퍼머넌트Kaiser's Permanente◆ 소속 의사들이 캘리포니아에서 가장 만족도가 높다고 하는데, 이 점을 유심히 볼 필요가 있다. 이들의 높은 만족도는 의심의 여지 없이 '의료진의 요구에 반응하는' 하나의 비영리 보험사만 상대

◆ 카이저 퍼머넌트는 캘리포니아에 기반을 둔 미국 내 가장 큰 관리 의료 컨소시엄으로, 카이저 재단 건강보험Kaiser Foundation Health Plans, KFHP과 산하 의료기관으로 구성되어 있다. 카이저 퍼머넌트는 비영리 선불 건강보험을 제공하는 KFHP와 의사들이 운영하는 영리 조직인 퍼머넌트 메디컬 그룹Permanente Medical Group이 컨소시엄을 이뤄 비영리 카이저 재단 의료기관에서 의료 서비스를 제공한다.

하면 되기 때문이다.[23]

미국의사협회는 1930년대에, 그리고 제2차 세계대전 이후에 전 국민 의료보험을 말살한 주범으로 지목되어(이 같은 혐의가 완전히 정당하지는 않다) 커다란 비난을 받아 왔다. 이런 역사로 말미암아 개혁 인사들은 의사들이 의료 개혁에서 건설적이고 주도적인 역할을 할 수 있으리라는 생각을 미처 하지 못했을 수 있다. 그러나 지금은 의사들 사이에서도 혼란과 불확실성이 만연해 있다. 제약회사나 의료기기 업체들과의 수상한 뒷거래 문제로 의사에 대한 대중의 신뢰가 떨어지고 있기 때문이다. 그뿐만 아니라 보험회사와 의사 간 힘의 격차도 점차 커지고 있다. 이에 따라 의사들이 스스로 국민의 신뢰를 되찾고, 동료 의사들의 일탈 행위를 자율적으로 규제할 방도를 찾아내지 못한다면, 외부의 힘에 의해 규제를 받게 될 것이고, 그 결과는 더 암울할 것이라는 사실을 점차 많은 의사들이 깨닫고 있다.

보건의료와 재정 건전성

왜 그리도 많은 보편적 의료 복지 지지자들이 이런 예외적인 시기에 지나치게 온건한 개선안에 손을 들어줬던 것일까? 미국 보험회사들의 뛰어난 정치적 술수나 지난 수십 년 동안 미국 공공 정책에 끈질기게 들러붙어 있던 신자유주의의 위력 때문이라는 설명은 충분한 대답이 되지 못한다. 이런 흐름에 큰 역할을 했던 것은 바로 보건의료 부문은 일차적으로 경제적 관점에서 접근해야 하고, 또 그래야만 개

혁의 성공을 위해 필수적이라고 여겨지는 민간 기업의 지지를 이끌어
낼 수 있다는 믿음이었다.

지금 우리는 금융 부문과 그 정치적 후원자들이 저지른 부정행위
로 인한 경제적 파국의 한가운데에 서 있다. 그럼에도 오바마 대통령
과 그의 보좌관들은 국가의 장기적인 경제 전망에 가장 위협적인 요
인이 의료비인 양 반복적으로 거론하고 있다.[24] 이런 식으로 보건의료
를 경제적 사안으로 규정함으로써 치러야 할 대가는 아주 크다. 예를
들어, 민간 보험사 및 기업주들과의 생산적 협력이 가능하다는 과장
된 믿음을 양산하며, 보편적 보건의료 체계를 건설하기 위한 더 폭넓
은 사회운동에 대한 관심은 떨어뜨린다. [의료 개혁이 시도된] 1993~94
년 상황이 바로 이렇게 전개되었다. 이는 또한 금융 부문에 대한 정부
의 불명료한 지원 내용이나, 엄청난 군비 예산, 불공정한 조세 체계
등, 경제의 훨씬 큰 위험 요인들로부터 정치적·대중적 관심을 분산시
켰다. 그뿐만 아니라 메디케어와 사회보장제도 비용을 둘러싼 대중의
히스테리를 부추겼는데, 이는 미국 복지 체계의 핵심 축인 두 부문에
대한 예산 삭감으로 이어졌다.

미국 최대 규모의 노조인 북미서비스노동조합Service Employees Inter-
national Union, SEIU의 대표 앤드루 스턴Andrew Stern과 같은 노조 지도부
도 의료보험 개혁에 대한 미국 정부의 경제 중심적 관점을 그대로 따랐
다. 스턴의 입장은 (9월에 AFL-CIO의 대표를 사임한) 존 스위니John Sweeny
가 의료보험 위원회 의장이었던 1990년대 초반에 노동조합들을 교
묘히 움직여 클린턴 안에 맞서도록 이끌었던 친기업적인 입장과 상당
히 유사하다. 스턴은 "미국 기업가들이 변화를 요구하지 않는 한", 미

국 의료보험에 관한 어떤 근본적인 변화도 일어날 수 없을 것이라고 천명했다.[25]

스턴은 세간의 이목이 집중되는 노사 회동 자리나 주요 노조 활동을 통해 북미서비스노동조합과 기업가들의 이해관계는 일치한다고 적극 강조했다. 대중을 우롱하는 스턴의 활동 가운데 가장 논쟁이 될 만한 것은 당시 월마트의 CEO였던 리 스콧 2세H. Lee Scott, Jr.와의 협잡이다. 당시 월마트는 참담한 수준의 의료 혜택만 제공했을 뿐이고 반-노동자 역사를 자랑하고 있었음에도, 스턴은 실리를 고려한다면 의료 개혁에서 월마트를 비롯한 다른 거대 기업주들과 동맹을 맺을 필요가 있다고 주장했다.

1980년대 후반부터 전개된 의료보험 논쟁에서 대기업들을 언제나 핵심 동맹 세력으로 취급함으로써, 오늘날 많은 조직 노동자 단체들은 스턴과 상당히 유사한 입장을 취해 왔다.[26] 노조 지도자들은 오늘날 미국 경제와 노동자들을 괴롭히는 요인이 무엇인지에 대해『포천 500』Fortune 500의 정의를 대체로 받아들이고 있다. 이들 가운데 상당수가 '경쟁력'이라는 시류에 편승했다. 노조와 기업 지도자들은 동일한 입장을 반복해서 공개적으로 표명했다. 그들의 주장은 단순하다. 즉 높은 의료 비용은 국제시장에서 미국 상품의 경쟁력을 떨어뜨리고 있고, 이 것이 미국 경제와 노동자들에게 심각한 타격을 입히고 있다는 것이다.

경제학자들은 의료비 상승이 미국 경제의 경쟁력과 전반적인 상황을 위태롭게 할 것이라는 주장에 대해 수많은 반박을 제기했다. 그렇지만 이들은 노동자들의 높은 의료비가 미국 상품의 가격 상승으로 이어진다는 '오래된 믿음'을 누그러뜨리지 못했다.[27] 의료 문제에서 기업 측에 지속적으로 추파를 보내고 있었던 스턴이야말로, 이런 단순한 '믿음'을 주도적으로 퍼뜨린 인물이었다. 그는 『포천 500』이 선정한 기업들이 수익보다 더 높은 의료비를 충당할 위험에 처해 있다고 주장하기도 했다.

하지만 그가 언급하고 있지 않은 한 가지 사실은 의료 서비스에 대한 지출, 즉 세금 공제 후 기업의 수익에서 의료비 지출이 차지하고 있는 비율은 1986년부터 2004년까지 (닷컴 산업과 하이테크 부문의 거품이 빠지면서 전체 기업 수익이 급감했던 1990년대 말을 제외하고) 꾸준히 감소했다는 사실이다. 더 주목할 만한 것은, 1998년부터 2001년 사이의 시기를 제외한다면, 1986년 이후 고용주들의 세후 수익 대비 연봉 및 주급 등 총 임금 지출 비율이 급감했다는 것이다.[28] 비록 의료 비용이 계속 증가했지만, 고용주는 다양한 형태로 임금을 쥐어짜 내는 한편, 의료비의 상당 부분을 노동자에게 전가하는 데 성공했다. 1947년에 다양한 임금 관련 통계자료가 축적되기 시작한 이래로, 임금은 국가의 GDP 항목들 중 가장 적은 비중을 차지해 왔다. 한편 서브 프라임 모기지 위기와 경제 붕괴가 일어나기 직전인 2006년의 기업의 이윤율은 지난 40년 가운데 가장 높은 수준을 기록했다.

미국 의료비 지출의 (과장된) 심각성을 부각하기 위해 스턴과 몇몇 기업 지도자들은 1980년대와 1990년대 초반부터 항상 그래 왔듯이, 외국 경쟁 기업에 비해 미국 고용주들이 얼마나 많은 돈을 의료비로 지출하고 있는지 강조하곤 했다. 지난 수년간은 자동차업계가 대표 주자로 나섰다. 예를 들어, 의료비 부담 때문에 제너럴 모터스에서 생산되는 자동차의 단가가 대당 1천5백 달러 상승하는 데 반해, 경쟁국

중에는 2백 달러밖에 상승시키지 않는 곳도 있다고 한탄하곤 했다.

하지만 미국 기업이 의료비에 **직접** 지출하는 비용을 외국 경쟁 업체의 그것과 비교하는 것은 애당초 잘못이다. 이런 주장은 외국 경쟁 업체들이 포괄적인 공공복지 제도를 유지하기 위해 부담하고 있는 간접 비용들, 즉 높은 세율의 법인세와 개인 소득세를 깡그리 무시하고 있기 때문이다. 이런 비용을 감안한다면, 해외 기업들은 미국의 그 어떤 기업들보다도 노동자들을 위한 의료비를 훨씬 더 많이 지출하고 있다. 중요한 사실은, 유럽을 비롯한 해외 여러 국가들의 노동자들이 미국 노동자들에 비해 훨씬 더 많은 의료 혜택과 연차 휴가, 출산 및 육아 휴가를 비롯한 다양한 복지 혜택을 누리고 있음에도 그 나라의 여러 기업들은 매우 높은 경쟁력을 보여 왔다는 점이다. 게다가 많은 국가에서 기업이 직접 지불하는 의료비도 상당한 수준에 이르고 있다.[29]

1990년대 초반까지, 노동계의 정치적 에너지의 상당 부분은 엘리트 수준의 협상, 즉 의료보험을 둘러싼 노사정 협의에 쏟아부어졌다. 주로 기업 측의 큰 반발로 좌절된, 클린턴 행정부에서 추진되었던 보건의료 개혁 정책은 피고용인들의 의료보장을 위한 분담금으로 노동자 급료 총액의 7.9퍼센트라는 적절한 수준의 비용을 부담할 것을 대기업에 요구하는 것이었다. 이에 대해, 헨리 카이저 가족 재단Henry J. Kaiser Family Foundation의 드루 올트먼Drew Altman 대표는 이를 다음과 같이 표현했다. [클린턴 행정부는] "클린턴 개혁안을 성사시키기 위해 누구도 그보다 많이 지불하지 못할 만큼의 보상을 미국 기업들에게 제안했음에도, 기업들은 그것이 '큰 정부'를 만들려는 의도라고 비판하며 개혁안을 거절했다."[30]

기업가들이 협상 테이블을 박차고 나갔을 때, 그들을 다시 협상 테이블로 돌아오게 할 풀뿌리 운동의 동력이 거의 남아 있지 않았다. 압력을 행사해야 할 이들이 노동자들을 위한 의료보험에 대해 기업이 진정성 있게 접근하리라는 헛된 약속에 넘어갔던 것이다. 심지어 노동조합 결성에 대한, 또는 1993년 후반 북미자유협정North American Free-Trade Agreement, NAFTA 타결을 둘러싸고 노동자들에 대한 대대적인 공격이 진행되고 있었음에도 그러했다. 노조 지도부들은 계속해서, 막판에 그 실상이 드러나기 직전까지도, 기업 지도자들이 의료보험 문제에 대해 올바른 선택을 할 것처럼 이야기했다. 그때와 비슷한 상황이 현재에도 연출되고 있다. 의료보장에 대한 최근의 논쟁은 지난 수십 년간 미국의 노동 관련 법안 가운데 가장 중요하다고 평가되는 노동자 자유 선택법Employee Free Choice Act♦에 대해 기업가들이 강력하게 반대하고 있는 상황에서 전개되고 있다.

♦ 연방노동관계법National Labor Relations Act을 일부 개정해, 노동자들이 효과적으로 노조를 조직하거나 참여할 수 있게 만들고, 노조 조직화에 대한 사용자들의 개입을 억제하려는 법안이었다. 주요 골자는 노동자들이 서명을 통해 자신이 지지하는 노조를 공개적으로 선택할 수 있으며, 사용자는 노동자 다수의 지지를 받은 노조의 결성과 협상 요구를 받아들여야 한다. 특히 사용자는 노조가 협상을 요구할 경우 10일 이내에 노사 협의를 개시해야하며, 만약 120일 동안 협상이 마무리되지 않을 경우 정부가 개입해 2년간 효력이 있는 협약을 중재하게 되어 있다. 미국 민주당 및 공화당 상·하원 의원들이 공동으로 제출한 법안으로 2007년 3월 1일 하원을 통과했고, 2007년 6월 26일 상원에서도 대다수의 지지를 받았으나, 공화당의 필리버스터로 표결에 오르지 못했다. 이후 2009년 오마바 정부 집권 후재논의되었으나 의회 찬성을 이끌어 내지 못했다.

해리와 루이즈가 뿔났다

경쟁적 공공 보험 개선안은, 15년 전 클린턴 개혁안이 철저히 패배한 이후의 침체 분위기 속에서, 또한 당시의 패배 원인에 대한 독특한 평가 속에서 나온 것이다. 수정주의자들의 설명에 따르면, 건강보장법안이 좌초한 이유는 클린턴이 43퍼센트라는 낮은 득표율을 등에 업고 집권했기 때문이 아니다. 클린턴 행정부의 전략적 실책이나 민주당 지도부 내의 분열 때문도 아니다. 노동조합을 포함해, 강력한 이익집단들이 서로 이전투구를 벌였기 때문도 아니었다. 뉴트 깅그리치 Newt Gingrich와 공화당의 보수파들이 전력을 다해 '힐러리 케어'(힐러리 의료보험)를 죽이려 했기 때문도 아니다. 또 클린턴이 군대 내의 동성애 문제나 소말리아 개입 등의 실책으로 말미암아 대통령직을 연임할 수 없을 것으로 보이자, 그나마 미온적이었던 기업의 지지가 급속하게 증발해 버렸기 때문도 아니라는 것이 그들의 해석이다.

수정주의자들의 설명에 따르면, 해리와 루이즈가 건강보험 개혁을 망쳤다고 한다. 해리와 루이즈는 중산층 백인(나는 감히 여피족이라고 하고 싶다) 부부로서 보험회사가 후원 제작한 광고 시리즈의 주인공이었다. 허구의 인물인 해리와 루이즈가 부엌 식탁에 앉아서 클린턴의 개혁안으로 말미암아 기존의 의료보험 보장 내용이 바뀌고 심지어 담당 의사마저 바꿔야 할지도 모른다며 고민하는 모습을 그린 이 광고는 유명세를 탔다(혹은 악명을 떨쳤다). 이 광고의 여파는 현재의 의료보험 개혁 논쟁에서도 놀라운 영향력을 발휘하고 있다. 오바마 대통령에서부터 북미서비스노동조합의 대표 앤디 스턴, 보커스 상원 의원, 그리고 다른 자칭 개혁주의자들이 반복해 말하는 것은, 대부분의 미국인들은 기본적으로 자신들의 의료보험 보장성에 만족하고 있으며, [따라서] 고용주가 제공하는 의료보장이라는 현재의 제도를 거의 그대로 유지하면서 미국만의 독특한 해결책을 모색하겠다는 것이다. 사실, 그 캠페인 광고는 그때나 지금이나 대중보다는 정책과 여론을 주도하는 엘리트층에게 더 큰 영향을 끼친 것으로 보인다. 이들 엘리트들은 해리와 루이즈가 대중의 속마음을 잘 반영하고 있으며, 자신이 가입한 의료보험의 보장성에 대해 많은 미국인들이 만족하고 있다고, 사실보다 과장되게 생각하고 있다.[31]

그러나 실상은 다르다. 미국인들은 현재 의료 제도에 큰 불만을 가지고 있으며, 개혁적인 변화를 갈망하고 있다는 증거들이 쌓여 가고 있다. 의료 제도에 대한 국민의 만족이라는 측면에서 볼 때, 미국은 다른 선진국들과 비교해서 거의 꼴찌 수준을 면하지 못하고 있다(공공 의료 전문가들의 설문 조사에서는 이미 맨 꼴찌다).[32] 이는 당연한 결과다. 클린턴 개혁이 좌초되고 난 이후, 직장 의료보험 혜택마저도 궤도를 이탈하고 있다. 고용주들은 의료보험 혜택을 아예 없애 버리거나 보장 수준을 지속적으로 낮추어 가고 있다. 결국 2008년에는 전체 노동자들의 60퍼센트(전체 인구를 기준으로 해서는 절반가량)만이 직장 의료보험 혜택을 받고 있었다. 혜택을 제공하는 고용주들조차 공동 지불co-pay 분을 높이거나, 세금 공제, 본인 부담 비용, 선택 보험료 부담 등 비용의 점차 많은 부분을 노동자에게 떠넘기고 있다.

이제 보험 혜택을 받지 못하는 이들의 상황은 미국인들 사이에서 남의 이야기가 아니다. 공식 실업률이 8퍼센트를 넘어선 2009년 2

월, 카이저 가족 재단이 시행한 연구에 따르면, 직장의 의료보험 혜택을 받고 있는 이들 가운데 52퍼센트가 그 혜택을 잃을까 두려워하고 있다고 밝혔다. 또한 무려 8천7백만 명에 달하는 미국인들이 최근 2년 사이에 [무보험 상태에 놓였던] 경험이 있다고 답했다. 캘리포니아주에서는 65세 이하의 주민 가운데 거의 40퍼센트가 이에 해당되었다. 최근의 주택 압류 사태를 통해, 의료비 때문에 파산하거나, 집까지 잃게 된 미국인(이들 가운데 대부분은 병을 진단받았을 당시까지는 중산층이었다)이 어마어마하게 생겨나서 심각한 사회문제가 되었다.♦ 2008년 11월의 역사적인 선거 바로 전날, 연방 기금Commonwealth Fund 보고서가 발표되었는데, 미국 국민 다섯 명 가운데 네 명이 미국의 의료보험 체계가 완전히 개혁되거나, 처음부터 새롭게 만들어져야 한다고 믿고 있다고 밝혔다. 전 국민 의료보험과 정부가 보장하는 의료보험을 지지하는지에 대해 압도적인 다수의 미국인들이 '그렇다'고 답했다. 여론조사 가운데 가장 놀라운 결과를 보여 준 것은 2008년 하버드 보건대학원Harvard School of Public Health에서 시행한 것으로, 문항에 단도직

♦ 2007년도 미국 개인 파산의 62.1퍼센트가 의료와 관련이 있으며, 파산 원인이 의료비인 경우가 2001년에 비해 50퍼센트나 증가했다고 한다. 심지어 이들 중 75퍼센트는 의료보험이 있음에도 의료비를 감당하지 못한 것으로 나타났다. 이에 따라 서민들이 주택 담보 대출 상환금을 갚지 못해 주택 압류 비율이 유례없이 상승했고, 이는 중산층의 급격한 몰락을 가시적으로 보여 주었기에 사회에 큰 충격을 던졌다. 그 여파는 여기서 그치지 않았다. 이 시기에 자살률도 증가했는데, 2005~10년 사이에 주택 압류 사태로 말미암아 자살률이 증가했다는 논문이 『미국예방의학회지』American Journal of Public Health에 보고되었다.

입적으로 '사회주의적인 의료 체계'가 현행 제도보다 낫다고 생각하는지를 물었다. 응답자들 가운데 역사적으로 예민한 이 문구의 의미를 알고 있다고 응답한 이들이 82퍼센트를 차지했고, 정말 놀랍게도 그들 가운데 45퍼센트가 사회주의 의료를 더 선호한다고 답했다(선호하지 않는다는 응답은 39퍼센트였다).

의료 개혁에 대한 최소주의적 접근으로는 의료 제도에 대해 대중들이 느끼는 격심한 분노를 전혀 해결하지 못할 것이다. 또한 경제 파국이 시작되는 상황에서 금융 산업과 기업들 그리고 이들을 후원하는 정치인들에 대한 대중들의 폭발적인 분노도 누그러뜨리지 못할 것이다. 크리스토퍼 도드Christopher Dodd 상원 의원과 찰스 슈머 상원 의원, 찰스 랭글Charles Rangel 하원 의원을 비롯한 몇몇 민주당 중진 의원들의 정치적 미래는 어둡다. 이들은 그동안 은행 및 보험 업계와 돈독한 유대 관계를 맺고 수년간 대규모 선거 자금을 받아 왔다. 의료보험 업계에서 지출된 로비 자금은 2007년과 2008년에 거의 10억 달러에 달했고, 금융 및 에너지 부문과 나란히 가장 강력한 정치력을 행사하는 분야 가운데 하나로 오래전부터 손꼽혀 왔다. 에드워드 케네디Edward Kennedy 상원 의원의 병세가 악화된 이후, 의료보험 개혁의 중심인물이 된 보커스 상원 의원은 지난 4년간 의료보험 업계와 제약업계로부터 가장 많은 선거 자금을 기부받은 정치인으로 기록되었다. 주지하다시피, 보커스는 자랑스럽게도, 부시 행정부의 대표적인 '분수 효과'trickle-up 입법안(가장 논쟁적이었던 부자 감세 법안)을 공화당과 공동으로 입안했던 인물이기도 하다.

이 같은 이해 상충의 뿌리는 매우 깊다. 미국 최대의 보험회사 가운데 하나인 유나이티드 헬스United Health는 현재 르윈 그룹Lewin Group 을 소유하고 있는데, 르윈 그룹은 이전에는 의료비와 의료보험 보장성에 대한 제법 신뢰할 만한 독립적인 분석을 내놓았던 기관이다. 의료보험 정책에 관해 지난 20년간 케네디 상원 의원의 핵심 실무진이었던 데이비드 넥슨David E. Nexon은 대표적인 의료산업협회 가운데 하나인 첨단의료기술센터Advanced Medical Technology의 핵심 간부로 자리를 옮겼다. 보험산업협회 대표인 캐런 이그나니는 1990년대 초반 AFL-CIO에서 노동자를 위한 의료보험 개혁에 앞장선 인물이었다.

이런 특수 이익집단에 도전장을 날릴 의료보험 개혁을 진행할 때가 바야흐로 무르익고 있다. 경제가 파국으로 치닫고 있는 지금, 민주당과 공화당 의원들 모두 기업의 앞잡이 노릇을 해왔다는 비판에 직면해 있다. 2007년 금융 위기 직전, 데모크라시 코퍼레이션Democracy Corps이라는 연구 기관이 유권자의 불만에 관해 작성한 보고서에 따르면, 미국의 문제점을 특징적으로 보여 주는 문장으로 가장 많이 선택된 것은 "거대 기업들은 워싱턴에서 자신들이 원하는 건 뭐든지 얻어 낼 수 있다"[33]라는 문장이었다. 이 맥락에서 오바마가 행정부의 요직에 씨티 그룹의 로버트 루빈Robert Rubin의 문하생들을 임명하겠다고 한 것이나, 행정부의 의료 부문 총괄자로 여러 거대 의료보험 회사의 대표를 지냈던 낸시앤 드팔Nancy-Ann DeParle을 임명한 것은 보험 및 금융계와의 유착을 의심하게 하는 패착이다.

오바마는 선거운동 기간 동안 이렇게 외쳤다. "제약회사와 보험 산업계가 협상 테이블에 앉을 수는 있지만, 이제 모든 의석을 돈으로 살수 없다는 사실을 깨닫게 될 것이다."[34] 이뿐만 아니라 오바마는 의료 산업계에서 또 다른 해리와 루이즈식 공세를 통해 개혁을 방해하려 한다면, 자신 역시 공세적으로 대응해 나갈 것이라고 공언했다. 그러나 의료 개혁 논쟁이 진행된 초기 몇 달 동안, 오바마와 그의 핵심 보좌관들은 지켜야 할 가장 중요한 기본 원칙을 방어하는 방법은커녕, 심지어 그 기본 원칙이 무엇인지조차 대중들에게 밝힌 적이 없었다.[35] 민주당 의원들과 의료보험 개혁가들에게는 경악할 일이지만, [오바마 정부는] 엄청나게 완화된 경쟁적 공공 보험안을 받아들일 듯하고, 심지어 보수주의자들에 대한 양보의 일환으로 경쟁적 공공 보험 안건 전체를 포기할 태세마저 보였다. 이들은 보편적인 의료보장을 근본적인 목표로 분명하게 선언하지도 않았고, 고용주 측이 종업원의 의료보험 급여 일부를 지불하도록 하는 조항을 삽입하는 것에 대한 입장을 밝히기를 회피했다. 그뿐만 아니라 부유층에 대한 증세를 통해 의료 개혁 예산을 마련한다는 애초의 계획에서도 힘없이 물러섰으며, 대신에 노동자들이 받는 의료 혜택에 세금을 징수해 의료 개혁 자금을 충당하자고 제안하기에 이르렀다. 이것은 2008년 오바마가 선거운동 과정에서 극렬하게 비판했던 존 매케인John McCaine 상원 의원이 제시한 의료보험 개혁안의 핵심 내용이었다. 오바마는 2008년 선거운동 당시에 이 안이 미국 중산층에게 불리한 세금이라며 비판했었다. 또한 선거운동 과정 내내 오바마는 제약회사들과 싸우겠다고 결연하게 약속했었다. 그러나 의료 개혁 과정에서 그가 제약회사 측에 양보하기 시작하자, 의회의 일부 민주당 지도자들은 놀라움과 우려를 감추지 못했다.[36]

오바마 행정부와 민주당 지도부 가운데 상당수는 금융 위기에 대응해 왔던 것과 같은 방식으로 의료보험 위기에 대응했다. 이들은 막강한 힘을 지닌 보험 업계와 의료 산업계의 눈치를 보고, 그들의 핵심이해관계를 건드리지 않고자 세심한 노력을 경주했으며, 이처럼 엉망으로 의료 체계를 망가뜨린 정치·경제 세력들에 대한 근본적인 문제제기를 하지 않기 위해 최대한 애썼다. 하지만 이보다 더 놀라운 것은다수의 노조 지도자들과 자칭 진보적 단체들마저 아무런 문제 제기없이 오바마와 민주당의 의료보험 정책을 그대로 따랐다는 것이다. 그들은 이런 식으로 모처럼의 정치적 기회를 탕진하고 있다. 오바마행정부가 제너럴 모터스나 크라이슬러Chrysler, 씨티은행Citibank에 대한 엄청난 구제금융을 지원함으로써 큰 정부 역할을 할 수 있다면, 영리 민간 의료보험 업계의 종말을 가져올 [개혁을 통해] 대중적 지지를모으는 것도 결코 불가능하지 않을 것이다.

미국 역사에서 바로 전 정권인 조지 W. 부시와 공화당만큼 국민의불신을 얻은 정권은 많지 않았다. 또한 IMF의 전 핵심 경제학자였던사이먼 존슨Simon Johnson의 표현대로 금융계 황태자들이 [사실상 세계를주무르는] "지도자나 전략가임이 적나라하게 드러난" 시기도 별로 없었다.[37] 그런 순간 가운데 하나가 대공황 시기였고, 또 하나가 바로 지금의 경제 위기다. 억만장자 금융업자인 워런 버핏Warren Buffet은 2년전에 다음과 같이 말했다. "그렇다. 이미 계급 전쟁이 벌어지고 있다. 그러나 내가 속한 계급, 즉 부유한 계급이 그 전쟁을 일으키고 있고, 우리가 승리하고 있다."[38]

프랭클린 루스벨트Franklin D. Roosevelt 대통령은 아주 특별한 시기였던 1933년에 대통령직을 맡았다. 4년에 걸친 대공황으로 미국 기업계와 허버트 후버Herbert Hoover 행정부는 모두 철저하게 불신임을 받고 있었다. 루스벨트 대통령은 이 나라가 과거와 충분히 단절하고 도약할 수 있다고 인식했고, 그런 정서를 상징적으로 그리고 실질적으로 확산시켜 갔다. 그런 도약은 루스벨트 단독으로 이루어 낸 것은 아니다. 엄청난 수의 미국인들이 노동조합, 여성 단체, 재향군인 집단, 고령 시민 단체, 시민권운동 조직들을 형성해 루스벨트의 방향 전환에 힘을 보탰다. 1929년 주식시장 붕괴 이후로 기업에 대한 대중들의 뿌리 깊은 불신과 경멸에 맞서 미국의 주요 기업들은 대중의 신뢰를 회복하기 위해 과감한 투자를 아끼지 않았다. 그 이후 수십 년간 기업들은 국내 노동자들을 대상으로 자본주의가 사실은 좋은 것이며, 국가가 지나치게 개입하면 바로 그것이 사회주의와 다를 바 없다는 확신을 불어넣는 선전과 기업 홍보 캠페인에 돈을 쏟아부었다.

오바마 행정부와 민주당 지도부는 지금의 정치적 호기를 기회로 삼아, 과감하고 새로운 의료 정책을 펼치는 대신 가장 소극적인 해결 방식을 택했다. 단일 보험자 체계까지 획득할 수 있을 정도로 정치적 조건이 무르익지 못했다고 계산했다면, 최소한 보험 업계에 대한 제대로 된 규제라도 추진했어야 했다. 이조차 시도하지 않은 것은 보편적 의료보험 제도의 도입을 요원하게 했을 뿐만 아니라, 그들 자신의 정치 경력에도 악재로 작용할 것이다. 결국 현 행정부는 1936년 재선에 성공한 루스벨트 정권보다는 1932년 역사적인 패배를 겪은 후버 정권과 유사한 상황을 몇 년간 감내해야 할 것이다.

이 자칭 개혁주의자들은 비영리적인 보험회사를 만들기 위해 끈질기게 싸워 왔지만, 지금 이 순간의 정치적 잠재력에 대해서는 제대로 인식하지 못하고 있다. 지금은 1993~94년과는 또 다른 시기다. 이들은 아직도 스톡홀름 증후군에서 헤어나지 못하고 보험회사, 의료 산업계, 그리고 이들을 후원하는 정치 세력과 자신을 동일시하고 있다. 싸워야 할 대상에 지나치게 감정적 친밀감을 가지면 위험하다. 창문이 열려도 도망가려 하지 않을 뿐만 아니라, 창문이 열려 있다는 사실조차 인식하지 못하게 될 것이다.

7장

유럽 보건의료 제도의 시장화*

크리스토프 허만

유럽에서는, 미국이나 세계 다른 지역의 국가들에서와는 달리, 보건의료의 재원 조달과 제공의 대부분을 아직 공공 부문에서 담당하고 있으며, 서비스 역시 대부분 공공 기관과 비영리 민간 기관을 통해 전달되고 있다. 여론조사에는 이 같은 제도에 대한 지지가 여전히 높게 나타나고 있다. 유럽 시민들은 극소수의 예외를 제외하고는 의료가 민영화·시장화되는 데 비판적이며, 그럴 만한 충분한 이유가 있다. 공적 의료 제도 안에서는 대다수의 시민이 의료 혜택을 받을 수 있으며, 미국과 비교해도 공공 부문에서 서비스를 제공하는 방식이 이윤을 추구하는 민간에 비해 돈이 덜 들기 때문이다.[1] 이 같은 절대적 우위에도 불구하고, 유럽 의료 제도의 공공성은 의료 시장화라는 이름으로 진행되는 일련의 정책들로 인해 위기에 처해 있다. 그 예로 구매자-공급자 관계의 도입, 내부 시장의 형성, 공급자 간 경쟁, 성과급제, 질병에 대한 개인 책임 강화, 외주화, 민관협력사업Public Private Partnership, PPP, 민간 투자자에게 공공 병원을 매각하는 것 등이 포함되어 있다. 이 같은 개혁의 공식적인 명목은 비용을 줄이고 효율성을 높이기 위한 것이지만, 의료를 시장화해서 환자들 사이의, 그리고 의료인들 사이의 불평등을 증가시키고 의료의 공적인 성격을 잠식하는 결과를 가져왔다.

유럽의 공공의료 변천사

유럽에서 보건의료의 공급과 재원 조달은 공적 부문과 민간 부문이 뒤섞인 다양한 기관과 행위자들에 의해 이루어졌다. 이 같은 상황을 더욱 복잡하게 만드는 것은 바로 비영리 민간 행위자들이 일부 유럽 국가들에서 중요한 역할을 담당하고 있다는 점이다.[2] 여러 국가의 외래 진료 중심 의원들처럼, 민간 공급자들이 지배적인 부문인 경우에도 상당수 국가에서 의료 공급자들은 대부분 독립적인 의사들로, 이들 대부분은 합리적인 수준의 수입을 버는 데 만족하지, 이윤을 극대화하려 하지는 않는다. 하지만 무엇보다 의료가 공공성을 갖는다는 의미, 그리고 유럽(적어도 서유럽)의 의료가 미국과 명확하게 다르다고 할 수 있는 차별점은, 바로 조세에 기반을 둔 재원 조달 방식과 강제적인 공보험 체계일 것이다. 이 체계를 계획하고 관장하는 데 핵심적인 역할을 하는 것은 국가이며, 이윤을 추구하는 민간 주체는 부차적인 역할을 할 뿐이다. 이와는 대조적으로 미국에서는 인구의 15퍼센트가 아무런 의료보험 보장도 받고 있지 못하며, 보험 가입자의 75퍼센트는 대부분 직장과 연계된 민간 보험회사의 관리를 받고 있다.[3]

유럽 보건의료 체계의 강제적인 특성은 두 개의 뿌리를 가지고 있으며, 이에 따라 두 가지 형태로 발전해 왔다. 하나는 19세기에 사회보험을 도입한 독일 총리의 이름을 딴 비스마르크형으로, 이 방식에서는 보험료가 자동적으로 월급에서 공제되어 사회보험 기금으로 들어가며, 고용주와 정부도 함께 보험료를 부담한다.[4] 다른 방식은 1945년 이래 영국의 복지 체제를 개편한 베버리지의 이름을 딴 것으로, 여기서는 조세로 재정이 충당된다. 비스마르크형은 유럽 대륙에서 지배적이고, 영국과 북유럽 및 일부 남유럽 국가들은 베버리지 체계를 채택해 왔다. 두 체계 모두 부의 재분배에 어느 정도 기여했는데, 고소득자가 더 많은 세금과 더 많은 사회보험료를 납부한다는 공통점이 있다.[5] 또한 두 체계 모두 국가가 주도적으로 나서서 의료보장을 받는 인구의 비율을 확대해 가고 있다.

유럽의 국가들은 지난 20세기 후반기 동안 여러 가지 방식, 예를 들어, 의료 공급 계획, 연구·개발비 지원, 의료 전문직에 대한 교육과 규제, 의학적 기준의 정립과 관리, 그리고 의료 재정 확대 등을 통해 보건의료 부문에 대한 국가의 책임을 확대해 갔다. "유럽에서는 의료 분야가 이른바 **공공 영역**으로 편입되는 것이 보편적인 추세가 되었다. 그 결과 전체 의료비 가운데 민간 의료 부문의 비중이 낮아졌으며, 몇몇 국가들에서는 민간 의료 공급자의 비율이 축소됐다." 이런 경향으로 말미암아 전체 의료비 가운데 민간 의료 부문의 비중이 낮아졌으며, 몇몇 국가들에서는 민간 의료 공급자의 비율이 축소됐다."[6] 제2차 세계대전 이후, 영국 국가보건서비스NHS의 탄생은 1,143개의 [민간] 자선 병원과 1,545개의 지방 공공 병원들을 인수 및 통합하는 과정을 수반했다.[7] 이미 민간 의료보험에 가입되어 있는 이들에게는 두 가지 선택지가 주어졌는데, 하나는 NHS의 '유료 병상'을 이용하는 것이었고, 다른 선택지는 민간 병원을 이용하는 것이었다(유료 병상이란, 환자가 [NHS 소속 병원에] 입원해 치료를 받고, 의사는 환자 혹은 보험사에게 비용을 청구하고, 한편 NHS는 병상료, 간호비, 그리고 기술적인 서비스에 대한 비용을 받는 형태로 운영되는 병상을 가리킨다). 어찌됐든, 1950~60년대에 민간 병원은 소수로 남았다. 비슷하게, 1960년대 말에 정부가 보조금을 지원하는 의원들이 많이 생겨남에 따라, 환자들이 민간 의원의 진료를 받기를 선택할 수 있었음에도 민간 의원들은 사실상 '고사'枯死되었다.[8] 제2차 세계대전 후 여러 해 동안 공공 보건의료비 지출이 꾸준히 증가했지만, GDP가 비슷한 속도로 성장하고 있는 한 이는 큰 문제로 인식되지 않았다.

의료 시장화 추진의 동력

기술과 조직의 혁신, 탈중앙화 정책, 신기술 도입과 자격 인증의 필요성, 환자들의 권리 의식 향상 및 정보 접근성의 향상 등 이 모든 것들이 지난 30년간 보건의료 부문의 개혁에서 중요한 역할을 해왔지만, 그 무엇보다도 변화의 가장 큰 원동력이 되었던 것은 나날이 증가하는 의료비를 통제해야 할 필요성이었다. 전후의 긴 호황이 끝나고 1970년대에 들어서자, 모든 유럽 국가들은 지속적으로 증가하는 의료비를 감당하기가 어려워졌다. 의학이 발달함에 따라 더 많은 치료법과 비싼 의료기기 및 의약품들이 생겨났고, 그로 인해 의료 수요가 급증했으며, 결국 의료비 증가율이 GDP 증가율을 추월하고 말았다. 그 결과 공공 예산의 점차 많은 부분이 의료비로 지출되기 시작했다. 일부 국가에서는 경기 침체의 결과로 감세 정책을 내세운 신보수주의 정당이 정권을 잡기도 했다. 신자유주의의 의제 가운데 하나인 감세 정책은 국가의 역할을 축소하고 민간 자본의 활성화를 도모했다. 영국의 마거릿 대처 정부가 대표적인 사례였고, 스웨덴과 같은 다른 유럽 국가들에서도 재정 긴축 정책이 실행되기 시작했다. EU의 가장 중요한 목표 역시 재정 긴축이 되었는데, 특히 재정 적자의 상한선을 3퍼센트로 제한하는 조항이 포함된 '안정 및 성장에 관한 협약' Growth and Stability Pact을 체결한 회원국들의 경우에는 더욱 그랬다.[9]

이 같은 감세 및 긴축 정책으로 말미암아 공공의료 체계는 재정 위기에 직면하게 되었다. 이 같은 위기는 비단 조세에 기반을 둔 의료 제도를 가진 국가들뿐만 아니라, 사회보험 체계를 지닌 국가들에서도 공통적으로 나타났다. 사회보험 체계를 가진 국가들에서는 지방정부가 병원의 기본 설비에 대한 투자를 담당하고, 진료비는 보험 기금에서 담당하고 있다. 독일과 같은 연방 정부 체계에서는 재정 위기에 직면한 지방 자치 정부가 가장 먼저 비용 절감에 나서기 시작했다. 그렇지만 최근의 경향을 보면, 연방 정부 역시 재정 절감을 위해 장기 투자를 약속하는 민간 투자자들에게 병원을 매도하기 시작했다.[10] 한편, 사회보험 체계를 운영하는 국가들 역시 재정적인 압박을 받기 시작했다. 임금 동결과 비정규직 및 실업자의 증가로 말미암아 총 임금이 줄어들고 있는 상황에서, 노동자들이 지불하는 보험료를 인상하기 어려

왔기 때문이다.[11] 이런 상황에서, 감세 정책을 추진했던 정치인들은, 재정 위기에 대한 해결책으로 의료 민영화를 주창하고 나섰다. 민간 의료 공급자들은 더 적은 비용으로 더 나은 의료 서비스를 제공할 수 있으며, 이를 통해 공공 예산을 절감할 수 있으리라는 주장이었다.

보건의료의 이 같은 변화 이면에서 이를 추동하는 두 번째 세력이 있었는데, 다국적 의료 기업들과 보건의료 부문에 대한 투자 기회를 엿보고 있던 금융 자본이 그들이다. 2008~09년 금융 위기 이후 다소 위축되기는 했지만, 금융 자본은 여전히 의료 시장화를 추진하는 주요 세력이다. 보건의료 분야에서 나타나는 재정 위기나 비용 절감 시도 등에도 불구하고, 이 분야는 향후 성장 가능성이 상당히 높은 것으로 평가되기 때문이다. 민간 자본이 보건의료 분야에 특별히 관심을 갖는 이유는, 의료는 그 성격상 순환 주기를 타지 않기 때문이다. 다른 산업의 경우 수요 감소로 인해 타격을 받을 수 있지만, 환자들은 세계경제 전망과 무관하게 치료를 필요로 한다. 그래서 점차 많은 다국적 의료 기업들이 의료 개방과 민영화를 위해 압력을 넣고 있으며, 보건의료와 무관한 업체들(예를 들어, 사모 펀드 업체나 경영 관리 회사들)도 순환 주기를 타지 않는 수입을 확보하기 위해 보건의료 분야에 대한 투자를 늘리고 있는 것을 볼 수 있다.[12] 이윤 창출 측면에서 보건의료 부문에 대한 관심이 증가하고 있다는 분위기는 WTO에서 GATS를 둘러싼 회의에서도 나타나고 있다.[13]

보건의료 구조 조정과 시장화

　민영화 관련 문헌들의 저자들은 종종 의료 개방과 민영화privatisation를 구별한다. 개방은 공급에 경쟁을 도입한다는 것을 의미한다. 즉 동일 서비스에 대해 복수의 공급자가 있어서 소비자가 이 가운데 선택할 수 있게 하는 것이다. 반면 민영화는 공공의 자산이 민간의 소유로 전환되는 것을 동반한다. 하지만 현실적으로 이 같은 구분은 복잡하고 유동적인 과정의 양 극단일 뿐이며, 이 같은 과정들 속에서 공공 서비스 제공의 본질이 변질되고 있다.[14] 이는 특히 사회복지사업 부문들에서 그러한데, 이들 분야에서는 시장 논리와 경쟁을 적용하기가 쉽지 않고, 공공 자산의 민간 매각 역시 정치적인 이유에서 쉽지 않다.[15] 그와 같은 경우에 개방과 민영화 찬성론자들은 비슷한 효과를 낼 다른 방법을 모색해 왔다. 보건의료 부문은 다양한 경로를 통해 시장화로의 변화를 가져올 수 있다는 면에서 독보적이다. 그 방법으로는 구매자-공급자 관계 설정 및 가격제의 도입, 개인별 위험도 평가 및 가격 산정, 선택과 소비자 행위의 개념 도입, 민간 기업의 경영 관리 기법과 목표의 도입, 그리고 민관 협력 혹은 민영화를 통한 민간 업체들의 참여 확대 등이 있다.[16]

　이와 같은 전개는 모두 새로운 의료 시장을 형성하는 데 다양한 방식으로 영향을 미친다는 공통점을 지니고 있으며, 이는 그 자체로 보건의료의 상품화를 위한 전제 조건이다.[17] 시장화는 국가별로, 그리고 의료 영역별로 다양한 방식으로 진행되고 있지만, 크게 의료 재정의 변화, 그리고 의료 제공 방식의 변화 두 가지로 나눌 수 있다.

의료 재정의 변화

유럽의 총 의료비 지출은 1980년대에 잠시 주춤했다가, 1990년대 들어서 지속적으로 증가해 왔다. 반면에 1980~2005년 사이에 대부분의 유럽 국가에서 총 의료비 지출 가운데 공공의료비 지출이 차지하는 비율은 감소한 것으로 나타났다.[18] 공공의료비 지출 비율이 가장 크게 감소한 국가들로는 스웨덴, 네덜란드, 스페인, 그리스, 그리고 중동부 유럽의 [유럽연합] 신규 가입국들이 있다. 그리스의 경우 공공의료비 지출이 전체 의료비 지출에서 차지하는 비율이 43퍼센트에 불과한 반면, 스웨덴의 경우 감소한 이후에도 84.6퍼센트로 유럽에서 가장 높은 비율을 유지하고 있다.[19] 공공의료비 지출의 이 같은 감소는 민간 보험회사의 역할 확대로 이어졌다. 오늘날 민간 보험회사들이 특별히 중요한 역할을 하는 국가들로는 네덜란드, 프랑스, 독일 등이 있는데, 네덜란드의 경우 2005년 총 의료비 재정 가운데 23퍼센트를 민간 보험에서 차지했고, 프랑스와 독일에서는 각각 13퍼센트, 10퍼센트를 차지했다.[20]

일반적으로 민간 보험업은 비스마르크식 사회보험 체계를 지닌 국가들에서 더욱 중요한 역할을 한다. 이들 국가에서는 특정 집단을 사회보험의 대상에서 제외하거나, 어떤 집단에게는 사회보험과 민간 보험 가운데 선택하도록 하기 때문에 민간 보험에 의존할 수밖에 없는 사람들이 존재한다.[21] 이런 경우, 민간 보험은 공공 보험의 **대체물** 기능을 한다. 그러나 민간 보험이 공공 보험을 대체하는 것보다는 공공 보험을 **보충하는** 역할을 더 많이 하는데, 공공 보험에서 배제되었거나 부분적으로만 보장하는 서비스를 보장해 준다거나, 일부 본인 부담금을 보조하는 역할을 한다. 이는 여러 국가에서 중요한 역할을 하고 있는데, 프랑스의 경우 2000년 기준으로 전체 국민의 85퍼센트가 보충형 민간 보험에 가입되어 있었고, 네덜란드에서는 60퍼센트 이상이, 벨기에에서는 30~50퍼센트가 보충형 민간 보험에 가입해 있었다.[22]

유럽 여러 국가에서 보충형 민간 보험이 크게 성장한 또 다른 원인이 있다. 공공 보험에서 그간 지급해 왔던 치료나 약품에 대한 급여를 점차 줄이고 있기 때문이다. 치과 치료가 대표적인데, 현재 모든 국가에서 민간 보험이나 본인 부담금 ─ 또는 완곡한 표현으로 '비용 분담'이라고 한다 ─ 으로 그 비용이 충당되고 있다. 공공 재정 삭감 정책이 시행된 이후, (1980년대 이래 본인 부담금이 오히려 줄어든 네덜란드와 프랑스를 제외한) 대부분 국가의 국민들은 공공 재정에서 부담하던 부분을 메우는 데 민간 보험을 이용하기보다는 본인이 직접 지불하는 것으로 의료비 문제를 해결해 왔다.[23] 특히 벨기에, 이탈리아, 포르투갈, 스페인과 같은 국가들에서는 2005년 본인 부담금 비율이 총 의료비 지출의 20퍼센트를 차지할 정도이다.[24] 동유럽권 역시 체제 전환 이후 의료비의 상당 부분을 본인 부담금으로 충당해 왔다. 2005년 헝가리와 폴란드의 경우 총 의료비 가운데 26퍼센트를 차지할 정도였다.[25] 그뿐만 아니라 비공식적인 촌지나 추가적 비용이 여러 동유럽권 국가들에서 횡행하고 있다.[26]

몇몇 국가에서는 민간 보험사들과의 경쟁은 물론이고, 공공 또는 사회보험 기금들 사이에서도 가입자를 늘리기 위한 경쟁이 생겨나기 시작했다. 네덜란드는 2006년에 보험 제도를 개혁했는데, 이를 통해 가입자들이 자신의 보험 보장 범위를 선택하고, 또한 민간 혹은 공공 보험 중에서 보험사를 선택할 수 있도록 했다. 정부는 이 같은 정책을 통해 보험사들이 경쟁적으로 보험료를 낮추고 보장성도 높여 결국 소비자들에게 혜택이 돌아가길 기대했다. 그 대신 정부는 민간 보험회사들이 특정 의료기관들과 별도의 계약을 맺을 수 있도록 허용했으며, 또한 유리한 조건으로 계약한 특정 의료기관에서만 가입자들이 치료받도록 제한하는 것 역시 허락했다.[27] 이 같은 변화는 결국 병원 부문의 추가적인 개방을 촉발했으며, 급기야 2012년에는 그동안 금지해 왔던 영리 의료법인을 허용하기에 이르렀다.[28]

사회보험 의료 체계를 실시하고 있는 국가들의 경우, 상이한 보험 기금들 사이에 경쟁을 도입해 재정 긴축 방안을 마련했다면, 조세 기반 의료 체계를 실시하는 국가들에서는 의료비를 제공하는 자와 의료를 공급하는 자의 분리, 이른바 '구매자와 공급자의 분리'purchaser-provider split 방식을 택했다. 이를 통해 한편으로 지출에 대한 통제를 강화하고, 다른 한편으로는 의료 공급자의 자율성과 책임을 늘려서, 결과적으로 효율성을 높이려 했다. 영국의 경우, NHS에 '내부 시장'을 도입하는 대대적인 재편이 추진되었다. 병원과 지역 보건의료기관들이 반半자율적인 '트러스트'trust로 조직되었고, 이 병원 트러스트들은 더 이상 중앙에서 책정한 연간 예산으로 운영되는 것이 아니라 보건부를 대리하는 '위탁'기관('구매자')으로부터 경쟁적으로 계약을 따낸 후, 그 예산을 편성받아 운영되었다.[29] 이후 점차 많은 병원들이 '재단 트러스트'foundation trusts라는 조직으로 재편성되어, 좀 더 큰 자율성을 획득했고, 보건부가 아니라 새롭게 형성된 보건의료 시장의 통제를 받게 되었다. 재단 트러스트들은 영리 중심의 사업을 벌이거나, 민간 기업과 함께 벤처사업을 벌여서 수익을 올릴 수 있게 되었으며, 민간 금융시장으로부터 대출받을 수 있게 되었다. 현재 NHS 트러스트들을 모두 이런 재단의 지위로 전환하는 것을 목표로 하고 있다.

베버리지형 의료 제도를 가진 다른 국가들에서도 이와 비슷한 변화가 일어나고 있다. 스웨덴의 경우, 각 지방의회 산하에 별도의 구매 기관을 설립해 지역 병원들에 대한 재정 지급을 담당하도록 했고, 병원들은 더 많은 자율성을 보장받게 되었다. 영국에서는 병원들이 점점 더 독립 사업체처럼 운영되도록 압력을 받고 있으면서도 트러스트나 재단 트러스트와 같은 [공공 기관에 준하는] 특정한 법적 지위를 유지했지만, 스웨덴이나 다른 국가에서 공공 병원들은 아예 공공 유한 회사public limited company로 변환되었다. 이와 같이 민간 사업체라는 법적 지위를 부여받고 나자 더 큰 병원 네트워크 조직들이 생겨나기 시작했고, 다른 민간 사업체들과 손을 잡거나, 아예 공공 병원이 민간 투자자에게 팔리는 일까지 벌어지게 되었다.[30] 재정을 충당하는 체계 자체도 자금 조달과 의료 공급이 분리됨에 따라 변화되었다. 대부분의 유럽 국가들에서, 병원들은 총액으로 예산을 받아서 시설을 유지하고 사업에 투자했다. 그 결과 병원들은 지출에 대한 우선순위를 정해야 했다. 반면, 치료비의 지급은 환자를 치료하는 데 실제로 들어간 비용을 받는 것이 아니라, 행해지는 시술이나 진단명 기준 환자군Diagnosis-Related Groups, DRG에 따라 정해진 금액을 받는 포괄 수가제에 따르게 되어 있다. 따라서 포괄 수가제는 가격통제를 위해 입원 기간을 최대한 줄이도록 병원들을 압박하는 기제가 되었다. 입원 기간과 무관하게 환급금이 동일하게 책정되므로 병원들은 최대한 빨리 환자들을 퇴원시키려고 하는 재정적인 동기가 생긴 것이다. 독일의 병원에서 근무하고 있는 의사들을 인터뷰한 결과, 응답자의 4분의 1이 환자들이 지나치게 빨리 퇴원하는 경우가 종종 있다고 답했다.[31]

결론적으로 말하면, 많은 유럽 국가들에서 의료 제도가 공공에서 민간 영역으로 완전히 전환되었다고 말할 수는 없지만, 의료 재정 조달 방식의 변화는 유럽 국가들의 의료 서비스 전달 방식에 커다란 변화를 가져왔다.

의료 제공 방식의 변화

재정 조달 방식의 변화는 의료 서비스가 제공되는 방식에 항구적인 변화를 가져왔지만, 모든 곳에서 동일한 결과를 초래한 것은 아니다. 많은 국가들에서 가격통제를 시행한 결과, 분권화의 바람이 불었고, 병원들은 점차 독립적인 성격을 띠게 되었다. 스웨덴의 경우에는 이것이 의료 개혁을 성공적으로 이끈 중요한 요인 중 하나가 되었다.[32] 하지만 다른 국가들에서는 [경영]합리화 조치가 반대의 결과를 가져오기도 했는데, 작은 병원들이 큰 병원에 통합되고, 나아가 전국 단위의, 중앙 집중적인 통제가 이루어지는 병원 네트워크를 형성하기도 했다. 벨기에에서는, 공공 병원과 비영리 민간 병원들의 합병 등, 병원들의 인수·합병 물결이 휩쓸고 간 결과 1981년도보다 병원의 수가 반 토막이 났다.[33] 독일의 경우, 1990년 이후 전체 병원 중 약 10

퍼센트에 달하는 병원들이 문을 닫았고, 그 결과 병상 수가 약 13만 4,332개 감소했다.[34] 병상 수가 줄어든 이유를 통원 수술과 같은 의료 기술의 발달이나, 소규모 병원들이 전문화되고 값비싼 의료 장비를 구매하기 어려워진 점 등을 통해 부분적으로 설명할 수 있겠지만, 그렇다 해도 앞서 말한 의료 재정 조달 방식의 변화가 병상 수 감소를 앞당겼다고 볼 수 있다.

무엇보다 의료 민영화라고 했을 때 가장 급진적인 방식은 공공 병원을 민간 투자자에게 넘기는 것이라고 볼 수 있다. 실제로 몇몇 국가에서 공공 병원을 민간 자본에 넘기기도 했다. 1999년 스웨덴 스톡홀름의 가장 오래된 병원으로, 직원 수가 약 1천5백 명인 스톡홀름 성 예란스 병원Saint Görans Hospital이 민간 소유로 전환되었다. 이 병원은 이제 스웨덴의 다국적 민간 의료보험 회사인 카피오Capio가 소유하고 있다. 스톡홀름에 위치한 다른 몇몇 병원들도 지방정부가 소유권을 계속 유지하기는 하지만, 독립적인 상업 기관으로 전환되기도 했다. 하지만 2002년에 사민당이 발의한 '금지법'Stop Law에 의해 공공 병원을 영리 목적의 투자자에게 매각하는 것이 금지되었다.[35] 오스트리아에서도 두 개의 공공 병원이 민간 투자자에게 매각되었다.[36]

유럽에서 독보적인 행보를 보인 곳이 독일인데, 공공 병원들은 대대적이고 체계적으로 민간 자본에 매각되었다.[37] 1991년에서 2004년 사이, 독일의 민간 병원 수는 14.8퍼센트에서 25.4퍼센트로 급증했고, 같은 시기 공공 병원은 46퍼센트에서 36퍼센트로 급감했다(나머지는 비영리 민간 병원들이다). 민간 영리 병원은 [공공 병원보다] 규모가 작은 편이다. 따라서 2004년에 공공 부문의 병원들이 전체 병상 가운데 52.8퍼센트를 운영했고, 전체 병원급 의료 인력의 약 60퍼센트를 고용하고 있었다.[38] 하지만 최근 들어서는 규모가 크고 유명한 병원들이 민영화되었다. 2005년에 함부르크 시에서는 5,688개에 달하는 병상을 보유한 일곱 개 지역 병원Landesbetrieb Krankenhauser이 민간 병원으로 전환되었고, 2006년에는 마르부르크Marburg와 기센Gießen의 대학 소속 병원들 2천4백여 병상 역시 민간 병원으로 전환되었다.[39] 이 같은 민영화 경향은 한동안 지속될 것이며, 2020년까지는 약 40퍼센트에서 50퍼센트의 병원들이 민간 소유가 될 것으로 예상되고 있다.[40]

서유럽에서 대규모의 공공 병원들이 민간 소유로 전환되었던 반면, 동유럽과 중부 유럽에서는 신생 민간 병원들이 많이 생겨났다. 체코의 경우 2000년 64개였던 민간 병원이 2007년에는 122개로 늘어났고, 폴란드에서는 2000년에 38개였던 것이 2006년에는 153개가 되었다.[41] 이 병원들은 주로 민간 보험에 가입한 환자들이나 충분한 재정적 여유가 있는 사람들만 치료받을 수 있기 때문에 상당수의 국민들은 이용하지 못하고 있다. 예를 들어, 2006년 폴란드의 민간 병의원은 (영리, 비영리 모두 합해서) 전체 병상의 5.6퍼센트에 불과했다.[42]

구매자와 공급자의 분리, 그리고 병원의 자율성 증가는 내부의 구조 조정을 동반했다. 영국의 경우, 병원의 진료비를 청구할 때 [병원 단위로 청구하는 것이 아니라] 각 진료과가 '비용 청구 단위'가 되어 독립적으로 청구하게 되었다(이로 인해 행정 부담이 커졌다). 이런 체계에서는 결국 그 지역사회가 필요로 하는 보건의료 서비스보다는 이윤이 가장 많이 창출되는 영역에 대한 투자가 늘어나게 된다. 각 병원 또는 병원 내부의 진료 단위들은 "마치 독립적으로 사업을 하는 작은 기업체처럼 스스로 모든 비용에 대한 평가를 하지" 않을 수 없게 되었다.[43] 이처럼 병원에 내부 시장이 형성되는 현상은 유럽 전역에 걸쳐 일어나고 있다.

의료 서비스의 분절화와 비용 개념의 도입에 따라 외주화와 공공-민간 파트너십의 형성이 촉진되었다. 외주화는 초기에는 세탁, 운반, 식당과 같은 부차적인 서비스에 한정되었으나, 점차 정보 통신 기술 및 회계와 같은 더 고차원적인 서비스로 확대되었다. 좀 더 최근에는 심지어 의료 서비스마저 민간 부문에 외주화되었다.[44] 영국에서는 정부가 특정 시술만을 집중적으로 시행하는 치료 센터를 설립하기 시작했다. 이들 센터는 고관절 치환술과 같은, 상당히 규격화된 비응급 수술을 하는 곳으로 특화되어 있다. 이곳에서는 의료진이 응급 환자를 진료하는 데 시간을 빼앗기지 않고, 전문화된 시술을 수행함으로써 효율성을 높이고, 결국 수술 대기 기간을 줄여 줄 것으로 기대되었다. 초기에는 NHS에서 이 센터들을 직접 운영했으나, 2002년부터 영국 정부는 민간 의료 회사들을 참여시켜서 이른바 '독립 부문 치료 센터' Independent Sector Treatment Centres, ISTC — 실제로는 민간 영리 치료 센터 — 가 설립되기 시작했다. 공식적인 이유는 민간 치료 센터들이 능률을 한층 더 끌어올릴 수 있고, 전문 시술을 '경쟁력 있는 단가'에 수행할 수 있어서라고 하는데, 이는 NHS보다 민간 치료 센터가 더 싼 비용으로 치료할 수 있다는 의미를 내포한 것이다. 2007년 7월 현재, 일곱 개의 민간 회사가 운영하는 24개의 ISTC가 운영되고 있다.[45]

그러나 비용 감소는커녕, 같은 시술을 하는 데 NHS 병원에 드는 비용보다 민간 치료 센터들에 더 많은 비용이 든다는 강력한 증거가 있다. 마찬가지로 능률이 향상될 것이라는 예측도 잘못된 것이었다는 사실이 드러났다. 초창기에는 독립 치료 센터가 NHS 소속 의사들을 고용하는 것이 금지되었지만, 이후 규제가 풀려서 NHS의 유능한 의료진들이 독립 치료 센터로 옮겨 갔는데, 이는 애초에 [NHS 소속이 아닌] 다른 곳으로부터 의료진을 충원할 것이라는 구상과는 달랐다. 또한 유능한 의료진이 빠져나감에 따라 환자가 감소한 기존의 NHS 병원들은 수입이 줄어들어 재정이 악화되었다.[46] 따라서 지금 와서 보면, ISTC 사업이 도입되었던 진짜 목적은 대기 시간이 너무 길다는 국민의 불만을 해소한다는 명목으로, 그간 금기로 여겨져 왔던 민간 의료기관의 NHS 진입을 허용하는 것에 있었다. 이는 나중에 '선택권 확장 네트워크'Extended Choice Network라는 사업의 시행으로 이어졌는데, 현재 약 150개의 민간 병의원들이 NHS의 재정으로 환자를 치료하고 있다. 또한 잉글랜드에서는 민간 회사 소속 의료기관들이 NHS의 1차 의료기관으로 대거 합류하게 되었다.

또한 장기적인 외주 계약은 결국 민관협력사업의 형태로 이루어질 수 있다. 외주화와 마찬가지로, 민관협력사업은 의료 서비스 제공에서 가장 선호되는 방식으로 발전했다. 민관협력사업은 다양한 방식으로 이루어진다. 예를 들어, 오스트리아의 경우 몇 개의 공공 병원들이 민간 병원 회사와 협력해서 운영되고 있으며, 민간 부문이 참여하는 병원들이 새로 계획되고 있다.[47] 오스트리아의 한 지방정부는 민간 의료 [관리] 회사를 선정해, 지역의 21개 공립 병원들(과 여기에 소속된 1만 3천 명의 노동자들)을 관리하게 할 예정이라고 밝혔다. 여론의 반발로 이 계획은 무산되었으나, 입찰자 가운데 한 사람이 다년간에 걸쳐 두

독한 보수가 보장된 자문 계약을 따낸 것으로 알려졌다. 비엔나시 병원 협회는 최근 새로운 신장 투석 센터를 만들기 위해 지역사회 보험기금 및 민간 비영리 병원과 공동으로 벤처 사업체를 설립했다. 새로 지어지는 신장 투석 센터의 경영은 파트너인 민간 회사가 맡을 예정이기 때문에 그 종사자들은 이전보다 낮은 임금과 열악한 노동조건으로 계약을 맺게 될 것이다.

민관협력사업의 특수한 형태로 민간투자사업Private Finance Initiative, PFI 방식이 있다. 여러 국가들, 특히 스페인에서는 공공 병원을 건설하고 유지·보수하는 데 민간 자본이 자금을 대기도 한다. 하지만 이같은 방식을 가장 강력하고 체계적으로 시행한 국가는 바로 영국이다.[48] 협력 사업에 있어서 민간 자본의 역할은 사업 자금을 대는 것에서 그치지 않고, 병원 건물을 디자인하고 건설하며, 나아가 식당, 청소, 보안 등의 역할도 맡게 된다. 일단 병원이 세워지고 나면 민간투자사업 컨소시엄은 공공 부문 계약자 — 즉 NHS 병원 트러스트 — 에게 25년에서 30년 동안 매년 일정 금액의 상환금을 청구한다.

1997년 이래 잉글랜드의 거의 모든 NHS 병원들은 민간투자사업 방식으로 재정을 충당해 왔다.[49] 이 방식을 옹호하는 이들은 공공 부문이 [부담해 온] 위험을 민간 자본에 이관할 수 있고, 특히 사업비를 조달하고 마감 기한을 맞출 수 있는 점을 장점으로 내세운다. 하지만 실제로 위험이 분산되는지에 상당한 의문이 제기되기도 한다. 그 위험이 어떤 식으로 계산되었는지 명확하지 않을 뿐만 아니라, 민간투자사업 계약이 장기 계약이라는 관점에서 볼 때, 몇몇 사례에서 [사업] 환경의 변화에 따라 재협상을 해야 했고, 이는 추가 비용을 낳았기 때문이다. 나아가, 정부가 주장하는 것과는 달리 민간 부문의 참여가 병원 건립 기간을 단축시킨다거나 비용을 감소시킨다는 명확한 증거 역시 없다.[50] 무엇보다도, 민간투자사업 방식이 공공 차입을 통해 병원을 건립하는 통상적인 방식보다 비용이 상당히 많이 들어간다는 실질적인 증거가 속속 나오고 있다.[51] 또한 [수입은 일정한 상태에서] 병원들이 계획보다 더 높은 연간 지급금을 지불하게 되면 결국 서비스의 질이 떨어지게 된다.[52] 초기에 민간투자사업 방식을 도입한 병원들의 경우, 병상이 평균 30퍼센트 감소했고, 의료진의 수 역시 25퍼센트 감축됐다.[53]

이 같은 유럽 병원들의 상업화는 필연적으로 유럽형 초국적 민간 의료 회사의 등장으로 귀결되었다. 독일에서는 여러 단계의 인수·합병을 거쳐 네 개의 큰 민간 병원 체인이 만들어졌다.[54] 현재까지는 2005년에 혈액투석 전문 기업인 프레제니우스Fresenius가 헬리오스Helios 그룹을 인수한 것이 가장 큰 인수·합병 기록이다. 프레제니우스는 세계적으로 2천 개가 넘는 혈액투석 센터를 운영하고 있고, 헬리오스 그룹은 총 58개 병원, 1만5,800개 병상, 그리고 2만7천 명의 직원을 두고 있었다.[55] 외국 투자자들 역시 독일의 이 같은 병원 민영화 방침에 상당한 관심을 보였다. 2006년 8월에 도이체 클리니켄 유한회사Deutsche Kliniken GmbH가 스웨덴의 카피오 그룹에 인수되었고, 같은 해 11월에는 카피오 그룹이 소유했던 그 지분의 대부분이 영국의 사모 펀드인 에이팩스Apax에 인수되었다. 스톡홀름의 성 예란스 병원을 소유한 카피오 그룹은 그 외에도 유럽 다섯 개 국가에서 병원 및 건강 관련 기관들을 운영하고 있다. 카피오는 스페인에서 가장 큰 민간 병원 사업자이고, 프랑스에서도 두 번째로 큰 카피오 상테Capio Santé를 운영하고 있다. 영국에서는 21개 병원을 소유하고 있다. 카피오의 새로운 주인인 에이팩스는 남아프리카의 민간 보험회사인 넷케어Netcare의 주요 주주이기도 하다. 넷케어는 유럽에서는 영국을 중심으로 사업을 하고 있는데, 49개 병원을 소유한, 영국에서 가장 큰 민간 병원 사업자인 BMI 헬스케어BMI Healthcare를 소유하고 있다. 이 에이팩스와 노르딕 캐피탈Nordic Capital은 프랑스의 민간 병원 체인인 베디치Vedici의 주식을 보유하고 있다. 하지만 베디치나 카피오 상테보다도 더 큰 회사가 있으니, 206개의 병원을 소유하고 있는 제네랄 드 상테Generale de Santé이다. 이 회사는 프랑스 최대의 민간 병원 사업자이고, 유럽 전체에서도 가장 큰 조직 중 하나이다. 그 밖에도 동유럽과 중부 유럽을 주요 거점으로 삼고 있는 민간 의료 회사들도 있다. 예를 들어, 스웨덴의 회사 메디커버Medicover는 폴란드, 루마니아, 체코공화국에서 민간 보험과 민간 의료 서비스를 제공하고 있다. 서유럽의 또 다른 민간 의료 회사의 사례로 유로메딕Euromedic이 있다. 이 회사는 네덜란드에 본사를 두고 있지만, 실 소유주는 미국의 사모펀드인 워버그 핀커스Warburg Pincus와 GE 캐피탈GE Capital이다. 유로메딕은 헝가리, 보스니아-헤르체고비나, 루마니아, 체코공화국, 크로아티아, 러시아 등 12개국에서 사업을 벌이고 있다.

유럽연합의 역할

그동안 유럽연합의 회원국들은 사회정책이나 보건의료 정책에 대한 통제권을 유럽연합에 양도하는 데 주저해 왔다. 보건의료와 관련해서 유럽연합의 조약들은 공공의료만을 언급하며, 유럽연합 공동체 및 회원국의 의료 정책은 "국민의 건강을 향상하고, 질병을 예방하며, 인간의 건강에 해를 끼치는 것들을 미연에 방지"해야 한다고 요구한다(유럽연합조약 152조 1항). 그 외에는 유럽연합이 개별 회원국의 의료 제도를 간섭할 근거가 없다. 하지만, 각 회원국이 자국의 보건의료 정책을 기획하고 관할할 자유는 유럽 통합의 주춧돌인 '네 가지 자유'와 점차 충돌하고 있다. 여기서 네 가지 자유란 상품, 인력, 자본, 그리고 서비스의 자유로운 이동을 가리킨다. 회원국들이 의료는 경제활동과 무관하고, 따라서 경제 부문 조항의 적용 대상이 아니라고 반발했지만, 유럽사법재판소European Court of Justice는 이 주장과 배치되는 판결을 거듭해서 내리고 있다. 환자들이 다른 국가로 가서 치료받은 뒤 돌아와서 국가에 치료비를 환급해 달라고 청구한 사건들에 대해 환자 측에 유리한 판결을 내린 것이다.[56] 유럽연합 집행위원회European Commission는 이 같은 해석에 따라서 2004년 초에 보건의료 부문도 적용 대상으로 포함시킨 '역내 시장에서의 서비스업에 관한 지침'directive on services in the internal market 수정안을 제출했다(이 지침 수정안은 이후 볼케슈타인 지침 Bolkestein Directive◆이라고 널리 알려지게 된다). 그렇지만 무엇보다 비상업적인 의료 서비스의 존속에 대한 각 회원국 국민의 강력한 지지로 말미암아, 2005년 유럽 전역에서 이 지침에 대한 수많은 시위와 저항이 벌어지게 되었다. 이에 유럽의회European Parliament는 표결을 통해서 이 지침에서 의료 분야를 완전히 삭제하도록 결의했고, 유럽연합 집행위원회는 결국 2006년 초에 이 결정을 받아들였다.

그러나 이와 동시에 유럽연합 집행위원회는 의료 서비스에 관한 별도의 지침을 제안할 계획임을 공표했다. 그 이후 집행위원회는 두 개의 지침 제안서를 제출했는데, 2008년 7월에 나온 최근의 제안서는 국경을 넘는 의료 서비스를 받는 문제만을 집중적으로 다루고 있다. 비록 그런 사례가 매우 제한적인 숫자에 불과함에도 말이다.[57]

이 지침 초안이 유럽연합 조약의 역내 시장 조항(95항)만을 근거로 한다는 것은 시사하는 바가 크다.[58] 유럽연합 집행위원회는 새로운 지침이 역내 다른 회원국에서 의료 서비스를 받을 수 있도록 허용함으로써 환자들의 선택권을 크게 넓혀 줄 것이라고 주장하고 있다. 2008년까지 이에 해당되는 환자들이 극소수라는 사실에도 불구하고 이 지

◆ 2004년 1월 13일 제안된 볼케슈타인 지침의 가장 핵심적인 내용은 이른바 '출신국 원칙'country of origin principle으로, 이는 서비스업을 수행하는 자가 다른 회원국에서 영업을 하는 경우에도 출신국의 법규를 적용받을 수 있도록 하는 원칙이다. 볼케슈타인 지침은 의료 부문뿐만 아니라, 각국의 노동자들의 아래를 향한 경쟁을 촉발할 것이라고 우려한 유럽의 진보적인 정치가들로부터 큰 비판을 받았다. 이후 2년 내내 이어진 진통 끝에, 주로 서유럽 노동계를 중심으로 한 대규모 반대 여론에 밀린 유럽의회는 2006년 2월에 출신국 원칙을 삭제한 수정안을 표결로 통과시켰다. 이때, 이전에는 적용 제외 대상에 명시되어 있지 않았던 의료, 대중매체, 우편, 시청각 분야, 임시 근로 중개업, 법률 서비스, 대중교통, 복권, 카지노 게임업 등의 분야가 적용 제외 대상으로 명시되었다. 이 수정안은 2006년 12월 12일에 최종 인준되었다.

침이 중요한 이유는, 의료 제도라는 것이 궁극적으로 공공 기관에 의해서 계획되고 관리되는 것이 맞는지, 아니면 시장에 내맡겨지는 것이 맞는지를 놓고, 의료에 대한 좀 더 근본적인 질문을 던지고 있기 때문이다. 국경을 넘는 의료 서비스의 허용은 각 국가와 지방정부가 국민들을 위한 보건의료 계획을 세우는 데 차질을 주기 때문에, 의료 제공에 상당한 위협이 된다. 국경을 넘는 의료가 활성화되면 의료의 수요가 회원국 자체의 힘으로 조정하거나 영향을 미칠 수 없는 외부 요인들 — 예를 들어, 이웃 국가의 보험 예산과 같은 — 의 영향을 갈수록 많이 받게 될 것이다. 거꾸로, 환자의 해외 치료를 허락한다는 것은 일부 국가에서 자국의 의료 문제를 해외로 떠넘길 수 있게 된다는 것을 의미한다. 예를 들어, 서유럽의 부유한 국가들은 자국 환자들을 수가가 싼 남유럽이나 동유럽으로 보내 의료비 지출을 줄이려 할 수 있으며, 이에 따라 남부나 동유럽 국가에서는 부유한 국가에서 온 돈이 많은 환자들을 치료하는 데 가용 자원을 사용함으로써, 자국민들이 제대로 된 치료를 받지 못하게 될 수 있다.

이와 동시에, 다른 회원국에서 치료받을 수 있도록 허용함으로써 어떤 사람들의 선택권이 더 늘어나는지도 질문해 봐야 한다. 자국을 떠나 다른 회원국으로 치료받으러 가는 이들은 능력이 되거나 여행이나 해외 생활이 익숙한 이들로, 가족이 보호자로 함께 와줄 수 있는 사람들일 것이다. 두말할 필요 없이, 이들은 더 부유한 축에 속할 것이다. 이와 대조적으로, 언어나 여러 문화적인 이유로 이동 능력이 떨어지고, 또 이웃의 도움을 받아야 하는 사람은 그 지역의 보건의료 예산 부족으로 말미암아 의료 서비스가 위축되면 치료의 기회가 줄어들 것이 분명하다. 이들은 대부분 부유하지 못한 서민층일 것이다.[59] 따라서 유럽 보건의료 부문의 자유화와 규제 완화 정책은 유럽 국가들 사이의 양극화와 각 국가 내부의 양극화를 심화시키고, 유럽의 보건의료 체계가 형성된 근간인 연대 정신을 약화시킬 것임을 직시해야 한다.

국경을 넘는 의료 서비스 제공을 장려하는 것과 동시에, 유럽연합은 각 회원국들에 자국의 국가 보건의료 체계National Health System를 개혁하도록 압력을 넣고 있다. 직접적으로 압력을 가하지 못하기 때문에, 이전에 사회정책과 고용정책을 유럽연합 차원에서 일원화하기 위해 개발된 개방형 정책 조정Open method of coordination, OMC이라는 방법을 택하고 있다.[60] 개방형 정책 조정이란, 아주 간략하게 설명하자면, '최적의 사례'들을 발견하고 이를 널리 보급하는 통치 방식이다. 이는 또한 '연성 규범'soft-law을 이용한 접근이다. 회원국에 어떤 정책을 실행하도록 강제할 수 없으므로 일정한 조치를 도입하도록 회원국들에게 권장하는 것이다. 하지만 각국의 의료 제도는 고유한 특징이 있고 매우 복잡하게 조율된 것이어서 이를 비교하거나 평가하기 위한 공통의 표준을 만들어 내는 것은 굉장히 어렵거나 거의 불가능하다. 마찬가지로, 한 국가에서 통했던 방식이 전혀 다른 환경의 다른 국가에서 그대로 통하리라고 예상하는 것도 타당하지 않다.[61] 이런 어려움 때문에, 유럽연합 집행위원회에서 비교 지표로 쓸 수 있는 유일한 항목은 보건의료 개혁이 공공 예산에 미치는 영향 정도이다. 이 지표에 따르면 모든 의료 개혁은 서비스의 질이나 의료 접근성에 어떤 영향을 주는지에 무관하게 공공의료비 지출이 줄거나 그 부담이 공공에서 민간으로 이전되는 등의 결과를 가져오기만 한다면 긍정적인 것으로 평가된다. [유럽연합] 경제정책 일반 지침 2005-08Broad Economic Policy Guidelines for 2005-08의 2번 조항에 따르면 "회원국들은 인구의 고령화로 인한 의료비 증가를 염두에 두고 …… 연금제, 사회보험, 그리고 의료 제도를 개혁하고 강화하여 재정적으로 지속 가능하며 사회적으로 합당하고 누구나 접근할 수 있는 제도를 정비하는 데 힘써야 한다"고 명시하고 있다.[62] 하지만 현실에서 유럽연합 이사회와 유럽연합 집행위원회가 재정적인 지속 가능성을 담보하기 위해 취하는 조치들은 [각국의] 의료 서비스 역량을 감소시키고 경제적 하위 계층의 의료 접근성을 떨어뜨릴 것이다.

결론

앞서 살펴본 바와 같이, 유럽에서 의료의 시장화는 다양한 형태로 이루어지고 있다. 시장 중심의 의료 제도로의 전환과 함께 다음과 같은 변화들이 나타났다. 즉 총 의료비 가운데 공공 부문의 비중이 줄어들었고, 이에 따라 민간 의료보험의 역할이 확대되고 본인 부담금이 증가했다. 공공 보험자들 사이의 경쟁을 포함해서, 모든 공공 의료보험과 민간 의료보험 사이에 경쟁이 도입되었고 의료비 조달자[구매자]와 의료 공급자를 분리하는 정책이 도입되었다. 의료 공급자의 자율성이 강화되고, 이와 함께 공급자 간의 경쟁이 강화되고 포괄 수가제가 실시되었다. [의료 체계의] 분권화 및 [자본, 불평등의] 집중 현상이 나타났다. 공공 병원들이 민간 투자자에게 매각되었고, 새로운 민영 병원들이 설립되었다. 그리고 내부 시장의 형성, 외주화, 민관협력사업, 민간투자사업이 도입되었다. 환자들의 선택권을 늘려 준다는 주장과 함께 몇몇 국가에서 이와 같은 정책들이 도입되었다. 각국의 가장 중요한 목표는 의료비 절감이었다. 하지만 결국 이 새로운 정책들은 의료비 절감보다 공공의료비 지출을 민간으로 이전시킨 결과를 가져왔을 뿐이다. 대부분의 국가에서 GDP 대비 의료비 지출 비중이 높아지고 있지만, 그 지출이 공공 예산에서 나가는 것만 아니라면 문제가 되지 않았다. 이렇게 의료비의 조달이 공공 부문에서 민간 부문으로 전환된 이유는 유럽연합이 각국에 재정 적자 감소와 의료 정책 정비를 요구한 것 때문만은 아니다.

의료 재정이 민간으로 이전되면서 일어난 가장 큰 변화는 바로 비스마르크식과 베버리지식 공공의료 재정 조달 방식에 내재되어 있는 [부의] 재분배 기능이 후퇴했다는 것이다. 민간 의료보험의 보험료와 본인 부담금은 소득과 무관하게 모든 시민에게 동일하게 책정되고, 그 결과 소득수준이 낮은 사람들에게는 소득에서 보험료와 본인 부담금이 차지하는 비중이 훨씬 커진다. 한편, 시장화 정책은 불평등을 강화하는 것에서 그치지 않고, 총 의료비 지출을 늘리는 결과를 가져올 수도 있다. 다양한 연구를 통해 밝혀졌듯이, 공공 보험에 비해 민간 보험은 훨씬 더 높은 행정 비용을 지출하는 것으로 알려졌다.[63] 높은 행정 비용에도 불구하고 민간 보험사들이 더 낮은 가격으로 더 나은 의료보장을 해줄 수 있다면, 그것은 [건강] 위험이 높은 사람들에게 차별적으로 높은 보험료를 책정하지 않고서는 불가능하다는 것을 의미한다. 이는 또다시 저소득 계층에게 불리하게 작용할 것이다. 비슷한 맥락에서, 민간 병원들은 위험성이 적고 표준화된 시술들에 집중함으로써 더 효율적으로 운영될 수 있는 반면에, 공공 병원들은 복잡하고 위험성이 높은 환자들을 담당하고 있다. 이런 연유로 민간 자본들은 주로 작은 규모의 병원들에 집중해 왔으나, 최근 독일에서 보이는 바와 같이 대형 종합병원들에도 투자해서 수익을 창출하려 시도하고 있다. 아직까지는 이런 전략이 얼마나 성공할지 불투명하지만, 현재까지 민간 병원 소유자들은 미루어졌던 [공공 재정] 투자금의 지급, 인력 감축과 그에 따르는 노동강도의 강화, 의료진이나 관리직이 아닌 노동자와 간호사의 인건비 삭감, 마지막으로 최대한 많은 업무를 외주화하는 정책을 택함으로써 적자를 해결할 수 있었다.[64] 민영화된 개별 병원들의 사례에서뿐만 아니라, 국가 통계 자료상으로도 독일의 민간 병원들이 병상당 더 적은 의료 인력을 투입하는 것으로 드러났다. 이에 따르면, 2007년 민간 영리 병원들의 병상당 의료 인력의 수는 공공 병원에 비해 25퍼센트 적었다.[65] 병상당 의료 인력의 감소는 곧 노동강도의 증가를 의미한다(병원에서는 다른 업종과 달리 경영합리화의 효과가 매우 적은 것으로 알려져 있다). 노동강도를 강화하려면 업무를 더 세분화해야 하는데, 그로 인해 환자들은 담당 인력이 더욱 자주 바뀌는 것을 경험하고, 이는 그들이 제대로 된 보살핌을 받지 못하고 있다는 인식을 갖도록 한다. 2007년에 환자들을 대상으로 한 설문 평가에서, 함부르크의 민영 병의원 여섯 개 가운데 다섯 개가 최하위 기관으로 평가받은 것은 그리 놀랄 일이 아니다.[66] 영국의 NHS 병원에서도 민간투자사업 제도가 도입되면서 비슷한 상황이 벌어졌는데, 차이가 있다면 예상 금액보다 70퍼센트 이상 높은 민간투자사업 지급금을 지불하기 위해 인력을 감축시켰을 뿐만 아니라 병상 수도 줄였다는 점이다.

시장화가 보건의료의 질이나 접근성에 어떤 영향을 미쳤는지는 논란의 여지가 있지만, 어쨌든 그 결과 유럽의 민간 자본들이 상당한 수익을 얻어 냈다는 점만은 명확하다. 이들은 유럽 전역에서 새롭게 생겨나고 있는 다국적 의료 기업의 주식을 보유함으로써, 이제는 악명이 높아진 영국의 민간투자사업 방식의 민관협력사업에 참여함으로써, 서비스를 외주화함으로써, 고도로 표준화된 비응급 수술만 전담하고 민간 의료보험을 가진 부유한 환자 위주로 치료함으로써, 또한 공공 보험이 필수적인 의료와 관련된, 의료비의 큰 부분을 담당하는 가운데, 공공 보험으로 보장되지 않는 비용만 보전해 주는 보충형 민간 의료보험을 운영함으로써, 혹은 개인의 건강 위험 수준에 따라 차별적으로 보험료를 책정하는 민간 보험 상품을 운영함으로써 이윤을 도출해 냈다.

8장

작업장의 모순

캐나다 의료 노동의 통제권을 둘러싼 투쟁

휴 암스트롱, 팻 암스트롱

보건의료의 역사는 많은 측면에서 보건의료와 관련된 노동에 대한 통제권을 둘러싼 투쟁의 역사이다. 이 투쟁들은 계급적일 뿐만 아니라 전형적으로 매우 젠더화·인종화되어 있었고, 의료 노동◆ 자체와 보건의료 분야에 종사하는 다양한 부문의 노동자들에게 모순적이고 복합적인 영향을 미쳤다. 실제로 경영 관리적 통제managerial control 방식들 중 일부는 노동자들이 투쟁을 통해 획득한 개혁의 결과이거나,

---

◆ 이 용례처럼 저자가 'care work'를 'healthcare work'와 혼용한 용례가 일부 있어서 이처럼 혼용된 용례로 판단되는 경우에는 '의료 노동'으로 옮겼다. 'care work'는 환자·노인·장애인·아동 등 누군가의 돌봄이 필요한 이들을 위해 이루어지는 노동 일반을 지칭하는 용어이다. 이를 '돌봄 노동'으로 직역할 경우 한국에서는 주로 노인과 장애인 등을 대상으로 의료기관이 아닌 곳에서 이루어지는 요양 보호사 및 가족의 노동으로 한정되는 경향이 있어 문맥에 따라 '의료 노동'과 '돌봄 노동'으로 옮겼다.

노동자들의 투쟁 전략에 기반을 두고 만들어진 것이다. 이 투쟁들의 성격과 결과는 시·공간에 따라 변화해 왔으며, 세계적인 압력과 지역적 압력에 의해 결정되었다. 이는 또한 이윤 추구와 이데올로기적 동기에 의해 추동된, 보건의료 서비스를 상품화하려는 시도들과, 그런 시장 부문의 관리 전략을 비영리 의료기관의 의료 노동에 적용하려는 시도들에 의해서도 변화해 왔다. 하지만 그런 전략들을 의료 부문에 적용하는 것은 현실적인 한계가 있다. 이는 조직된 의료 노동자들의 저항 때문이기도 하지만, 의료 노동의 성격 그 자체 때문이기도 하다.

최근의 중요한 변화는 신기술의 도입, 특히 정보 통신 기술의 도입에 따른 것이다. 이와 같은 기술의 도입은 정확성을 높이고 낭비를 줄일 수도 있지만, 독립적인 판단을 수행할 여지를 제한하고 의료를 파편화할 수도 있다. 노동시간을 쥐어짜기를 원하는 관리자들은 '생산성'과 '효율성'이라는 편협한 접근 방식을 들먹인다. 이는 전통적인 테일러주의 방식의 노동강도 강화 계획이든 의료 수요의 들쭉날쭉함에 대응하기 위한 유연화 계획이든 마찬가지다.

이 같은 계획들은 종종 근거 중심 의학이라는 이름으로 도입된다. 이는 적절한 의료인이 적절한 시간과 장소에 적절한 행위를 하는 의료라고 주장된다. 당연히 의학적 근거를 무시한 의료 행위를 지지하는 사람은 없을 것이다. 그렇지만, 스테판 티머만스Stefan Timmermans와 마크 버그Marc Berg는 근거 중심 의학 운동이 표준화의 장점을 무비판적으로 수용하고 있다고 설득력 있게 주장한다.[1] 한편, 페미니스트들은 노동강도 강화와 유연화가 젠더화되고 인종차별적인 과정 속에서 어떤 방식으로 이루어졌는지 밝혀 왔다.[2]

캐나다의 보건의료는 서유럽의 보건의료처럼 적어도 최근까지는 영리 산업부문에서 개발된 경영 관리적 통제의 틀에서 많이 벗어나 있었다. 이 글에서 우리는 캐나다에 초점을 맞출 것이다. 이는 캐나다의 상황이 특수해서가 아니라, 많은 국가에서 현재 진행되고 있는 [상업화] 과정에 대한 구체적인 사례를 제공하기 때문이며, 또한 각각의 국가들에서 나타나는 독특한 특징들과 함께 그 맥락을 고려하는 것이 중요하기 때문이다.

캐나다 의료의 노동 분화

의료는 인간의 생명에 관한 것이다. 우리 모두는 현재 또는 미래의 의료 서비스 이용자이다. 의료 시술의 위험과 그로 인한 결과가 막대한 만큼, 의료에 대해 숙련된 기술이나 과학적 확신을 요구하는 것은 당연한 일이다. 이런 요구들은 의료 종사자들의 자율권을 늘릴 수도, 축소시킬 수도 있다. 누가, 어떤 의료 행위를 할 수 있는지에 대한 통제권을 장악하려는 의사들의 동기 가운데, (수익 보장을 위해 독점적 지위를 차지하려는 의도가 아니라) 인류의 생명을 구하겠다는 사명감이 어느 정도의 비중을 차지하고 있는지에 대해서는 치열한 논쟁이 지속되어 왔다. 분명한 것은 의료 행위에 대한 과학적인 근거가 제대로 마련되기 훨씬 전인 19세기 중반부터 캐나다를 비롯한 여러 국가의 의사들이 독점적 지위◆를 획득하기 시작했다는 것이다. '이성의 시대'에 등장한 과학의 진보에 대한 믿음과, 길드와 같은 직능적 조합의 영향력이 여전히 강했던 당시 환경에 따라서 캐나다 의사들 — 그때나 지금이나 대부분이 자영업자인 — 은 길드와 비슷한 조직인 캐나다의사협회Canadian Medical Association를 설립하기에 이르렀다. 이후 의사협회는 자신들의 계급적 연줄을 활용해, 의술의 습득, 의사 자격 인증, 그리고 자율적으로 진료할 권리 등에 대한 자율적인 통제권을 국가로부터 보장받았다.

전문가로서 그들이 자율적으로 행사할 수 있는 권력은 의사들이 좀 더 효과적이고, 과학적인 [치료] 방법을 확립하는 데 도움을 주었을 뿐만 아니라, 또한 점증하고 있는 여타의 보건의료 종사자들에 대한 백인 남성의 지배권을 보증하는 데도 일조했다. 수녀를 비롯해, 비숙련 인력으로 간주된 여성들이 병원과 가정에서 의료 서비스를 제공하고 있기는 했지만, 19세기 후반이 되어서야 공식 교육과정을 거친 간호사들이 배출되었다. 20세기 초반 무렵, 캐나다에는 간호사 한 명당 19명 이상의 의사가 있었다. 간호사들의 업무 조건은 의사들이 결정했는데, 기본적으로 의사들이 꺼려하는 일들이 간호사들에게 넘어

◆ 서구에서 '이발사', '약초상' 등 다양한 직군이 행하던 '의료 행위'를 특정 시기부터는 다른 이들이 할 수 없게 되었다. 이는 '의사'들만이 독점적으로 의료 행위를 할 수 있도록 국가가 허가제도 등을 운영하고 규제했기 때문이다. 이것의 역사적·사회적·정치적 맥락은 근대 의료 역사의 주요한 연구 주제이다. 전통적인 해석은 근대 의료의 '의사'들이 다양한 과학적 방법을 사용하게 되면서 그 합리성을 인정받았고, 다른 직역의 의료 행위가 '사이비 의료 행위'임을 증명했기 때문이라는 것이다. 그러나 이 글에서도 지적되듯이 이는 일면적인 해석으로 평가받고 있다.

왔고, 간호사들은 의사의 지시에 따라 일을 수행해야만 했다. 의사들과 달리 대부분의 간호사들은 임금노동자였지만, 시간이 지나면서 그들 역시 의사 집단과 마찬가지로 자신의 주요 업무를 다른 직군에 넘기게 되었다.

제2차 세계대전까지, 대부분의 간호 업무는 여자 간호 학생들이 무보수로 담당했다. 이들 대부분은 수간호사의 엄격한 통제를 받으며 기숙사에서 생활했다. 그 당시에는 학생들이 결혼하거나 임신했을 때 해고하는 것을 막을 수 있는 규제나 법이 없었기에, 졸업 후에 간호사로 오래 경력을 이어갈 수 있었던 이들은 소수의 미혼 여성들이었고, 이들이 다른 여성들을 감독했다. 당연히 간호사들도 의사들을 모방해서 자신들의 조합을 만들어 자신들의 자율권을 확보하고, 자신들이 보유한 기술에 대한 인정과 보상을 받고자 했다. 하지만 의사협회와는 달리 자율적으로 운영되지 못했고, 간호 업무의 기준을 확립하는 데에도 의사의 감독을 받았다. 또한 의사와는 달리, 돌봄 노동의 기술과 헌신성이 여성의 본성에 내재되어 있어서 간호사로 일하는 동기로 작용한다는 당시의 지배적인 사고 때문에 자율성 획득이 좌절되었으며, 그런 편견은 의사에게 예속된 관계로 인해 더욱 강화되었다. 하지만 간호사들도 곧 의사의 본보기를 따르게 되는데, 자신들의 기술과 지위를 공고화하기 위해 업무의 일부를 떼어내 다른 직종의 노동자에게 넘기고, 그 일을 하는 이들에 대한 감독권을 가지게 되었다.

다른 여러 국가들과 마찬가지로, 캐나다도 제2차 세계대전 이래로 보건의료 종사자 수가 대폭 증가했고, 의료 서비스에 대한 수요 역시 증가했다. 또한 공적 방식으로 의료 서비스를 제공하는 것에 대한 기대도 높아졌다. 병원들은 대부분 비영리 자선단체 또는 종교단체들에 의해 운영되거나 지방정부 소유였다. 의사들과 병원에 지급되는 돈은 개인 또는 보험회사에서 나왔고, 대부분의 병원 보험◆은 비영리 기반으로 운영되었다. 사적으로 소유된 기관은 아주 드물었고, 주식회사 방식은 전무했다. 상업 부문에서 활용되는 경영 수단을 도입하려는 시도는 거의 없었는데, 이는 의사들이 대부분 자영업 형태로 일을 했고, 의사들 사이에는 의료는 경제적인 이윤보다는 이타주의를 바탕으로 한다는 문화적 기풍이 있었기 때문이었다. 사실 의사들의 수입은 일반적으로 꽤 낮았고, 대부분이 여성인 병원 노동력은 저임금이었으며, 병원 업무의 상당 부분을 무급인 간호 학생들이 담당했다.

캐나다의 공공 건강보험은, 서스캐처원Saskatchewan주에서 북아메리카 최초의 사민주의 주 정부가 출범해 병원 보험을 도입한 1947년에 처음 시작되었고, 연방 차원에서는 1960년대 중반에 이르러서야 실현되었다. 공공 건강보험은 캐나다에서 점진적이고 불균등하게 도입되었기 때문에, 정부는 기존 시스템을 그대로 둔 채 의사들이 필요하다고 결정한 의료 서비스 비용의 지불을 담당하는 단일 지불자 역할만을 하게 되었다.◆◆ 의사들은 병원급 의료 서비스를 공공 부문에서

◆ 과거 캐나다의 의료 부문 보험은 병원비용만을 급여 대상으로 삼았기 때문에 일반적으로 '병원 보험'hospital insurance으로 불린다. 다시 말해 병원 부문이 아닌 곳에서 사용된 비용(개인 의원의 진료비, 약국에서 지불한 약값 등)은 급여 대상이 아니었다.

◆◆ 연방 정부가 재정의 50퍼센트를 책임지는 대신 일정한 조건을 요구해 주 정부 차원에서 도입된 캐나다의 보편적 전 국민 의료보험은 1968년 '의료보장법'The Medical Care Act of

담당하는 데는 집단적으로 저항하지 않았지만, 1960년 초 서스캐처원주 정부가 [외래 진료까지를 포함한] 보편적인 의료보험을 도입하려 하자, 악명 높은 의사 파업을 벌였다. 의사들은 이 정책으로 말미암아 의사들이 모두 공무원이 될 것이라고 주장하면서, 정부의 통제로 말미암아 자신들의 자율성이 상실되면, 환자들의 건강 역시 악화될 것이라고 대중에게 호소했다. 비록 파업 자체는 실패로 끝났지만, 의사들과 환자들의 압력이 작용해, 결국 새로운 체계는 민간 의료 행위를 공공 부문에서 지불해 주는 제도가 되었다. 서스캐처원 정부의 이런 정책은 이후 왕립위원회의 검토를 거쳐 몇 년 후 연방 정부 차원의 공공 건강보험이 도입될 때 더욱 강화되었다.[3]

연방제를 채택한 캐나다에서, 의료 서비스를 제공할 책임은 일차적으로 지방정부에 있다. 연방 정부의 임무는 주 정부에서 발생한 의료비에 대해 재정 지원을 해주는 것이다(물론 건강 관련 연구에 대한 지원, 식품 의약품 안전에 대한 지도, 감독, 이민자와 입국자에 대한 검역, 원주민에 대한 의료 제공은 기본적으로 연방 정부의 의무이다). 연방 정부는 '의학적으로 필요한' 병원비와 의료비 재정의 절반을 부담하는 대신, 건강보험의 보편적 적용, 공평한 접근, 포괄성(모든 외래 및 입원 서비스에 혜택을 부여),

---

1968이 제정되면서 모든 주에 확고하게 정착되었다. 캐나다 의료보험은 누구에게나 보편적이고 포괄적인 의료 서비스를 제공한다는 명목하에 공적 보험을 도입했으나, 구체적으로 어떤 의료 서비스를 보험 급여 항목에 포함할지는 전적으로 의사들이 결정하게 함으로써 각 주에 따라 보장하는 급여 항목에 편차가 있었다. 보편적인 의료보험 서비스를 도입하게 된 시기도 각기 달랐다.

지역 간의 이동성 보장, 공공 관리 체계 등의 원칙들을 지키도록 지방 정부에 요구했으며, 1971년◆에 이르러서 연방 정부는 가장 보수적인 지방정부조차도 거부할 수 없을 만한 제안을 내놓았다.

새로운 연방 보건의료 제도는 의료 서비스를 엄청나게 팽창시켰다. 이는 존경받는 캐나다 의료 역사학자인 맬컴 테일러Malcolm Taylor가 언급했듯이, 의사들에게 행위별 수가제라는 백지수표를 쥐어 주었기 때문이기도 했다.[4] 수가 통제를 통해 의료비 지출을 절감하려는 시도들은, 매번 의사들의 파업 위협과 건강 위험 요인에 대한 효과적 여론 조성으로 인해 번번이 실패했다. 간호 부문의 일자리가 늘어나고, 여성들이 결혼과 출산 후에도 직업을 유지할 권리를 획득하게 되자, 간호사들은 적절한 보수와 노동조건을 요구하기 시작했다. 그들은 의사들처럼 전문 직종으로서의 권리를 요구하려 했지만, 부분적으로는 의사들이 간호사들이 할 수 있는 일의 범위를 제한했기 때문에, 또 부분적으로는 간호사들의 성별 때문에, 또 부분적으로는 간호사들이 피고용인이었기에, 그다지 성공을 거두지 못했다. 1973년 대법원은, 서스캐처원 수간호협회Registered Nurses Association는 협회 이사회에 관리직 간호사들이 포함되어 있기 때문에 임금 협상을 담당하는 노동조합으

◆ 1968년 연방 정부에 의해 '의료보장법'이 도입된 이후, 몇몇 제도적 수정과 보완이 이루어져 1971년에 이르러서는 캐나다 전 국민이 고용 상태, 수입, 건강 상태와 상관없이 의료 보장을 받게 되었다. 여기에는 병원 부문 서비스뿐만 아니라 '의사'가 제공하는 '의학적으로 필요하다고 인정된' 모든 필수 서비스가 포함된다.

로 활동할 수 없다며 북미서비스노동조합의 손을 들어주었다.[5] 이 판결은 이후 간호사들의 노동조합 결성에 큰 기여를 했다. 비록 새로 만들어진 간호사 노동조합의 상당수가 전문직 협회라는 정체성과 이념을 계속 유지하거나, 여성 노동에 대한 인습적인 관념들을 고수하기도 했지만, 간호사들의 노조 결성은 착취 수준이었던 간호사 임금을 상대적으로 적절한 수준으로까지 인상하는 데 기여했다.

병원과 여타 기관에서 의사와 간호사들은 비숙련 노동자들에게 업무의 일정 부분을 맡기길 원했는데, 경영자들은 비용을 절감하고 업무의 더 많은 부분을 비숙련직으로 규정된 노동자들에게 맡김으로써 노동자들에 대한 통제를 강화할 목적으로 이 요구를 수용했다. 이렇게 생겨난 개인 간병인, 재가 간병 보조사, 가사 관리사, 영양 보조사, 사무 보조원, 세탁 노동자 등의 새로운 직종은 주로 여성이나 유색인종, 또는 이주민에게 돌아갔고, 그들은 착취를 당할 가능성이 훨씬 컸다. 이들 역시 곧 노조를 조직하기 시작했고, 비용 절감과 노동 통제를 위해 진행되었던 추가적인 노동 분업을 저지하기 위해 노력했다. 점점 심화되는 노동의 분절화, 파편화와 늘어나는 대체 근로에도 불구하고, 캐나다의 의료 개혁 초창기에 병원 관리 제도를 관리하는 방식은 상당히 독특했다. 경영자보다는 의사들이 더 많은 권력을 가지고 있었다. 의료 서비스는 일차적으로 공공재였고, 보조 인력 1인 정도를 둔 자영업자 의사들과 비영리 의료기관들이 대부분의 서비스를 제공했다. 의료에 대한 새로운 공적 투자는, 의사들의 권력을 줄이기는커녕 오히려 강화시켰다. 접근성이 높아지면서 의료 수요가 증가하자 의사들의 권력은 커졌고, 의사들의 수입 역시 증가했다.

과학과 기술 역시 의사의 통제권을 줄이기보다는 강화하는 데 기여했다. 과학 기술은 의료의 질을 향상시켰을 뿐만 아니라, 의료 행위가 과학적 지식과 그것을 적용하는 의사들의 숙련된 기술에 기반을 두고 있다는 주장을 강력히 뒷받침했기 때문이다. 의사들의 수가를 줄이려는 시도들은 부분적으로 이런 이유에서, 그리고 또한 부분적으로는, 고도로 조직화된 의사 집단의 힘 때문에 번번이 실패로 돌아갔다. 간호사들은 의사들이 누렸던 자율권이나 통제권을 획득할 수 없었지만, 자신들의 영역을 특화시키고 근무 조건을 점차적으로 향상시킬 수 있었다. 의료는 그 특성상 다른 경제 부문과 다르다는 통념과, 의료 노동 역시 다른 부문의 노동과 다르다는 인식으로 말미암아 의사와 간호사들은 경영 관리적 통제에서 벗어나 있을 수 있었다. 정부는 미숙련 인력이 제공하는 질 낮은 의료로부터 국민을 보호한다는 명목으로, 특정 의료 행위를 특정한 의료 전문직의 독점 영역으로 보장함으로써, 이 같은 통념을 뒷받침했다. 전문가 집단에 의한 이 정도의 통제는 의료 서비스의 성격이 비영리적이었던 덕에 받아들여질 수 있었던 측면이 있다. 보편적인 의료 제도가 실시됨에 따라 의료 수요가 증가했음에도 영리 기관이었다면 받았을 [영리 추구] 압박으로부터 어느 정도 자유로울 수 있었기 때문이다.

노동 통제를 위한 구조 조정

1970년대부터 이 모든 상황이 지속적으로 도전받기 시작했다. 전후 호황이 끝나면서 공공 부채가 늘어나고 예산이 부족해지자, '높은 비용 상승'과 국가 재정 위기에 대한 강력한 압박이 국가 안팎으로부터 가해지기 시작했다.[6] 연방 정부는 지방정부들과 지난하고 복잡한 비용 분담 협상에 들어갔다. 결국 1977년부터 연방 정부 분담금이 감소한 반면, 지방정부는 기금의 배분 방식에 있어 더 많은 권한을 갖게 되었다. 그리고 지방정부는 민간 산업부문으로부터 경영 관리 전략을 차용해 도입하기 시작했다.

이 시기에 의료 서비스가 새로운 이윤의 원천으로 점점 더 간주되기 시작했다는 점 역시 중요하다. 의료를 투자자 소유의 이윤 추구형 서비스업으로 변모시키는 것은 자본축적의 위기를 해소하는 데 도움이 될지도 모른다. 다국적기업들은 지방정부에 서비스 시장을 개방하도록 압력을 넣기 시작했고, 이는 종종 주 정부 측으로부터 큰 호응을 얻기도 했다. 그들은 의료가 비즈니스처럼 조직화되어야 한다고 주장하는 것에 그치지 않고, 가능한 모든 영역이 비즈니스화되어야 한다고 주장했다. WTO 체제하에서 세계적으로 추진된, 북미자유무역협정NAFTA과 TRIPS, GATS 같은 무역협정들도 주 정부가 외국계 투자자들에게 공공서비스를 개방할 것과 의료 부문을 시장에서 판매되는 상품으로 전환할 것을 요구했다. 기업들과 기업의 경영 관행이 이 과정을 주도하고, 보건의료 종사자들의 자율성 및 부실한 경영 관리가 문제로 지목되면서, 의료 부문에 변화의 바람이 불기 시작했다.

의료는 노동 집약적이다. 캐나다에서 의료 예산 가운데 60~80퍼센트가 인건비로 쓰인다.[7] 2005년에는 간호사Registered nurse, RN가 의료 전문직과 기술직 인력의 34퍼센트를 차지했다. 준간호사Licensed practical nurses, LPN◆와 의사들은 9퍼센트씩을 차지했다. 나머지는 치과 의사에서 구급 요원까지, 산파에서 임상 병리사까지 30여 개가 넘는 직종이 차지했다.[8] 이 통계에 포함되지 않는 '보조적인' 의료 인력들 ― 세탁 노동자에서 사무 노동자, 개인 간병인에서 급식 노동자 등 ― 을 다 합하면 그 규모는 의료 전문직 및 기술직 인력과 비슷하다.[9] 하지만 이 숫자는 매우 적게 집계된 것인데, 그 이유는 이들이 수행하는 업무 가운데 상당 부문이 영리 회사에 도급으로 맡겨져 있고, 이 경우 이들은 타 산업부문 인력으로 분류되기 때문이다.[10] 마지막으로, 의료에서 '비공식적인' 무급 노동을 담당하는 이들도 수두룩하다. 이 숫자는 추산이 더욱 어려운데, 캐나다암협회Canada Cancer Society와 캐나다 간병인연합Canadian Caregiver Coalition은 만약 이 무급 재택 돌봄[가족 등 지인들에 의한 돌봄 노동]을 현 시세(이 시세는 매우 저평가되어 있다)로 지불할 경우, 그 비용은 매년 250억 달러에 달할 것으로 추산했다. 이는 캐나다에서 한 해 동안 의사에게 지불되는 비용보다 더 많다.[11]

치솟은 인건비만이 문제가 아니었다. 의사 집단은 환자들에게 어

◆ 준간호사는 한국에는 없는 직종이다. 미국과 캐나다, 그 밖에 영연방 지역에 존재하는 직종으로 2년의 정규 교육을 받고 의사 또는 간호사의 지도하에 간호사의 기능 중 일부를 할 수 있는 공인된 인력이다. 지역에 따라 LVN, RPNs, ENs 등으로 지칭되기도 한다.

떤 서비스를 제공할지, 그에 따라 정부가 어떤 비용을 보상해야 하는지도 결정할 수 있는 상당한 권력을 가지고 있다. 이런 이유들로 인해 1970년대부터 꾸준하게 의료 부문의 인건비 절감 문제가 주요 정책 의제로 떠올랐다. 기업의 압력과 신자유주의 이데올로기, 그리고 비용 증가 압력에 지방정부는 점차 업무 조정, 저임금 노동자 고용, 노동시간 압박, 노동 절감형 기술의 사용과 같은 영리기업의 경영전략들을 도입하기 시작했다. 하지만 이런 방법들은 비용 절감이나 경영 관리적 통제 강화에 그리 성공적이지 못했다. 이는 부분적으로 의료가 다른 산업과 다르다는 것을 충분히 이해하지 못한 채 관련 정책을 추진했기 때문이기도 했고, 또한 실제로 일을 수행하는 의료 종사자들 수중에 여전히 상당한 권한이 남아 있었기 때문이기도 하다. 이제부터 의사, 간호사, 보조 인력들의 측면에서 이런 모순들이 어떻게 전개되었는지 살펴보자.

의사

의사들은 여전히 정부로부터 권한을 위임받아 자율 규제를 하는 전문직으로 남아 있다. 오늘날까지도 의사들에게는 공적 재정으로 수가가 지급되는데, 수가는 지방정부와 의사협회 사이의 협상을 통해 결정된다. 의사들은 건강에 대한 대중의 관심에 호소할 수 있는 그들의 능력을 협상력으로 활용해 왔다. 대부분의 캐나다 의사들은 누군가에게 고용되어 있지도 않지만, 또한 영리 행위를 하는 기업체의 소유주도 아니다. 그들은 행위별 수가제 형태로 정부로부터 비용을 지급받고 있으며, 거의 대부분의 지방정부들은 의사들이 공적 지불 체계에 완전히 귀속될 것인지 아니면 밖에 있을 것인지 둘 중 하나를 선택할 수 있게 하고 있다. 의사들은 공공 의료보험이 보장하는 의료 서비스에 대해서는 비보험으로 진료할 수 없다. 의사의 등록과 규제, 교육과 수련을 담당하는 지방의 규제 당국이나 의사협회들은 의료의 공공성을 제대로 구현해 내지 못하고 있다고 비판받고 있음에도, 그들이 양보한 것은 관련된 운영 위원회에 의사가 아닌 위원 몇 명을 참여시킨 것이 전부였다.[12] 이 조직에서 한번 승인받은 의사는 의사협회의 징계 청문회에서 의사 면허를 박탈당하지 않는 한, 또한 의사협회 회비를 빼먹지 않는 한, 의학적으로 필요한 모든 행위에 대해 지방정부에 그 비용을 청구할 권리를 갖는다.

정부는 의사들의 직무를 일부 수행하는 '임상 간호사'Nurse practitioner와 같은 직종을 만들어 의사들이 독점하고 있는 업무를 줄이려 했지만, 의사들은 여전히 많은 기회와 (어떤 의료 행위를, 어디에서 할지 등을 정하는) 상당한 권력을 가지고 있다. 이것은 캐나다 국내에서 배출하는 의사의 수를 줄이고, 외국에서 수련받은 의사들을 수입하겠다고 위협해서 의사에 대한 통제권을 높이려는 정부의 노력이 별 성과를 거두지 못한 이유 중 하나이다.[13] 또한 의사의 공급과 그에 상응하는 비용 증가를 줄이기 위해 지방정부들은 1993년부터 의과대학 입학자의 수를 10퍼센트 줄이기로 합의했으나, 별로 성공적이지 못했다. 의사들이 이미 너무나 많은 것들을 통제하고 있었기 때문에, 임상 간호사는 매우 소수만 고용되었을 뿐이고, 따라서 의대 정원 축소는 오히려 의사 인력의 부족만 초래했기 때문이다. 외국에서 수련받은 의사들의 영입(대략 전체 의사 수의 20퍼센트 정도) 정책 역시 의사의 통제권 약화와 의료 비용 절감 측면 모두에서 만족스러운 결과를 가져오지 못했다. 누가 개업할 수 있는지에 대한 발언권을 의료계가 갖고 있었고, 캐나다 정부로부터 교육비를 지원받지 않은 외국 출신 의사들은 어쨌거나 캐나다에서 수련받은 의사들과 동일 수가로 지불받았기 때문이다.[14]

사실 정부 정책은 비용을 줄이는 데도, 의사들을 통제하는 데도 그다지 효과적이지 못했다. 의사들의 수가는 그들의 여론 몰이와 파업 위협에 힘입어 지속적으로 상승했다. 게다가 1972~84년 사이에, 특히 퀘벡주의 경우 1972~76년 사이에, 실질적인 수가 인하가 이루어지자, 의사들은 더 많은 환자를 보고 더 복잡한 시술을 함으로써 청구 금액을 늘려 수가 인하의 효과를 상쇄하기도 했다.[15] 하지만 한 가지 중요한 차이를 지적해 둘 필요가 있다. 즉 의사들의 이 같은 대응 방식은 투자자들의 이윤 추구 방식과는 차이가 있다는 점이다. 캐나다의 의사들은 여유 있게 일하고 괜찮은 수준의 소득을 유지한다. 대부분의 의사들은 자기 자신을 위해 일하지, 이윤을 위해 속도를 내라고 요구하는 주주들을 위해 일하지는 않는다.[16]

대부분의 의사들이 개인 자영업자였기 때문에 병원은 누구를 입원시킬지에 대한 결정권을 가졌음에도, 의사들을 직접적으로 통제할 수 없었다.[17] 병원 병상 수의 급격한 감소는 부분적으로 이 같은 상황을 반영한 것이다. 급성기 병상* 수는 다른 OECD 국가들에서도 지속적으로 감소했지만, 캐나다의 경우에는 2005년 인구 1천 명당 급성기 병상 수가 2.8병상으로, OECD 평균인 3.9병상보다 훨씬 낮았다.[18]

이 같은 추세는 의사들을 간접적으로 통제하는 효과가 있었다. 일부 병원은 가정의들을 병원에서 직접 고용한 의사들로 대체함으로써 좀 더 통합적인 진료를 도모하고 의사들에 대한 통제를 강화하려 했다. 그렇지만 병원이 의사를 직접 고용하는 것에는 한계가 있었다. 그중 두 가지 주된 이유는 가정의들의 반발과, 의사의 인건비 지불 방식 때문이었다. 정부가 병원에 지급하는 총액 예산에는 병원의 다른 경비는 다 포함되어 있지만 의사들의 인건비는 포함되어 있지 않다.[19] 따라서 병원이 의사에게 보수를 지급해도 이에 대해 특별히 주 정부와 따로 계약되어 있지 않은 한, 정부는 그 보수를 보상하지 않는다.♦♦

그러므로 정부가 행위별 수가제로 의료 행위를 보상함으로써 의사들의 독립성을 강화하기도 했지만, 재정 삭감이나 병원 구조 조정을

♦ 출산이나, 질병 및 상해를 경험한 환자들을 진단·처치·치료하기 위해 환자를 수용하는 병상이다. 평균 재원 일수를 기준으로 18일 이하의 환자들을 위한 병상을 말한다. 일반적으로 장기 요양 입원 환자가 사용하는 병상을 제외한 나머지 병상을 의미한다.

♦♦ 개업 의사들이 많고 급성기 병상 수가 적으므로, 병원 입장에서는 적은 병상에 누구를 입원시킬지 결정할 권력이 있다고 볼 수 있다. 거기에 더해 병원은 개업의들에게 의존하는 구조가 아니라 병원이 직접 고용한 의사들이 누가 입원할지를 결정하는 방식으로 개업의의 권한을 약화하려 했으나 성공적이지 못했음을 지적하는 맥락이다. 한국과 캐나다의 병원 체계 차이를 이해할 필요가 있는데, 캐나다를 비롯해 대부분의 OECD 국가들은 병원이 별도의 외래 서비스를 운영하지 않고, 개인 개업의 내지는 다른 병원이 의뢰하는 환자를 입원시킨다. 이런 정책이 실패한 이유는 개업 가정의들의 반발도 있었지만, 병원이 별도의 의사를 고용해 이 같은 '한국식 외래 서비스'를 운영하는 것에 대해서는 캐나다 의료보험 체계 내에서 별도의 보상이 없어 정부로부터 돈을 받지 못해 지속 가능한 체계로 만들기가 힘들었다는 의미이다.

통해서 병상 수를 축소하고 의사들로 하여금 부족한 재정 범위 안에서 진료하도록 함으로써 의사들의 권한을 제한하기도 했다. 구조 조정을 통한 병원의 대형화는, 의료 부문이 아닌 영리 부문에서 훈련을 받은 전문 경영진의 경영권 강화를 동반했다는 점 또한 중요하게 지적되어야 한다.

병상 수 감소는 결국 다른 형태의 간접적인 통제로 연결되었다. 의료 행위의 시간, 시기, 속도 모두 변했고, 특히 근거 중심 의학의 도입과 더불어 더욱 가속화되었다. 근거 중심 의학은 1990년대 초반 온타리오 맥마스터 대학Ontario's McMaster University 교수진과 임상의들의 연구에서 유래했다.[20] 과학적 근거에 기반을 둔 의료 행위와 치료 방법 개선에 대한 의사들의 요구에 부응한 것이었다. 비록 그 주창자들은 순수하게 환자 치료를 개선하기 위해 근거 중심 의학을 도입했지만, 근거 중심 의학은 신자유주의적 경비 절감과 통제 전략이라는 맥락에서 더욱 확산되었다. 근거 중심 의학은 엄격하게 평가된 과학적 근거들을 바탕으로 진료하는 것을 강조하며, 임상 가이드라인, 치료 지침, 그리고 성과 지표를 개발해 제시함으로써, 의사들이 환자들을 진료할 때 근거를 가지고 판단 내릴 수 있도록 한다. 하지만 적절한 의료인이 적절한 시간과 장소에 적절한 행위를 한다는 근거 중심 의학의 개념은, 의사들의 임상 행위 — 누구에게 어떤 치료를 얼마 동안 할지 — 를 통제하려는 노력에도 아주 잘 들어맞았다.

캐나다에서 정부나 경영자들이 임상 의료 지침과 치료 지침을 통해 의사들을 직접적으로 통제하는 것은 쉬운 일이 아니었다. 하지만 그들은 온타리오임상평가과학연구소Ontario's Institute for Clinical Evaluative

Sciences와 같은 기관들이 수가 체계와 연동되는 의료 행위 지침에 관한 보고서 작성을 지원함으로써 간접적으로 의사들을 통제할 수 있었다. 의사들은 표준화된 지침에 따라 자신의 입원 일수 처방을 해명해야 했다. 예를 들어, 근거 중심 의학에서는 무릎 인공 관절 수술의 입원 일수를 3일로 제한하고 있기 때문에, 그보다 더 오래 입원하는 경우 의사들은 해명의 압박을 받는다. 하지만 환자들의 상태나 신체 조건이 각기 다르고, 환자들도 치료 과정에서 수동적인 역할에 머무르려고 하지 않기 때문에, 이런 제한에는 한계가 있기 마련이다. 어떤 사람들은 3일 만에 퇴원할 수 있을 정도로 완전히 회복되지 않을 수도 있고, 재활 운동이 더 필요할 수도 있다.

캐나다의 병원들은 영리를 추구하는 투자자들의 압박을 받지는 않지만, 지방정부로부터 비용 절감 압력을 받고 있고, 병원 경영진들은 시장 원칙 중심으로 사고하는 경향이 있다. 그들은 최근 유행하는 근거중심의료학의 개념을 활용해서 위기에 처한 보건의료 체계를 개혁하기 위해서는 효율성을 증대시킬 필요가 있다고 여론에 호소했다. 이 같은 논리에 동원된 대표적인 사례는 바로 긴 대기시간 문제였다. 끔찍할 정도로 긴 대기 시간과 관련된 사례들이 연일 언론에 보도되었다. 그만큼 대기시간 문제는 큰 문제이고, 이에 대해서는 의사들과 병원 경영진들도 문제를 해결하고자 애썼다. 하지만 사실 이 문제는 영리 병원의 시장 진출을 원하는 이들과 의사들의 권한을 제어하려는 이들이 다분히 과장한 것이기도 했다. 정부는 대기 시간 문제를 활용해 의사들을 통제하려 했고, 영리 병원 도입이 필요하다고 여론에 호소했다. 대기 시간 문제는, 의사들의 소관이었던 수술 및 검사 대기자

명단의 작성과 관리 업무를 공공 기관으로 이관하는 것을 정당화하는 논리로도 활용되었다. 서스캐처원주의 경우, 이곳 의사들은 자신들의 자율권을 보장받기 위해 파업했고 공공 의료보험 제도의 도입 이후에도 의사들의 자율권이 유지될 수 있던 곳이었다. 그럼에도 이제는 외과 의사들이 지방정부에서 관리하는 수술 대기 환자 목록에 자신의 환자를 의무적으로 등록해야만, 병원에서 시행할 수술 일정을 잡을 수 있게 되었다.

대기 시간 문제는 의사들이 종합수술준비센터Multi-disciplinary pre-surgery centers에서 일하게끔 압력을 가하는 데도 이용되어 왔다. 여기서는 기존에 의사들이 혼자 수행했던 몇 가지 업무들을 다른 직원들과 공동으로 수행함으로써 의사들의 업무는 더욱 명확해지고 조직화되었다. 외과 의사들의 개인적 선호에 따라 수술을 준비하는 데 불필요한 시간이 낭비된다는 주장에 따라, 수술 준비를 표준화하고, 연이은 수술과 수술 사이의 대기시간을 줄이고, 여러 개의 수술 방을 동시에 열어서 의사가 양쪽을 오가면서 수술하는 방식 등이 도입되었다. 수술 절차뿐만 아니라 방법 역시 개인차, 예를 들면, 외과 의사들의 개인적 선호에 따른 지나치게 독특한 수술 기구의 이용과 같은 비효율을 줄이기 위해 표준화되었다.[21] 기술 발전은 이 같은 경향을 더욱 촉진했다. 예를 들어, 새로운 백내장 수술법의 도입은 질을 떨어뜨리지 않으면서도 생산 라인의 효율성을 높였다.[22] 대기 시간을 줄이려는 정부의 속도 향상 정책과 근거 중심 의학의 도입까지 더해져, 병원과 의원들은 의사 개인의 권한을 확연히 줄이는 방식으로 의료를 재편성해 오고 있다.

이런 정책들은 대부분 이윤과는 무관한 공공 부문에 도입되었다. 이는 상업 부문이 좀 더 효율적이라는 주장에 어느 정도 영향을 받은 것이다. 이 정책은 역사적으로 지나치게 분화되어 있던 의료 체계를 좀 더 통일된 구조로 변화시키는 데 도움이 되었고, 이는 대중이 이 정책을 지지하는 이유 가운데 하나였다. 사실 의료의 효율성과 접근성을 높이기 위해 의사의 독립적인 권한을 줄이는 것이 필요할 수 있다. 하지만 대기 시간 문제를 강조하는 것으로 시작된 일련의 변화는 의사의 권한을 줄이는 데서 그치지 않고, 의료 노동에 대한 접근 방식 자체를 근본적으로 변화시켰다. 이런 변화가 늘 환자에게 최선인 것은 아니다. 의사들이 가졌던 권한이 관리자들에게로 넘어갔고, 돌봄 서비스의 많은 부분이 병원의 영역으로부터 장기 요양 기관, 다양한 형태의 영리 중심 클리닉, 재택 요양 서비스와 같은 영리 기관의 영역으로 넘어갔다.

간호사

보건의료 부문에서 가장 많은 수가 속한 단일 직군은 간호사인데, 캐나다에서 이들은 간호사[4년제 졸업 후 자격시험]와 준간호사[2년제 졸업 후 자격시험]로 나뉜다. 여성과 돌봄 노동에 대한 전통적인 고정관념에 의해 여전히 속박되어 있기는 하지만, 이들의 강력한 노동조합과 전문가 조직은 새로이 도입된 경영 관리적 통제로부터 간호 인력의 노동조건과 전문성을 어느 정도 보호하고 있었다.[23] 하지만 이와 동시에 그들의 전문주의와 [환자에 대한] 책임 의식 자체가, 가족을 부양해야 하는 간호사들의 현실적인 조건들과 함께, 간호사들이 경영 통제 방식에 동조하거나, 심지어는 이를 촉진하는 요인이 되기도 했다.

간호 업무 가운데 일부를 미숙련 노동자로 정의된 저임금 노동자에게 분담시키는 것이 한계에 달하자, 병원 경영진은 간호 업무에 대한 통제를 늘리고 업무 속도를 향상시키기 위해 테일러주의 업무 방식의 도입에 눈을 돌리기 시작했다. 이에 따라 병원 경영진들은 간호 업무가 개별 작업들로 분해될 수 있는지를 결정하기 위해, 또 각각의 업무가 수행되는 데 어느 정도의 시간이 소요되는지 기록하고, 이를 재조직할 수 있는지를 결정하기 위한 조사에 나섰다. 상당수의 간호사들이 이 같은 접근 방식을 순순히 받아들였고, 심지어 반기기조차 했다. 이는 그런 조사들을 통해 그들의 과중한 업무량이 밝혀지고, 인력 증원의 필요성이 부각될 것이라고 생각했기 때문이었다. 하지만 이 조사의 목적이 업무 능률 향상과 인력 감축이라는 사실이 알려지기까지 많은 시간이 걸리지 않았다. 조사 자료에서 더 많은 인력이 필요하다는 것을 보여 주었던 경우조차, 나중에 제출되는 보고서에는 초기에 120퍼센트의 업무 시간이 든다고 평가했던 업무를 80퍼센트의 업무 시간이 든다고, 주먹구구식으로 재계산되어 있곤 했다.[24]

이 작업 측정 체계에 전산화된 환자 정보와 분류 시스템이 결합되었다. 이 시스템들은 업무 측정 프로그램처럼, 환자 간호를 개선시키기 위한 방법이라고 해서 팔린 것이었다. 대부분의 간호사들은 이 전산 체계가 과학적인 근거에 따라 환자 관리를 표준화해 간호 업무를 향상시킬 것이라고 믿었기 때문에 초기에는 이 같은 전산 체계의 도입에 저항하지 않았다. 과학적 기법에 대한 경영진의 강조는, 자신들의 업무가 과학적이라는 것을 증명하고 싶었던 간호사들에게 매력적인 것으로 비쳤다. 나아가, 병원 경영진은 이 같은 분류 체계를 통해 환자 복지가 증진될 것이라고 주장했는데, 사실 이 같은 체계의 도입으로 말미암아 간호사들의 업무를 병원 관리자들이 간접적으로 통제할 수 있게 되었다.

이런 측정 체계의 도입은 급성기 치료만이 병원 치료의 대상이라는 관념을 반영한 것이자, 그 같은 관념을 더욱 강화하는 결과를 가져왔다. 이는 의료 복지 서비스 부문에서도 마찬가지였다.[25] 병원 업무에 대한 이 같은 재정의는 보건의료에 덜 개입하고 덜 지불하려는 정부의 의도와 잘 맞아떨어졌다. 환자가 의사에게 진료비를 직접 지불하는 것을 금지하는 연방 정부의 방침은 의사들이 수행하는 '의학적으로 필요한' 진료 서비스와 병원 서비스에 국한되어 있었기 때문이다. 캐나다인들이 의사의 진료실이나 병원을 떠나는 순간, 그들은 이제 보편적 공공 의료보험의 보장을 받을 수 없게 되는 것이다.

병원 치료에 대한 이 같은 협의의 정의는 돈을 받는 병원 서비스와 더욱더 영리적인 병원 서비스 양자에 새로운 문을 열어 주었다. 새로운 치료법과 업무 방식의 도입이 병상 수요를 줄일 것이라는 가정에 근거해, 상당수의 병원들이 문을 닫았다. 문을 닫지 않은 병원들 사이에서는 대대적인 인수·합병이 이루어졌는데, 이 같은 합병은 민간 부문에서와 마찬가지로, 공공 부문에서도 인수·합병을 통해 규모의 경제를 창출할 수 있으리라는 가정에 근거한 것이었다. 정부는 이 같은 움직임을, 공공 시스템의 효율성을 높이는 방안으로서만이 아니라,

또한 납세자들의 세금과 공공 지출을 절약하는 방안으로 홍보하며 정당화했다. 간호사들에게 이런 변화는 극적인 영향을 미쳤다. 온타리오주에서만 1994년에서 1999년까지 5천 명 이상의 간호사들이 일자리를 잃었다.[26]

당시 이 같은 움직임은 환자 추적이나 환자 분류 방식을 표준화함으로써, 의료의 질이 향상될 것이라는 명목으로 정당화되었다. 이와 유사하게, 새롭고 덜 침습적인 치료 기법의 도입으로 말미암아 입원 기간이 줄어들고, 외래 수술day surgery[예를 들어, 오전에 입원해 수술받고 오후에 퇴원] 건수가 늘어남에 따라, 더 많은 환자들에게 개선된 의료를 제공할 수 있을 것이라는 이유로 정당화되기도 했다. 하지만 재클린 슈아니어Jacqueline Choiniere가 신기술에 대한 연구에서 밝혔듯이, "치료가 이런 식으로 합리화되고 객관화된 결과, 모니터링이 훨씬 수월"해졌고, 경영자들은 특히 환자들과 간호사들을 모니터링하는 것에 더욱 관심을 갖게 되었다.[27] 결국 경영진은 업무 속도와 업무의 분배에 대해 더 많이 통제할 수 있게 되었고, 이를 통해 인원 감축도 정당화할 수 있었다. 생산적이지 않다고 규정된 시간들은 절감되었고, 간호 업무에 필요한 수준(이는 원래 다양하고 불균등할 수밖에 없다)에 따라 간호 인력 배치의 수준이 [양과 질 모두] 조정되었다. 심지어 정규직 간호사들의 경우, 한 부서에 필요 이상의 인원이 상주하고 있다고 나타날 경우, 병원의 여러 부서를 '떠돌아다니게' 되었다. 예를 들어, 과거에는 하루 중 오후에 태어나는 신생아가 적은 경우, 그 여유 시간에 간호사가 새로 입원한 산모에게 교육을 좀 더 시킨다거나, 차 한 잔을 마실 수도 있었지만, 이제 그런 시간은 간호 인력이 적게 필요한 시간을 의미하게 되었다. 그뿐만 아니라, 피크 타임에만 충원되는 용도로 많은 인력이 비정규직이나 시간제로 전환되고 있는 것도 현실이다. 이 같은 와중에, 간호[돌봄]에 대한 새로운 정의와 새로운 기술의 도입에 따라, 병원은 가장 아픈 환자들만을 돌보는 장소를 의미하게 되었다. 이것은 앞에서 설명한 업무 유연화와 결합해 업무 강도를 한층 가중시켰다. 그럼에도 인력 배치의 수준은 치료에 필요한 시간에 대한 표준화된 계산법에 따라 결정되었다.

병원이 환자 분류나 간호 업무에 측정 체계를 도입하는 한편 1990년대부터 많은 지방정부와 경영자들은 제조업 부문에서 개발된 업무 조직화 전략을 더욱 적극적으로 받아들이게 되었다. 온타리오주 정부의 자문 기구가 지적했듯이, "의료 분야는 현대 경영 과학으로부터 — 특히 일본과 미국의 개인 및 조직에 대한 '총체적 질 관리'Total Quality Management, TQM 경험으로부터 — 많은 것을 배울 수 있다." 이런 판단은 이 전략들이 "산업 생산 영역과 서비스 영역 모두에 적용 가능"하다는 가정에 기반을 둔 것이었다.[28] 심지어 캐나다의 한 주요 병원 경영자는 "대다수 의료 전문가들의 의술은 병에 걸리거나 다친 사람들에 대한 서비스, 돌봄 그리고 동정이라는 개념에 기초해 가치에 근거를 두기에" 이런 총체적 질 관리 기법들이 병원에 더욱 적합하다고 주장하는 데까지 나아갔다![29] 여기서 경영자들은 새로운 업무 조직 체계의 도입을 정당화하기 위해, 의료 서비스의 독특한 성격을 이용해, 노동자들의 전문성과 동정심에 호소하기까지 했던 것이다. 총체적 질 관리를 비롯해 이와 유사한 다른 제도들은, 업무에 대한 집중, 자율적 팀 작업, 감시보다는 교육, 업무에 대한 자부심 등에 대한 강조를 통해 의료 서비스의 질을 높이는 방법으로 장려되었다. 상당수의 간호사들은 이 같은 접근 방식이 업무에 대한 자율성과 이상적인 업무 형태를 뒷받침할 것이라고 기대하며 이 제도에 참여했다. 경영자 측과 간호사 측의 동기가 무엇이었든 간에 이 조치가 인원 감축을 목표로 한다는 것과, 총체적 질 관리가 업무 과정상의 변이variation를 제거하는 것을 강조한다는 점에서 이런 제도의 도입은 전문직의 자율성 획득과 혁신의 향상이라는 원칙 양자 모두와 모순되었고, 간호사들은 곧 자신들이 멀티 스킬링multi-skilling[다숙련]을 하는 것이 아니라 멀티 태스킹multi-tasking[다과업]을 하고 있다는 것을 깨닫게 되었다.[30] 그것도 자신의 업무에 대한 통제권과 자부심을 상실하는 방식으로 말이다.

1990년대에 간호사들은 다시 한 번 의사들의 방법을 모방해서 자신들의 권력과 지위를 높이고자 했다. 그들은 간호 업무의 근거 중심적인 성격을 강조하기 시작했고, 간호 이론과 과학적 연구를 강조하는 대학원 과정을 각 지역에 신설하기 시작했다. 상당수의 지역에서, 병원 중심 교육이나 전문대 과정이 아니라, 대학 과정을 만들어 간호사가 되는 요구 조건을 높이는 노력들이 성공했다. 그러나 이런 흐름에 대해 간호사 내부적으로도 이견이 분분했다. 상당수의 간호사들이 간호사들은 소-의사mini-doctor가 되려고 노력하지 말고, 오랜 전통인 밀착 돌봄 방식을 고수해야 한다고 주장했다. 단 한 지역, 마니토바 Manitoba주는 간호사 자격에 대학 졸업장을 필수 요건으로 하는 움직임에 대해 반대했다. 지위와 권력을 향상시킬 방법으로 (의사들의 예를 따라) 간호사 자격 취득을 까다롭게 하는 방식은 공교롭게도 의사들의 권력이 하강 곡선을 타기 시작한 무렵에 시도되었다. 게다가, 간호사들은 의사들의 권력이, 과학이나 학위보다는, 의사들의 계급과 성별, 의사들이 조직된 시대, 제도 권력 지향적인 정치에서 기인했음을 인식하지 못했다는 점도 중요하다. 간호사 자격 요건을 높인 결과, 오히려 노동계급 여성들이 간호직에 들어오기가 어려워졌고, 그들에게 수입이 없는 긴 수련 기간 동안, 상당한 액수의 수업료를 내고, 훈련을 받아야 하는 커다란 부담을 주게 되었다.

일부 간호사들은 영리 기관에 취업해 임금노동자가 되었다. 대부분의 병원들이 비영리기관이고, 민관 협업으로 경영되는 병원에서도 간호사들은 공공 부문 인력으로 분류되었지만, 일부 간호사들은 틈새시장에 진출해 있는 인력 파견 업체에 크게 의존하기 시작했다. 그들은 다양한 이유로 인력 파견 업체에서 기꺼이 일하려 했다. 비록 임금이 적고 직원 혜택도 적지만, 파견 업체를 통한 일자리는 조금 더 유동적인 시간 사용을 가능하게 했으며, 근무지에 대한 선택도 자유로웠다. 일부 간호사들은 가사와 일을 병행하기 위해 파견 업체에 지원하기도 했지만, 정규직 간호사 고용이 크게 줄면서 다른 선택의 여지가 없기 때문이기도 했다. 이 간호사들은 보건의료의 관리와 공급에 있어 책임감이나 위험 부담을 거의 감당하지 않는 영리적 사기업의 '호출'Just-in-time 노동자가 되었다.[31]

캐나다에서는 파견 업체 외에도 의료 서비스 체계에서 새로 틈새시장을 만들어 낸 영리기업들이 많다. 환자들은 점차 더 이른 시기에, 그것도 치료를 완전히 마치지 못한 상태에서 퇴원하게 되었기 때문에 가정에서 받는 돌봄 간호 수요가 늘어나게 되었다. 이 같은 가정 돌봄 간호 가운데 상당 부분은 대체로 여성 친척이나 친구들이 무급으로 떠맡게 되었다(혹은 앞으로 그럴 것으로 예상된다). 이렇게 유급 노동이 의료 체계에서 방출되는 것은, 어느 여성이든 돌봄 노동을 할 수 있다는 전제가 깔려 있고, 이 같은 전제는 자신들이 하는 업무를 숙련 노동으로 강조하며 임금을 받는 간호사들을 더욱 힘들게 하고 있다. 이 전제는 돌봄 간호에 지불할 예산이 삭감되는 경우에 의료 관리자들이 노동력을 감축할 수 있도록 하는 명분이 되기도 했다. 현재 가정 간호 노동자들에게 지불되는 공공 기금은 점점 더 영리기업의 돈벌이 수단이 되고 있다. 온타리오주에서는 1995년 주 정부가 가정 간호 서비스에 대한 경쟁 입찰 제도를 도입했으며, 나아가 사기업들의 경쟁과 참여를 적극적으로 유도했다. 이것은 간호사나 간병인, 물리 치료사들이 잠정적인 이윤의 원천이 될 수도 있음을 의미했다. 이 같은 상황은 또한 재가 돌봄 노동을 제공하는 모든 고용주들이 [더 높은 이윤을 위해] 저임금 노동자들을 고용하고, 일자리의 안정성과 피고용인들에게 제공하는 각종 혜택을 없애며, 고용을 불안정하게 하고, 업무의 속도를 높이게 하는 유인을 제공한다. 온타리오주의 자료에 따르면, 경쟁이 도입된 이후 5년 만에, 준간호사의 임금은 시간당 2달러 이상 줄어들었다(주목할 만한 점은, 비영리 기관들이 영리 기관보다 임금이 높다는 것이다).[32] 간호사는 좀 더 임금이 높은데, 일정 정도 법적으로 규정되어 있는 그들의 업무가 쉽게 대체되기 어렵기 때문이다. 하지만 여기서도 영리 기관이 시간당 3달러 정도 임금이 더 낮은 것으로 밝혀졌다. 현재 가정 간호 간호사 일자리 대부분이 영리 기관에 있다.[33] 온타리오주 정부는 비슷한 방식으로 재가 장기 요양 서비스에도 영리 프로그램을 도입했다. 2005~06년에, 온타리오주의 장기 요양 기관 8만8,874개

병상 가운데 62퍼센트가 영리기업의 소유인 것으로 조사되었다.[34]

많은 간호사들이 처음에는 업무 측정 체계와 환자 분류를 통한 표준화를 받아들이고 심지어 지지하기도 했지만, 그 본래 목적이 점점 분명해지자 간호사들 사이에서도 회의적으로 생각하는 이들이 늘어났다. 몇몇은 일자리를 구하러 외국으로 떠났고, 일부는 아예 간호사를 그만두기도 했다. 노동조합은 의료 서비스의 민영화 저지와 간호사 업무에 대한 경영진의 통제 강화를 제한하고자, 연구 프로젝트와 공공성 캠페인, 고충 처리 작업들에 착수했다. 이들은 또한 대중 홍보 작업(간호사들은 여전히 대중적으로 높은 수준의 지지를 받고 있다)도 전개했다. 그 결과 해외 출신 간호사들을 산업예비군으로 쓰려는 정책은 비교적 성공적으로 저지될 수 있었다. 2006년의 경우 캐나다 간호 인력의 8퍼센트만이 해외 출신 간호사였다. 이는 영국과 비슷한 수치이자 미국의 외국 간호사 비율의 절반에 해당하는 수치이다.[35] 소수이기는 하지만 일부 간호사들은 임상 간호사라는 이름으로 의사들의 업무 영역을 얻어내기도 했다. 임상 간호사는 추가적인 교육을 이수한 전문 간호사로, 건강 평가, 진단, 질병이나 상해에 대한 관리까지 일부 담당한다. 이들은 지난 10여 년간 의사의 업무를 어느 정도 이양받아, 특정 검사를 처방하고 해석하며, 특정 약품 몇 가지를 처방할 수도 있게 되었다. 하지만 아직 임상 간호사는 전체 간호사의 0.5퍼센트에 불과하다.[36]

한편으로 간호 업무 표준화 작업은 간호사들에게 의사 지시 없이도 일부 업무를 수행할 수 있는 권한을 주었다. 또한 21세기 초의 호황기 동안 정규직 일자리가 다시 늘어났다. 하지만 대부분의 간호사들은 자율성을 늘리기는커녕 유지하기도 힘들었다. 영리 영역에서 도입한 경영 관리적 통제의 방법들은, 직접적으로는 간호사 대 환자 비율을 줄이는 방식으로, 간접적으로는 환자의 재원 기간을 줄이는 방식으로, 간호사들의 업무 통제권을 침식해 갔다. 자가 투약과 같은 새로운 기술이 개발되고, 준간호사들이 간호사 업무의 일부를 자신들의 영역으로 가져간 결과 간호사들의 업무가 줄기 시작했다. 그뿐만 아니라 간호사들은 보호자들이 집에서 무급으로 환자를 간호할 수 있도록 교육할 것을 요구받았는데, 이는 결국 간호 업무의 특수성을 약화시키고 법적으로 정의된 간호 업무의 영역을 위협하는 꼴이 되었다.

보조 노동자

경영자들의 관점에서 보았을 때, 다양한 영리적 통제 전략 가운데 가장 성공적인 것은 저임금 노동자들을 고용함으로써 비용을 줄이는 전략이었다(역시나 공공 부문에 고용된 노동자가 비슷한 일을 하는 영리 영역의 노동자보다 더 많은 임금을 받는 사실을 다시 지적해 둘 필요가 있다).[37] 이 통제 전략의 첫 번째 단계는 우선 청소, 세탁, 급식 및 서류 작업과 같은 업무를 비의료 영역으로 정의하는 것이다. 비록 많은 연구를 통해 이 부문의 업무가 의료의 중요한 요소이며, 양질의 의료 서비스를 위해서는 이 부문들 사이의 협력이 중요하다는 사실이 증명되었음에도 말이다.[38] 이에 맞추어, 1970년대부터 병원에서 '비숙련 노동자'를 이용한 '호텔 서비스'를 제공하려는 구상을 담은 공식 문건이 늘어나기 시작했다.[39] 이 같은 재정의가 가능했던 이유는, 이 영역의 대부분의 노동자들은 여성이었고, 직무 역시 여성 고유의 일이라는 멸시적인 인식이 있었기 때문이었다. 또한 상당수의 노동자들이 유색인종이거나 이주 노동자였다.

이 같은 재정의에 근거해서, 그리고 영리 영역이 효율성과 효과성 면에서 더 낫다는 근거 없는 주장들을 토대로, 병원들은 이른바 보조적인 업무들을 (호텔을 비롯한 다양한 기업들에 이와 비슷한 서비스를 제공하는) 다국적기업들로 외주화하기 시작했다. 그 결과 프랑스의 콤파스Compass, 영국의 소덱소Sodexho, 미국의 아라마크Aramark 등 [급식 및 시설 관리 분야의 세계 3대] 다국적기업들은 공공 부문과 계약을 맺음으로써 엄청난 수준의 이윤을 남겼다. 다국적기업들과 외주 계약을 맺을 때, 세탁 업무와 같은 한 가지 부문만 지정해서 계약을 맺는 경우도 있었고, '임상' 의료에 해당하지 않는 모든 업무, 심지어 경영 지원 업무까지 모두 외주화하기도 했다. 이 같은 대대적인 수준의 업무 외주화는 종종 민관 협력 형태로 이루어졌다.

고전적 자본주의 방식으로, 이 회사들은 노동력에 대한 의존도를 낮추고 노동자에 대한 통제를 늘리기 위해 기술을 이용했다. 예를 들어, 세탁물들은 집중 처리 시설로 모여, 일괄 기계로 세탁했다. 음식은 자본 집약적인 시설에서 중앙 집중적으로 생산되어 병원 곳곳으로 장거리 배송되고, 그 과정에서 식은 음식은 배식 카트 내에서 데워진 후 환자에게 배달되고, 이후 식기는 설거지를 위해 다시 중앙으로 돌아왔다.[40] 정보 통신 기술은 사무직의 업무 속도를 높일 뿐만 아니라, 고용자들이 업무를 쉽게 통제할 수 있도록 했다. 정보 통신 기술의 사용으로 중앙 통제가 가능하기는 했지만, 청소 업무, 특히 환자 병실 청소는 기계화하기 더 힘든 분야였다. 하지만 경영자들은 임금을 줄이고 통제를 강화하기 위해 다른 방법들을 이용했다. 그들은 테일러주의를 도입해, 업무에 대한 계량화된 분석을 수행하고, 이를 통해 어떤 업무를 얼마나 많은 시간을 써서 어떻게 수행할지 결정했다. 물론 여기에 노동자들의 의견은 크게 반영되지 않았다. 업무는 철저히 세분화되었고, 더 짧은 시간에 더 적은 인원으로 완수되어야 했다. 경영자들은 고용을 불안정하게 함으로써 노동자들을 더 적은 임금으로 더 힘들게 일을 시킬 수 있었다.

이 같은 신新테일러주의는 브리티시컬럼비아주에서 극에 달해, 대대적인 임금 삭감, 복지 혜택 축소, 고용 불안정이 특히 여성과 유색 노동자들에게 전가되었다.[41] 2002년 정부는 서비스를 민영화하기 위해 노조의 격렬한 반대에도 불구하고 기존의 단체협약을 파기했다. 노조는 캐나다 인권과 자유 헌장[캐나다 헌법]에 의거해 거세게 저항했다. 결국, 2007년 대법원이 모든 노동자들의 권리를 보존하기 위해 기존 계약을 유지하라는 판결을 내림에 따라, 정부의 패소로 결론이 났다.[42] 하지만 이 승리와는 별도로 추가적인 성과가 있었는데, 병원 청소 업무가 상당한 기술이 필요하며, 병원 업무의 독특한 성격에 대한 충분한 주의를 기울여야 한다는 사실이 명백히 밝혀졌다. 의료 업무의 불규칙성(또는 규칙적인 불규칙성regular irregularity), 의료에 요구되는 특정 기술, 무균적 환경을 위해 필수적인 전문적인 청소, 효율적인 팀 업무의 중요성 등이 그 이전에는 제대로 평가되지 않았던 것이었다. 2003년 브리티시컬럼비아주에서 병원 청소 업무가 민영화된 이후,

간호사들은 오염 사고가 발생하거나 다른 문제가 발생했을 때, 추가적인 청소를 요구하는 전화를 지역 콜센터[외주 업체]에 해야만 했다. 오염 사고가 병원에서 흔하게 일어나는 일임에도, 규칙적이고 측정 가능한 업무가 아니었기 때문에 계약을 체결할 때 제대로 고려되지 않은 것이다. 새로운 형태의 분업은 간호사들을 간호 업무에 집중하지 못하게 함으로써 효율성을 떨어뜨린 것은 물론, 예전 같았으면 다른 직원들과 협조를 통해 간호사들이 충분히 해결할 수 있었던 일들도 쉽게 처리하지 못하게 만들었다.

보조 업무들을 외주화하는 것은 결국 병원이 더는 청소 노동자들에게 감염 예방 지침 교육을 할 의무가 없다는 것을 의미했다. 한 외주 계약서에 따르면, 병원에서 슈퍼박테리아가 발견되어 더욱 철저한 청소가 필요할 경우, 외주 업체는 대략 시간당 57달러의 비용을 추가로 요구할 수 있도록 되어 있기도 했다.[43] 반면, 캐나다공공노조Canadian Union of Public Employee에서 시행한 연구에 따르면, 적절한 임금과 적절한 노동환경이 뒷받침되고, 제대로 훈련받은 사내 청소 인력(외주가 아닌)이야말로 슈퍼박테리아의 유행과 같은 문제를 예방하는 데 필수적인 요소이다.[44] 노동자의 교육 시간을 줄인 결과, 청소 용역 기업들은 산재보상위원회Workers Compensation Board로부터 노동자들을 충분히 교육시키지 않은 사실을 지속적으로 지적받았고, 슈퍼박테리아에 의한 발병도 증가했다. 2008년 5월부터 10월 사이에 콤파스사가 지적받은 내용으로는 "노동자들에게 보건과 안전 교육을 제대로 시행하지 않은 것, 유독한 청소용 화학 약품들을 안전하게 사용하는 법을 교육하지 않은 것, 유독 물질의 오염 사고에 대응하는 방법을 교육하지 않은 것, 의료 사고나 안전사고 조사에 대한 기록을 보관하지 않은 것, 오염된 혈액에 노출되었을 때의 대책을 마련해 두지 않은 것" 등이 있었다.[45]

다양한 법적 대응, 연구, 단체교섭들을 통해 전국적으로 보조 업무 외주화에 대한 저항이 일어나서 일부에서는 외주화 철회까지도 이끌어 냈다.[46] 산재율이 늘어난다는 연구뿐만 아니라 환자의 위험도가 높아지고 의료의 질이 떨어진다는 연구들이 외주화 반대에 대한 대중적 지지를 모으는 데 큰 역할을 했다. 1995년 앨버타주에서 병원 세탁 노동자들의 파업이 일어나자, 이에 대한 대중의 엄청난 지지가 있었고, 주 정부는 의료 예산 감축안을 철회해야만 했다.[47] 2000년 마니토바 노조는 대중의 지지에 힘입어 병원 급식 외주화를 막았다.[48] 만약 의료 서비스가 아닌 영리기업의 노조의 사적인 파업이었다면 이런 대중적 지지를 얻는 것을 상상하기 힘들었을 텐데, 따라서 이 사례는 의료의 특수한 성격을 잘 보여 준다.

노동자들의 저항이나 의료 노동의 성격 자체가 경영 통제 정책 전반의 변화를 막아냈다고 과장하는 것은 옳지 않다. 일부 정책은 되돌리기가 사실상 매우 어려운 것도 사실이다. 일례로, 만약 병원이 내부의 조리실과 세탁실을 해체한 뒤 외주화했다면, 이 시설들을 다시 짓도록 하는 것은 매우 어려울 것이다. 몇몇 저항은 상품화 흐름을 되돌리지 못한 채, 단지 새로운 외주 계약을 체결하도록 했을 뿐이다. 어떤 법안은 실행이 좌초되거나 어떤 외주 계약은 유지되었다. 공공 부문 의료와 다른 공공 부문의 사용자들도 노동 통제를 강화하는 경영 전략을 채택했는데, 이 또한 넓은 의미의 사유화 전략임에도 이에 대한 저항을 조직하는 데 있어 대중의 지지를 얻어 내기는 훨씬 어렵다.

하지만 가장 취약한 이 노동자들도 통제에 저항해 왔다는 사실을 놓쳐서는 안 된다. 또한 그들의 업무 역시 의료 분야 안에서 전문적이고 특별한 기술을 갖추고 있다는 사실도 놓쳐서는 안 될 것이다. 2008년 세계 금융 위기 이후 실업률이 증가한 상황에서도, 이런 업무를 수행하는 노동자들은 여전히 부족했었다는 점도 상기해야 한다.[49]

결론 : 무급 노동과 보건의료 체계 내에서 노동 통제를 위한 투쟁

병원이 자신의 임무를 축소하고 그 역할을 재정의하면서 환자들은 '더 아픈 상태로 더 빨리' 퇴원해야 하고, 그 결과 점점 더 많은 일들이 무급 노동으로 전환되고 있다.[50] 그러는 동안 더 많은 사람들은 혹독한 만성질환을 가진 상태에서도 유소년기를 잘 넘기고 있고, 평균 수명도 길어졌으며, 다양한 돌봄이 필요해지기는 했지만, 80~90세까지 살기도 한다. 이는 물론 축하할 일이지만 동시에 재택 돌봄의 의무가 늘어났다는 것을 의미하기도 한다. 비록 보건의료 서비스health care와 돌봄 사회 서비스social care를 구분하는 것은 간단한 일은 아니지만, 사실 돌보는 관계에서만 본다면, 그 둘을 굳이 구분할 필요는 없다. 건강의 사회적 결정 요인을 고려한다면 더더욱 그렇다. 개인적·환경적 위생 상태, 영양 상태, 운동, 인간관계 등 이 모두가 건강 증진과 질병 예방에 기여하는 요인이다. 돌봄 노동은 이들을 포함해 다른 결정 요인들과 긴밀하게 연관되어 있다. 무급 돌봄 노동의 결과는 수치상으로만 봐도 심각하다. 캐나다에서 70퍼센트의 돌봄 노동이 무급 노동이며, 이 가운데 상당수를 여성들이 수행한다.[51] 무급 노동을 중요하게 여기는 또 다른 이유는, 더 많은 노동이 가정으로 전가되어 급여 없이도 가능해질 수 있다는 점은 임금노동자들을 통제하고 위협하는 수단이 되기 때문이다.

지금까지 살펴본 것처럼 신테일러주의가 의료의 일정 영역을 무급노동으로 전가함으로써 일반 대중과 의료 노동자들 사이에 새로운 단결의 토대가 만들어질 수 있다. 의료 분야에서 노동 통제에 대한 투쟁이 남다른 의미를 지니는 것은, 그 노동의 특수한 성격 때문만이 아니라 이런 투쟁들이 성별, 계급, 인종적 차별에 맞선 투쟁이기도 했기 때문이다. 의료의 본질적 성격으로 말미암아 대중에게 이들의 투쟁 지지를 호소할 수 있었고, 불건강에 대한 기본적인 두려움도 이런 투쟁에서 노동자들의 힘을 강화하는 데 기여했다. 정부 역시 신테일러주의와 사유화를 정당화하기 위해 의료의 특수한 성격을 이용한 것은 틀림없다. 의료 노동의 특수한 성격, 특히 여성이 노동력의 대부분을 이룬다는 것과 이것이 '자연스러운' 여성성과 결부된다는 것 때문에, 정부는 돌봄 노동을 가정 내 여성들에게 무급 노동 형태로 전가하거나, 임금노동자들의 이타주의에 호소할 수 있었다. 하지만 신자유주의가 일반적으로 그렇듯, 이와 같은 정부 접근 방식은 한계에 도달하기 마련이다.

최근까지도 의사들은 대부분 백인-중산층 출신이었고, 이들은 자신의 특권적 지위를 이용해 그다지 중요하지 않고, 매력이 없는 업무들을 떨구어 내는 분업을 촉진하는 데 앞장섰다. 그들은 전문가로서의 권력을 늘릴 수 있었고, 1차 의사 결정자로서의 입지도 분명했으며, 스스로 일을 결정하고 관리하면서 보수도 후하게 받았다. 하지만 최근 의사들의 자율성과 권력을 규제하기 위한 정부의 간접적인 시도들이 종래의 의사 주도의 분업 체계에 도전하고 있다. 기존에 독점적으로 고수해 왔던 종류의 일들이 의사 외 직종들에게 넘겨지면서, 가장 나중에 가장 적게 영향을 받는 직종임에도 불구하고, 이제 의사들 역시 통제력을 어느 정도 상실하고 있음을 알 수 있다. 그리고 이런 통제력의 상실과 함께 새로 의과대학을 졸업하는 의사의 다수가 여성이고, 이민자 출신 의사의 비율이 높아지는 시대에, 의사들 역시 의료 분야에 대한 대중적인 투쟁에 처음으로 연대할 가능성이 새롭게 생겨나고 있다.

간호사들의 경우 캐나다 의사들의 전략을 모방해 부분적인 성공을 거두었을 뿐이고(그러나 이 성공도 그들이 여성이기에 가능했던 측면이 있다), 이는 결국 경영자들이 더 성공적으로 간호 업무를 측정·평가·압축·유연화하는 결과를 가져왔다. 하지만 그 결과로 간호사들은 의사들보다 대중과 훨씬 더 강력한 동맹 세력을 형성할 수 있었다. 보조 노동자들을 보자. 이들은 간호사들로부터 넘겨받은 일을 떠맡도록 고용되었고, 가장 사유화되고 노동계급화된 사람들이다. 그리고 그들의 일은 점점 의료 영역 밖에 있는 것으로 정의되고 있다. 비숙련 업무를 여성과 유색인종, 그리고 이주 노동자와 관련짓는 사고와, 의료 노동을 가정의 여성 노동자들이 담당해야 할 무급 노동으로 전환해도 된다는 사고방식이 이런 경향을 지지해 왔다. 하지만 이런 경향은 의료 영역 안팎에서 반발을 샀고, 그로 인해 보건의료 관련 노동조합들이 의미 있는 승리를 얻어내기도 했다. 지금까지 본 바와 같이 이 운동들은 괄목할 만한 대중의 지지를 받았다. 그리고 지역 의회 참여나 지역 공동체 주민 투표 등의 활동을 하는 온타리오 건강 연대Ontario Health Coalition가 진행한 다양한 풀뿌리 운동에 점차 더 많은 대중적인 관심이 모이기 시작했다. 돌봄 노동이 점점 가정으로 떠넘겨지고, 병원 치료가 점점 산업화되고 있는 지금은, 그 어느 때보다 보건의료 노동자들의 투쟁이 대중운동과 연대해 공공 보건의료를 확장하고 민주화할 수 있을 가능성이 커졌다.

9장

아프리카 모성 사망의 현주소[*]

젠더 렌즈로 분석한 보건의료 체계의 실패

폴라 티반데바지, 모린 매킨토시

유엔 새천년 프로젝트 아동 건강과 모성 건강 추진팀UN Millennium Project Task Force on Child Health and Maternal Health의 2005년 보고서와 뒤이어 발간된 모성 건강에 관한 유엔 보고서를 읽으면 암울함을 감출 길이 없다.[1] 2015년까지 채 5년도 남지 않은 상황에서, 1990년의 모성사망비(출생아 대비 임신·출산의 과정에서 사망한 여성의 비율)♦를 2015년

♦ 모성사망비Maternal Mortality Ratio는 출생아 대비 임신·출산으로 사망한 비율[출생아 10만 명당 : (모성 사망자 수/출생아 수)×10만]을 말한다. 한편 모성사망률Maternal Mortality Rate은 가임기 여성 10만 명 가운데 임신·출산으로 사망한 여성의 수[가임기 여성 10만 명당 : (모성 사망자 수/15~49세 가임기 여성 수)×10만]를 의미한다. 모성사망비는 임신한 여성이 임신·출산·낙태와 관련된 문제로 사망하는 비율을 나타낸 것으로 임신·출산·낙태 자체가 안전하게 진행되는지, 의료 환경의 질 지표로서의 성격이 강하고, 모성사망률은 가임기 여성 전체에서 임신·출산·낙태와 관련된 사망의 비율을 보여 주는 지표로 가임기 여성 건강 문제 중 임신·출산·낙태 관련 문제의 크기 및 심각성을 나타내는 지표다.

까지 75퍼센트(4분의 3) 감소시키겠다는 유엔 새천년 개발목표Millennium Development Goal, MDG는 여러 저소득 국가에서 한참 못 미치는 수준에 머물 것으로 보인다. 1990년과 2015년 사이에 모성사망비를 75퍼센트 감소시키려면 매년 5.5퍼센트씩 감소했어야 했다. 최근 몇 년간 실질적인 연평균 감소율이 1퍼센트에도 미치지 못하고 있는 현실을 감안할 때, 많은 국가에서 목표 달성이 어려우리라는 것은 불 보듯 뻔하다.

더욱 심각한 현실은 모성사망비의 연평균 감소율이 세계적으로 큰 격차를 보이고 있다는 점이다. 세계보건기구WHO의 자료는 특히 저소득 국가들에서 발생하고 있는 심각한 상황을 보여 준다. 사하라 이남 아프리카에서 모성사망비는 연간 단 0.1퍼센트 정도의 감소율만을 보이고 있다.[2] 선진국에서 모성사망비는 신생아 10만 명당 아홉 명으로, 신생아 1만 명이 태어날 때 한 명 미만(0.9명)의 산모가 사망한다. 사하라 이남 아프리카의 모성사망비는 9백 명으로, 선진국과 비교해서 1백 배나 차이가 나는 충격적인 수치다. 사하라 이남 아프리카에서 생애모성사망위험, 즉 15세 이상의 가임 여성이 임신으로 인해 사망할 위험은 2005년 26명당 한 명이며, 가장 심각한 니제르의 경우 일곱 명당 한 명으로 추정된다. 생애모성사망위험이 가장 낮은 아일랜드는 4만8천 명당 한 명 수준이다.

왜 이런 일이 벌어지고 있는 것일까? 모성 사망과 질병을 둘러싼 이 끔찍한 위험이 사하라 이남 아프리카의 의료 체계에 대해 시사하는 바는 무엇일까? 이처럼 높은 모성사망률은 단지 우리가 긴급하게 관심을 기울여야 하는 사안에서 그치는 것이 아니다. 오히려 이는 의료 체계와 의료 정책의 근저에 있는 차별적인 차별 구조를 파악할 수 있도록 '젠더 렌즈'gender lens를 제공하고 있으며, 동시에 보건의료의 경제가 위기에 처하게 된 근본 원인에 대해서도 많은 것을 시사해 줄 것이다.

젠더, 권력 그리고 의료 체계의 상업화

젠더는 사회제도에 침투해 사회생활을 조직하는 원리로 작동하고 있다. 페미니스트 경제학자이자 보건의료 활동가인 기타 센Gita Sen과 그 동료들은 젠더 차별을 조망하기 위해 '젠더 렌즈'라는 개념을 고안했다.[3] 이것은 젠더의 관점에서 의료 체계에 깊숙이 자리 잡고 있는 남성과 여성 사이의 구조적 불평등을 분석하게 해준다. 건강과 질병의 개념, 역할과 기대치 그리고 건강 추구 행위를 가능하게 하는 자원에 대한 접근성은 모두 고도로 젠더화되어 있다. 이런 맥락에서 우리는 모성 사망의 위기를 초래한 현 의료 체계의 실패를 젠더 렌즈를 통해 고찰하고자 한다.

이 글은 탄자니아에 초점을 맞추고 있지만 탄자니아는 사하라 이남 아프리카 국가들 가운데 최악은 아니다. 그러나 이 글에서 개진된 주장은 아프리카뿐만 아니라, 특히 모성 사망이 보건의료 제도의 상업화와 긴밀히 연결되어 있는 다른 여러 지역에도 널리 적용될 수 있으리라 생각한다. 앞서 인용한 유엔 새천년 프로젝트팀 보고서는 보건의료 체계가 광범위한 사회적·경제적 힘 속에 배태되어 있는 제도라는 사실을 기본적으로 인식하고 있다. 이 보고서는 수많은 저소득 국가의 보건의료 제도에서 나타나고 있는 배제와 빈곤화의 위기를 다루기 위해, 권력이 어디에 소재해 있는지를 드러내는 '권력 지도 그리기'power mapping 방식을 주창한다. 세계의 다른 여러 지역에서와 마찬가지로, 아프리카의 의료 체계는 사회 전반의 거대하며 젠더화된 불평등을 반영하고 있다. 젠더화된 사회적 불평등에는, 이를테면 의료인들 사이의 젠더 차별화된 위계질서라든가, 의료의 질과 접근성에서 나타나는 사회계층에 따른 극단적인 불평등 등이 포함될 수 있다.[4] 젠더와 계급이 상호작용한 결과, 소득이 적고 지위가 낮은 여성은 의료 요구도가 높을 수밖에 없음에도 의료 접근성이 가장 떨어진다.[5]

의료 서비스를 적절히 제공하지 못하고 있는 수많은 아프리카 국가들의 보건의료 제도에서 나타나는 젠더 차별적 측면에는 의료진과 의약품에 대한 접근성 문제도 포함된다. 또 이보다 덜 알려져 있기는 하지만, 보건의료 제도의 상업화(보건의료 서비스의 제공이 점차 상품화되고, 유료 서비스를 기반으로 하게 되는 과정) 역시 성별에 따른 차등이 구조화되고 있다.[6] 공공서비스 체계에서든 민간 서비스 체계에서든, 비용은 환자가 필요한 시점에 의료 서비스를 이용할 수 없도록 하는 장벽을 만들고, 빈곤을 더욱 악화시킨다. 보건의료 서비스로부터의 배제는 빈곤을 유발하는 데 그치지 않고, 빈곤 그 자체를 특징짓는 경험이다.[7] 당신이나 당신의 아이가 아파서 병원에 갔는데, 비용을 지불할 수 없다는 이유로 아무런 치료도 받지 못한 채 돌아와야 한다면, 당신은 자신이 얼마나 가난한지를 뼈저리게 체감할 것이다. 이런 압박은 특히 보건의료 서비스의 주된 수요자인 여성들에게 더욱 강하게 작동한다. 왜냐하면 여성들이 주로 아이를 돌보고 병원에 데려가는 것을 책임지고 있는데, 정작 생활비를 어디에 사용할 것인지에 대해 주도 권을 갖고 있지 못하며, 독자적으로 현금을 구할 수 없는 경우도 있기 때문이다.

[상품] 판매와 구매로 구성되는 시장 관계는 일반적으로 젠더 중립 적인 것처럼 분석되곤 하지만 이는 사실을 호도하는 것이다. 이와 관 련해, 다이앤 엘슨Diane Elson은 친족 관계[예를 들어, 남편와 아내 같은 부부 관계]처럼 '젠더 귀속적'gender ascriptive인 사회경제적 관계와, 젠더 귀 속적이지는 않지만 젠더를 내포한bearers of gender 사회경제적 관계를 구 분한다.[8] 시장을 통한 경제적 관계는 젠더 귀속적이지는 않지만 젠더 를 내포한 관계에 해당한다. 젠더 역할과 젠더 규범은, 불완전한 정보 와 비공식적 계약의 맥락에서, 시장 거래를 뒷받침하는 사회적 관계 의 연결망을 조형한다. 젠더 역할과 젠더 규범은 또한 시장 거래의 토 대가 되고 경제적 행동에 영향을 미치는 재산권을 뒷받침한다.

시장 관계에 있어서는 젠더화의 특성이 잘 알려져 있는 반면, 상업 화된 — 즉 시장에 기반을 둔 — 보건의료 체계에 대해서는 그런 분석 이 거의 이루어지지 않은 것으로 보인다. 상업화된 의료 서비스가 여 성의 건강과 여성 빈곤에 미치는 영향을 통합적으로 평가한 연구나 정책을 거의 발견할 수 없었다. 보건의료 서비스에 대한 비용 지불 방 식 — 그 자체가 사회적·경제적 권력의 행사 방식이다 — 이 현실에 서 어떻게 젠더화된 활동으로 나타나는지에 대한 제대로 된 분석 또 한 찾아볼 수 없었다. 의료 서비스의 거래 과정은 일회성으로 그치는 시장 행위가 아니다. 그것은 정보, 기대, 경험, 행동 규범 그리고 유인

incentive에 의해 형성되며, 이 모든 것들은 시장에서 벌어지는 상호 작용과 경쟁 압력을 통해 오랜 시간에 걸쳐 형성되어 온 것이다.[9] 젠더는 경제적 불평등과 상호작용을 하여, 보건의료의 상업화 및 그에 따른 의료 공급자와 수요자 사이의 새로운 시장 관계를 젠더화된 [기존의] 경제적 틀 안에 즉각 편입시킨다.

탄자니아의 모성 건강 현황

탄자니아의 모성사망비에 관한 추정치 간의 차이가 상당히 크기는 하지만, 공통적으로 심각할 정도로 높은 수치를 기록하고 있다. 탄자니아 정부의 조사에 따르면, 모성사망비는 1996년에는 신생아 10만 명당 529명이었는데 2004/05년도에는 578명으로 증가했다.[10] 다른 추정치들은 수치가 더 높다. WHO와 다른 유엔 기구들은 탄자니아의 2000년도 모성사망비를 신생아 10만 명당 1천5백 명으로 집계했다. 이는 세계의 모든 모성 사망의 67퍼센트를 차지하는 13개국 가운데 3위에 해당하는 수치다.[11] 한편, WHO는 탄자니아의 2005년도 산모 사망자 수를 950명으로 집계했다(〈표 9-1〉 참조). 어느 자료를 봐도 높은 모성사망비라는 위기는 사하라 이남 전역에서 일어나고 있다. 2006년도 모성사망비가 신생아 10만 명당 1천 명 이상을 기록한 14개국 가운데 13개국이 사하라 이남 아프리카 지역에 위치해 있다. 1995년에 잠비아의 카푸타Kaputa에서 원자매 조사 방식sisterhood method[12]으로 모성사망비를 추정한 결과 신생아 10만 명당 1,549명이었다.[13]

표 9-1 | 사하라 이남 아프리카 지역의 모성사망비 추정치, 숙련된 의료진에 의한 출산 건수, 의료비 지출

국가	모성사망비 (2005년)	숙련된 의료진에 의한 출산 (1996~2004년; 단위 : %)	의료비 지출(2003년)	
			공공 지출 (GDP 백분율)	1인당 (PPP 미화 달러)
탄자니아	950	46	2.4	29
카메룬	1,000	62	1.2	64
차드	1,500	16	2.6	51
콩고	740	–	1.3	23
기니아	910	55	3.2	98
레소토	960	60	4.1	106
말라위	1,100	61	3.3	46
르완다	1,300	31	1.6	32
잠비아	830	43	2.8	51
보츠와나	380	94	3.5	373
남아프리카공화국	400	84	3.2	669

자료 : WHO et al., *Maternal Mortality in 2005*; UNDP, *Human Development Report 2006. Beyond scarcity: Power, Poverty and the Global Water Crisis*, New York: UNDP, 2006.

국내에서도 모성 사망의 분포는 불평등하게 나타나는데, 특히 주거지역과 사회경제적 지위에 따라 불평등이 극단적으로 나타난다. 탄자니아에서 분만 시 의료 접근성의 불평등은 거주지(농촌 대 도시)와 교육 수준, 그리고 부유한 정도에 따라 명확히 다르게 나타난다. 이는 곧 탄자니아의 모성사망비가 가난한 농촌 거주자들이면서, 교육을 덜 받은 여성들 사이에서 더 높게 나타남을 보여 주고 있다. 〈표 9-2〉에서 살펴볼 수 있듯이, 교육을 좀 더 받은 여성과 (자산 규모 기준) 최상위 20퍼센트의 생활수준을 보이는 여성의 경우 다른 여성들에 비해 의료 시설(공공, 민간, 자영)에서 분만할 가능성이 훨씬 높다. 농촌은 더 빈곤하고 의료 서비스 역시 열악했다. 가정 분만 비율이 도시보다 농촌에서 훨씬 높은 것으로 나타난다. 이는 농촌 여성들이 도시에서 교

표 9-2 │ 탄자니아에서 기본적 특성에 따른 신생아 출산 분포 (2001~05년; 단위 : %)

배경적 특성		의료 시설			
		공공	자영	민간	없음
거주	도시	71.5	4.0	5.5	18.9
	농촌	29.7	2.8	6.5	60.9
어머니의 교육	교육받지 않음	26.6	1.7	3.8	67.5
	초등 중퇴	35.2	1.9	4.9	57.8
	초등 졸업	41.4	3.7	7.8	47.0
	중등 이상	71.3	6.3	7.3	14.9
자산 5분위	최하위	25.6	2.1	4.4	67.5
	차하위	30.1	2.2	4.5	63.1
	중간	28.7	3.2	7.0	61.1
	차상위	42.6	1.9	9.4	46.1
	최상위	73.0	6.6	6.8	13.3

주 : 설문 조사 시점에서 최근 5년 이내의 출산으로 한정했다.
자료 : Tanzania Bureau of Statistics, *Tanzania Demographic and Health Survey 2005.*

육받고 더 잘사는 여성들보다 모성 사망으로 인한 위험에 더 많이 노출된다는 의미이다.

의료 시설에서 분만한 것으로 추정되는 47퍼센트의 여성 사이에서도, 의료의 질에서 다시 불평등이 발생한다.[14] 잘사는 여성과 교육 수준이 높은 여성은 더 전문적인 의료진의 지원을 받았을 가능성이 높다. 도시 여성 가운데 간호사나 조산원의 지원을 받는 분만(67.2퍼센트)은 농촌(30.2퍼센트)의 두 배 이상이었다. 이 역시 교육 수준이 낮은 농촌 여성들 사이에서 모성사망비가 훨씬 더 높게 나타난다는 것을 뜻하며, 몇몇 증거들은 이 같은 결론을 직접 뒷받침한다. 탄자니아의 외딴 지역 키고마Kigoma에서 추계한 모성사망비는 신생아 10만 명당 606명이며 이 지역에서도 가장 외진 곳의 모성사망비는 757명이었다.[15] 또 다른 농촌 지역에서 1998년에 시행한 조사에서는 모성사망비가 신생아 10만 명당 961명으로 집계되어, 전국 평균 추정치보다 훨씬 높게 나타났다.[16]

사회경제적 특성에 따른 모성사망비의 격차는 탄자니아만의 특징이 아니다. 다른 국가에서도 빈곤은 높은 모성사망비와 결합되어 있다.[17] 차드와 니제르의 자료에서도 부유한 집단과 가난한 집단 사이에 분만 시 숙련된 조력자의 도움을 받는 비율이 14배 이상 차이 나는 것으로 나타났다. 에티오피아에서는 부유한 사람이 가난한 사람에 비해 숙련된 의료진의 도움을 받아 분만을 하는 비율이 28배 높았다. 아프리카 이외에, 심지어 중간 정도의 소득수준을 보이는 국가들에서도 이와 유사한 현상이 관찰된다. 인도에서도 숙련된 의료진의 도움을 받는 비율은 부유한 사람이 가난한 사람에 비해 일곱 배나 더 크다.[18] 따라서 높은 모성사망비에 대한 논의는 낮은 의료 접근성 및 모성 건강에 영향을 미치는 여러 다양한 문제들과 연결되어 있는 사회경제적 불평등을 포함해야 한다.

병원 서비스의 중요성

모성 사망은 가족과 개인의 건강 추구 행위와 의료 제공자들의 능력과 행위 사이의 상호 작용에 의해 발생한다. 모성 진료maternal health care◆를 받을지 결정을 미루거나 산모를 병원에 데려갈 교통비가 없거나, 병원까지 갔다 해도 치료비가 없을 경우 대부분 사망에 이른다.

설사 진료비를 가지고 병원에 제때 도착한다고 해도, 그것만으로는 산모와 태아의 안전이 충분히 보장되지 않는다. 응급 산과 치료emerg-ency obstetric care, EmOC에 필요한 필수적인 의료 용품과 의약품이 보급되어 있어야 한다. 이 모든 요소들이 부족한 경우가 너무나도 많다.

탄자니아의 의료 시설은 대부분 낮은 수준의 의료기관, 특히 진료소로 구성되어 있다. 산모를 비롯한 대다수의 인구는 일차적으로 진료소에서 의료 서비스를 받는다. 진료소에서 임산부에게 제공하는 서비스는 산전 진찰과 분만이다.[19] 그러나 이런 낮은 수준의 의료기관에서는 인프라와 숙련된 의료진, 그리고 장비의 측면에서 양질의 모성 보건 서비스를 제공하기 어렵다. 진료소나 보건 센터들은 임신과 분만 과정에서 발생할 수 있는 합병증에 대처할 필수 장비들을 갖추고 있지 못하다. 이런 장비를 갖추고 있고 실력 있는 의료진이 상주하는 병원은 아쉽게도 매우 적다. 또 제대로 된 모성 보건 서비스를 제공하기 위해서는 의료기관들이 의뢰 체계를 통해 적극적으로 협력해야 하는데, 각급 기관들 사이의 의뢰 체계는 매우 취약하다.[20]

이런 모든 것들이 용인될 수 없을 정도로 높은 탄자니아의 모성사망비를 만들어 내고 있다. 너무나 많은 여성들이 산과 합병증으로 목숨을 잃고 있다. 탄자니아를 비롯한 저소득 국가들의 자료들은 임산부들이 양질의 병원 서비스를 이용할 수 있도록 보장하는 것이 모성

◆ 모성 진료란 산전 진찰, 분만, 낙태, 산후 조리 등 임신·출산·낙태와 관련된 의료 서비스 전반을 말한다.

사망을 줄이는 데 핵심임을 보여 준다. 병원 서비스 이용을 보장하는 것은, WHO에 따르면, 아프리카 모성 사망의 80퍼센트를 차지하고 있는 산과적 문제로 인한 사망을 줄이는 데에도 필수적인 조건이다. 아프리카 모성 사망의 주된 원인은 출혈이 33퍼센트이며, 패혈증이 그 뒤를 잇고 있다.[21] 병원 접근성을 실질적으로 높이는 것의 중요성은 아무리 강조해도 지나치지 않는다.

탄자니아의 많은 임산부들은 여전히 낮은 수준의 의료기관(진료소나 보건 센터)에서 산전 진찰을 받고 있다. 그러나 이런 시설들은 대부분 기본적인 장비나 의약품을 갖추고 있지 못하며, 임신과 출산 과정에서 일어나는 합병증에 대처할 수 있는 숙련된 의료진도 터무니없이 부족하다. 2006년에 실시된 탄자니아의 서비스 공급 적정성 평가 Tanzania Service Provision Assessment, TSPA 보고서에 따르면, 산전 의료 서비스 제공자들 가운데 임신 합병증에 대해 훈련을 받은 이들은 10퍼센트, 고위험 임신에 대해 훈련을 받은 이들은 9퍼센트에 불과했다.[22] 조사된 시설 가운데 극히 일부에서만 기본 진단 검사를 실시하고 있다고 응답했다(검사 항목별 응답률은 빈혈 검사 18퍼센트, 요단백 검사 20퍼센트, 요당 검사 18퍼센트, 매독 검사 20퍼센트였다). 의약품과 관련된 상황은 더욱 심각했다. 산전 진찰을 하는 기관 가운데 흔한 합병증과 감염을 치료하는 데 필요한 의약품을 제대로 갖추고 있는 곳은 8퍼센트뿐이었다. [낮은 수준의 의료기관 중에서] 제왕절개 수술을 할 수 있는 곳은 5퍼센트에 불과했는데, 진료소에서는 전혀 불가능했으며, 보건 센터의 13퍼센트에서 수술을 할 수 있었다. 이는 병원급 기관의 90퍼센트와 크게 대비된다. 다른 연구들에서도 비슷한 결과를 보여 주는데, 낮은

수준의 공공의료기관들은 의약품과 검사 장비가 심각하게 부족한 실정으로 나타났다.[23]

이에 대한 해결책은 둘 중 하나다. 낮은 수준의 의료기관에도 숙련된 인력을 배치하고 의약품과 필수 장비를 구비해 놓거나, 아니면 모든 임산부들이 병원 수준의 의료 서비스에 접근할 수 있도록 보장하는 것이다. 새천년 프로젝트 보고서Millenium Project Report에서 꼽은 양질의 분만 서비스에 필수적인 요소들은 다음과 같다. ① 분만 시 실력 있는 의료진이 함께할 것. ② 합병증 발생 시에는 응급 산과 치료가 가능할 것. ③ 합병증을 앓고 있는 여성이 제때에 응급 산과 치료 서비스를 받도록 의뢰 체계가 보장될 것.[24] 보고서는 이 세 가지 요소들을 갖춘 보건의료 제도가 보장된다면, 모성사망비가 더는 공중보건상의 큰 문제가 되지 않을 것이라고 주장한다. 실제로도, 앞서 언급한 세 가지 요소들이 제대로 갖춰진 몇몇 국가들에서 모성사망비가 상당히 감소했다.

애석하게도 탄자니아의 의료 체계는 이 세 가지 요소 모두에서 낮은 점수를 기록하고 있다. 합병증을 가진 임산부를 낮은 수준의 기관에서 높은 수준의 병원으로 이송하는 과정이 심각하게 지체되고 있음을 드러내는 증거들이 있으며, 빈혈이나 고혈압에 대한 적절한 진단과 처치 역시 제대로 이뤄지지 않고 있다.[25] 환자 이송과 관련해 탄자니아는, 온두라스나 스리랑카 같은 다른 국가들과도 극명한 대조를 보인다. 이 두 국가는 다른 조치들과 함께 구급차 서비스를 강화함으로써 모성사망을 낮추는 데 성공했다.[26] 2007년도에 시행된 한 조사에 따르면, 병원급 기관에서의 응급 구명 치료의 중요성에도 불구하고, 탄자니아에서는 의료기관 사이의 환자 이송을 위한 차량을 보유한 기관이 전체 의료기관의 10퍼센트도 채 안 되는 것으로 나타났다.[27] 북부 탄자니아에서 수행된 연구에 따르면, 산부인과 진료소가 병원과 더 가까이 있는 경우(신생아 10만 명당 325명)가 병원과 멀리 떨어져 있는 곳(신생아 10만 명당 561명)보다 모성사망비가 훨씬 더 낮게 나타났다. 생애모성사망위험도로 보면, 전자의 경우 42명의 여성 가운데 한 명이 아이를 낳다가 죽지만, 후자는 25명 가운데 한 명이 사망한다.[28] 병원 접근성은 모성 사망을 줄이기 위한 절대적으로 핵심적인 요소이다.

젠더 차별, 시장, 그리고 빈곤 : 치명적인 배합

병원에 기반을 둔 의학적 개입이 앞서 언급한 끔찍한 수준의 모성 사망과 장애를 극복하는 데 그토록 중요하다면, 탄자니아 여성들이 병원을 이용하는 것이 그토록 힘든 이유는 무엇일까? 탄자니아 의료 체계는 어떤 부분에서 실패했으며, 그와 같은 실패는 왜 발생하는 것일까? 이에는 서로 연관되어 있는 세 가지 문제가 있는 것으로 보인다.

첫째, 의료 체계가 모든 수준에서 상당히 상업화되어 있다. 즉 의료에 대한 접근성이 요금 부과를 기반으로 하고 있으며, 의료 체계 전반에 걸쳐 의약품이나 서비스 시장이 형성되어 있다. 일반적으로 산전 상담은 정부 영역에서 무료로 제공되지만, 약이나 주사기 같은 의료기기에 대해서는 비용을 지불해야 한다.[29] 민간 영리 시설이나 NGO 부

표 9-3 | 병원에서 모성 보건 서비스를 받을 때 평균적으로 지불하는 직접 비용
(탄자니아 실링을 미화 달러로 환산; 괄호는 보건 센터나 진료소의 비용)

	서비스 이용료	약값	물품비	여비	총비용
산전 진단	–	–	0.20 (0.20)	–	0.20 (0.20)
산전 치료 입원	1.50	0.70	2.90	1.60	6.70
정상 분만	1.60	–	1.50 (0.20)	2.80 (1.60)	5.90 (1.80)
합병증 분만	1.60	0.80	1.50	2.80	6.70

자료: M. Kowalewski, P. G. M. Mujinja and A. Jahn, "Can mothers afford maternal health care costs? Users' costs of maternity services in rural Tanzania", *African Journal of Reproductive Health*, 6(1), 2002, http://www.bioline.org.br에서 볼 수 있다.

문에서는 진찰료를 청구하지 않지만, 의약 용품에 대해서는 비용을 청구한다. 게다가 이용자들은 의료비 외에 [병원까지의 먼 거리를 이동하기 위한] 여비도 부담해야 한다.

한편 산전 진찰을 하는 데 있어서는 의료기관 중에서 진료소가 가장 이용하기 편리하다. 비용도 가장 저렴하고, 널리 보급되어 있어서 많은 사람들이 진료소에서 산전 진찰과 상담을 받고 있다. 문제는 임신 후반기와 좀 더 전문적인 진료가 필요할 때인데, 이때의 비용 부담이 의료 접근성의 주요한 장벽이 된다. 〈표 9-3〉은 1990년대 후반에 음트와라Mtwara에서 모성 보건 서비스를 받았던 107명의 여성들이 지불한 공식 비용(뇌물과 같은 비공식 비용은 포함되지 않았다)의 평균치를 보여 주고 있다. 실제 지불된 비용의 편차는 상당히 큰데, 이 가운데 한 사례에서는 산전 진단과 병원 입원을 포함해서 총 비용(비공식 비용 포함)이 41달러(미국 달러)에 달했다. 당시 이 지역 여성들의 평균 연소득이 110달러일 때이다.

여성들은 이런 비용을 감당하기가 매우 어렵다. 비용 공제 제도가 있기는 하지만, 여성들에게는 제대로 적용되지 않는다.[30] 앞서 인용한 연구의 면접에 응한 여성들은 대부분 소농 출신이며, 이 가운데 45퍼센트는 현금 소득이 전혀 없었다. 산전 진단에 필요한 20센트는 구할 수 있을지 모르지만, 그 이상의 치료나 입원은 꿈도 꾸지 못할 수준이다. 또한 입원을 위해 먼 곳에서 이동해 올 경우 보호자가 필요한데, 그 비용과 교통비, 노동시간 손실 비용까지 합하면 여성들이 감당하기 더 어렵다. 그나마 이 연구의 피면접자들은 어느 정도 지불 능력이 있는 이들로 볼 수 있다. 이들은 의료기관까지 와서 치료를 받을 수 있었던 자들이고, 지불 능력이 없어 그냥 집에 있는 이들은 아예 면접 대상에 포함되지 못했기 때문이다.

도시에서는 모든 소득수준의 사람들이 민간 영리 의료기관이나 NGO 의료 시설을 주로 이용한다. 이들은 요금과 비용을 받아 운영되는 소규모 사업체들이다.[31] 산전 진찰의 경우 예외적으로 무료로 진행하는 경우도 있지만, 이런 시설들에서 진찰과 의약품을 처방받으려면 비용을 지불해야 한다. 분만과 입원 비용은 대체로 국가에서 운영하는 공공시설보다 비싸다(물론 항상 그런 것은 아니지만, 일부 종교 시설의 경우 더 저렴하기도 하다). 비용은 시장 압력, 환자들의 낮은 지불 능력, 그리고 의료기관의 재정 여건에 따라 책정된다. 이렇게 상업화된 의료 체계에서 여성들은 치료비를 구하기 위해 안간힘을 쓰지만, 대부분 실패한다.

이런 상황임에도 아프리카의 모성 사망과 임신으로 인한 질병을 다루는 문헌에서 비용 문제나 의료 상업화에 관해 언급한 사례는 거의 없다. 그리고 그에 대한 조사 역시 턱없이 부족하다.[32] 1990년대

중반에 이루어진 한 연구는 병원급 기관의 산전 진찰에 대해 비용을 청구하기 시작한 이후 산전 진찰 건수가 급격하게 줄어들었다고 보고했다.[33] 임신에 문제가 있다는 진단을 받은 여성들은 병원급 시설의 진료를 받아야 하는데, 병원의 산전 진료비를 부담하도록 만든 제도의 도입은 위험 요인이 큰 임산부들의 병원 이용을 제한하는 결과를 가져올 가능성이 크다.

이 같은 비용 부담은 또한 가난한 가임기 여성들을 더욱 가난하게 만들 공산이 크다. 여성은 아이의 질병과 건강을 책임지는 양육자이고, 임신과 출산에 필요한 의료비를 지불하기 위해 종종 가족이나 친척들로부터 돈을 빌리기도 하고, 얼마 안 되는 저축을 헐기도 하며, 기르던 가축과 같은 자산을 팔기도 한다. 여성들은 대체로 남성보다 소득이 낮은 경우가 많다. 또한 저소득층 가구에서 여성이 의료비를 지불할 현금을 구하려다 보면 크게 낙심하게 되고, 종종 가족 구성원 간에 갈등이 야기되기도 한다. 하지만 아직까지도 임신 및 출산과 관련된 비용과 그 젠더적 함의에 대한 제대로 된 실증적인 연구는 턱없이 부족한 상황이다.[34]

탄자니아의 모성 사망이 높게 지속될 수밖에 없는 두 번째 중요한 이유는 그나마 저렴하게 이용할 수 있는 정부 병원들이 응급 산과 치료에 적합하지 않다는 점이다. 즉 중간 수준의 보건 센터들이 응급 산과 치료를 제대로 수행하고 있지 못한 상황에서, 정부 병원들은 턱없이 모자라고, 또 병원들이 너무 멀리 떨어져 있다는 것이 문제다. [모자 보건이] 실패한 데에는 서로 연관된 매우 다양한 이유들이 있다. 그 중 하나는 몇 개 안 되는 대형 병원 건립에 집중해 온 기존 의료 체계의 문제다. 이는 스리랑카가 수많은 소규모 오두막 병원cottage hospital 네트워크를 통해 보건 수준의 향상에 상당한 성공을 거둔 것과 대비된다. 그뿐만 아니라 진료소와 병원 사이의 중간 단계인 보건 센터를 신설하거나 유지하지도 못했다. 여기에는 다양한 이유들이 있고, 그중 자원 부족도 원인으로 작동하기는 했지만 그것만이 다는 아니다. [국제 구호 단체들과 같은] 기부자들의 경우, 전적으로 1차 의료만을 집중적으로 지원해 왔고, 세계은행의 사례처럼 공중보건을 협소하게 정의해서 백신과 같은 '공공재'의 지원에만 치중했던 것도 이 같은 결과를 초래하는 데 한몫했다.[35] 결국 이런 요인들로 말미암아, 정부는 제한된 재원으로 높은 수요가 있는 공공 병원을 근근이 유지하는 정도에 머물 수밖에 없었다.

그 결과 앞서 언급했듯이 응급 산과 치료를 받기가 매우 어려워졌다. 응급 산과 치료가 가능한 의료기관들은 주로 도시에 건립되었는데, 상당수의 주민들이 도시에서부터 멀리 떨어진 곳에 거주한다. 탄자니아는 인구에 비해 지리적으로 매우 큰 국가이며, 도로 시설이 제대로 갖춰지지 않거나, 아예 없는 상황에서 인구의 절반 이상은 여전히 도시에서 멀리 떨어진 시골에 살고 있다. 게다가 지난 20년 동안 진료소와 병원 사이의 서비스 양극화는 더욱 심화되었다.

이 같은 정책의 결과는 매우 젠더화되어 나타난다. 모성사망비는 숙련된 산과 수술이나 처치 없이는 줄일 수 없는데다, [산모를 위한] 응급 병원 서비스는 성인을 대상으로 하는 다른 보건의료 서비스에 비해 덜 중요하게 간주되기 때문에, 이 같은 보건의료 체계는 가임기 여성들의 건강에 심각한 해가 되고 있다. 여성의 건강 요구에 반하는 이 같은 젠더 편향은 공공의료 체계 속에 이미 내재되어 있다. 더욱 심각하게는, 가난한 사람들의 병원 서비스 접근성 문제가 쉽게 접근할 수 있는 병원을 더 설립하도록 주장하는 근거로 이용되지 못하고, 1차 의료 시설에 더 많은 비용 투자를 하자는 주장의 근거가 되고 있다는 것이다. 응급 치료가 필요한 가난한 임산부들은 병원급 진료를 받지 못해서 문제가 되고 있는데 말이다.[36] 이처럼 모성 건강이라는 '렌즈'를 통해서 볼 때, 여성들은 그들이 필요로 하는 의료 수요의 충족 측면에서 심각한 차별을 겪고 있다는 사실이 드러난다.

탄자니아에서 모성 사망이 높을 수밖에 없는 마지막 요인은, 앞서 언급했듯이, 병원 자체의 의료진과 장비가 부족하다는 점이다. 상당수의 병원들이 기본적인 항생제조차 구하지 못하고 있는 실정이다. 그럼에도 2004년 이후 큰 폭으로 증가한 필수 의약품 지원 기금은, 모성 건강 요구를 도외시한 채 에이즈, 결핵, 말라리아에 초점을 맞췄다. 그 결과 2004년 이후로 탄자니아에서 말라리아, 결핵, 에이즈를 제외한 필수 의약품 전반의 공급량은 거의 늘지 않았다.[37] 2006년의 자료를 보면, 분만을 시행하는 공공의료기관들 가운데 분만에 필요한 필수 장비를 모두 갖춘 의료기관은 11퍼센트밖에 되지 않으며, 심각한 합병증에 대응할 수 있는 모든 필수 장비가 갖춰진 의료기관은 5퍼센트에 불과했다.[38] 의료진의 수준과 의료진의 태도 역시 모성 건강 서비스 부문에서 특히 열악하다. 훈련된 조산사는 심각할 정도로 부족한 상황이며, 노동조건은 매우 열악하고, 임금 역시 낮다. 게다가 산과 병동에 만연한 고압적인 문화, 심지어 성희롱적인 태도들로 말미암아 산모들은 산과 서비스 이용을 꺼린다.[39] 이런 전반적인 상황들은 임산부 진료, 특히 응급 [산과] 진료의 우선순위를 낮추는 결과를 낳았다. 그리고 이것은 매우 젠더 차별적인 것이다.

이 세 가지 문제들은 상호 작용을 통해 강화되면서 차별의 악순환을 누적시켰다. 이 문제는 환자 의뢰 과정에서 더욱 분명하게 드러난다. 의학 문헌들은 응급 산과 수술이나 처치를 위해서는 적절한 치료가 가능한 병원으로 환자를 신속하고 효과적으로 의뢰하는 행위가 중요하다고 강조하고 있다. 그러나 탄자니아에서는 앞서 언급한 구조적 요인들로 말미암아 환자 의뢰 체계가 제대로 작동하지 않고 있다. 의료의 상업화가 진행됨에 따라 공식적인 환자 의뢰 체계는 거의 사라져 버렸다. 사람들은 상급 병원으로 가라는 '권고'를 받고, 때로는 진료 의뢰서까지 손에 쥐지만, 환자의 입장에서 보면 이것은 진료비가 추가로 들고, 진료와 검사를 처음부터 다시 해야 하며, 때로는 상급 기관에서마저 충분히 숙련된 의료진을 만나지 못할 수 있다는 것을 의미한다. 놀라울 것도 없이, 이런 구조에서는 자신의 상태가 위중하다고 느껴지는 경우, 병원급 진료비를 남겨 놓기 위해서 1차 진료를 '건너뛰려' 할 것이다. 만약 병원 진료비가 너무 비싸서 갈 수 없다면, (1990년대 후반에 우리의 인터뷰에서 응했던 사람들의 말처럼) 환자는 병원에 가지 않고 '집에서 죽기'를 택할 것이다. 또한 민간 진료소에서 먼저 진료를 받고 병원급에 온 경우, 병원으로부터 박대를 받는 경우가 있고, 환자들을 그런 취급을 받을 것을 우려해 진료소에서의 진료 내용을 잘 말하지 않는다. 이처럼 의료기관들은 통합된 환자 의뢰 체계 없이 이처럼 파편화된 시장을 형성하고 있다.[40]

도심의 거대한 공공 병원으로 병원 서비스를 집중시키는 방식은 이런 환자 의뢰 체계 문제를 더욱 복잡하게 만든다. 왜냐하면 거대한 공공 병원은 작은 규모의 의료기관보다 비용(요금과 교통비)이 더 많이 들고, 응급실 이용에서도 물리적으로 접근성이 떨어지기 때문이다. 모든 저소득, 중위 소득 국가들이 이런 경로를 따른 것은 아니다. 아시아 국가들의 의료비에 대한 공공 지출을 비교한 연구에 따르면, "말레이시아와 스리랑카의 많은 병원들은 규모도 작고 특별히 좋은 의료 장비를 갖추고 있지 않다. 그러나 지리적으로 고르게 분포되어 있어서 시골 지역의 가난한 사람들도 이들 기관을 이용할 수 있다."[41] 또한 이 연구에 따르면, 공공 병원에 대한 재정 지원이 잘 이루어지고, 공공 병원의 지리적 분포 역시 균형 잡힌 곳과 비교해서, 그렇지 않은 지역에서는 금전적으로 어려운 중간계급이 공공 병원 이용을 점유하는 경향이 있다[이에 따라 정작 저소득층의 공공 병원 이용이 제약될 수 있다]. 따라서 자금 조달, 보건의료 체계, 자원 활용의 정치경제학 사이에는 누적적인 상호 작용이 있다. 모성 보건 서비스의 경우, 계급적으로 고르게 진료하는 병원들에서 젠더 차별 역시 덜한 것으로 나타났다. 계급적으로 고르게 진료하는 것과 젠더 측면에서 평등하게 진료하는 것은 서로를 강화하는 선순환을 이룬다.

국제 보건 정책 역시 모성 건강의 위험을 부채질했다. 산과 서비스에 필요한 의약품과 의료 장비의 보급에 우선순위를 두지 않았기 때문이다. 국제 보건 정책 수립에 있어서 '젠더적 측면의 논의'gender talk 가 있기는 했지만, 국제 보건 사업의 지원 내용에 있어서, 예를 들면 특정 질병의 치료제를 보급하는 사업이나, 어떤 수준의 병원 설립을 지원할지를 결정하는 데서 젠더적인 함의를 반영하는 데에는 실패했다. 의약품이나 의료 장비의 부족은 병원의 노동조건을 악화시키고, 의료진의 사기를 저하시키며, 결국 여성들에게 '비공식' 비용을 요구하게 만든다. 여성들은 치료에 필요한 소모품을 직접 구입하거나, 아니면 병원에 가기를 포기할 수밖에 없다.

결론

아프리카에서 나타나고 있는 심각한 수준의 모성사망비에는 뿌리 깊은 원인이 있다. 이 문제는 쉽게 찾아서 고칠 수 있는 단 하나의 실패 요인 때문에 발생한 것이 아니다. 이 같은 모성사망비의 현실은 의료 체계의 구조, 정책적 전제, 자금 조달 활동 등이 원인이 되어 끈질기게 반복되고 있는 것이다. 이미 새천년 프로젝트팀 보고서의 저자들이 강조한 대로 이들 각각의 문제는 권력의 문제다. 따라서 바탕에 깔린 문제들을 해결하기 위해서는 의료 제도가 사회제도의 핵심이라는 점이 인정되어야 하며, 지속적인 재분배를 가능하게 하는 개혁을 통해서 구조적인 젠더 불이익을 완화해야 한다.[42]

이것은 커다란 난제이고, 모성사망비를 줄인다는 새천년 목표를 달성하기 어려운 이유이다. 일부 전문가들은 응급 산과 치료에 대한 접근성 문제가 사실상 개선될 것 같아 보이지 않기 때문에, 의료 외적인 방법을 통해서 위험을 줄이려 시도하기도 한다.[43] 응급 산과 치료에 대한 접근성을 높이기 위해서는 일련의 상호 결합된 대책들이 나와야 하며, 이들 모두는 큰 과제이자 도전이다. 의료의 상업화와 그 여파에 대한 침묵을 깨야 한다. 그리고 환자가 직접 돈을 지불해야만 의료 서비스를 이용할 수 있는 현재의 의료 이용 장벽은 응급 의료나 필수 서비스부터라도 본인 부담금 없이 누구나 이용할 수 있는 제도로 대치되어야 한다. 누구나 가까운 의료기관에서 응급 산과 시술을 받을 수 있어야 한다. 그뿐만 아니라 국제 기금의 우선순위도 젠더 차별 감소라는 맥락에서 재조정되어야 하며, 이를 위한 첫걸음으로 기금 사용의 우선순위를 평가하는 과정에 젠더 관점의 평가가 도입되어야 한다.[44]

스리랑카의 경우, 탄자니아 등의 아프리카 국가들과는 다른 공공 의료 역사와 의료 체계를 가지고 있으며, 공공 병원의 의료 수가가 매우 낮다. 스리랑카는 1인당 소득수준이 매우 낮고, 심지어 정치경제적 위기를 겪었음에도, 2005년에 모성사망비를 신생아 10만 명당 43명으로 낮추는 데 성공했다.[45] 이 같은 성공은 가능하다. 산모의 생명을 구하는 응급 의료에 대한 접근권은 인권의 문제이며, 이 같은 원칙을 정책 우선순위의 출발점으로 삼아, 탄자니아와 같은 수많은 저소득 국가들에서 엄청난 규모로 발생한, 그렇지만 피할 수도 있었던 모성 사망으로 대변되는, 국제사회가 '집단적으로 부끄러워해야 할 문제'에 접근해야만 할 것이다.[46]

10장

비만과 굶주림 사이
자본주의의 식품 산업

로버트 앨브리턴

우리는, 원리상으로는, 전 세계 모든 사람들에게 다양하고 건강한 식단을 제공할 수 있는 세계에 살고 있다. 그렇지만 세계 인구의 4분의 1 정도는 양적으로나 질적으로 턱없이 열악한 식단 때문에 건강상의 문제와 굶주림을 겪고 있다. 세계 인구의 또 다른 4분의 1 정도는 음식을 너무 많이 먹고 있는데, 이 음식들은 칼로리는 높지만 필수 영양소는 부족(일명 '정크 푸드'라고 한다)하다. 이 사람들은 당뇨병의 위험에 노출되어 있고, 비만으로 인한 다른 만성질환에 걸릴 위험도 높다. 예를 들어, 멕시코에서는 인구의 14퍼센트가 당뇨병을 앓고 있으며, 인도에서는 15세 이상의 도시 거주자 가운데 11퍼센트가 당뇨병을 앓고 있다.[1] 미국에서 2000년에 태어난 아동 가운데 3분의 1은 당뇨병에 시달릴 것으로 예측된다는 발표도 있었다. 대부분이 충분히 예방 가능하다는 점에서 이는 매우 안타까운 일이다.[2] 최근 건강에서 가장 중요한 요인이 식단이라는 연구 결과가 연이어 발표되고 있는데,

식단은 우리가 조정할 수 있는 요인이다.

값싼 음식은 자본주의에 중요하다. 값싼 음식은 임금을 낮출 수 있게 하고(더불어 이윤은 높이고) 노동자들은 값싼 먹거리를 사고 남은 소득으로 다른 상품을 살 수 있기 때문이다. 이러저러한 이유로, 자본주의 역사 초기에 먹거리 체계는 다양한 강제적·반강제적 형태의 노동이 일상화되던 식민주의와 긴밀히 연계되었다. 미국에서 노예제를 종식시킨 남북 전쟁 이후, 국내에서 생산되는 먹거리 체계는 일차적으로 가족 농장에 의존하게 되었다. 그러나 제2차 세계대전 이후, 농업이 기계화되고 [비료 중심으로] 화학화되면서, 대형 농장이 유리해졌다. 1970년대 초반, 미국 농업부 장관 얼 버츠Earl Butz는 의회에서 수확량이 많을수록 보조금을 더 많이 지급하는 정책을 통과시켰다. 결과적으로, 농장이 더 커질수록, 또 수확량이 더 많을수록, 보조금도 더 커졌다. 보조금의 대부분은 대형 농장에 돌아갔고, 담배, 면, 옥수수, 밀, 콩 등 몇몇 기본적인 작물을 재배하는 곳으로 흘러들어 갔다. 나아가 기계화와 화학화로 큰 이익을 볼 수 있었던 대형 농장들은 이런 농장들에게 필요로 하는 재료를 공급하고, 그 수확물을 구매해 가는 거대 기업에 종속되어 갔다.[3]

이런 상황은 오늘날에도 본질적으로 변하지 않은 채 남아 있다. 미국 정부는 2005년 한 해에 2백억 달러가 넘는 돈을 농업 보조금으로 지급했다(이 가운데 46퍼센트는 옥수수 생산 업체로 흘러갔고, 23퍼센트는 면綿, 10퍼센트는 밀, 6퍼센트는 콩에 지급되었다).[4] 상위 10퍼센트의 대형 농장들이 전체 보조금의 72퍼센트를 받았으며, 전체 농가 가운데 60퍼센트에 이르는 농가가 아무런 보조금도 받지 못했다. 과일과 야채를 재배하는 농장들은 보조금을 받지 못했으며, 아주 작거나 중간 규모인 농가의 사정도 이와 비슷하다. 말하자면, 보조금 정책은 고도로 산업화된 대규모 경작을 통해 산출된 대규모의 수확에 대해서만 보상해 주는 것이다.

현재에도 미국에는 많은 가족 농장들이 있다. 그러나 토지를 비옥하게 하기 위해 가축을 길러 그 분뇨를 활용하고, 윤작 등의 비화학적 방식으로 해충을 통제하던 과거의 복합 농가들은 대부분 사라져 버렸다. 오늘날의 거대한 자본주의적 농장은 값싼 석유와 정부 보조금에 의존하고 있다. 코넬 대학의 생태학 교수이자 먹거리 체계와 에너지 분야 전문가로 유명한 데이비드 피멘텔David Pimentel 교수는 전 세계가 미국식의 먹거리 체계를 채택하게 된다면, 현재 파악된 모든 화석연료는 7년 내에 모두 고갈될 것이라고 주장한 바 있다.[5] 동시에, 석유화학제품(비료와 살충제)을 엄청나게 사용하는 것은 가뜩이나 유독한 환경을 더욱 심각하게 독성화할 뿐만 아니라 기후 온난화에도 엄청난 영향을 미치게 된다고 지적했다.

이 짧은 글에 제시한 사례들은 대부분 미국의 사례들이다. 이는 전 세계 자본주의 권력의 헤게모니를 쥐고 있는 미국이 전 지구적 먹거리 체계를 조형해 왔기 때문이다. 그렇지만, 이 글에서 세계적으로 단 하나의 체계, 즉 단단하게 통합된 자본주의적 먹거리 체계만이 존재한다는 인상을 주고 싶지는 않다. 미국에서조차 자본주의는 전체 먹거리 체계를 완전히 장악하지 못하고 있고, 세계에서 자본주의의 영향을 받지 않는 곳이 거의 없기는 하나, 영향을 받는 수준은 아주 다양하기 때문이다. 그러나 현재까지로 한정했을 경우, 자본주의는 전 지구적 먹거리 체계를 형성해 온 가장 강력하고 유일한 힘이었다. 그리고 그 힘은 대부분 미국으로부터 흘러 나왔다.[6]

비만이 가져다주는 이윤

세계 유수의 경제학 석학들이 여전히 '소비자주권'이라는 사상을 가르치고 있는데, 이는 언어도단이다. 오늘날 절대 권력을 행사하고 있는 것은 기업들임이 분명하기 때문이다. 예를 들어, 코카콜라는 세계적으로 가장 유명한 상표이자, 세계에서 가장 수익성이 높은 거대 기업 가운데 하나다. 그러나 코카콜라는 자신의 '동료들'에 힘입어 그렇게 될 수 있었다. 식량 정치경제학자인 라즈 파텔Raj Patel에 따르면,

…… 코카콜라를 좋아하는 미국인들의 입맛은 제2차 세계대전이라는 무대 위에서 만들어졌다. 전쟁 동안에, 이 음료를 공짜로 나눠 주지는 않았지만, 마셜Marshall 장군은 미국이 주둔한 지역에서는 어디에서나 이 음료를 쉽게 구매할 수 있도록 하기 위해 갖은 노력을 다했다. 코카콜라 회사는 설탕 할당량sugar ration도 면제되어서[펩시는 아니었다_지은이], 미국 군인을 위한 혈액을 상징하는 음료를 생산하게 되었다.[7]

영양학자 매리언 네슬레Marion Nestle에 따르면, 미국인들은 하루 평균 31티스푼의 설탕을 섭취하고 있으며, 이 가운데 40퍼센트를 청량음료에서 섭취한다.[8] 미국의 10대 청소년들은 355밀리리터짜리 청량

음료 캔을 1년에 평균 8백 개가량 마신다. 자판기에서 나오는 청량음료의 크기가 237밀리리터에서 355밀리리터로, 다시 592밀리리터로 커졌다(592밀리리터짜리 한 캔에는 설탕이 평균 15티스푼 들어 있다).[9] 이러니 1980년 이후 미국의 과체중 아동이 세 배가량 증가한 것은 놀라운 일이 아니다. 미국인의 평균 칼로리 섭취량 가운데 50퍼센트가 지방 및 설탕으로 이루어진다는 점을 감안하면, 전체 미국인 가운데 3분의 2 이상이 과체중이라는 사실 역시 놀랍지 않다(이 가운데서도, 정상 체중보다 45킬로그램 이상 나가는 고도 비만 집단이 가장 빨리 증가하고 있다).[10] 비만은 다양한 만성질환의 위험 요인이지만, 가장 밀접하게 연관되어 있는 것은 당뇨병이다. 1997~2004년 사이의 7년 동안 미국에서 2형 당뇨병의 유병률*이 41퍼센트 증가했다. 세계적으로는 1985년 이후에 2형 당뇨병이 여섯 배 증가했는데, 이는 액상과당HFCS 소비의 세계적 증가 추세와 정확하게 맞물려 진행되고 있다.[11]

이윤의 측면에서 이상적인 식품 성분은, 저렴하면서도 소비자들이 자꾸 찾게 만드는 특성이 있어야 한다. 단맛은 사람들이 가장 원하는

◆ 당뇨병은 높은 혈당 수치가 오랫동안 지속되는 대사 질환군을 말한다. 췌장이 충분한 인슐린을 만들어 내지 못하거나 몸의 세포가 분비된 인슐린에 적절하게 반응하지 못하는 것이 원인이 된다. 최근 비만과 관련해 문제가 되고 있는 것은 2형 당뇨병이다. 2형 당뇨병 발생의 주된 요인은 과체중과 운동 부족이다. 세포가 인슐린에 적절하게 반응하지 못하는 인슐린 저항으로 시작되는데, 복부 비만과 운동 부족, 열량 과잉 섭취 등으로 인해 인슐린 저항성이 생기게 된다. 세계적으로 당 섭취와 2형 당뇨병의 증가가 문제가 되고 있으며, 우리나라에서도 소아 비만과 소아의 2형 당뇨병이 증가하는 경향을 보이고 있다.

맛이며, 대다수는 아니라 해도 많은 사람들이 '과도한 식욕'에 쉽게 사로잡히게 하는 맛이다.[12] 설탕을 자꾸 찾게 되는 것은 보편적인 현상이며, 최근 실험에서 밝혀졌듯이 설탕에는 중독성이 있다.[13] 식품 산업에서 광범위하게 사용되는 설탕은 식품 가공 시 투입되는 가장 값싼 첨가물 중 하나다. 그렇기에 (인공 향료, 인공색소, 물, 액상 과당이 주성분인) 청량음료는 자본주의 식품 산업이 생산하는 상품 가운데 가장 이윤이 많이 남는 상품이다.[14] 자주 이용되는 식품 분류법 가운데 칼로리와 영양소의 밀도를 대비시키는 것이 있다. 어떤 식품들은 칼로리와 영양소의 밀도가 모두 높은데, 우리가 통상 '정크 푸드'라고 부르는 음식은 대부분 영양소에 비해 칼로리가 매우 높다.[15] 청량음료는 대부분 칼로리는 많지만, 영양소는 전혀 없다.

설탕의 중독성은 담배의 중독성과 비교될 수 있다. 필립모리스 같은 회사들의 마케팅으로 말미암아, 이제 남미, 구소련, 중국, 인도 같은 곳에서는 13세 어린이들 사이에도 흡연이 흔한 일이 되었고, 21세기에는 10억 명 이상의 사람이 흡연으로 사망할 것으로 예상된다.[16] 그러나 과도한 설탕 섭취로 발생하는 '비만이라는 유행병'은 개발도상국과 옛 공산주의권 사회의 청소년 사이에서 흡연이 확산되는 속도보다도 더 빨리 그리고 더 많은 생명을 해치게 될 수 있다. 담배는 대체로 60세가 넘은 사람들을 죽이지만, 설탕은 젊은이들의 치아를 공격하고, 비만 및 이와 관련된 만성질환의 주요 원인이다.[17]

세계 5대 부호 가운데 한 사람인 워런 버핏은 이렇게 말한 바 있다. "'내가 왜 담배 사업을 좋아하는지 말해 주지. 단돈 1페니에 만들어서 1달러에 팔 수 있기 때문이야. 중독성도 있고, 브랜드 충성도까지 있잖아."[18] 설탕도 그렇다. 매우 저렴하고, [설탕에 대한] 갈망을 만들어 내며, 펩시와 코카콜라의 경우에는 강력한 브랜드 충성도까지 있다 — 이런 요소들은 식품 산업에서 엄청난 이윤을 안겨 주는 확실한 공식이다. 또한 가공 식품에서 원재료의 가격이 차지하는 비중은 매우 작다. 특히 청량음료가 그러하며, 아침에 먹는 시리얼 역시 마찬가지다. 예를 들어, 3.50달러에 팔리는 340그램짜리 시리얼 한 상자에 든 곡식의 원가는 25센트에 불과하다.[19] 가격의 나머지 부분은 운송, 가공, 포장, 소매, 그리고 아주 달콤한 판매 이윤이 반영되어 책정된 것이다.

정크 푸드에서 핵심인 설탕, 지방, 소금은 대부분의 사람들이 갈망하는 식품일 뿐만 아니라, 가장 값싼 음식[재료]이기도 하다. 이렇게 값싼 재료로, 대용량 상품을 만들고, 이것을 소비자들이 더 많은 돈을 주고 사면, 이는 고스란히 이윤으로 남기 때문에, 기업들은 용량 늘리기에 집착한다. 맥도날드가 이런 방식을 주도했고, 전체 식품 산업계가 이제 이를 따라 하고 있다. 다수의 연구에 따르면, 감자튀김이나 소다수 같은 식품에서 원재료가 차지하는 가격 비중은 매우 낮기 때문에, 용량이 커질수록, 사람들이 더 많이 먹을수록, 소비자들이 지불하는 추가 비용은 고스란히 패스트푸드 기업의 이윤이 된다. 사실, 농부가 얻는 수입과 식품의 최종 판매 가격 사이의 차이는 터무니없는 경우가 많다. 예를 들어, 1.50달러에 팔리는 감자튀김 하나당 평균 2센트만 감자를 키운 농부들에게 돌아간다.[20] 햄버거 체인점들은 감자튀김의 매출을 늘릴수록 더 많은 수익이 남는다는 것을 잘 알고 있다.

이 같은 행위에 대한 비판이 일자, 패스트푸드 체인점들은 최근 몇 가지 겉치레에 불과한 조치를 내놓기도 했다. 하지만 값싼 대용량 정크 푸드를 판매하려는 행태는 계속되고 있다. 예를 들어, 2008년 여름에 피자헛은 소스에 찍어 먹는 1파운드짜리 피존P'zone 피자를 공격적으로 선보이기 시작했는데, 이 피자의 열량은 1,560칼로리 이르며 (평균적으로 권장되는 1일 칼로리 섭취량은 2천1백 칼로리이다), 소금의 양은 1일 권장 섭취량의 두 배나 된다.[21]

미국에서 소금 소비량은 1992년부터 2002년 사이 10년 동안 20퍼센트 넘게 늘어났다.[22] 소금 자체가 살을 찌게 하지는 않지만, 갈증을 느끼게 하고, 갈증이 나면 미국에서는 높은 칼로리가 든 청량음료나 맥주로 갈증을 해소하는 게 일상적이다. 또한 소금은 혈압을 높이고, 심장병과 뇌졸중의 주요 발병 요인이 된다. 소금 섭취를 절반으로 줄이면, 미국에서 한 해에 15만 명의 죽음을 예방할 수 있다고 알려져 있다.[23]

포화지방산이 든 고기와 유제품, 그리고 식물성 지방을 트랜스 지방으로 전환해서 만든 제품의 섭취가 증가한 것도 비만 인구의 폭증을 위시한 다양한 건강 문제들이 급증하는 데 기여했다. 평범한 미국인 식단에서 지방이 차지하는 비율이 1977년 19퍼센트에서 2005년 40퍼센트로 증가했다.[24] 지방과 소금에 흠뻑 적신 튀김 감자는 미국에서 소비되는 모든 야채 가운데 25퍼센트를 차지하며,[25] 1인당 치즈 소비량은 1970년 이후로 세 배 가까이 증가했다.[26]

이렇게 육식화 및 정크 푸드화된 식단은 이제 전 세계로 퍼져 나가 인간과 환경, 건강에 끔찍한 결과를 가져오고 있다. 가난한 국가들은 이미 각종 감염병으로 어마어마한 부담을 지고 있음에도, 여기에 더해 식단이 정크 푸드화됨에 따른 질병, 그리고 흡연율 증가와도 씨름해야 한다. 정크 푸드와 담배는 가난한 국가들에서 당뇨병, 심장 질환, 암과 같은 만성질환의 발병률을 높이는 요인이 되고 있다.◆

국제적으로 식품 규준을 정하는 유엔국제식품규격위원회UN International codex Alimentarius Commission는 식품업계의 영향을 많이 받고 있다. 그 영향력은 유아용 식품의 설탕 함유량을 30퍼센트에서 10퍼센트로 낮춰야 한다는 제안이 상정된 2006년 11월 회의에서도 드러났다. 유럽과 미국의 설탕 산업체들의 압력으로 이 제안은 결국 부결되고 말았다.[27] 이와 비슷한 사례로, 유엔의 세계보건기구WHO와 식량농업기구FAO는 2003년도 보고서 『식단, 영양, 만성질환 예방』Diet, Nutrition and the Prevention of Chronic Diseases에서 영양학자들의 광범위한 지지를 받아, 설탕 섭취량이 하루 칼로리 섭취량의 10퍼센트를 넘지 말 것을

◆ 2011년 WHO는 담배, 술, 정크 푸드를 비감염성 질환NCD의 주범으로 지목하고 이에 대한 규제를 각국에 당부했다. 비감염성 질환은 주로 당뇨병, 심혈관 질환, 암, 만성 호흡기 질환을 일컫는 말이다. WHO는 비감염성 질환을 "아주 느린 재앙"이라 부른다. WHO 조사 결과, 2014년 기준으로 전 세계 18세 이상 성인의 3분의 1이 과체중 상태로 조사됐다. 비만 유병률은 남성 11퍼센트, 여성 15퍼센트로 1980년에 비해 두 배가 됐다. 5세 이하 어린이 중에도 4천2백만 명이 과체중이거나 비만이었다. 특히 정크 푸드가 지난 30년 동안 비만의 원인이 되고 있다고 지적한다. 대량생산 되는 저렴한 인스턴트식품이 저소득층에게 유일한 양식처럼 되고 있기 때문이다. 2016년 WHO는 설탕세를 도입할 것을 공식 권고하기도 했다. 비만 문제와 관련해 당류가 포함된 음료에 20퍼센트의 설탕세를 부과하면 그만큼 소비가 감소하리라고 밝히며 이를 통해 "과체중, 비만, 당뇨병, 충치 등도 줄일 수 있다"고 강조했다. WHO는 "당이 포함된 음료와 식품이 불필요한 칼로리 섭취의 주요 원인이 되고 있으며, 영양 관점에서 보면 인간은 설탕을 섭취할 필요가 없다"고 설명했다.

권고하는 지침을 제안했다. 그러나 이 지침은 미국 설탕 산업계로서는 받아들이기 어려운 것이었다. 기업체들은 보고서에서 이 불쾌한 지침을 삭제하지 않을 경우, WHO와 식량농업기구에 미국이 납부하는 연 40만 달러의 분담금을 지급하지 않도록 미국 의회에 로비를 하겠다고 위협했다.[28] 유엔 기구가 이 요구에 굴복한 것은 놀라운 일은 아니지만, 여전히 부끄러운 일이다.

유아수유행동그룹Baby Milk Action Group의 정책 이사인 패티 랜들Patti Randall에 따르면 "분유를 먹는 아이는 모유를 먹는 아기보다 생후 첫 8개월 동안 3만 칼로리를 더 섭취한다. 이는 보통 크기의 초콜릿 바 120개와 맞먹는 칼로리다."[29] "다양한 연구에 따르면, 분유 수유와 비만 사이에는 일정한 연관성이 있다." 이는 입맛이 형성되는 어린 나이임을 생각하면 예상 가능한 결과이다.[30] 이런 연구 결과에도 불구하고, 세계적으로 유아 유동식에 대한 공격적인 마케팅이 진행되고 있다. 미국의 콩 로비 집단은 미국 정부를 설득해서 복지사업의 일환으로 정부가 콩 유동식을 구매해서 엄마들에게 무료로 나눠 주도록 했다. 강력한 에스트로겐이 함유된 콩 유동식을 아기에게 주는 것은 성인 여성에게 피임약을 매일 다섯 알씩 먹이는 것과 마찬가지임에도 말이다.[31]

동시에, 미국의 설탕 업체들은 외국으로부터의 설탕 수입을 억제하는 높은 관세의 보호를 받고 있기 때문에, 소비자들에게 국제 가격의 최고 세 배 가격으로 설탕을 공급할 수 있다. 그 결과로 기업들은 매년 추가로 10억~30억 달러에 이르는 수익을 올릴 수 있었다.[32] 미국 소비자들이 지불한 이 설탕 보조금은 많은 이윤을 남기는 대기업들에게 지급되어서, 이 기업들은 칼로리가 높고 영양가 낮은(특히 정제된 설탕에는 칼로리 이외의 영양소는 아무것도 없다) 작물을 기르고, 이 작물은 대량으로 소비되면서 전 세계의 건강을 위협하고 있다. 동시에 설탕이 가득 든 식품들은 맹렬히 판매되고 있다.[33]

오늘날 마케팅 전략의 목표는 '요람에서 무덤까지 가는 브랜드 충성심'을 만드는 것인데, 기업들은 이 목적을 달성하고 있는 것으로 보인다. 2세 미만 미국 아이들의 60퍼센트가 텔레비전을 시청하며(이 아이들 가운데 26퍼센트는 자신만의 텔레비전을 갖고 있다!), 매우 어린 시절부터 자신이 원하는 브랜드의 상품을 사달라고 한다.[34] 줄리엣 쇼어Juliet Schor에 따르면, 아이들은 평균적으로 한 해에 3천 가지의 상품을 사달라고 한다.[35] 설탕, 지방, 소금을 원하는 인간의 욕구를 가장 이른 시기에 활용할 수 있는 식품 브랜드는 이 같은 마케팅 경쟁에서 가장 강력한 승자가 된다 — 아이들의 지출 중 가장 큰 부분을 차지하는 것이 사탕류, 과자류, 그리고 음료다(전체의 3분의 1에 이른다).[36] 미국의 아동들은 평균적으로 전체 칼로리 섭취량 가운데 25퍼센트 이상을 과자에서 섭취하고,[37] 칼로리의 50퍼센트는 음식에 첨가된 설탕과 지방에서 섭취한다.[38] 아이들과 10대에서 나타나는 당뇨병 발병률은 어쩌면 당연한 일인지도 모른다. 2000년에 미국에서 태어난 아기의 3분의 1이 나중에 당뇨병에 걸릴 가능성이 크다는 사실 외에도, 약 6퍼센트가 지방간염을,[39] 약 25퍼센트가 고혈압과 같은 심장 질환 위험 요인을 갖고 있다.[40]

민간 기업들은 감수성이 예민한 청소년의 마음을 사로잡기 위해 재정난에 시달리는 공립학교들을 대상으로 공격적인 마케팅 전략을 추진하고 있다.♦ 맥도날드를 비롯한 패스트푸드 체인점들은 중국 아동들의 노동으로 만든 장난감 세트를 활용해서 미국 어린이들이 그 장난감 세트를 모두 모으기 위해 계속해서 매장을 방문하도록 유혹하고 있다.[41] 굶주리고 있는 아이들에 대한 착취가 다른 쪽 세계의 아이들에게 '유해한 식품이 공급되는 환경'을 만드는 데 일조하고 있는 것이다. 청량음료 기업들은 교육기관에 기부금을 지원하는 대가로 '음료 판매권'을 독점적으로 보장받았고, 정크 푸드 회사들도 이와 유사한 방식으로 학교 식당에 진출했다. 심지어 몇몇 학교에서는 텔레비전을 무료로 받는 대신에 학생들에게 채널원Channel One♦♦에서 방송하는 10분간의 뉴스 방송과 2분간의 광고를 매일 보여 주고 있다.[42] 여기서 방송되는 광고들은 주로 정크 푸드 광고인데, 이 같은 상황이 오래 지속된다면 의료비 지출이(최근 몇 십 년간 의료비 지출이 엄청나게 늘어난 것을 되돌려 놓겠다고 맹세하는 말들은 많지만) 장차 더욱 증가할 것임을 익히 예상할 수 있다.[43]

♦ 신자유주의 정책하에 공립학교들에서도 학교 운영을 위한 재정 확보를 위해 민간 기업의 후원으로 학교 내 시설물 설치를 지원받는 대가로 운동장, 구내 건물, 교실 등을 광고 공간으로 내주는 방식과 관련된다. 학교 내 음료 자판기 구비나 구내식당에 정크 푸드 판매 등을 허용하는 것도 그 예로 포함할 수 있다.

♦♦ 1989년 시작된 디지털 콘텐츠 제공 업체다. 주로 미국에서 학교를 대상으로 매일 뉴스를 제공한다는 명목으로 마케팅을 위한 광고가 포함된 콘텐츠를 제공한다. 미국 전역의 초·중·고등학생 5백만 명 이상이 시청하고 있다.

자본주의에서의 기아

자본주의의 먹거리 체계는 그 역기능으로 말미암아 비만뿐만 아니라 굶주림까지도 생산하고 있다. 고통으로 이야기하자면 굶주림은 비만보다 훨씬 더 심각하다. 유엔 새천년 개발목표 가운데 하나는 굶주리고 있는 인구를 기존의 8억 명(2000년)에서 2015년까지 4억 명으로 줄이는 것이다. 그러나 이 같은 목표가 천명된 이후로, 세계적으로 굶주리는 사람의 수는 오히려 더 증가해서 10억 명을 넘어섰다.

'비만 유행병'obesity epidemic이라는 말은 널리 통용되는 반면, '굶주림 유행병'starvation epidemic이라는 말은 그렇지 않다. 왜 그런 것일까? 첫 번째 이유는, 자본가들은 굶주림에 대한 관심을 환기시키려 하지 않기 때문이다. 굶주림이 보편적으로 존재한다는 것은 자본주의가 말하는 "모든 냄비에는 닭고기를"◆이라는 허세와 대비되는 것이기 때문이다. 두 번째 이유는, 굶주림을 '유행병'이라는 말로 의료화하는 것은 인간이 설계한 제도와 매우 밀접하게 연관된 무언가가 잘못된 것처럼 보이게 만들기 때문이다. 세 번째 이유는, 자본주의적 합리성은 이윤 극대화를 명령하지만, 경제에서 '굶주림 영역'은 이윤이 만들어질 수 없는 부문이기 때문이다. 네 번째 이유는, 분배적 정의나 윤

◆ 미국의 31대 대통령 허버트 후버(1929~33년 재임)가 대통령 선거운동 당시 내세운 구호로, "모든 냄비에는 닭고기를, 모든 차고에는 자가용을"A chicken in every pot, a car in every garage에서 유래한 표현이다.

리적 측면에서 볼 때, 세계적으로 수많은 사람들을 죽음으로 내몰고 있는 기아는 전적으로 예방 가능하며 또한 절대로 정당화될 수 없는 현상이기 때문이다.

자본주의를 옹호하는 사람들은 기아와 굶주림이 언제나 존재해 온 문제였다고 지적하며, 중력의 법칙처럼 이를 어쩔 수 없는 것으로 받아들여야 한다고 말할지도 모른다. 그러나 우리가 세계의 모든 이들에게 적절한 식단을 공급할 수 있는 지식과 기술을 갖고 있음에도 그렇게 하지 못하는 이유는 근본적으로 불공평한 분배 제도들 때문이다. 풀뿌리 수준에서 이를 개선하기 위한 선의의 노력이 끊임없이 시도되고 있지만, 이런 시도는 대체로 기아와 굶주림에 기반을 둔 자본주의적 제도들을 바꾸는 문제로부터 벗어나 있다. 굶주림은 기본적으로 가난의 문제이며, 가난은 일차적으로 자본주의, 식민주의, 제국주의, 인종주의, 가부장제로 인해 만들어진 것이다.

농업은 여전히 세계적으로 25억 명에 이르는 사람들(이들 가운데 96퍼센트가 개발도상국에 살고 있다)의 주된 수입원이다. 1970년대 말부터, 세계은행과 IMF는 점점 더 공격적인 구조 조정 정책들을 개발해 왔는데, 이 같은 구조 조정 정책은 자본주의가 초래한 '부채 위기'에 대한 대응책으로서, 위기에 처한 개발도상국가들에게 추가로 자금을 대출해 주거나, 기존의 부채 상환 일정을 조정해 주는 대가로 부과되었다. 이들 가운데 많은 국가가 빚을 갚기 위해 수출 지향적인 환금 작물을 개발하도록 강요받았다. 그러나 열대 국가들이 수출 작물(차, 커피, 담배, 설탕, 꽃, 땅콩, 면, 코코아)을 증산한 결과, 국제 농산물 가격이 급락했다. 농업이 80개 이상의 개발도상국 경제에서 가장 비중이 큰 부문인 상황에서, 그 결과는 매우 파괴적이었다. 피터 로빈스Peter Robbins에 따르면 "열대작물 가격의 붕괴는 수많은 사람들을 가난에서 구제하려는 노력이 가장 심각한 난관에 봉착했음을 의미했지만, 이상하게도 세계의 주류 언론들은 이 문제에 전혀 관심을 갖지 않았다."[44] 예를 들어, 2002년까지 커피 가격은 이미 낮았던 1980년 가격의 14퍼센트 수준으로, 코코아는 19퍼센트 수준까지 떨어졌으며, 면은 21퍼센트로 떨어졌다. 계층 편향적인 언론이 이런 현상을 보도하지 않는 것이 과연 놀라운 일일까?

더욱 심각한 것이 있다. 커피 가격이 상승하면 커피를 재배하는 농부들의 살림살이도 나아지리라고 생각하는 사람이 있겠지만, 항상 그런 결과가 뒤따르지는 않는다. 커피 판매에서 얻는 전체 수입의 78퍼센트를 통제하는 몇 안 되는 커피 수출 및 로스팅 업체 가운데서도, 크래프트Kraft와 네슬레Nestle는 전 세계 커피 로스팅의 49퍼센트를 통제하고 있다.[45] 역사적으로 볼 때, 커피 가격이 상승하면 늘어난 이익을 가져가는 것은 거대 기업들이었다. 직접 생산자들이 받는 돈은 거의 변화가 없었다. 원두 가격이 떨어진다 해도, 소비자 가격은 떨어지지 않으며, 차액은 결국 거대 기업들이 가져가게 된다.[46]

개발도상국들의 작물은 커다란 보조금이 지원되는 미국이나 유럽의 작물들과는 경쟁이 되지 않는다. 캐나다·멕시코·미국이 맺은 북미자유무역협정NAFTA은 마치 구조 조정 프로그램이나 '녹색혁명'◆이

◆ 일반적으로 알려진 녹색혁명green revolution은 품종개량을 통한 농업 생산성 증가 의미로

여러 국가에 미친 것과 같은 영향을 멕시코에 미쳤다. NAFTA가 시행된 이래로, 10년 동안 170만 명에 달하는 멕시코인들이 농업에서 쫓겨났다. 멕시코로 밀려들어 온 (엄청난 액수의 보조금을 지급받는) 미국의 식품(특히 옥수수) 때문이었다.[47] 미국의 옥수수 농부들은 평균적으로 수입의 절반을 보조금으로 받기 때문에 옥수수를 생산가 이하로 판매할 수 있으며, 그러고도 이윤을 남길 수 있다. 예를 들어서, 2002년 당시 미국에서 옥수수 1부셸[약 27.2킬로그램]을 생산하는 데에는 2.66달러가 들었지만, 이 옥수수는 국제시장에서 1부셸당 1.74달러에 판매되었다.[48] 값싼 미국 옥수수가 멕시코 시장으로 유입되면서 쫓겨난 멕시코 농부들 가운데 다수가 국경을 넘어서 미국으로 갔다. NAFTA 이전에는 미국 농장에서 일하던 이주 노동자 90만 명 가운데 7퍼센트가 비합법 체류자였다. 10년이 지난 뒤, 미국의 2백만 이주 농장 노동자들 중 50퍼센트가 비합법 체류자이다.[49]

농부들이 겪는 고통은 개발도상국에만 국한되지 않는다. 1990년까지 미국 농가의 20퍼센트가 빈곤선 이하의 소득을 올렸다.[50] 매년 2만 개의 가족 농장이 문을 닫았고, 수많은 저소득 농가가 농장을 운영할 수 없게 되었다.[51] 이 같은 추세는 왜 아이오와주 농부들의 평균

쓰이지만, 여기서는 개발도상국이 매우 필요로 하는 토지개혁의 대체 수단으로 고안되어 열대작물 생산자 간 경쟁을 위해 개발도상국이 농업 관련 산업 그리고 대형 농장과 부농에게만 가능한 기계 및 화학적 투입에 집중적으로 투자해야 하는 측면을 부각하는 맥락이 강하다. 결국 부유한 농부들만 이익을 보는 현실 앞에서 많은 사람들이 농사짓던 땅에서 쫓겨날 수밖에 없다는 것이다(로버트 앨브리턴, 『푸드쇼크』, 김원옥 옮김. SEEDPAPER, 2012 참고).

연령이 거의 60세에 이르는지, 왜 미국 농부들의 주요 사망 원인이 자살이며, 농부들의 자살률이 전체 인구에 비해 세 배가 더 높은지를 설명해 준다.[52]

기아와 굶주림에 시달리는 아이들은 더욱 증가하고 있는 추세이며, 이들은 장차 심각한 질병에 시달릴 것이다. 굶주림에 시달리는 사람들 가운데 18퍼센트 이상이 5세 이하의 아동이며, 이들 가운데 상당수가 5세까지 살지 못한다. 이들이 용케 살아남는다 해도, 개발도상국의 모든 아동 가운데 31퍼센트는 육체적 그리고/또는 정신적으로 발육 부진 상태로 남게 된다.[53] 현재와 같은 추세라면, 곧 세계에서 10억 명이 영양실조로 말미암아 정신 발달이 지체되는 고통을 겪게 될 것이다.[54] 유엔 식량농업기구에 따르면, 세계적으로 매년 1천2백만 명의 5세 미만 아동이 목숨을 잃고 있는데, 그 사인의 50퍼센트 이상이 영양실조이다.[55] 개발도상국에 사는 남성의 25퍼센트, 여성의 45퍼센트가 빈혈에 시달리고 있다. 빈혈은 여성에게 훨씬 더 위험한데, 매일 3백여 명의 여성들이 출산 과정에서 빈혈로 사망하는 것으로 집계된다.[56] 여성에게 불리한 젠더 관계가 전 지구적으로 가난을 지속시키는 데 지대한 역할을 한다는 것은 분명하다. 전 지구적인 가난에 대한 좀 더 많은 분석은 젠더 문제를 더욱 드러낼 것이다.

유엔의 추정에 따르면, 전 세계 12억 명이 하루 1달러 미만으로 살고 있으며, 28억 명, 즉 세계 인구의 40퍼센트가 하루 2달러 미만으로 생활하고 있다.[57] 식품 가격이 2008년 상반기처럼 급상승하게 되면, 이 28억 명의 목숨은 위태로워진다. 이들 가운데 상당수가 이미 수입의 90퍼센트 이상을 식량 구입에 쓰고 있다. 세계 경기 침체는 식품을 포함해 모든 상품의 가격을 떨어뜨리고 있지만, 그럼에도 2006년 이후 식품 가격이 28퍼센트나 치솟았다.[58] 많은 가격들이 단기간에 등락을 거듭하겠지만, 무언가 근본적인 변화가 없다면, 식품 가격은 장기적으로 반드시 오를 수밖에 없는 몇 가지 이유가 있다.

- 식량 작물을 기를 수 있는 기름진 땅이 담배, 농업 연료, 불법 약물, 펄프와 종이용 나무 등 비식량 작물을 위해 쓰이고 있다.
- 기름진 땅이 무분별한 도시 확장, 골프장, 도로, 주차장, 대규모 쇼핑몰 건설을 위한 부지로 전용되고 있다.
- 산업적인 농경 기술로 인해 지력地力이 떨어지고 있다.
- 기후 온난화로 인한 기온 상승과 극단적인 날씨 때문에 농작물 수확이 급격히 줄어들게 될 것이다.[59]
- 고기 위주 식단이 세계화되면서 식량 작물의 상당 부분이 가축 사육을 위해 사용될 것이다.
- 세계적인 식량 공급 체계에 대한 이 같은 압력을 모두 지켜보고 있는 투기꾼들은 선물거래 시장에서 주요 작물의 가격을 올려 부를 것이다.

이 모든 것들은 식품 가격을 상승시키고 있으며, 세계 인구의 거의 절반에 이르는 사람들을 더욱 굶주리게 하고 있다. 먹거리를 생산하는 가난한 농부들이 식량 가격 상승으로 혜택을 얻을 리 만무하다. 이윤의 대부분을 국제무역과 생산과정을 통제하는 초국적 기업들이 거두어 갈 것이기 때문이다.

자본주의적 합리성의 비합리성

　부유한 주주들을 더욱 부유하게 만들어 주기 위해 이윤을 추구하는 거대 기업의 손아귀에, 인류 번영의 기초인 식량을 맡기는 것보다 더 무모한 일이 있을까? 실제로, 기존의 회사법 틀에서 보면, 자본은 (사회적·환경적 비용이 얼마가 되든 상관없이) 이윤 극대화를 위해 확장을 시도해야 한다. 시장 근본주의라는 이데올로기를 벗겨 내면, 자본주의 경제 체계의 모순은 분명해진다. 자본주의 체계에는 두 개의 기본적인 제도가 있다. 기업과 시장이다. 근본적인 개혁 없이는 둘 중 어느 것도, 생태적 위기와 에너지 위기가 경제 위기를 더욱 심화시킴에 따라 우리가 현재 대면하고 있는 (그리고 앞으로 더욱 더 직면하게 될) 위기에 합리적으로 대응할 능력을 갖고 있지 못하다. 거대 기업의 활동은 전 세계 모두에게 영향을 미치지만, 그들은 오직 부유한 주주들에게만 책임질 뿐이며, 그것도 이윤 극대화라는 매우 협소한 기준에 따라서만 책임진다. 시장은 이론상 사회적 필요를 충족시켜야 함에도 점차 더 커지고 있는 거대한 규모의 사회적 비용을 '외부 효과'externality◆로 취급함으로써 기업이 이에 대한 책임을 외면하고, 납세자나 미래 세대

◆ 어떤 경제주체의 행위가 본인의 의도와는 관계없이 다른 경제주체에게 의도하지 않은 혜택이나 손해를 발생시키면서도 이에 대해 어떤 대가를 요구하거나 비용을 지불하지 않는 것을 외부 효과가 발생했다고 한다. 이 용어는 제3자에게 끼친 혜택이나 손해는 성격상 시장에서 사고 팔 수 없는 특징을 가졌다는 의미, 즉 '시장의 외부'에 존재한다는 의미에서 비롯되었다('한국은행 경제교육' 웹사이트 참조).

에 그 비용을 전가할 수 있게 한다.

인도의 코카콜라 병입 회사들이 그 지역 농부들이 농사를 짓기 위해 절실하게 필요로 하는 지하수를 고갈시키고 있다.[60] 바나나 생산 기업들은, 그 유해성을 알면서도 제3세계 노동자들을 독성이 강한 유독 살충제에 노출시켰다. 이들은 그 어떤 의료비도 지불하지 않아도 될 것이라고 생각했고, 일자리를 찾는 가난한 노동자들이 넘쳐 나기 때문에 아프거나 죽어 가는 노동자들은 언제나 대체할 수 있다고 여겼기 때문이다.[61] 축산 가공 기업들은 비합법 체류 노동자들의 취약한 처지를 이용해서 낮은 임금으로 일을 시키고, 산업재해가 일상적으로 발생할 지경에 이를 정도로 작업 속도를 높인다.[62] 설탕 회사들은 유아용 식품의 설탕 함유량을 30퍼센트에서 10퍼센트로 낮춰야 한다는 제안에 반대한다.[63] 대규모 밀집 사육 시설Confined Animal Feeding Operations, CAFOs은 더러운 악취와 유해한 물질들로 주변의 대지와 공기, 물을 오염시킨다.[64] 엄청난 보조금으로 운영되어 높은 이윤을 보장받고 있는 에탄올 생산 업자들은 미국에서 생산되는 옥수수의 상당량(최근 예측에 따르면, 조만간 거의 50퍼센트에 달할 것으로 보인다)을 구입하고 있으며, 그 결과 세계 곡물 가격이 상승하고, 가난한 사람들은 굶주리고 있다.[65] 아이보리 코스트Ivory Coast에서는 코코아의 가격이 폭락하자, 일부 코코아 농장에서는 농장을 유지하기 위해 아동 노예 노동이 다시 등장했다.[66]

앞서 언급한 사례들은 모두 자본주의 먹거리 공급 체계에서 일어났던 실제 사례들이다. 여기서 강조되어야만 할 것은 이 사례들 모두, 이윤 극대화라는 자본주의의 관점에서 보면, 완벽하게 합리적인 것들이라는 점이다. 그러나 이는 자본주의적 '합리성'의 극단적인 비합리성을 확인시켜 줄 뿐이며, 민주적이면서도 장기적인 계획을 통한 근본적인 변화가 지역적·지구적 차원 모두에서 시급히 필요하다는 것을 확인시켜 준다. 이는 명백히 세계 자본주의의 먹거리 체계가 오늘날 굶주림과 비만을 모두 촉진하고 있으며, 이와 동시에 우리를 지탱하는 지구의 수용력을 약화시키고 있기 때문이다. 우리는 자본주의적 먹거리 체계의 요소요소를, 사람들이 필요로 하는 영양가 있는 음식을 제공할 수 있는, 민주적으로 계획된 체계로 대체하고, 모든 이들이 실제로 적절한 먹거리에 접근할 수 있도록 보장하기 위해 싸워야 한다. 그리고 가능하다면 훼손되어 있는 현재의 상태보다 나은 환경을 미래 세대에게 물려주어야 한다.

11장

텔레비전 의학 드라마[*]

의료라는 새로운 소재

레슬리 헨더슨

의학은 드라마가 되고, 의사들은 인간으로 그려지며, 환자들은 골
칫덩어리이거나 문제에 봉착한 사람들로 그려진다.[1]

의학 드라마는 오늘날 텔레비전 프로그램에서 특별한 위상을 차지
하고 있다. 이 장르의 드라마는 시상식에서도 많은 상을 받았을 뿐만
아니라(〈이알〉의 경우 에미상 후보로 122회 선정되어 가장 많이 후보로 선정되는
기록을 세웠고, 그중 22개의 상을 수상했다), 촬영 기법에서도 전에 볼 수 없
던 새로운 스타일의 장면들을 선보였다(〈세인트 엘스웨어〉St Elsewhere는 걸
으면서 회의를 하는 의사들의 모습을 카메라가 쫓아가는 방식으로 정신없이 돌아가
는 병원 생활을 표현한 '보행 회의' 장면을 대중화했다). 이 장르는 경제적으로
도 중요한데, 그 이유는 광고주들이 '금가루'gold dust 집단이라고 부르
는 — 18세에서 49세에 이르는 — 시청자층의 관심을 꾸준히 받고 있
기 때문이다. 의학 드라마는 극적인 감동을 주고, 건강과 질병에 대한

중요한 메시지를 전달할 뿐만 아니라 다큐멘터리나 뉴스 프로그램에서는 보기 힘든 정치적 쟁점들을 다루기도 한다. 예를 들어, 〈이알〉시청자는 뉴스 등에서 제대로 다뤄지지 않았던 수단의 다르푸르Darfur 지역에서 발생한 인도주의적 위기를, 잔자위드Janjaweed 민병대의 위협으로부터 환자를 보호하기 위해 난민 수용소에서 일하는 〈이알〉의 주인공 존 카터John Carter와 그레고리 프랫Gregory Pratt의 이야기를 통해 접할 수 있었다(2006년, 시리즈 12). 이 같은 가상의 이야기가 전파를 타고 전 세계 시청자들에게 전달되는 시점에, 의사인 더그 로스Dough Ross 역으로 출연했던 조지 클루니George Clooney가 대중 집회에서 다르푸르 지역에서 벌어지고 있는 민간인 학살에 미국이 개입하는 것을 지지하는 발언을 함으로써 드라마와 현실의 경계를 더욱 흐리게 했다.[2] 또한 〈하우스 엠디〉House MD[한국에서는 〈하우스〉로 옮겨졌다]와 같은 드라마들은, 골수팬들과 의료 전문가들에 의해 아주 꼼꼼하게 분석되어서, 관련 웹사이트들은 드라마 전개와 시술 장면의 타당성에 대한 글들로 도배되곤 한다.[3]

의학 드라마는 현재의 사회문화적·경제적 환경을 반영하는 상품인 동시에 향후 방송 문화의 변화를 암시하는 장르이기도 하다. 왜 의학 드라마가 중요한가? 의학 드라마가 여타의 경찰 드라마나 멜로드라마와 다른 점은 무엇인가? 의학 드라마가 전달하려는 메시지에는 어떤 것들이 있으며, 또 어떤 것들이 생략되었는가? 보건의료에 대한 대중의 이해에 미치는 영향은 어느 정도인가?

최근 몇 년간 대중매체에서 의학/의료 문제가 상당히 인기를 끌고 있다는 사실은 의심의 여지가 없다. 언론과 텔레비전 방송에는 그 어느 때보다도 의료와 관련된 이야기들이 자주 등장한다. 이 같은 현상은 의료와 관련된 상품 광고의 증가에 의해 추동되기도 하고, 수많은 채널과 다양한 플랫폼 환경으로 말미암아 건강과 질병을 소재로 한 프로그램이 방영될 수 있는 기회가 늘었기 때문이기도 하다. '웰빙' 관련 주제들만을 방송하는 케이블 채널이 등장하기도 했고, 수많은 인터넷 사이트들이 건강 관련 정보를 제공하고 있다. 유명 인사들의 근황에 대한 소개조차 건강과 관련된 경우가 많다. 생활 습관이나 몸만들기와 관련된 새로운 텔레비전 프로그램들이 성행하기 시작함에 따라 시청자들은 [출연자들의] 지극히 개인적인 순간을 엿볼 기회를 얻게 되었지만, 동시에 이것이 지나치게 관음증적인 것은 아닌지를 둘러싼 논쟁이 유발되기도 했다.[4] 동시에 일반 매체가 점점 '연속극화'soapisation되는 속성 역시 강해지기 시작했고, 연속극처럼 인기를 올리는 방식을 차용한 다큐멘터리 프로그램의 제작이 증가했다. 텔레비전 편성물의 주를 이루는 의학 드라마나 경찰 드라마(흔히 '캅스앤닥스'로 불린다)는 엄격히 구별하자면 회당 이야기가 완결형으로 만들어져서 이론적으로는 순서에 상관없이 시청할 수 있는 방식의 드라마 장르이지만, 이제는 연속극의 성격을 많이 갖게 되었다. 꾸준히 등장하는 핵심 주인공들을 중심으로 여러 개의 복선이 뒤섞이고, 마지막에는 아슬아슬한 순간에한 회를 마무리한다. 이렇게 '줄거리가 여러 회에 걸쳐서 진행되고 여러 시즌에 거쳐 긴 이야기가 전개되는 형식'을 보면, 미국의 거의 모든 텔레비전 시리즈는 이제 연속극이 되었다고 볼 수 있다.[5]

이처럼 텔레비전 프로그램 편성에 상대적으로 제작비가 저렴하고 정형화된 형식으로 제작할 수 있는 의학이나 경찰 드라마가 지배하는 추세로 인해서, 보다 도전적인 '명품' 드라마가 방송에서 밀려나는 것이 아닌가 하는 우려를 불러일으켰다. 오늘날 나타나고 있는 방송의 연속극화는 채널의 증가와 시청률 경쟁의 심화 때문으로 볼 수 있다. 리얼리티 프로그램이 호황을 누리고, 다큐멘터리 프로그램에 대한 투자가 줄어드는 한편, 뉴스 매체는 '여성화'feminisation(즉 더 가볍고 흥미로우며 이야기 위주의 뉴스 제작)되어 가고 있다. 이런 현상은 곧 방송이 위기에 직면해 있으며, 보다 도전적인 프로그램을 제작하기보다는 시청률 위주로 운영되고 있음을 보여 준다. 뉴스 미디어가 공적 영역에서 사적 영역으로 이동한 것은 — 그 결과로 전문 보도 중심이었던 뉴스가 '체험의 생생한 전달' 중심의 보도로 바뀌었다 — 텔레비전 드라마에서 현실과 허구 사이의 경계가 흐려진 것과 동반해서 나타났다.[6]

황금 오락 시간대에 '진지한' 주제의 드라마가 정기적으로 등장하는 것과 그것이 시청자에게 미치는 영향력은 텔레비전 드라마의 문화적 역할에 대한 많은 논의를 불러일으켰다. 그럼에도 이런 형태의 드라마와 그것이 시청자에게 미치는 영향력은 의료 자선단체, 로비 단체, 그리고 심지어 정부에게도 아주 매력적으로 비친다. 이들은 모두 텔레비전 드라마를 정책 홍보의 유용한 통로라고 생각하기 때문이다.

드라마를 통한 [간접]광고의 폭발, 특히 의료 및 질병 관련 자선단체들을 홍보하는 광고의 증가는 각자 자기 단체의 포스터나 전단지를 화면 한 구석에 넣기 위한 자선단체 사이의 치열한 경쟁이 벌어지고 있음을 의미한다. 드라마의 한 장면에 포스터나 전단지 또는 작은 문구가 새겨진 머그잔을 등장시키는 것은 해당 자선단체의 홍보에 도움이 될 뿐만 아니라, 병원이나 1차 의료기관과 같은 드라마 배경에 사실성과 신뢰성을 부여하기도 한다. 이런 디테일은 마치 등장인물의 집에 있는 싱크대 안에 놓인 식기나 벽난로 선반 위에 나열된 사진들처럼 시각적 정보를 제공한다.[7] [사회적 맥락에서] 매우 획기적인 내용을 내보냄으로써 상을 받은 드라마도 있다. 채널 4에서 선보인 〈브룩사이드〉Brookside라는 드라마는, (영국 방송으로는 매우 이례적으로) 아이가 엄마 젖을 빠는 장면을 그대로 방송함으로써, 모유 수유를 긍정적으로 그렸다는 평을 받아, 전국출산협회National Childbirth Trust로부터 아기사랑상을 받았다.[8] 2002년에 〈이스트엔더스〉EastEnders라는 드라마는 캣 슬레이터Kat Slater라는 인물이 어렸을 적 겪었던 성폭행 사건을 오랜 침묵 끝에 털어놓은 이후, 자살을 심각하게 고민하는 장면을 감성적으로 잘 담아냈다는 평을 받아서 정신보건상을 수상했다.[9]

하지만 극적인 이야기 전개로 관심을 얻으려는 것과 그 이야기가 비의학적이거나 지나치게 과장되게 전개되지 않게 검열하는 것 사이에는 애매모호한 관계가 존재한다. 제작진은 종종 그들이 가공해 낸 줄거리가 대중에게 좋지 않은 영향을 끼쳤다는 비판을 받기도 한다. 예를 들어, 드라마 〈브룩사이드〉에서 말기 암 환자가 의사로부터 충분한 통증 완화 치료를 받지 못하자 가족에게 고통을 끝내게 해달라고 호소하는 장면을 내보냈다는 이유로 비판을 받았다. 영국의사협회 British Medical Association와 영국 암 연구 캠페인의 단장은 암 환자의 간병인들이 [처방전으로 받는 의약품으로는 충분하지 않아] 거리에서 마약류를 구매하도록 내몰리는 장면이 드라마에 실린 것을 비판했다. 드라마를 통해 자신들의 정책을 홍보하려는 의료 단체, 자선단체, 로비 단체, 심지어는 정부의 압력과 외압에 맞서는 것이 프로듀서의 주요 임무

가운데 하나가 된 듯하다. 〈코로네이션 스트리트〉Coronation Street라는 드라마의 제작 책임자였던 데이비드 리디멘트David Liddiment는 "드라마, 기업, 그리고 정치인은 골치 아픈 배합이어서 피하는 게 상책이다"라고 의견을 피력한 적이 있다.[10]

그럼에도 사회적인 메시지를 담은 드라마는 이제 텔레비전 문화에서 매우 독특한 위치를 구축해서, 허구인 드라마가 사회적이고 물질적인 결과를 가져오는 사건이 되기에 이르렀다.[11] 1966년 영국에서 방영된 드라마 〈캐시 컴 홈〉Cathy Come Home은 노숙인들이 겪는 어려움을 고발해서 대중의 관심을 모았다. 미국에서는 1997년 영화 〈이보다 좋을 수 없다〉As Good As It Gets에서 헬렌 헌트Helen Hunt가 미국의 건강관리기구HMO를 신랄하게 비판하는 장면이 있는데, 그 대목에서 관중들이 큰 갈채를 보냈다고 한다.[12] 2002년에 상영된 영화 〈존 큐〉John Q는 미국의 관리 의료 체계의 문제점을 주요 소재로 다루었는데, 덴젤 워싱턴Denzel Washington이 보장성이 떨어지는 보험에 가입한, 중병에 걸린 아들을 둔 아버지로 출연했다. 같은 해에 카이저 가족 재단은 "존 큐 워싱턴에 가다"라는 제목으로 대중 포럼을 조직했다. 이 포럼에서는 드라마 작가들과 학자들, 그리고 미국보험협회American Association of Health Plans 대표들이 모여 텔레비전 예능 프로그램이 대중의 인식에 미치는 영향에 대한 토론을 진행했다. 한 설문 조사에 따르면, 이 영화를 관람한 미국인 가운데 70퍼센트가량이 보험회사가 치료비 지불을 '매우 자주' 거절한다고 믿고 있었다.[13] 이처럼 텔레비전 드라마나 연속극이 대중의 견해를 바꾸거나, 여론의 관심을 집중시킬 수 있다는 점이 부각됨에 따라, 의학 드라마는 그 줄거리에 자신의 입장을 반영시키려 하는 다양한 집단들이 끈질기게 벌이는 로비의 대상이 되었다.[14] 동시에 이 프로그램들은 수입의 원천이기도 하며, 제작자들은 불가피하게 방송 네트워크, 채널 스폰서들, 광고주들과 시청자들 사이에서 경쟁하거나 충돌하는 이해관계에 의해 제약받는다. 분명한 것은, 이제 가상의 이야기인 방송 프로그램이 사회 변화를 위한 아주 강력한 도구가 될 수 있다는 것이며, 그런 사실을 점차 많은 이들이 인식하고 있다는 사실이다.

진화하는 의학 멜로드라마의 간략한 역사

가부장적이고 온정적인 모습에서부터……

초기의 의학 드라마는 의료 전문직의 명성을 보존하고 높이는 중요한 수단 가운데 하나로 여겨졌다. 영국의 인기 드라마였던 〈닥터 핀레이의 케이스북〉Dr Finlay's Casebook(1962~71)과 미국의 〈닥터 킬데어〉Dr Kildare(1961~66), 〈벤 케이시〉Ben Casey(1961~66) 그리고 〈마커스 웰비〉Marcus Welby MD(1969~76) 같은 드라마들은 금전적 보상이 아니라, 소명 의식에 따라 환자들을 헌신적으로 돕고자 하는 의사들의 이미지를 주로 선보였다. 이 드라마 속 의사들은 질병으로 인해서 일어나게 되는 환자의 내적 갈등을 해결하는 데 중요한 역할을 하기 때문에, '심리적 중재자' 또는 '꼭 필요한 외부자'로 묘사되었다.[15] 드라마는 (현대적이지만 온정적인 의사인 킬데어라는 인물에서 잘 드러나듯) 금전적 보상과 개인적인 인간관계를 희생하면서까지 환자의 생명을 살리기 위해 헌신하는 영웅적인 의사를 중심으로 전개되었다. 그레그 반드키프트Gregg Vandekieft에 따르면, 당시는 의학이 첨단 과학기술의 발달로 치료 효과가 급격하게 좋아지는 시기이기도 했지만, 치료비도 함께 급증해서 미국에서 환자-의사 관계의 악화라는 심각한 부작용이 생겨난 시기라고 지적했다.

이 당시 의사들은 수입이 빠르게 늘어났음에도 행위별 수가제를 고수했다. 그래서 많은 사람들이 의사들을 탐욕스럽고, 국민 건강에는 관심이 없는 이들로 간주했다.[16]

당시의 텔레비전 시청자들은 현실에서 접하는 보건의료 전문가들이 아니라, 그들이 희망하는 의사를 보고 있었던 것이다. 텔레비전 드라마 속 의사들은 결코 실수하는 법이 없고, 적은 수의 환자들을 돌보는 데 많은 시간을 사용하며, 금전의 영향을 받지 않았다(〈마커스 웰비〉의 주인공은 '절대 동료 의사들과 돈 때문에 싸우는 일이 없었다. 그러나 당시 금전적 문제는 공동 개업의들 사이에서 가장 흔한 문제였다').[17] 앤 카르프Anne Karpf는 다음과 같이 말했다.

현실의 의사들이 더욱 각박해질수록, 텔레비전에서는 더욱 여유로운 가상의 인물들이 등장했다. 치료비 역시 마찬가지였다. 미국 의료가 갈수록 이윤 추구 경향이 심해지면서 가난한 환자들이 응급실에서 쫓겨난다는 소문까지 나돌아도, 미국 의학 드라마에서는 치료비가 절대로 언급되지 않았으

며, 환자들이 지불 능력이 없다는 이유로 치료를 거부당하지 않았다.[18]

이 같은 드라마들은 의학 전문가 단체들로부터 공식적으로 인정받았다. 미국의사협회의 자문위원회는 〈닥터 킬데어〉와 〈벤 케이시〉의 제작을 지원했고, 미국가정의학회American Academy of Family, AAFP는 〈마커스 웰비〉를 공동 제작했다. 이 단체들이 드라마 내용을 얼마만큼이나 통제할 수 있는지에 대해서는 논쟁의 여지가 있지만, 어쨌든 서로에게 유용한 협력이었다. 의사의 이미지를 대체로 긍정적으로 꾸며내는 것은 민간 의료 영역을 보존하는 한편, 국가에서 의료를 [무상으로] 지원하는 데 저항해 온 미국의사협회의 이익을 지원하는 것으로 여겨졌다.[19]

이 같은 드라마들은 미국과 유럽에서 시민권 운동과 페미니즘 운동 등으로 거대한 사회 변화가 진행되던 시기에 방영되었다. 이런 맥락에서 보면, 이 드라마들은 사회 안정을 옹호하는 역할을 했던 것으로 보인다. 카르프가 언급한 바와 같이, "텔레비전 속 백인 남자 의사가 손상을 복구해 주고, 상처를 치료해 주듯, 의사들은 기존 체제가 사람들을 구원하고, 가부장제가 사람들이 필요로 하는 것을 제공한다는 확신을 심어 주었다."[20] 이처럼 기존 체제에 대한 안도감을 시청자들에게 전달했던 대표적인 드라마로는 "영국인들이 병원을 수용소나 기피 장소로 인식했던 제2차 세계대전 이전 시기의 태도를 극복"[21]하려는 목적으로 기획된 텔레비전 프로그램 〈응급 10병동〉Emergency Ward 10(1957~67)이다. 이 프로그램에 대한 아이디어는 영국보건부에서 나왔고, 영국의사협회는 병원 치료를 두려워하는 대중의 의식을 완화시

컸다고 호평했다. 그러나 같은 시기에 조지프 터로Joseph Turow는 그런 프로그램들이 의료에 대해 지나치게 유토피아적인 기대를 심어 줌으로써 시청자들로 하여금 보건의료 분야의 자원이 무한하다고 생각하도록 만들었다고 주장했다.[22]

······최전방에서 일하는 모습으로

1960~70년대에는 기성 체계에 대한 냉소주의와 환멸이 대서양을 사이에 두고 두 대륙에 만연했음에도, 의료 체계의 제도적 실패를 구체적으로 다루는 의학 드라마를 보려는 대중적인 욕구는 거의 없었다. 관료주의적 의료의 폐해를 급진적인 방식으로 다룬 〈메디컬 스토리〉Medical Story(NBC 방영, 1975)라는 작품이 있었지만 시청률이 매우 부진했다. 의학 드라마에 좀 더 정치색을 입히려던 제작자들은 이 결과를 경고로 받아들였다. 터로는 미국 시청자들이 비록 기성 체계에 대한 환상은 버렸지만, "의료 관료주의 내부의 갈등이나 의사와 변호사 간의 다툼에 볼모로 잡혀 있는" 자신들의 모습을 대면할 준비는 아직 되어 있지 않았다고 평가했다.[23] 의료 사회학은 물론이고 다양한 대중매체들이 의료 과실이나 소송, 의료비 상승, 불평등한 의사-환자 관계 등, 의료 체계의 결함을 매우 명확하게 조명했지만, 의학 드라마에서는 이런 주제가 거의 다루어지지 않았다.[24]

1980년대 초반에 의학 드라마가 다시 등장했는데, 이들은 이전과는 다른 구성과 새로운 비판적 시각으로 접근했다. 미국 드라마 〈세인트 엘스웨어〉(NBC, 1982~88)는 병원 드라마에 새로운 물결을 일으켰는데, 이는 〈힐 스트리트 블루스〉Hill Street Blues라는 경찰 드라마와 〈매시〉MASH(CBS, 1972~83)라는 한국전쟁 소재의 블랙코미디로부터 보다 전복적이고 불손한 특성을 차용해 왔다. 드라마의 배경이 되는 병원 역시 이전의 드라마들과 매우 달랐다. 〈세인트 엘스웨어〉의 배경은 낡은 벽지나 어두컴컴한 복도가 있는 허름한 시내 병원이었다. 여기에는 뛰어난 영웅도 없었고, (여전히 환자보다는 의사에게 초점이 맞추어져 있었으나) 의사들은 각자 개인적인 문제들을 안고 있었으며, 과거의 의학 드라마와는 달리, 이들은 자신이 놓인 상황을 항상 통제하고 있지는 못했다.[25]

보건의료에 대한 이 같은 시선은 시청자들에게 기존 제도에 대한 안도감을 제공하지 않았다. 〈캐주얼티〉Casualty(BBC1, 1986~) 같은 새로운 의학 드라마는 병원을 '안식처'가 아닌 '험악한 길거리의 연장선'으로 묘사했는데, 이곳에서 기적적인 치유는 거의 일어나지 않았고, 기껏해야 손상을 더 악화시키지 않은 것이 최선일 뿐이었다.[26] 〈캐주얼티〉는 제작 초기에는 "최전선"Front Line이라는 가제를 사용했는데, 이는 국가보건서비스NHS에 대한 제작자들(폴 언원Paul Unwin과 제러미 브록Jeremy Brock)의 뻐딱한 시선을 잘 드러낸다. 드라마의 원작은 다음과 같은 말로 시작된다. "1945년 NHS라는 꿈이 탄생했다. 1985년 그 꿈은 누더기가 되었다."[27] 이 같은 강경한 표현은 당시에 사회적 사실성이 넘치는 다른 드라마들과 궤를 같이했다. 그 예로 G. F. 뉴먼의 4부작 시리즈 〈국가의 건강〉The Nation's Health(1983)이 있는데, 이 드라마는 서양 의학을 세세하게 비판했고, 의사들을 이기적인 존재로 그리며, "NHS는 병폐가 심하고 지나치게 계급적이어서 곧 폐기될" 것

으로 묘사했다.[28]

　시작부터 〈캐주얼티〉는 토요일 밤 황금 시간대에 방송되는 가족 프로그램으로 편성되었을 뿐만 아니라, 당시 마거릿 대처의 신자유주의 정부가 NHS의 예산을 삭감한 것에 반대하는 캠페인으로 방영되었다. 이 프로그램은 보수당으로부터 마치 '노동당 회의' 같다는 비판[29]을 받았다. 그리고 〈이스트엔더스〉(BBC1, 1985~)나 〈브룩사이드〉(채널 4, 1982~2003) 같은 드라마와 더불어, 이 드라마는 약물중독, 알코올의존증, 그리고 강간과 같은 사회의 어두운 부분을 적나라하게 다룸으로써, 남성들과 젊은이들을 새로운 시청자로 끌어들이며, 사회문제를 다루는 텔레비전 드라마의 새로운 물결을 이루었다. 〈캐주얼티〉에서는 앞서 언급한 사회문제들이 환자뿐만 아니라 의료진에게도 영향을 미치는 것으로 그렸다. 의료사고 외에도, 응급실 의료진이 NHS의 예산 삭감과 같은 압력에 시달리다 알코올이나 마약 혹은 담배에 심하게 의존하는 모습을 다뤄 논쟁을 일으켰다.[30] 〈캐주얼티〉는 가장 오랫동안 방영되고 있는 응급 의학 드라마이며, 다양한 사회문제를 도전적으로 다뤘다는 점에서 꾸준히 호평을 받아 왔다. 영국의 대중매체에 비춰지는 정신 질환의 모습에 관한 한 연구는 〈캐주얼티〉가 정신 질환에 대한 사회의 고정관념을 비판한 몇 안 되는 프로그램이었다고 평가했다. 〈캐주얼티〉는 정신 질환을 앓는 것으로 여겨지는 이들의 처지를 공감하는 것에 그치지 않고, '이성을 잃은 것'으로 부르는 행위들이 사회적으로 어떻게 정의되고 있는지까지 탐구했다.[31]

　특히 〈캐주얼티〉는 신문 기사나 의학 저널은 물론이고, 실제 임상 경험과 의학적 전문 지식까지도 폭넓게 고증한다. 작가들은 직접 병원의 각 과를 방문해 환자를 관찰하고, 의료진과 함께 각각의 사례에 대해 토론한다. 이 드라마의 한 작가는 〈캐주얼티〉와 같은 "'탐사 드라마'는 신빙성이 뒷받침되어야 한다"면서, "우리는 새로 합류하는 모든 작가들에게 전국에 있는 응급실 현장에 실제로 가볼 것을 권장한다"고 말했다.[32] 작가들은 신문 기자처럼 의료나 사회복지 부문의 전문가들을 통해서 사실 관계를 확인할 뿐만 아니라, 정기적으로 프로그램 전반에 대한 의료 자문을 받는다. 이제 중견 작가가 된 한 작가는 "첫 의뢰를 받고 먼저 가까이에 있는 가이스Guy's 병원과 그린위치Greenwich 병원에 가서 밤을 꼬박 지새우며 사례들을 관찰하고 간호사들과 이야기를 나누었다"고 했다. 또한 제작사는 장차 드라마에서 다루어질 인공유산에 대해 미리 자문을 구하도록 작가에게 산부인과 의사를 섭외해 주었다고 한다. 〈캐주얼티〉는 제작 과정에 직접 참여해서 줄거리의 부정확성을 지적해 줄 의학 전문가를 정식으로 두고 있으며, 이들의 조언이 반영될 수 있게 극본 마감 기일을 유연하게 잡는다. 어느 작가는 다음과 같이 설명했다.

우리는 세 명의 의학 자문을 두었고, 이들에게 언제든 연락을 취할 수 있었다. 구상 초기 단계에 이들이 극의 구성에 찬성하는 것이 아주 중요하다. 자문을 맡은 의료 전문가가 '이런 일은 절대 일어날 수 없다'고 할 때가 종종 있는데, 그럴 경우에는 그 극본을 가차 없이 폐기한다. 대사에 대해서는 매 단계마다 의료 전문가의 확인을 받는다. 의학 전문가와 제작자와 대본 편집자들의 의견이 모두 취합되면, 작가와 다시 만나 회의를 하고, 작가는 원고를 다시 수정한다. 심지어 대본이 완성된 뒤에도 수정은 흔하다. 의사가 '현실에서는 그렇게 말하지 않아요' 또는 '그런 행동은 하지 않아요'라고 말할 수 있기 때문이다.

돈과 의료

〈이알〉의 시대

그 어떤 의학 드라마보다도 높은 평가를 받았고, 영향력이 컸던 미국 시리즈물 〈이알〉이야말로 "신체 손상을 스펙터클로 만들고, 장르의 멜로드라마적 요소를 더욱 강화하며, 장기간 지속되는 시리즈물 특유의 융통성 있는 이야기로 구성"된 '새로운 병원 드라마'의 전형적인 특성을 대표한다고 할 수 있을 것이다.[33] 이 프로그램은 고故 마이클 크라이튼Michael Crichton이 기획했는데, 그는 텔레비전 파일럿 프로그램을 만들었고, 스티븐 스필버그Steven Spielberg와 함께 시리즈물도 제작했다. 의사이기도 했던 크라이튼은 의사로 경력을 이어가지는 않았다. 그럼에도 자신의 응급실 수련 경험을 살려, 눈코 뜰 새 없이 바쁜 종합병원 응급실의 일상을 생생히 전달할 수 있었다. 드라마는 시카고 소재 가상의 공립 병원인 카운티 제너럴County General에서 일하는 다양한 인종의 의사, 간호사 그리고 의대생 들의 모습을 담았다. 이 같은 설정은 다양한 사회문제에 대한 토론을 가능케 했고, 드라마는 종종 의사들을 통해 사회문제를 드러내기도 했다. 예를 들어, 애비 록하트Abby Lockhart는 알코올의존자였고, 존 카터John Carter는 진통제에 점점 중독되어 가며, 지니 불레Jeanie Boulet는 외도를 한 배우자 때문에 HIV에 걸리고 만다.[34] 드라마는 여러 방면에서 비평가들의 호평을 받았으며(이제는 의학 드라마의 기본이 된 획기적인 촬영 방식뿐만 아니라), 심지어 의학 교육에서도 중요한 역할을 한다는 평가를 받았다.

> 학생들은 가상 응급실 내에서 오가는 약어, 약 이름, 그리고 진단명들을 통해 의학 용어를 습득한다. …… 흥미롭게도, 4년 동안 주 1회 방영되는 〈이알〉의 방영 시간을 다 합하면, 의대생이 응급실에 파견되어 수련하는 시간과 맞먹는다고 한다.[35]

드라마는 엄격한 제작 원칙에 따라 제작되었다. 예를 들어, 드라마에서는 약을 언급할 때 특정 제약 회사가 드라마가 다루는 해당 약품의 부작용과 연관되지 않도록, 일반 약품명만 사용했다. 그럼에도 [다양한 주체의] 검증을 받아야 했다. 이는 제작진과 방송 네트워크, 그리고 광고주들 사이에 긴장이 존재했다는 것을 보여 주며, '현실적인' 내용과 상업성 사이의 경계가 흐려질 때 나올 수 있는 잠재적인 문제를 드러냈다. 실제로, 빠른 이야기 전개와 극중 인물들의 이야기에 대한 시청자의 몰입도 면에서 극찬을 받았지만, 〈이알〉 역시 기존의 다른 의학 드라마와 마찬가지로 미국의 보건의료 체계를 너무나 이상적으로 그렸다는 비판을 받았다. 마크 코헨Marc R. Cohen과 오드리 섀퍼 Audrey Shafer는 다음과 같이 주장한다.

이 병원은 미국에서 환자들에게 보험 가입 여부를 묻지 않는 유일한 병원이다. 〈이알〉에서 보건의료는 훌륭하며 누구나 접근 가능한 것으로 묘사되고 있다. 그러나 이는 현실이 아니라 시청자들의 꿈을 반영한 것이다.[36]

생명윤리학자인 조지 아나스George Annas는 이 드라마가 섹스, 폭력, 청춘을 적절하게 버무려 놨기 때문에 성공했다고 평가했다. "이 드라마의 최고 스타는 바로 미국 드라마의 네 번째 중요 요소인 돈이다. 드라마 속에서 돈의 뚜렷한 부재가 돈을 스타로 만드는 것이다."[37]

황금 시간대에 방영되는 미국의 의학 드라마들에 대한 한 분석에 따르면, 이 드라마들은 병원 관리자, 변호사, 정부 기관, 보험회사, 의료보험회사인 HMO를 언급한다. 비록 HMO에 대한 언급은 거의 모두 부정적이었지만, 보험이 전혀 없는 자들이 겪을 수 있는 문제를 다룬 적은 한 번도 없었다.[38] 미국과 영국의 보건의료 체계의 차이에도 불구하고, 양국에서 만들어진 의학 드라마들이 공통적으로 다루는 소재가 있고, 또 공통적으로 빼먹는 소재들이 있다는 점은 흥미롭다. 예를 들어, 원망과 비난의 화살은 영국에서는 NHS의 관료들이나 병원 운영자들에게 돌아갔고(〈캐주얼티〉, 〈카디악 어레스트〉, 〈홀비 시티〉Holby City 등), 미국에서는 HMO의 보장성 부족을 겨냥하고 있다(〈스크럽스〉Scrubs 나 〈이알〉 등). 또한 제한적이나마 보건의료의 문제점을 언급할 때에는 항상 문제를 특정 등장인물로 인격화했다. 예를 들면, 리사 커디Lisa Cuddy(〈하우스〉에서 의과대 학장이자 병원의 최고 관리자 역)나 닥터 밥 켈소 Bob Kelso(〈스크럽스〉의 내과 과장 역)는 환자들을 위해 규칙이나 관례를 깨려고 하는 의사들(〈스크럽스〉의 페리 콕스Perry Cox)이나 완벽한 진단이

나올 때까지 고집을 부리는 의사들(〈하우스〉의 그레고리 하우스Gregory House)과 자주 갈등을 겪는다. 드라마에서는 악착같이 돈을 모으려는 병원 관리자(의학 드라마의 '악당')들만 재정 문제에 신경을 쓰기 때문에,[39] 요즘의 의학 드라마도 우리의 예상보다는 초기의 의학 드라마와 공통점이 많다는 사실을 알 수 있다.

실제로 최근 방영되는 의학 드라마의 구성을 보면 예상한 수준보다 훨씬 덜 [사회] 비판적인 것으로 보인다. 또 한 가지 짚어 볼 만한 점은, 1970년대의 〈메디컬 스토리〉에서 시청자들의 관심을 끌지 못했던 소재들이 현재 〈스크럽스〉(NBC, 2001~[2010])에서는 꽤나 좋은 반응을 얻고 있다는 점이다. 특히 의사들의 경우, 〈스크럽스〉가 고된 전공의 훈련 과정에 대해 정확하게 묘사하고 있다고 평가한다.[40] 이 드라마는 환자의 보험 상태나 법적 분쟁, 거대 제약회사의 탐욕, 보건 의료의 상품화 그리고 의사라는 직업의 공허함이, 비록 유머를 곁들이지만, 자주 나온다.[41] 이런 쟁점은 과중한 업무에 시달리는 '제이디' 도리안JD' Dorian이라는 인턴의 눈을 통해 다소 부드럽게 각색되거나 초현실 또는 공상의 형식을 빌려서 처리되곤 한다.[42] 여러 연구 결과에 따르면, 시청자들(특히 젊은층)은 복잡하고 사회적으로 민감한 소재들을 다큐멘터리나 뉴스를 통해 접하기보다는, 멜로드라마나 연속극을 통해 보는 것을 더 선호하는 것으로 나타났다. 아마도 코미디나 판타지 스타일로 접근하는 방식만이 시청자가 보건의료 제도의 문제에 관심을 가질 수 있게 하는 것 같다.

텔레비전 멜로드라마에서 나타나는 건강과 질병

의학 드라마는 텔레비전 연속극과 많은 공통점을 가지고 있으며, 정통적인 연속극에는 건강과 질병이 소재로 자주 등장한다. 대체로, 흔한 질병인 암(과거에는 드물었지만 지금은 상당수의 드라마가 다루고 있다)을 소재로 하지만, 간혹 시청자나 의사들도 잘 알지 못하는 희귀병을 다루기도 한다. 의학 드라마와 마찬가지로 연속극에 대해서도 시청자들은 그 내용이 정확한지를 평가한다. 예를 들어, 낮 시간에 방송되는 어느 미국 드라마는 코마 상태를 지나치게 낙천적으로 그려 많은 비판을 받았으며,[43] 〈코로네이션 스트리트〉Coronation Street라는 영국 드라마는 알마 할리웰Alma Halliwell이라는 노인이 정기 자궁암 검진을 두 번 거른 뒤 오랜만에 시행한 검사에서 말기 자궁암으로 진단되어 겪는 내용을 방영했는데, 드라마 방영 후, 자궁암을 두려워하는 대중의 공포감이 높아져서 공중보건 연구자들로부터 큰 비난을 받았다.[44] 드라마가 방영되는 동안 암과 관련된 정보를 제공하는 민간단체인 캔서백업CancerBACUP으로 평소보다 매주 3백 통 이상의 전화가 더 걸려 왔고, 문의 전화가 가장 몰린 시간대는 드라마에서 암과 관련된 줄거리가 전개되는 시간과 정확하게 일치했다.[45] 이 드라마 방영의 직접적인 결과로 잉글랜드 북서부 지역에서만 약 1만4천 건 이상의 자궁암 검진이 추가로 시행되었다(이 가운데 적정 검사 기한을 지나쳤거나, 이전에 한 번도 검사를 받아 본 적이 없었던 사람들이 검사를 받은 것은 2천 건에 불과했다). 두려움을 느낀 시청자들이 병원에 몰려듦에 따라, 지역 진단 검사 기관들의 업무에 과부하가 걸렸고, NHS도 상당한 추가 비용을 감당해야 했다. 공중보건 연구자의 관점에서 보았을 때, 이는 그렇지 않아도 부족한 의료 자원에 큰 부담이 가중되는 일이었다.[46]

이런 논란에도 불구하고(또는 이런 논란 때문에), 질병과 투병 과정을 다루는 이야기는 드라마 제작팀에게 인기가 많다. 이 강력한 이야기는 드라마의 서사를 힘 있게 전개시키며, 아울러 "질병의 생물학적 측면을 훨씬 뛰어넘는 문화적인 영향을 미친다."[47] 건강에 대한 이야기는 다수의 충성스러운 시청자를 끌어모으고, '가십'을 생산하고, 다른 매체로 화제를 확산시키기 때문에 연속극 장르에서 중요하다. 〈이스트엔더스〉 제작팀 팀원의 말에 따르면,

상당수의 질병이, 듣기 거북하겠지만, 극적인 이야기 소재라는 점은 사실이다. 게다가 대부분의 시청자들이 병을 앓았던 경험이 있거나, 병에 걸려 의사를 만나고, 결과를 기다리고, 입원을 한 누군가를 알고 있다. 이는 지극히 힘든 상황으로, 이 과정을 직접 경험했든 안했든 간에, 쉽게 감정이입이 될 수 있다.[48]

멜로드라마를 위해 어떤 질환을 선택할 것이냐는 시청자에 대한 제작진의 인식에 의해 결정된다. 예를 들어, 유방암이 선택되는 것은, 이야기 전개 과정에서 유방암이 시청자들에게 쉽게 그리고 빨리 이해되고, 또한 공감을 이끌어 낼 수 있다고 제작진이 생각하기 때문이다. 즉

다발성경화증MS, 근신경질환, 또는 근육통성 뇌척수염ME이라고 하면 무슨 병인지 알겠는가? 시청자들이 그 질병을 이해할 수 있도록 해당 질병

에 관한 정보를 한참 설명해야 할 것이다. 하지만 '암'이라고 하면 시청자는 '아, 무슨 말인지 알아요'라고 답한다. 암은 이미 대중에게 친숙한 용어이다.[49]

〈이스트엔더스〉에서 다루는 유방암 관련 내용(1996년에 처음 등장)이 어떻게 기획되었고, 그 이야기가 어떻게 전개되었는지에 대해 살펴보는 것은 의미가 있다. 기획은 정기적인 극본 회의에서 한 작가가 제안을 해서 시작되었고, 제작진은 이것이 전체 스토리 구성상 기존의 줄거리와 잘 조화되도록 다방면의 전문가들의 조언을 받고, 진행에 문제가 없을 것으로 판단했다. 제작진은 극중 인물인 페기 미첼 Peggy Mitchell이 몇 가지 이유로 유방암 이야기를 끌고 나가기에 적합하다고 생각했다. 우선, 페기 미첼은 '한 여자가 가슴에서 덩어리를 발견하고도, 별 이상이 없겠지 하고 넘어가는' 줄거리에 '적합한 사고방식'의 소유자였다. 나아가, '페기'를 선택함으로써 드라마는 작위적으로 특정 주제에 맞춰서 만들어 나가는 것처럼 보이는 것을 피하고, 페기라는 등장인물의 캐릭터에 깊이를 더하고 발전시키는 도구로 유방암이라는 강한 소재를 도입했다. 멜로드라마 시청자들은 등장인물의 행동을 바탕으로 앞으로 전개될 줄거리를 예상하는 데 익숙하지만, 유방암은 어떤 특정한 행동 양식에 의해 발병하는 것이 아니기 때문에, 페기가 유방암에 걸린다는 것을 예측하기는 불가능했다. 〈이스트엔더스〉 제작팀의 한 사람은 다음과 같이 설명했다.

만약 담배 피는 등장인물이 나중에 폐암에 걸리면 줄거리를 작위적으로 짜맞추는 것처럼 보인다. 페기의 경우 그녀의 유방암은 좀처럼 예측하기 어려웠기에 그 캐릭터가 살아날 수 있었다. 진단 당시에 페기의 삶에는 여러 가지 다른 문제들이 존재했다. [시청자들에게] 그녀는 그저 술집 바에서 생맥주를 따르는 등장인물이었다. 그러다 한순간에 병원이라는 새로운 환경에서 큰 위기를 이겨 나가야 하는 처지가 되면서 그 인물이 여러 방면으로 살아나게 된 것이다.[50]

핵심 주인공들이 반복적으로 등장하는 특징으로 말미암아, 연속극은 다른 장르에서는 가능하지 못했던 수준으로 시청자들로 하여금 등장인물과 자신을 동일시하고, 감정이입을 하게 만들 수 있다. 텔레비전 시리즈물의 구조는 [시청자들이] 어떤 문제를 시간을 두고 '받아들이게 할 수' 있으며, 그 안에 양가감정, 혼란, 분노, 부인과 같은 중요한 감정들을 담을 수도 있다. 건강과 관련된 이야기는 언제든지 또다시 재등장할 수 있고(실제로 페기의 암이 재발했다), 드라마는 다른 매체들에서는 대체로 주변화되었던 인물(억척스러운 여성 가장인 페기는 당시 언론 매체에서 암을 이겨낸 젊은 여성들의 이미지만을 주로 다루었던 것과 대조적이다)을 등장시킬 수 있다.

결론 : 텔레비전을 통해 배울 수 있을까

제임스 큐란James Curran이 적절히 지적했듯이, 방송 오락 매체는 "사회가 나아가야 할 방향에 대한 공적인 대화에 대중들이 직관적이고 표현적인 수준"에서 참여할 수 있도록 해준다. 또한 이런 기능은 '정보 제공'이라는 미디어의 본질적인 역할이라 할 수 있다.[51] 그러나 이것이 그와 같은 프로그램들을 '정확성' 또는 '사실 제공'이라는 측면에서 평가할 수 있다거나, 또는 그래야만 한다는 것을 의미하지는 않는다(비록, 우리가 앞서 살펴본 것처럼, 제작진과 이들에게 로비하는 사람들 사이에서 다양한 갈등과 논쟁이 불거지는 지점이 바로 그곳이기는 하지만 말이다). 당연히, 궁극적으로는 흥미를 끌만한 요소가 적은 정확성이라는 요인보다는 예능과 드라마적 요인에 대한 요구가 우선시되는데, 어떤 환경에서는 이 같은 사실이 중요한 영향을 미친다.[52] 다른 로비 단체나 사회 기관들과 비교해 볼 때, 의료 전문직은 드라마나 방송에서 상당한 영향력을 행사할 기회가 있다. 그런데 급진적인 이미지를 가진 인물이 드라마에 등장해도, 이들은 건강 불평등의 사회적 기원이나 구조적 원인에 대해서는 언급하지 않는다. 이처럼 의료 전문직은 다른 전문직은 가질 수 없는 수준의 가시성과 존재감을 텔레비전 프로그램에서 누리고 있음에도, 이를 건강과 관련된 보다 심층적인 논의로 연결시키지는 못하고 있다.[53]

텔레비전 연속극이나 의학 드라마에서 다뤄지는 건강 이야기는 그 영향력이 상당함에도 상대적으로 이와 관련된 연구는 제대로 이루어지지는 않았다. 실제로, 이들 드라마가 담고 있는 내용에 대한 분석은 많지만, 놀랍게도 드라마가 전달하는 메시지를 시청자가 어떻게 이해하고, 또 어떻게 반응하는지에 대한 연구는 거의 없다. 1990년대 중반에 필자는 의학 드라마가 '불필요한 응급실 방문'에 얼마나 영향을 미치는지에 대한 연구에 참여한 적이 있다. 놀랍게도 설문에 응했던 이들은 대부분은 응급실을 멋있는 의료진이 상주하는 화려하고 흥미진진한 곳으로 인식하기보다는 지저분하고 혼란스러우며 공포스러운 곳으로 인식하고 있었다. 응급실 방문이 증가한 이유는, 텔레비전 화면에 비친 화려한 모습을 보고자 하는 바람 때문은 아니었다. 응급실 이용이 증가한 이유는 일반의들의 진료를 받을 수 있는 시간대가 제한되어 있다는 현실부터 언론 매체에서 부추기는 건강에 대한 일반적인 두려움까지 다양했다. 그러나 몇몇 드라마 팬들은 드라마가 지역 병원들이 겪고 있는 여러 가지 압력이나 부담을 정확하게 재현하고 있다고 말했다. 한 응답자의 설명이다.

드라마 〈캐주얼티〉에 등장하는 흰 머리 인물의 이름이 뭐였죠? 그 사람이 병원 관리자와 예산을 두고 실랑이를 벌이는 장면을 보았습니다. 결국 관리자는 병실을 늘리는 데 필요한 예산을 주지 않았지요. 그 모습을 보며, 우리 동네 스톱힐Stobhill이나 옆 동네에 있는 빅토리아Victoria 병원에서 어떤 일이 일어나고 있는지, 왜 병실이 매번 부족하고 간호사도 왜 더 고용하지 않는지 짐작할 수 있었습니다.

조사에 응한 이들은 현실과 텔레비전 드라마 속 허구를 구별하는 데 전혀 문제가 없었다. 그렇다고 해서, 이 같은 사실이 의학 드라마들이 건강이나 질병에 대한 대중의 이해에 영향을 미치지 않는다는 것을 의미하는 것은 아니다.[54] 텔레비전 드라마를 통해 전해지는 이미지나 메시지는 특정 질병의 역학에 대한 시청자의 이해를 돕는다. 또한 앞서 언급했듯이, 텔레비전 드라마라는 형식은 도덕적으로 애매한 상황 또는 윤리적인 갈등을 적절하게 보여 줄 수 있다.[55] 텔레비전 드라마는 시청자를 정서적으로 사로잡을 수 있으며, 드라마에서 다뤄지는 문제들을 개인의 문제로 효과적으로 전환할 수 있다. 다시 말해, "의료 정책 문제를 법안의 번호나 예산 수치가 아니라 시청자가 관심을 갖는 등장인물의 생명에 영향을 미치는 문제로 받아들이도록 만들 수도 있다."[56]

시청률 경쟁은 앞으로도 더욱 치열해질 것이다. 이런 상황에서 의학 드라마는 저비용으로 방송 채널의 생존을 도모할 수 있는 확실한 방법 가운데 하나일 것이다. 의학 드라마가 새로운 변화를 모색함에 따라, 앞으로 우리는 건강 문제를 다루는 새로운 형태의 드라마(예를 들자면, 인기 있는 법의학 경찰 드라마)를 보게 될 것이다. 이런 맥락에서, 의학 드라마가 한층 더 복잡한 (아마도 시청자에게는 덜 재미있어 보이는) 보건의료의 [암울한] 현실에 대해 다루지 못했던 것은 매우 유감스러운 일이다. 의료 정책 전문가들이나 분석가들은 텔레비전 드라마 제작 과정에 관여하지 않으려는 성향이 있다. 이는 의학 드라마나 연속극의 대본을 직접 검토하고, 기술적인 정확도를 지적하며, 드라마의 신빙성과 현실성을 보장하는 데 필수적인 역할을 맡고 있는 의사들과는 아주 대조되는 모습이다. 그렇다 보니, 시청자들은 오늘날 의료보험 제도의 문제에 대해 잘 알고 있지 못하며, 의료 정책에 대한 논의에 초대받지도 못하고 있다. 하지만 지난 20년 넘게 지속되어 온 민영화 정책은 이제 의료에 깊이 뿌리내리고 있다. 그 결과 매우 극적이고, 손에 땀을 쥐게 하는, 새로운 이야기 소재들이 쏟아져 나올 전망이다. 의료 시장화와 경제 위기가 전례 없이 진행되고 있는 이 시점에, 우리가 창의적으로 도전해야 할 일들이 있다. "다양한 무대를 배경으로, 보건의료 노동자들이 삶과 죽음을 다루는 방식에 영향을 미치는 기업과 국가정책의 이면을 시청자에게 보여 줄 수 있는, 흥미진진한 방법을 찾아내야 한다. 여기에는 드라마도 있고 코미디도 있을 것이다. 그리고 높은 시청률을 기대할 수도 있을 것이다."[57]

12장
쿠바의 보건의료 정책
국내외적 차원

줄리 페인실버

지난 50여 년간 쿠바는 국제 전문가들의 찬사를 받고, 개발도상국들이(그리고 몇몇 선진국도) 부러워하는 보건의료 체계를 구축해 왔다. 경제적 어려움 속에서도 쿠바는 보편적인 무상 의료를 실시했을 뿐만 아니라, 매우 낮은 비용으로 국가의 보건 지표들을 개선해 냈다. 또한 대외적으로는 지구적 남반구(제3세계를 지칭) 간 협력이라는 '의료 외교' 프로그램을 통해 다른 국가들에게 의료 지원이나 의학 교육을 제공하는 선도자의 역할을 하고 있다. 정부 수립 당시부터, 쿠바의 혁명 정부는 혁명 당시에 외국으로부터 도움을 받았던 것에 대한 보답으로 다른 국가들을 돕겠다는 강력한 의지를 표명해 왔다. 그 결과 쿠바의 국제 관계는 다른 개발도상국에 대한 의료 지원을 중심으로 이루어져 왔고, 1960년 5월 칠레를 뒤흔든 대지진의 참사에 의료 지원단을 보냈던 것이 그 첫 사례였다.

1978년에 세계보건기구WHO가 '2000년까지 모두에게 건강을'이라는 계획을 천명했을 때 대부분의 국가들이 지지를 보냈지만, 실제 가시적인 행동으로 옮긴 국가는 거의 없었다. 이와는 대조적으로 쿠바의 혁명정부는 WHO의 의제가 발의되기 20년 전인 집권 초기부터 건강 문제에 큰 관심을 기울여 왔다. 건강은 인간의 기본권이며, 국가가 책임져야 한다는 기본 철학을 견지하고 있었던 것이다. 나아가, 건강을 포괄적(물리적·정신적·사회적)으로 정의하고, 건강을 사람들이 살아가는 물질적 환경과 연관된 것으로 간주하며, 환자를 전인적 인격체로 볼 뿐만 아니라 예방, 치료 그리고 재활을 통합한다.

쿠바의 지도자들은 다른 어떤 국가보다도 건강 지표, 특히 영아 사망률이나 출생 시 기대 수명 등을 국정 수행 능력의 지표로 간주한다. 그 결과 쿠바에서 국민의 건강은 정치체제의 건강을 상징한다. 그만큼 정부는 국민의 건강 상태와 건강의 결정 요인 모두에 관심을 쏟는다. 국민의 건강에 대해 큰 관심을 기울인 정책은 정치적으로 순기능을 했는데, 이는 체제에 정당성을 부여했고, 나아가 체제의 생존에 기여했다. 그리고 이는 국제적인 수준에서 '의료 외교'라는 특별한 브랜드를 쿠바에 부여해서 쿠바가 다른 국가들과 관계를 개선하는 데 도움을 주었고, 국제적인 명성과 영향력(상징 자본), 그리고 무역과 원조(물적 자본)를 가져왔다.[1]

쿠바의 보건의료 이데올로기

1959년 혁명 이래로, 쿠바 정부의 근본적인 이데올로기적 전제는 의료 서비스 제공만으로는 대중의 건강이 향상될 수 없다는 점이었다. 이것은 저발전 문제를 총체적으로 해결하기 위한 중대한 사회경제적 전환을 요구했다. 따라서 보건의료 분야의 개혁은 사회 전반의 더 큰 변화 — 보편적 무상교육, 최저 식량 배급제, 저가의 주택 공급, 보편적인 사회보장 등 — 의 한 부분이었을 뿐이다. 보건의료 개혁의 원칙은 다음과 같았다. ① 의료 서비스에 대한 평등한 접근, ② 건강에 대한 포괄적 접근(이는 학제 간 협력을 요구한다), ③ 건강권 향상을 위한 의제에 대한 지역사회의 적극적인 참여.

의료 서비스의 평등한 접근이라 함은 의료 서비스를 받는 데 있어 법적·경제적·지리적·문화적 측면 등 다양한 방면의 형평성을 모두 아우르는 것이다. 건강에 대한 권리, 또 의료 서비스를 제공해야 할 국가의 책무 등은 모두 헌법에 명시되어 있다. 우선 경제적 접근성은 보편적인 무상 의료를 의미한다. 지리적 접근성은 의료기관이나 의료 인력이 모든 국민이 사는 곳이면 어디에든 도달할 수 있어야 한다는 것을 의미했다. 문화적 접근성은 의료인들과 환자들 사이에 계급적 차이가 크지 않고, 교육 수준에서의 차이도 작아야 한다는 것을 뜻했다. 이는 의과대학에 대해 개방 입학제를 시행하고, 졸업 후에는 최대한 출신 지역으로부터 가까운 곳에서 훈련받고 근무하도록 함으로써 이루어졌다. 개방 입학제는 이데올로기적으로 매력적인 구상이었지만, 이는 또한 혁명 직후에 쿠바의 의사들 가운데 절반 이상이 해외로 떠났기 때문에 의료 인력을 충원하기 위해 필요한 조치이기도 했다.

대중의 참여는 지역사회에 기반을 둔 다양한 조직체(혁명수호위원회, 쿠바여성연합, 노동조합, 학생 단체 등)를 통해 보건의료 서비스를 지역 단위의 의료인들과 주민이 공동으로 기획, 관리, 집행, 사후 감시를 함으로써 이루어졌다. 정치적 수사와 정부의 초기 희망에도 불구하고, 지역사회 참여는 일차적으로 정부가 세운 보건의료 계획의 실행을 의미했고, 이는 커다란 성공을 거두었다. 지역사회의 참여는 보건의료 종사자들의 도달 범위를 확대했고, 서비스 전달 비용도 줄였다. 중요한 것은 대중 참여 방식이 대중에게 자신의 문제를 직접 해결할 수 있는 기회를 제공했을 뿐만 아니라, 건강과 관련된 문제에 대한 교육의 기회도 제공했다는 점이다. 이는 개인과 공동체의 자립도를 향상시키기 위한 정부의 일관된 노력 가운데 중요한 부분이자, 지역사회의 응집성을 높이는 첫걸음이기도 했다.

쿠바 보건의료 체계의 형성

쿠바 보건의료 체계의 주요 특징은 지속적인 개혁이다. 쿠바 혁명 이후 50여 년 동안, 쿠바 정부는 매 10년마다 현황 및 문제점을 지속적으로 분석해 왔고, 그에 따라 보건의료적·사회적·경제적·정치적 우선순위가 새롭게 조정되었다. 10년 단위로 이루어졌던 그 변화의 과정에 대해 간략히 살펴보도록 하자.

1960년대 : 국가 의료 체계의 설립

보편적인 무상 의료를 달성하기 위해 혁명정부는 1959년 집권 즉

시 보건의료 개혁에 나섰다. 이 같은 결정은 다음의 세 가지 주요 요소들에 기반을 두고 이루어졌다. ① 혁명가들이 목격한 상당수 농촌 주민들의 비참한 가난과, 혁명전쟁 시기에 그들의 통제 지역에서 살던 지역 주민들에게 의료를 제공했던 경험, ② 혁명 전부터 있었던, 회원들이 미리 회비를 내고 의료 서비스를 받는, 미국의 건강관리기구HMO 비슷한 상호부조 제도를 경험했던 역사,◆ ③ 혁명 이전부터 존재했던 두 개의 의사 단체 가운데 진보적인 단체(쿠바의사연맹Cuban Medical Federation)가 사회의학을 지지한 것. 이런 요인을 토대로, 1960년 1월 농촌 의료 서비스Rural Health Service가 시작되었다. 이전까지 의료기관이 거의 없었던 지역에 필요한 인력을 충당하기 위해, 모든 의과대학 졸업생은 졸업 후 1년간 의무적으로 농촌 지역에서 근무해야만 했다.

1964년부터 보건 센터들이 인구 2만5천 명에서 3만 명을 책임지는 종합 진료소polyclinics(폴리클리닉)로 전환되었다. 각 지역은 하위 보건 구역health sector으로 나뉘어서 성인 5천 명당 한 명의 내과 의사, 15세 이상 여성 3천~4천 명당 한 명의 산부인과 의사, 15세 이하 어린이 2천~3천 명당 한 명의 소아과 의사가 배정되었다. 또한 각 전문 과목별로 간호사가 한 명씩 투입되어 팀을 이루었다. 의료 서비스는 모두 표준화되었고, 의료 지침과 기준들은 중앙에서 규정했다. 1967

◆ 쿠바에서도 지역에 따라 협동조합 회원들에게 회비를 기반으로 의료 서비스가 제공되는 (의료)협동조합 형태의 서비스가 존재했다.

년 쿠바는 기존의 보건의료 체계(이전에는 크게 세 개 영역, 즉 공공의료 체계, 선지불식 사회부조 체계, 민간 의료 체계로 구분되었다)를 근본적으로 개편해서 지역마다 계층에 따라 조직된 국가 보건의료 체계로 통합하기에 이르렀다. 이 체계에서 하위 의료기관에서 상위 기관으로의 의뢰 체계가 자리 잡았고, 가장 중요한 것은 바로 무상 의료를 토대로 했다는 점이다.

1970년대 : 지역사회 의료

지역사회 기반의 탈중앙화된 의학 교육이 시작된 것은 1968년이었지만, 전국적으로 작동하기 시작한 것은 지역사회 기반 의료 모델이 공식적으로 도입되고, 의과대학 학생에 대한 의학 교육의 일부를 종합 진료소에서 수행하게 된 1970년대 중반 이후라 볼 수 있다. 지역사회 의료의 도입 의미는 질병의 부재를 넘어, 건강에 대한 혁명정부의 이념적인 관심과 헌신이 궁극적으로 실현된다는 것을 의미했다. 이에 따라 종합 진료소에서는 의료팀들을 지역사회로 파견해서 각 가정, 보육원, 학교, 일터로 찾아가서 주민들을 만나게 했다. 중요한 것은, 각각의 의료 팀이 담당 주민들의 건강 결정 요인과 건강 상태에 대한 심도 있는 진단을 시작했다는 것이다. 질병 이환율, 사망률, 예방 접종률 등에 대한 정보를 데이터베이스화하고, 의료 수요와 가용 자원을 평가하거나, 표적 개입이 필요한 위험 집단을 선별하는 등의 작업을 했다. 이런 [지역사회] 진단 결과는 2개월마다 갱신되고, 이를 의료진과 지역사회 대표자들이 지속적으로 검토하는 것이 원래의 계획이었다. 그러나 이 같은 작업은 대체로 이루어지지 않았다. 결국 1978년에 이르러서는 지역사회 의료 모델의 이론과 실제 사이에 명확한 괴리가 있음을 확인할 수 있었다. 특히 질병 예방, 병원 응급실 방문의 감소, 진료의 지속성 등의 측면에서 기대에 못 미쳤다.[2]

1980년대 : 가족 주치의 사업

'지역사회 의료'가 앞서 언급한 문제들을 적절히 해결하지 못함에 따라, 이에 대한 재평가와 더불어 추가적인 분산화가 이루어졌다. 1984년에 처음 시도된 구역block 단위의 가족 주치의 사업Family doctor Program이 바로 그것이다. 그 의도는 보건의료 자원을 지역사회로 더욱 가까이 배치하기 위해 의사·간호사 팀을 도시 지역의 모든 구역에 배치하고 가장 오지에 있는 지역사회에도 이 팀을 파견하는 것이었다. 그들의 주된 업무는 아픈 이들의 건강을 돌보는 것뿐만 아니라, 전체 지역 주민의 건강을 증진하고, 위험 요인을 발견해 내며, 질병을 예방하거나 치료하고, 재활 치료를 제공하는 것이었다. 이는 새롭게 부여된 임무는 아니었지만, 어찌됐던 의료팀이 주 7일 하루 24시간 지역사회에 상주한다면, 이런 일들이 좀 더 쉽게 성취될 것이라고 사람들은 믿었다. 게다가 이제 쿠바 국민의 사망과 질병 이환 구조가 빈곤으로 인한 질병에서 벗어나서 보다 발달된 사회의 특징을 띠게 됨에 따라 건강 증진, 질병 예방, 그리고 만성질환 관리 등을 필요로 하게 되었다.

이 새로운 보건의료 서비스에서는 주치의 한 명과 간호사 한 명이 대략 120~150가구(6백~7백 명)를 담당했다. 주치의 제도는 여러 수준의 의료기관들, 즉 이전보다 강화된 종합 진료소에서부터 3차 병원들과 연구소들에 이르기까지 포괄적 네트워크를 통해 뒷받침되었다. 또 새로 성장하기 시작한 생명공학과 제약업계가 이후 이 체계를 뒷받침하기도 했다. 공중보건부는 주치의 사업 전반에 관한 지침을 마련해 놓기는 했으나, 프로그램 실행에서는 상당 수준의 자율성을 부여했고, 병원에서보다는 환자들의 일상적 환경 속에서 그들을 직접 진찰하는 것을 강력히 권장했다. 올바르지 못한 생활 습관을 개선할 수 있는 보건 교육과, 고령층을 포함한 주민들의 신체 능력 향상을 위해서는 이 같은 가정 방문 진료가 중요했던 것이다.

가족 주치의는 환자를 상급 병원으로 보낼 경우, 환자의 대리인 역할을 하고, 퇴원 이후에도 그들을 지속적으로 관리하도록 되어 있었다. 이렇게 의사의 밀착 관리를 받기 때문에, 실상 쿠바에서는 집에 있어도 병원에 있는 것과 비슷하다고 볼 수 있다. 이 같은 일련의 과정은 진료의 연속성을 보장하고, 환자의 순응도, 회복, 재활 등을 촉진하며, 동시에 의료비 절감 효과도 가져온다. 2007년 통계에 따르면, 전국적으로 대략 99.7퍼센트에 달하는(이는 올긴Holguin과 산티아고 데 쿠바Santiago de Cuba가 1백 퍼센트에 조금 미치지 못했기 때문이다) 인구가 1만 4,007개 진료소에 소속된 주치의 3만2,548명의 관리를 받고 있는 것으로 나타났다.[3]

쿠바의 의대 교육과 커리큘럼은 세계 유수의 의과대학을 본받아, 새롭게 떠오르는 수요에 맞추어진 의료 전문인을 양성할 수 있도록 개편되었다. 기존의 전통적인 방식보다 생물학적 관점이 부각된 체계로 변경되었고, 질적 향상이 이루어졌고, 포괄적 일반 의학Comprehensive General Medicine(혹은 가정의학) 전공이 새로 생겼으며, 교육, 환자 진료, 그리고 지역 기반의 연구가 통합된 질적으로 향상된 의학 교육이 이루어지기 시작했다. 극소수의 예외를 제외하고, 모든 의대생은 누구나 [졸업 후에] 먼저 3년의 일반 의학 전공의 과정을 이수해야만 한다. 타 전공을 선택하고자 하는 경우에도 누구나 이 과정을 거쳐야 한다. 주치의들은 일을 하면서 전공 과정을 이수하고, 1차 진료에 대해 연구하면서, 주 1회 당직을 서는 종합진료소에서 세미나를 진행한다. 오지에서 근무하는 의사들의 경우, 교수들이 그 주치의들에게 찾아가는데, 이는 대부분의 국가에서와는 반대되는 방법이다.[4]

주치의 사업이 때로는 출산과 같은 자연스러운 과정마저 의학의 도움으로 해결하려 한다는 지적과 함께, 비용이 많이 들고, 때로는 강압적(고위험 산모들을 출산 전까지 산원에서 지내게 하고, 생존이 힘든 태아는 낙태해야 했다)이며, 나아가 사회 통제라는 지적도 있지만, 통계 결과를 보면 주치의 제도에 다양한 이점이 있다는 것을 알 수 있다. 예를 들어, 좀 더 효과적인 예방을 통해서 입원, 수술, 응급실 사용이 줄어들었고, 사망률이 낮아졌으며, 고령층의 약물 사용도 줄었고, 환자들의 순응도가 전반적으로 높아지는 것을 볼 수 있었다. 그리고 이 모든 것은 결국 의료비 절감 효과도 가져왔다. 더 중요한 점은, 농촌 지역의 영아 사망률이 상당히 감소했고, 전반적인 보건 지표가 향상되었으며, (공중보건부의 설문 조사에 따르면) 환자들의 만족도 역시 훨씬 높아졌다는 사실이다.[5] 주치의 사업은 환자들과 보호자들에게 안정감을 주었고, 이는 정권의 정당성을 뒷받침해 주었다. 주치의 사업의 이점이 그것을 운영하는 데 필요한 사회적 비용보다 더 큰지에 대해서는 아직도 이견이 남아 있다. 그러나 국가가 경제(그리고 고용과 급여까지)와 교육을 통제하는 사회는, 가정의[주치의]들을 훈련시켜서 고용하고, 그들일 일할 작은 진료소를 만드는 비용이 다른 국가보다 훨씬 적고, 또 필요에 따라 보다 많은 의사들을 양성할 수 있으며, 필요한 곳에 그들을 배치할 수 있는 장점도 있다.

1차 의료를 육성하면서도, 쿠바 정부는 병원 네트워크와 전문 분야의 최첨단 기술 연구소, 생명공학, 유전공학, 제약 산업의 연구와 생산능력을 키우는 데도 투자를 아끼지 않았다.[6] 쿠바의 의사들과 과학자들은 새로운 기술을 빠르게 습득해서 이를 신기술 개발에 이용하기 시작했다. 결국 쿠바의 생명공학, 유전공학, 그리고 제약 연구 기관들이 개발한 제품들은 수입을 대체하고 수출을 늘려서 외화를 벌어들이기 시작했다. 또 의료 외교에 필요한 수많은 의사들을 양성하는 데도 지속적으로 투자했다.

1990년대 : 경제 위기에 따른 적응

소련과 동구권의 몰락은 쿠바인들이 이른바 '특별한 기간'이라고 일컫는 시기를 가져왔다. 1990년대 초반에 대외무역의 기반이 무너지자, 경제적 혼란이 시작되었다. 수십 년간 쿠바는 사회주의 국제분업에 의존해 왔으며, 이를 통해 [사회주의권의] 공정 무역이라는 측면에서, 사실상의 무역 보조금*을 받아 왔다. 그러다 사회주의권의 붕괴로 대외무역의 기반이 무너짐에 따라, 기본 생필품을 기존과 같은 방식으로 구할 수 없게 되었다. 이제 생필품을 구하기 위해서는, 국제 통화가 필요하게 되었다. 이 같은 상황은 미국의 오랜 경제봉쇄 정책으로 더욱 심각해졌고, 결국 더 먼 국가에서 더 비싼 가격으로 수입할 수밖에 없었다. 쿠바 정부에 따르면, 미국의 무역 봉쇄 조치로 구매력이 20~30퍼센트 줄어들었다고 한다.[7]

그간 지속적으로 문제가 되어 왔던 기본 생필품(약품, 살균제 등) 부족 현상이 이 특별한 기간에 더욱 심각한 상황으로 치달았다. 의료 체계에 투입되어야 할 모든 항목들, 예를 들어 의료 장비의 부속품, 기본 약제의 원료, 기반 시설 건설에 필요한 자재 등이 부족했다. 게다가 식료품 공급 역시 급격히 줄어들어 쿠바 국민은 질병에 훨씬 더 취약해졌다. 이런 극한 상황에서 공중보건부가 선택할 수 있는 일은 한 가지뿐이었는데, 그것은 기존 제도를 유지하기 위해 업무의 효율성을 향상시키는 전략이었다.

공중보건부의 전략은 기존에 작동하고 있던 일련의 조치들을 더욱 발전, 심화, 확대하는 것이었다. 이 전략은 가격통제를 위해 실행된 것은 아니지만, 결국 가격통제 효과까지 가져왔다. 대표적인 전략들로는 ① 건강 증진과 질병 예방, ② 생약 치료와 대체 요법, ③ 분권화, ④ 지역사회의 참여, ⑤ 역학 감시 체계 등이 있다. 먼저 건강 증진과 질병 예방의 경우 지난 수십 년간 우선순위로 손꼽혀 왔던 것으

◆ 예를 들어, 소련은 쿠바가 수출하는 사탕수수에 국제 시장가격보다 훨씬 높은 대금을 결제해 주었고, 이는 사실상의 무역 보조금 역할을 했다.

로, 그동안 지속적인 제도 개선이 이루어져 온 이유 중 하나이기도 했다. 생약 치료, 그리고 침술 및 오존 요법과 같은 대체 요법들은 1970년대부터 널리 사용되었으나, 이제는 그 표준화 작업과 더불어, 신뢰성을 늘리고, 대증 요법을 대체할 수 있는 능력을 강화하는 데 초점이 맞춰졌다.

분권화 역시 오래전에 보건의료기관들이 행정적으로 지방정부의 관할 기관에 편입되면서 시작되었고, 여기에서 지방정부는 부문 간 상호 협력과 지역사회의 참여를 촉진하는 역할을 하게 되어 있었다. 또한 새로운 분권화 정책은 국제적인 '건강 도시'Healthy Cities♦ 접근법을 채택했다. 1998년이 되자 쿠바의 지방자치체들 중 절반에 달하는 지자체가 전국 건강 지자체 네트워크National Network of Healthy Municipalities에 속하게 되었으며, 이 네트워크는 학교, 직장, 시장, 교도소, 협동 센터들 등에서 건강한 생활 습관을 장려했다. 이 같은 노력은 또한 지역사회가 개인적 수준에서나 집단적 수준에서 지역 주민과 공동체

♦ '건강 도시'는 WHO에서 1986년부터 유럽 11개 도시를 시작으로 추진했던 전략이자 사업이다. 건강 도시는 시민의 건강과 안녕을 의사 결정 과정의 중심에 두는 도시로, WHO의 정의에 따르면 "도시의 물리적·사회적 환경을 지속적으로 개선하고, 시민이 삶의 모든 기능을 수행하고 최대한의 잠재력을 개발하는 데 있어 서로 협력할 수 있도록 지역사회 자원을 확장해 나가는 도시"다. 건강 도시는 지역 주민의 건강이라는 결과보다는 건강을 중심 의제로 해야 한다는 과정을 중요하게 여기는 개념이며, '모두에게 건강을'이라는 WHO의 건강 개념과 라틴아메리카의 지역 의료(운동), 오타와 등의 지방 자치단체 등의 움직임을 그 토대로 하고 있다. 한국에서도 건강 도시 개념을 채택하고 이를 추진하는 지방자치단체는 서울·인천·부산 등 광역 자치단체를 비롯해 지방자치단체까지 86개다.

의 건강에 대해 좀 더 책임감을 갖도록 요구했다. 마지막으로, 1993년에 시신경병증이 유행◆하자 기존의 감시 체계를 개선하고 질병 유행에 대한 조기 경보 체계를 강화했다.[8]

또한 상당수의 보건 기관들이 점차 낙후되고, 일부 시설은 관리가 제대로 안 되고, 환자 만족도 역시 떨어지자, 공중보건부는 병원 운영을 활성화하겠다고 천명했다(또한 병원의 규모도 축소했는데, 이는 많은 수의 병상이 더는 필요하지 않았기 때문이다). 또한 가정의들의 문제 해결 능력을 더욱 확대하고, 물적 기반을 개선하며, 치료의 보장성, 접근성, 질을 향상시켰다. 또한 쿠바 정부는 첨단 연구소와 의료 시설에 대한 외부의 투자를 늘리기 위해 노력했다. 변화가 필요한 것은 확실했다. 나아가 이 변화는 효율적으로 이루어져야만 했다.[9]

심각한 경제 위기에도 불구하고, 쿠바 정부는 공중보건 체계와 관련해서 두 가지 기본 원칙을 견지했다. 즉 의료 체계는 (사용자 부담 없이) 정부 재정으로 운영되도록 했으며, 또 인권으로서 보편적인 의료 보장을 책임졌다. 1인당 의료비 지출은 해가 갈수록 증가했으며, 특히 경제 상황이 악화되는 시기에 더욱 심각해졌다. 그럼에도 정부는 전체 정부 예산에서 보건 부문 예산의 비중을 1991년에만 예외적으

◆ 1991년부터 1993년 사이에 쿠바에는 5만 명 이상의 시신경병증 및 말초신경병증 환자가 발생했다. 역학조사 결과 결정적인 원인이 밝혀지지는 않았지만, 쿠바 특유의 시가 흡연과 경제난에 따른 비타민 부족이 발병과 상관관계가 큰 것으로 나타났다. 쿠바 정부는 비타민제를 보급하는 한편 금연 캠페인을 시행했고, 유행은 사라졌다.

로 약간 감소시켰을 뿐, 다른 해에는 비중을 오히려 더 늘렸다. 1994년에서 2000년 사이에 정부의 의료비 지출은 59퍼센트 증가했는데, 이 가운데 인건비가 가장 큰 항목이었다. 분권화 정책과 1차 의료에 대한 집중으로, 중앙정부의 지출은 줄어들었지만, 지방정부의 지출은 늘어났다.[10] 하지만 경제 위기의 결과로 결국 보건의료 부문에 사용할 외화가 고갈되기에 이르렀다. 1990~96년 사이의 보건의료 재정은 미국 달러 기준으로 위기 이전인 1989년도 보건의료 재정의 3분의 1에서 2분의 1 사이를 오갔다.[11] 그 결과로 의료 인프라와 의료 장비를 유지하는 일은 큰 어려움에 봉착했다. 의료 관광(치료를 위해 쿠바를 방문하는 사람들)에 활용된 의료 시설은 예외였는데, 여기서 벌어들인 외화는 위기에 처한 공중보건 체계에 투자될 수 있었다.

21세기 : 결과에 집중하기

경제 회복 — 이는 상당 부분 베네수엘라 차베스 정부와의 전략적 동맹 덕분이다 — 을 통해, 쿠바 정부는 보건의료 기반 시설을 재건하기 시작했다. 10년간 방치되었던 4백여 개의 종합 진료소와 50여 개의 3차 의료기관(병원과 특화된 기관)이 부활하기 시작했고, 기술을 향상시키기 위한 노력도 시작했다. 그리고 대략 3분의 1에 달하는 의사들이 의사-석유 교환 정책에 따라 베네수엘라에 파견되었다. 그러나 그러는 사이에, 의료기관들이 황폐한 상태로부터 미처 복구되지 못한 상태와, 한때 남반구에서 인구 대비 가장 많은 의사를 보유하고 있다(2005년에 인구 대비 의사 수가 미국의 세 배였다[12])는 자부심을 가졌던 국가가 일부 지역에서 의사 부족 사태를 겪게 되었다는 사실로 인해 의료에 대한 만족도는 여전히 낮았다.

21세기에 새로 부각된 문제는 인구의 고령화였다. 통계 분석 결과 및 각 지역 사회와 구역에 대한 진단을 토대로 공중보건부가 기존의 보건의료 체계를 재평가했는데, 몇몇 지역의 경우, 새로운 인구학적 특성으로 말미암아, 기존의 프로그램과는 다른 서비스가 필요하다는 사실이 명백해졌다. 이 새로운 접근 방식을 실험해 보기 위해 아바나의 한 종합 진료소에 많은 인력과 물적 자원을 투입해서, 건강 성과를 호전시키면서도 비용을 줄이기 위한 시범 프로그램을 운영했다. 종합 진료소가 다시 보건의료 체계의 기반이 되었고, 의학 교육의 중심이 되었다. 또한 가정 주치의 사업도 개편되어 건강 증진과 질병 예방에 초점을 맞추도록 했다.[13]

혁명 시기부터 쿠바 정부는 도시와 농촌 사이의 격차를 줄이기 위해 노력해 왔고, 실제로도 그 간극을 상당히 감소시키는 성과를 올리기도 했지만, 아직까지도 어느 정도의 격차는 여전히 남아 있었다. 건강 불평등이 여전히 감지되자, 쿠바 정부는 보건의료 서비스의 전달 체계, 건강 성과, 그리고 건강 결정 요인의 형평성을 추적 관찰하는 체계를 구상했다.[14] 이 체계에서는 (예를 들어 의사 방문 횟수, 예방접종 실태, 치료 실태와 같은) 의료 지표가 아니라 그동안 지속적으로 우선시해 왔던 건강 성과(영아 사망률, 기대 수명 등)를 중시했다. 하지만 건강 성과는 보건의료 체계의 향상만큼이나 위생과 영양 상태의 영향을 받는다 (이 둘은 실제로 1990년대에 상당히 악화되었다). 이런 관점에서, 건강 결정 요인의 형평성 증대가 건강 결과에 어떤 영향을 미치는지에 대한 평가는 향후 몇 년 동안 진행될 것이다.

실제로, 이 업무는 2006년에서 2015년까지의 10년 동안 건강 결정 요인을 개선하기 위한 장기적이고 포괄적인 계획의 일환이기도 하다. 이 계획의 위험 기반 접근 방식은 2004년에 시행된 '위험 요인 및 비감염성 질환에 대한 2차 전국단위 조사'Second National Survey of Risk Factors and Non-transmittable Diseases의 정보와 그 밖의 통상적으로 생산되는 정보를 활용했다. 그 성과 중 하나로 건강에 악영향을 끼치지만, 의료적 접근만으로는 개선하기 어려운, 예를 들어 낙후된 상하수도 시설과 같은, 여러 환경적 요인과 개인적 요인들이 발견되었다. 건강은 여러 부문의 영향을 받기 때문에, 건강에 영향을 미치는 상황과 조건을 밝히고, 공중보건부의 관할이 아닌 부문에 대해서는 개선을 요청하는 것이 공중보건부의 임무로 인식되고 있다. 10개년 계획은 전략적 방향과 목표, 프로그램, 조직과 기능을 설정했을 뿐만 아니라, 그것의 결과와 영향을 토대로 보건의료 체계의 각 수준에 대한 모니터링과 평가를 요구했다.[15]

의료 외교

혁명 직후 의사의 절반가량이 해외로 빠져나갔고, 그 때문에 국내적으로도 어려움을 겪었지만, 1960년 이후 쿠바는 다른 국가들에 의료 원조를 제공해 왔다. 수많은 의사들이 외국으로 빠져나가자, 정부는 보건의료 체계를 개혁하고, 의학 교육을 개편하며, 의료 인력을 대대적으로 양성했다. 이런 요소들의 성공적인 결합을 통해, 쿠바는 대대적인 의료 외교에 나설 수 있었다. 또한 사망률과 이환율의 감소, 새로운 보건의료 체계의 확립과 관리, 필수 인적 자원에 대한 훈련 등의 국내적 성과에 힘입어, 의료 원조에 대한 대외적인 신뢰를 쌓을 수 있게 되었다. 1980년대 중반부터는 자국에서 필요한 의사 수보다 훨씬 더 많은 의사들을 배출해 국제 사업에 투입하기 시작했다. 2007년 자료를 보면, 쿠바는 인구 155명당 의사 한 명꼴로 다른 어느 국가에서도 볼 수 없는 의사 대 환자 비율을 보이고 있다.[16]

의료의 힘을 가진 쿠바

1970년대와 1980년대부터 쿠바는 소련이나 동유럽, 중국보다 훨씬 많은 민간 (특히 의료) 원조를 아프리카에 제공해 왔다. 이를 통해 쿠바는 상당한 상징 자본을 획득했으며, 이는 유엔 총회에서의 지지와, 앙골라, 이라크 등과 같이 전문적인 의료 서비스에 대해 비용(비록 국제 시장가에 비해 훨씬 낮게 책정되기는 했지만)을 지불할 여력이 있는 국가들로부터의 물질적인 답례로 돌아왔다.[17]

쿠바의 의료 외교는 수혜국들에게 큰 도움이 되었다. 지난 50년 동안, 쿠바의 의료 외교는 저개발 국가들의 국민 건강 수준을 향상시켰으며, 이를 통해 각국 정부들과의 관계 역시 개선되었다. 쿠바의 의료팀들은 1970년대부터 좌파 정권이 집권했었던 가이아나와 니카라과에서 일을 했으며, 2005년에는 라틴아메리카와 카리브해의 여러 국가에서 통합보건사업Comprehensive Health Programme을 펼치고 있는데,

이들 중 볼리비아와 베네수엘라만 좌파 정권이 집권했고, 벨리즈, 도미니카, 과테말라, 아이티, 온두라스, 니카라과, 그리고 파라과이는 그렇지 않다. 2000년 엘살바도르에 뎅기열이 퍼졌을 당시에는 지역 사회 참여 모델을 활용해 성과를 거두기도 했다. 심지어 엘살바도르의 군대도 그들과 협력했다.[18] 그리고 도미니카공화국과 앤티가 바부다 두 곳에 종합 진단 센터를 건립하기도 했다. 2008년에는 자메이카와 수리남에서도 활약했다.[19] 또한 이전부터 국내에서는 라틴아메리카의 좌파 국가들만이 아니라 모든 라틴아메리카인에게 무상 의료를 제공해 왔다.

1970년대와 1980년대 초반에 쿠바는 앙골라와 아프리카의 뿔(소말리아 에티오피아) 지역에 파견한 군대를 지원하기 위해 대규모의 민간 원조 사업을 펼쳤다. 앙골라에 주둔했던 군대가 철수하고, 1980년대 후반부터 시작된 지정학적·경제적 변화로 말미암아 그 규모가 줄어들기는 했지만, 의료 원조 사업은 여전히 지속되고 있다.[20] 인종차별 정책의 폐지 이후 대규모 두뇌 유출(백인 의사)을 겪은 남아프리카공화국은, 1996년부터 쿠바 의사들을 들여오기 시작했다. 1998년 남아프리카공화국에는 대략 4백 명의 쿠바 의사들이 도시와 시골 지역에서 진료 활동을 했고, 2008년에는 435명으로 그 수가 약간 늘었다. 이후 전략이 바뀌어서, 2009년에는 138명의 쿠바 출신 전문의들이 남아프리카공화국의 아홉 개 지역 47개 의원에서 근무하고 있다.[21] 남아프리카공화국은 또한 쿠바의 제3세계 의료 원조를 재정적으로 지원하고 있다. 2004년에는 아프리카 전역으로 쿠바의 의료 원조를 확대하고, 말리에 1백 명의 쿠바 의사들을 파견하도록 하는 협의가 이루어졌다. 르완다에도 비슷한 원조가 계획되었다. 현재까지 쿠바 출신의 많은 의사들이 30개의 아프리카 국가에서 일하고 있으며, 각 지역에서 통합보건사업을 시행해 가고 있다. 쿠바 의료팀은 전략적 이해관계와는 무관하다고 볼 수 있는 동티모르나 솔로몬 제도에도 파견되어 있다.

1961년부터 지금까지 쿠바는 총 103개 국가에서 의료 외교를 펼쳤으며, 11만3,585명의 쿠바 의사들이 외국에 파견되었다.[22] 2008년 4월을 기준으로, 3만 명이 넘는 쿠바 의료진이 세계 74개국에서 일하고 있는 것으로 밝혀졌다.[23] 쿠바 정부의 자료에 따르면, 쿠바 의료진은 세계적으로 160만 명 이상의 생명을 살렸으며, 8천5백만 명 이상의 환자를 치료했고(이 가운데 1,950만 명 이상은 가정 방문 진료), 220만 건의 수술을 시행했으며, 76만8,858건의 분만을 도왔고, 920만 명이 넘는 이들에게 예방접종을 실시한 것으로 나타났다.[24] 쿠바의 의료 원조는 개발도상국에 살고 있는 수많은 사람의 생명을 살려냈다. 나아가, 이 같은 효과를 지속시키기 위해, 5만 명에 달하는 개발도상국가의 의료 인력이 쿠바에서 무상으로 의료 교육을 받았거나, 자국에서 쿠바 의료진으로부터 훈련을 받았다. 오늘날 장학금을 받는 2만5천 명의 저개발 국가 학생들과 110명의 미국 저소득층 학생들이 쿠바의 의과대학에서 공부하고 있다.

의료 지원단을 해외로 처음 내보낸 1960년 당시부터, 쿠바는 의료 외교를 통해 많은 국가들의 마음을 얻기 위해 노력했다. 의료 외교를 통해 쌓은 명성과 친선은 외교적 지지뿐만 아니라, 무역과 원조로도 이어졌다. 이는 다윗과 골리앗의 싸움과도 같은 미국과의 긴장 상황에서 중요한 역할을 했는데, 쿠바는 세계에 상당히 발전되고 기술적으로 우수한 국가의 이미지로 다가갈 수 있었다. 이런 성공적인 의료 외교는 WHO와 여타의 유엔 기구들, 그리고 수많은 수혜국들(최소한 103개 국가들이 쿠바의 원조로부터 직접적인 혜택을 받았다) 사이에서 쿠바가 좋은 평판을 얻을 수 있도록 했다. 또한 유엔 총회 내에서 꾸준한 지지를 받아, 지난 17년간 미국의 대쿠바 경제봉쇄 조치의 해제를 촉구하는 결의안에 압도적인 다수의 국가가 찬성표를 던지기도 했다. 최근에는 이스라엘, 팔라우, 그리고 마셜제도만이 미국의 손을 들어주었다.[25] 게다가 2009년 4월 미주 정상 회담Summit of the Americas에서는, 라틴아메리카와 카리브해 지역의 지도자들이 오바마와의 회담에서 쿠바의 의료 외교를 언급했고, 이들 국가는 2009년 6월에 쿠바를 미주기구Organization of American States에 재가입시키는 안건에 대해 찬성표를 던졌다.

또한 1960년부터 쿠바는 숙련된 재난 구호 팀을 세계 곳곳의 재난의 현장으로 신속히 파견해 왔다. 의료진 파견의 최근의 예로는 2007년 5월 인도네시아 지진 참사, 2007년 12월 페루의 지진, 2008년 2월 볼리비아의 홍수, 그리고 2008년 5월 중국의 대지진 참사 등이 있다.[26] 또한 인도네시아 쓰나미와 2005년 파키스탄의 대지진 이후에 해당 지역에서 재난 후 방역 활동과 진료 활동을 했다. 파키스탄에는 경험이 많은 재난 전문가들을 파견했는데, 의사 2,564명(전체 파견 인원의 57퍼센트), 간호사, 의료 기사 들로 구성되었다.[27] 파견 팀은 병원을 설립하고 운영하는 데 필요한 모든 장비를 가지고 갔다. 이에 소요된 비용은 쿠바에게는 무시할 수 없는 규모였다. 병원 두 개를 세우는 데에만 각각 50만 달러가 들었다. 2006년 5월에는 추가적으로 54대의 비상 발전기를 지원했다.

과거에 쿠바는 좀 더 발전된 국가들에도 재난 구호 원조를 제공하기도 했다. 이를 통해 쿠바는 양자간 혹은 다자간의 관계에서 상징 자본을 획득했다. 대표적으로, 아르메니아, 벨로루시, 몰다비아, 이란, 터키, 러시아, 그리고 우크라이나와 여러 라틴아메리카 국가들이 있다. 한 예로, 대부분이 체르노빌 방사선 누출 사고에 의한 질환을 앓고 있던 2만 명의 어린이들이 19년 동안 쿠바에 와서 무상으로 치료를 받기도 했다.[28] 심지어 허리케인 카트리나로 재난을 겪은 미국에, 1천 명의 의사들과 의료품을 지원하겠다는 뜻을 밝히기도 했다. 물론 부시 행정부가 거절하기는 했지만, 지난 50년 가까운 기간 동안 미국의 냉대를 받아 온 국가의 제안은 상당히 상징적인 의미가 있었다.[29]

쿠바-베네수엘라-볼리비아 관계

1959년 쿠바가 베네수엘라의 로물로 베탕쿠르Rómulo Betancourt 대통령에게 재정적인 지원과 석유 원조를 받으려 했지만 실패했다는 것은 역사적 아이러니다. 40년이 지나 수많은 경제적 어려움을 겪은 후에야 또 다른 베네수엘라 대통령 우고 차베스Hugo Chávez에 의해 쿠바가 절실히 필요로 했던 특혜 무역, 신용, 원조 그리고 투자를 받기에 이르렀다. 이 동반 관계는 (미국 중심의 국제 질서에 대한 대안으로) 사회정의를 지향하는 무역과 원조 블록 안에서 라틴아메리카를 단합시키고 통합하기 위해 베네수엘라가 제안한 "미주인민을 위한 볼리바르적 동맹"Bolivarian Alternative for the Americas, ALBA◆의 일환이었다. 그 결과 쿠바의 의료 외교가 더욱 확대될 기회가 주어졌으며, 이전에는 상상조차 할 수 없었던, 심지어 피델 카스트로Fidel Castro가 30년 동안 꿈꿔왔던 세계적 의료 강국의 꿈을 이룰 수 있도록 해주었다. [30]

지금까지 쿠바의 의료 협력 사업 가운데 가장 대규모로 진행되었던 것은 현재 베네수엘라와 진행하고 있는 프로젝트다. 석유-의사 교환 협정을 통해 쿠바는 의사들을 베네수엘라로 파견하는 대신, 베네수엘라는 안정적인 석유 공급, 양국의 핵심 전략 분야에 대한 공동 투자, 신용거래를 약속했다. 쿠바는 그 대가로 베네수엘라의 낙후된 지역사회에 의료 서비스를 제공하게 되었다. 즉 3만 명의 전문 의료 인력, 6백 개 종합진료소, 6백 개 재활 및 물리 치료 센터, 35개 최첨단 진단 센터, 10만 건의 안과 수술 등이 그것이었다. 이에 더해서 볼리비아에도 이와 비슷한 의료 서비스가 (보다 작은 규모로) 제공되었는데, 그 비용은 베네수엘라가 부담했다.[31]

이를 지속 가능한 프로그램으로 발전시키기 위해 쿠바는 베네수엘라의 의사 4만 명, 보건의료 종사자 5천 명을 베네수엘라에서 수련시키기로 합의했으며, 1만 명의 베네수엘라 의대생, 간호대생들에게 무상으로 쿠바 의과대학에서 교육받을 수 있도록 했다. 이후에 추가로

◆ 지은이는 Bolivarian Alternative for the Americas, ALBA 라고 했는데, ALBA의 정식 명칭은 the Bolivarian Alliance for the Peoples of Our America이다. 한글 명칭은 정식 명칭을 기준으로 옮겼다.

맺은 협정에는 라틴아메리카 전역과 카리브해 지역에서 10년에 걸쳐 60만 건의 안과 수술을 시행하도록 하는 작전명 '기적의 수술'Operation Miracle을 진행하기로 합의했다. 이에 쿠바는 수요를 어느 정도 조절하고 국내 의료기관에 과중한 업무가 몰리는 것을 방지하기 위해, 베네수엘라와 볼리비아, 에콰도르, 과테말라, 말리 등지에 50개의 소규모 안과 수술 클리닉을 열어, 이웃 국가 어디에서든 필요한 이들의 수술이 진행될 수 있도록 했다.

두 번째 규모의 의료 협력 프로그램은 볼리비아와 진행 중이다. 2008년 2월까지 볼리비아에는 1,921명에 달하는 쿠바의 의료 인력이 파견되었는데, 이 가운데 1,323명이 의사이다(나머지는 간호사, 의료기사, 그리고 그 밖의 지원 인력이다).[32] 2008년 7월 현재, 327개의 볼리비아 지자체 가운데 215개 지자체에 쿠바 출신 의료진이 일하고 있다. 볼리비아에 파견된 쿠바 의사들은 지난 2년 동안 무려 1만4천 명의 생명을 살렸고, 1천5백만 명에게 건강검진을 시행했으며, 볼리비아와 이웃 국가인 아르헨티나·브라질·파라과이·페루 등의 국민을 대상으로 약 26만6천 건의 안과 수술을 시행했다.[33]

또한 쿠바는 5천 명의 볼리비아인 의사와 전문의, 그리고 보건의료 종사자들이 무상으로 라틴아메리카 의과대학Latin American Medical School, ELAM에서 교육받을 수 있도록 했다. 이 학교는 쿠바 정부가 1998년에 허리케인으로 중앙아메리카에 커다란 피해가 발생한 것을 계기로 아바나에 설립했는데, 설립 취지는 다른 국가들도 지역사회 기반의 지속 가능한 보건의료 체계를 만들어 갈 수 있도록 의료 인력 양성을 돕는 것이었다. 2006년에 5백여 명(외국인 장학생 가운데 22퍼센트에 달한다)의 볼리비아 학생들이 공부하고 있었으며, 이와는 별도로 2천여 명의 볼리비아 학생들이 예과 과정을 이수하기 시작했다. 6년간의 의학 교육과정은 저소득층 출신 대학생들에게 무상으로 제공되는데, 이들은 졸업 후 자국으로 돌아가서 소외된 지역에서 의무적으로 근무해야 한다. 2006~07학년도에는 라틴아메리카 의과대학에 2만4,621명의 외국 학생들이 입학했다.[34] 이 학교는 2005년에서 2008년 사이에 56개국 출신 6,575명의 졸업생(이 가운데 6,254명이 의사다)을 배출했다.[35]

2006년에 베네수엘라는 쿠바와 제휴해서 제2의 라틴아메리카 의과대학을 설립했으며, 향후 10년에 걸쳐 외국인 10만 명에게 무상으로 의대 교육을 실시할 예정이다. 이 교육의 기반에는 1980년대부터 쿠바에서 교육의 모델로 삼아 온 지역사회 의료가 자리 잡고 있다. 이 새로운 의과대학 교육은 과거의 형태를 뛰어넘어 2학년 때부터 오전 시간에 의료기관 참관을 가도록 실습을 강화했다. 이어서 오후에는 쿠바의 전문 의료인들에게 수업을 듣거나, 쿠바 내 최고 권위자들의 강의를 담은 DVD와 CD, 그리고 사이버 의과대학Virtual Medical School 웹사이트의 수업을 듣기도 한다. 사이버 의과대학은 쿠바의 무상 의학 교육 체계를 그 물리적인 시설 너머로 확장시켜서 지역사회에서 일할 가정의들을 대규모로 양성하기 위해 2006년에 신설되었다. 사이버 의과대학은 또한 학생들이 자신의 지역사회에 남아 공부할 수 있도록 함으로써, 학생들이 부담해야 할 비용을 줄여 주었다. 이와 동시에, 학생들은 쿠바 의료진들이 저소득층 환자를 진료할 때 점차 많은 보조 업무를 맡게 되어 [의료기관에서] 제공하는 의료 서비스의 범위를 늘리고, 의료비를 절감하는 효과를 가져왔다. 무엇보다 중요한 것은 여기서 교육받은 이들이 결국 자신의 지역사회에 남아 일을 하게 된다는 것이었다. 이와 같은 새로운 유형의 의학 교육은 베네수엘라뿐만 아니라(2008년 기준으로 대략 2만3천 명의 학생들이 미션 수크레Mission Sucre◆ 지역사회 통합 의과대학에 다니고 있었다), 쿠바 내에서도 전통적인 의학 교육과 병행해 진행되고 있으며, 그 외에도 볼리비아·기니비사우·적도기니·감비아·과테말라·온두라스·니카라과 등지에서도 실시되고 있다.[36]

이런 식으로 의사를 대규모로 배출하는 것과, 그들이 받는 의학 교육의 질에 대한 우려의 목소리가 있다. 라틴아메리카와 영어권의 카리브해 국가들의 의사협회는 대체로 사이버 의과대학을 졸업한 이들이 정말로 의사가 될 만큼의 수준인지에 의문을 가지고 있다. 게다가 라틴아메리카 의과대학이 여러 국가에서 인정받았음에도, 기존의 각국 의사협회들은 라틴아메리카 의과대학 졸업생에게 의사 면허 발급을 꺼려 왔다. 이들의 훈련 과정이 주로 1차 의료에 집중되어 있기 때문에, 일부 졸업생들의 경우 별도의 시험 준비나 추가적인 수련 없이는 병원급 진료에 필요한 좀 더 깊은 수준의 의학 지식을 요구하는 의사 시험에 합격하는 데 어려움이 있다. 실제로 카리브해의 영어권 국

◆ 베네수엘라의 차베스 정권이 주도한 또 하나의 특별 계획으로 2003년부터 시행되었으며, 2백만 명의 베네수엘라 성인에게 무상으로 대학 및 대학원 교육을 제공하는 사업이다. 독립 운동가인 안토니오 호세 데 수크레Antonio José de Sucre의 이름을 따랐다.

가들에서 이들의 의사 시험 합격률은 높지 않은 것으로 나타났다. 이처럼 의사 시험 합격률이 낮은 이유는 졸업생들의 낮은 사회경제적 지위와 전통적인 의과대학 졸업생들보다 이들이 의과대학 입학 전에 받은 교육 수준이 열악했기 때문일 수도 있다. 라틴아메리카 의과대학을 졸업한 일부 미국인들은 외국 의대 졸업생을 위한 미국 의사 시험에 합격했다고 한다.[37]

주지할 만한 사실은 그 어떤 국가에서도 1차 의료를 이용하는 환자들이 의사를 찾게 되는 문제의 95퍼센트는 1차 진료 의사들이 충분히 관리할 수 있는 것들이고, 이들은 이런 문제를 중점적으로 해결하도록 수련받았다. 따라서 쟁점은 라틴아메리카 의과대학 졸업생들이 1차 의료를 책임질 능력이 있는지 여부에 있는 것이 아니라, 다른 국가들이 의사에게 실제 업무에서는 대부분 활용하지도 않을 과잉 훈련을 시킴으로써 경쟁 장벽을 세우고 있는 것이 아닌지 여부에 있다. 자격증 발급을 둘러싼 논쟁에도 불구하고, 분명한 것은 인도주의적인 측면과 상징적인 측면에서 이 사업을 통해 얻을 수 있는 혜택이 어마어마하다는 것이다. 또한 쿠바에서 베네수엘라의 장학금으로 훈련받은 학생들이 각기 자국으로 돌아가 보건 관련 정책자나 오피니언 리더들이 된다면, 그로 인해 쿠바로 돌아가는 정치적 혜택 역시 어마어마할 것이다. 실제로 1961년부터 쿠바에서 의사와 간호사로 교육받은 5만 명의 외국인 졸업생 중 일부는 오늘날 자국에서 어느 정도의 권위와 책임을 지닌 자리에 올랐다.[38] 2015년까지 10만 명의 의사를 배출할 계획을 가지고 있는 지금, 이 사업이 개발도상국의 의료에 미칠 잠재적인 영향력은 빠른 속도로 커질 것이다.

의료 외교의 혜택과 위험 요소

베네수엘라의 우고 차베스가 집권하면서 쿠바의 의료 외교가 가져온 경제적 혜택은 어마어마했다. 의사-석유 교환 사업은 쿠바가 지속적으로 의료 외교를 추진할 힘을 주었고, 경제 회복에도 도움이 되었다. 의료 서비스(의사 수출 포함)를 통한 수입은 쿠바 전체 수출의 28퍼센트에 달했으며, 2006년에 벌어 온 임금 총액은 미화US dollar 23억 1,200만 달러에 달했다. 이는 같은 해 니켈과 코발트 수출, 그리고 관광으로 벌어들인 수입보다 많은 금액이었다.[39] 전문 서비스(의료만은 아니지만 주로 의료 서비스인) 수출은 2008년 쿠바 총 서비스 무역수지 가운데 69퍼센트를 차지했고(미화 기준으로 82억 달러), 그 결과 1,070억 달러에 달하는 제조업 수지 적자를 메우는 데 도움이 되었다.[40]

수혜국이 지불하는 의료비는 상대적으로 낮은 편이다. 왜냐하면 쿠바 정부가 직접 의사들의 월급을 지불하고, 베네수엘라가 항공료와 매달 150달러의 수당 및 숙박비를 제공하기 때문이다.[41] 이는 아이티와 같은 국가들에게는 여전히 부담스러운 비용이겠지만, 국제시장 기준에 훨씬 미치지 못하는 아주 적은 비용이다. 더 중요한 것은 금전적으로 환산되지 않는 비용과 위험일 것이다. 쿠바 의사들은 각 국가에서 그 국가의 의사들이 가려하지 않는 열악한 지역에서 일하는데 그 덕에 지역 주민들은 무료로 주 7일 24시간 언제든 진료를 받을 수 있을 뿐만 아니라, 왕진 서비스 역시 이용할 수 있다. 이는 그 국가에서 의사-환자 관계의 본질을 변화시킨다. 결과적으로, 이런 의사들의 존재 때문에 수혜국들은 자국의 보건의료 체계 및 전문 의료인들의 사회적 가치, 구조와 기능에 대해 재검토를 할 수밖에 없게 되었다. 예를 들어, 이런 방식의 의료를 접한 볼리비아·과테말라·온두라스·베네수엘라의 의사 협회는 파업과 항의 행동을 벌였는데, 의사협회들은 이 같은 변화에 위협을 느꼈을 뿐만 아니라, 이들을 자신들의 경쟁자로 인식했다.

쿠바가 지불해야 하는 비용은 훨씬 더 복잡하다. 이는 부분적으로 정부가 장기적인 안목으로 의학 교육과 의료 인력에 투자했기 때문이다. 쿠바 정부가 의사의 월급을 지불하지만, 이는 상당히 낮은 수준에 그친다. 쿠바에서 의사들은 25달러에 해당하는 수준의 월급을 페소로 받는다. 하지만, 외국으로 나가면, 때로는 10배나 더 높은 월급을 받게 된다.[42] 이들이 쿠바로 귀국하면 월급은 두 배가 되어 50달러가 되고 다른 방법으로는 구할 수 없는 물품들을 얻을 수 있게 된다.[43] 베네수엘라와의 협력 사업을 시작한 이후부터는 쿠바가 지불해야 했던 비용 가운데 상당 부분 — 의료 서비스와 교육비, 그리고 제3국에서 벌이는 사업 비용 — 을 베네수엘라가 대신 지불해 주었다. 이전에는 쿠바 정부가 이 비용을 전적으로 부담했었다. 돈은 전용이 가능한 것이어서 쿠바가 받는 지원은 어떤 것이든 결국 이 부문에 쓰일 수 있었다.

최근에 증가하고 있는 비용은, 쿠바가 의료 외교 사업을 위해 제3국으로 파견한 전문가들의 이탈에 따른 전문가 양성 비용의 손실이다. 쿠바 국내의 물질적인 여건은 아주 어렵고, 의사들의 봉급은 외국에서 벌 수 있는 수준에 비해 극히 적다. 더욱 심각한 것은 쿠바의 의사들이 자신들보다 교육을 덜 받은 쿠바의 관광 산업 종사자들보다 훨씬 적게 벌고 있다는 사실이고, 일부 의사들은 밤에 관광 관련 아르

바이트를 하고 있는 실정이다.[44] 사회주의 이념을 고취시키는 교육과 가치관에도 불구하고, 또 그들의 업무로 수많은 이들의 삶을 향상시킨다는 것에 대한 자부심에도 불구하고, 국내에서 과도한 노동을 요구받고, 국외에서도 열악한 환경에서 일하는 현실에 대해 50년간 불만이 누적되어 온 결과, 쿠바의 의사들 가운데 일부는 망명을 선택지로 고려하게 되었다.[45] 부시 행정부의 부추김도 여기에 한몫했는데, 최근 몇 년 동안 약 1천 명의 의사들이 해외로 망명한 것으로 추정된다.[46] 2006년 8월부터 시행된 미국의 쿠바 의료 전문가 특별 망명 제도Cuban Medical Professional Parole Program를 통해 해외에 파견된 쿠바인 의사가 망명할 경우 신속한 망명 절차를 밟을 수 있게 되었고, 대부분 미국 입국이 허용되었다.[47] 비록 이 제도가 의사들의 탈주를 조장하고, 일부 쿠바 의사들로 하여금 망명을 목적으로 해외 근무에 자원하게 동기를 제공하기도 했지만, 몇몇 보고에 따르면, 일부 망명 신청자들은 콜롬비아 등의 비자 발급 기관에서 약속된 신속한 비자 발급을 받지 못한 채, 돈도 없이 불확실한 상태로 발이 묶여 있는 것으로 나타났다.[48] 정확한 탈주자 수는 알 수 없지만, 쿠바의 정책 입안자들은 대략 2~3퍼센트의 탈주율을 상정하고 있고, 이를 현재 해외 파견자의 수를 바탕으로 환산하면 6백~9백 명의 의사에 해당한다.

오바마 행정부와 쿠바 사이에 관계 개선의 여지가 있다면, 이 같은 망명이 줄어들 것으로 예상한다.♦ 또한 쿠바 전체의 경제 여건도 확

♦ 오바마 미국 대통령이 2016년 3월 20일(현지 시각) 현직 미국 대통령으로는 88년 만에

연히 개선될 수 있을 것이다. 또한 미국 보험회사들이, 미국인들이 쿠바에서 저렴하게 시술받은 의료비에 대해 보험금을 지불하기로 마음을 먹을 수도 있을 것이다. 정상적인 관계가 가능하다면, 의사들의 망명, 그리고 그로 인한 남은 가족들의 어려움 등이 해결되고, 전문 의료인들의 교류와 합법적인 이민도 가능하게 될 것이다.

결론 : 의료 외교의 강점과 한계

쿠바 의료의 가장 큰 두 가지 강점은 새로운 보건의료 환경과 수요, 의학 기술의 변화에 민첩하게 대응하고, 국내외적인 정치경제적 위기 상황에서도 상당한 유연성과 빠른 적응력을 갖고 있다는 점이다. 이런 능력을 촉진시킨 가장 큰 원인은 쿠바의 정치적인 의지와 미국 국민들에 비해 최소한 몇몇 보건 지표에서는 훨씬 더 나은 건강 수준을 이루겠다는 미래에 대한 확고한 비전일 것이다. 거의 10년 주기로 보건의료 체계에 대한 대대적인 변화를 추구해 왔던 쿠바의 능력과 의지는 정치경제적으로 더 복잡한 구조를 가진 다른 국가들에게는 놀라운 것으로 보일 수 있다.

이 글의 서두에서 언급했듯이, 쿠바 정부는 대표적인 건강 지표들

처음으로 쿠바를 방문했다. 오바마 대통령 쿠바 방문을 앞두고, 미국 정부는 여행 금지 해제 및 상업용 정기 항공 노선 취항, 우편 자유화와 같은 조처 등을 발표했다.

을 (비유적으로) 정치체의 건강을 측정하는 지표로 여긴다. 영아 사망률과 기대 수명 등의 주요 지표들은 그 지표들이 내포하는 다양한 요인들 때문에 사회경제의 발전 수준을 측정하는 대리 지표가 된다. 경제적 어려움에도 불구하고 쿠바는 이 두 가지 지표에서 상당히 높은 점수를 보이고 있다.

쿠바인들은 그들의 보건의료 체계의 한계를 인식하고 있으며, 가장 중요한 보건 지표라 할 수 있는 영아 사망률과 유아 사망률에서 심한 변동을 보이는 공식 통계자료를 그대로 발표하고 있다. 또한 갑작스러운 질병의 창궐이나 경제 위기 때문에 영양과 위생 상태가 악화되어서 질병 이환율과 사망률이 주기적으로 치솟는 것도 인정한다. 1990년대의 경제 위기 당시인 1994년에 영아 사망률이 조금 상승했고, 이후 등락을 거듭하다가 2006년에 출생 1천 명당 5.3명으로 이전의 감소 추세를 회복했는데, 이는 웬만한 선진국에서도 부러워할 만한 기록이다. 유아 사망률도 영아 사망률과 동일한 양상을 보였다.[49]

물론 영아 사망률에는 많은 요인들이 영향을 미치기 마련인데, 한 가지 대표적인 사례로 여성의 교육 수준이 있다. 그러나 이는 공중보건부의 소관 밖에 있다(물론 쿠바는 교육 부문에서도 앞서가고 있다). 한 가지 국가의 권위주의적인 면모가 두드러지는 분야가 있다. 영아 사망률에 대한 국가의 관심 때문에, 모든 출산이 반드시 의료기관에서 이루어지도록 강제한다는 것이다. 이를 위해 산원들이 설립되었고, 고위험 산모나 병원에서 멀리 떨어진 곳에 거주하는 산모들을, 안전한 출산을 위해 출산 한두 달 전부터 산원에 머무르도록 하고 있다. 이는 국내외의 상당수 보건 전문가들로부터 좋은 평을 받고 있기는 하지만, 사실 산모들 가운데 일부는 그렇게 오랜 기간 집에서 떨어져 있기를 원하지 않는다. 게다가 태아가 생존하기 어려울 것으로 판단되는 경우, 낙태를 권장하고 있다. 공중보건부 관료들이 영아 사망에 대해서는 면밀히 추적 관찰하고 있기 때문에, 이 문제에 대해서는 산모들에게 거의 선택의 여지가 없다고 할 수 있다.

전 국민에게 보장되는 무상 의료는 쿠바 의료의 성과에 가장 크게 기여한 요인이자, 쿠바 혁명의 가장 큰 업적이라고 볼 수 있다. 쿠바의 높은 의사-환자 비율과 의료기관들 사이의 탄탄한 관계망은 정부 주도의 정책과 사업들을 실행해 나가는 데 있어 유용한 도구였다. 의료기관들을 합리적으로 운영하고, 또 예방의학에 대한 집중을 더욱 강화하기 위해, 2008년에 정부는 병원의 수를 219개로 줄인 반면, 1차 의료기관인 종합 진료소를 499개로, 산원을 335개로, 노인 요양원을 156개로 늘렸다.[50]

그러나 의사나 의료기관의 숫자보다 중요한 점은 기존 보건의료 체계의 장단점을 평가하고 변화를 도모할 수 있는 실험을 쿠바 정부가 의욕적으로 추진하고 있다는 것이다. 쿠바의 현 의료 체계는 지나치게 의료화되어 있고, 이를 엄격히 적용하기에는 비용이 너무 많이 든다는 비난이 있을 수 있다. 그러나 쿠바 의료 제도의 몇몇 측면은 다른 국가들이 모델로 삼아 그 국가의 맥락에 맞게 적용해 볼 만하다. 이와 관련해, WHO는 쿠바 모델에 꾸준한 관심을 보여 왔으며, 베네수엘라를 비롯해 쿠바의 의료 원조를 받고 있는 국가들 가운데 상당수가 쿠바의 통합보건사업을 도입하고 있다.

지역 참여 역시 쿠바의 훌륭한 보건 지표를 만들어 낼 수 있었던 주요 원인 가운데 하나다. 지역사회 참여가 가능했기 때문에, 대규모의 예방접종 캠페인이나 농촌과 도시의 위생 시설 강화, 여성들의 자궁경부암 조기 검진, 임신의 조기 확인, 산전 진료의 보급, 수혈이나 장기 기증, 뎅기열 캠페인 등이 성공적으로 이루어질 수 있었던 것이다. 이 같은 지역사회의 참여가 건강 증진과 질병 퇴치에도 효과적이었을 뿐만 아니라, 비용 절감의 효과도 있었고, 지역사회에 자신감을 심어 주었을 뿐만 아니라, 더 나은 사회 응집력까지 불러왔다. 이런 사회 응집력의 정치적 힘은 무시하지 못한다.

쿠바 의료 체계의 중요한 한계점은 사실 의료 체계만의 문제라기보다 전반적인 경제 사정 때문이라고 볼 수 있다. 즉 돈이 부족하고, 물적 자원과 보급품이 부족한 상황이 바로 그것인데, 이는 당연히 미국의 경제봉쇄에 크게 기인하고 있다. 이런 상황에서 지난 수년간 쿠바인들은 적은 자원을 가지고도 많은 것들을 이루어 냈다. 하지만 부족한 자원 때문에 심각한 한계들이 있다는 것 역시 분명한 사실이다. 최근 들어서 몇몇 기반 시설들이 재건되고 장비가 교체되기는 했지만, 아직도 그 특별한 경제 위기 시기에 망가졌던 시설과 장비 가운데 복구되어야 할 것들이 여전히 많이 남아 있는 상태다. 의약품과 기본적인 물자가 아직도 턱없이 부족하기 때문에, 의사들과 환자들은 어쩔 수 없이 비공식적인 해결책을 찾게 된다. 적은 돈을 받으며 힘겹게 일하는 의사들에게 호의를 베풀거나 선물을 주는 관례는 널리 퍼져 있으며, 향후에 치료를 받을 경우를 위해 미리 투자하는 개념으로도 인식되어 있다.[51]

기본적인 정보·통신 시설의 부족과 해외여행의 자유가 박탈된 상황에서 오는 고립으로 인해 발전이 더딘 것도 사실이다. 물론 공중보건부는 국내외적으로 발행되는 여러 의학 논문들과 스스로 발행한 논문들을 범아메리카보건기구 사이버 의학도서관Pan American Health Organization's Virtual Health Library에 실어 놓고 있지만 말이다. 자원 부족으로 인해 컴퓨터와 휴대용 전화도 제대로 보급되어 있지 못하다. 이런 한계에도 불구하고, 현재까지 쿠바의 보건의료 체계는 가장 필요한 것에 중점적으로 투자를 하면서 훌륭한 보건 지표라는 결과를 얻어 낼 수 있었다. 보편적인 의료보장의 맥락에서 여성·영아·노인에게 필수 의료 서비스가 제공되도록 우선순위를 조정했다.[52] 모든 국민들은 부족한 의약품과 물품들을 손에 넣기 위해, 해외로 나간 가족이나 외국 원조에 의존하기도 하고, 관광 시설이나 암시장에서 구매하기도 하며, 지인들과 물물교환을 하기도 한다.

쿠바의 체계는 다른 국가에서 통째로 본받아 따를 수 있는 모델은 아니다. 그렇지만 개발도상국 가운데 보건의료의 공급에서 민간 부문이 아직 덜 발달한 국가들에게는 부분적으로 꽤 의미 있는 시사점을 제공한다. 하나는 건강 수준 향상과 비용 절감을 위해서 질병 예방이나 건강 증진을 강조하는 것이다. 이는 당연한 말이지만, 공적인 보건의료 체계가 아니면, 이런 부문이 충분히 관심을 받지 못할 수밖에 없다. 민간 부문 공급자들의 시각에서 보았을 때, 이 부문은 수익성이 매우 낮기 때문이다. 특히 여성, 소아(특히 모자 보건에 집중), 노인, 만성 질환자들을 비롯해, 위험도가 높은 사람들의 건강 증진 활동을 무엇보다 우선시하는 것이 가장 비용 효과적이다. 질병 예방과 우선순위를 정하기 위해서는 계획이 필요하다. 쿠바의 경우는 그 계획이 포괄적이며, 지역 주치의들에 의해 수행된 지역 자료의 상세한 건강 조건 진단에 기반을 두고 있기 때문에, 훌륭한 정책 수립이 용이하다. 이 같은 형태의 지역사회 진단과 지속적 업데이트는 단일 공급자 방식이며, 지역화되어 있고, 위계가 확실하게 조직된 의료 전달 체계가 수립되어 있기 때문에 가능한 것이다. 물론 쿠바와 같은 포괄적인 보건의료 서비스 전달 네트워크나 엄격한 계획 없이도, 특정 인구를 주요 대상으로 삼고 질병 예방과 건강 증진 활동을 시행할 수는 있다. 그러나 분명, 훨씬 더 많은 어려움에 봉착할 것이며, 그 결과 역시 상당한 편차를 보일 것이다. 그래도 해낼 수 있을 것이다.

많은 선진국과 개발도상국에서 지역사회 기반의 의학 교육이 이루어지고 있지만, 그 교과과정이나 이후 지역사회에 실제로 도입되는 의료의 수준은 확연히 다르다. 의사들을 대규모로 육성하고, 주치의 사업을 통해 오지와 도시의 모든 구역에 의사를 배치하는 것은 다른 국가들에서는 ─ 심지어 베네수엘라에서도 ─ 불가능한 일일 것이다. 그렇지만 도제식의 실습과 원격 교육을 통해서 가정의들을 양성하는 새로운 교육 방법은 훨씬 많은 수의 의사를 양성할 수 있게 할 것이다. 각 지역 의사 협회가 이들을 의사로 인정하고 의사 면허증을 발급할 것이냐에 대해서는 많은 반론이 제기될 수 있으며, 이에 대해서는 어느 정도 타협이 필요할 것이다. 새로운 보건의료 체계에 대중적인 참여를 유도하기 위해 우선 각국의 NGO들과 협력할 수도 있다. 물론 그들이 포괄하는 범위와 활동 방식은 쿠바의 대중 동원과는 다를 수 있다. 각국의 정치 구조와, NGO와 정부의 관계가 각기 다르기 때문이다.

마지막으로 숙고해 볼 사항은, 앞서 언급했듯이, 쿠바 자국민들의 불만이 점점 증가하고 있다는 사실이다. 상당수의 의사들이 해외로 파견되고 있는 상황으로 말미암아, 쿠바 내 일부 지역에서 의료진(또는 의약품과 의료기기) 부족 사태를 겪고 있다. 이는 인구 대비 의사 비율이 인상적으로 높은 수준임에도 그렇다. 또한 이전에 쉽게 의사를 만나는 데 익숙해져 있는 국민은 이제 일부 시술의 대기 시간이 점점 길어지는 것에 대해 불만을 가지고 있다. 한편 의사들이 장시간 노동을 하게 됨에 따라, 의료의 질 역시 떨어지고 있다. 이런 문제점을 인식하고 2008년 4월 라울 카스트로Raúl Castro는 자국 내의 전 국민 주치의 사업Family Doctor Programme을 재조직해 효율성을 늘리는 데 힘을 기울이겠다고 했다. 이는 곧 주치의[가정의] 진료실을 늘리고, 더 분산시키는 것을 의미하며, 아바나 이외의 지역 의료기관들의 진료 시간을 늘리는 것을 의미했다. 아바나도 의료 인력이 충분히 충원되면 진료 시간을 늘릴 예정이다.[53] 어느 정도의 개선이 있더라도, 만일 자국 내 의료 체계에 충분한 관심이 경주되지 않는다면, 현 체제의 정당성에 문제가 발생할 수도 있을 것이다. 그렇기는 하지만, 지금껏 쿠바에서는 의사와 환자들의 창의성과 적응력을 토대로 보건의료 체계의 한계들을 극복해 왔다.

13장
중국 보건의료 부문의 이중 운동

왕샤오구앙

이중 운동double movement 개념은 칼 폴라니의 기념비적 저작인 『거대한 전환』(1944년)에서 가져온 것이다. 폴라니의 견해에 따르면, "자기 조정적 시장이라는 생각은 한마디로 완전히 유토피아이다. 그런 제도는 아주 잠시도 존재할 수 없으며, 만에 하나 실현될 경우 사회를 이루는 인간과 자연이라는 내용물은 아예 씨가 말라 버리게 되어 있다."[1] 그는 '자기 조정적' 시장의 확대는 필연적으로 악마의 맷돌에 대항해 사회를 보호하려는 대항 운동을 일으킨다고 보았다.[2] 폴라니의 이 이론은 지난 60년 동안 중국에서 이루어진 보건의료 개혁을 이해하는 데 도움이 된다.

마오쩌둥 아래에서의 보건의료

1949년 중화인민공화국이 설립되기 전, 대부분의 중국인들은 의료 서비스에 접근할 수 없었다. 대중의 절대다수가 근근이 생계를 유지하는 수준이었고, 그로 인한 영양 부족이 건강을 위협하고 있었으며, 풍토병이 만연했다. 영아 사망률은 1천 명당 250명에 달했고,[3] 평균 기대 수명은 약 35세밖에 되지 않았는데, 이는 미국의 1780년 수준이었다.[4]

인민공화국이 설립된 직후, 중앙정부는 '노동자, 농민, 군인'에 기반을 둔 보건의료 가이드라인을 만들기 위한 제1차위생공작회의制一次全國衛生工作會議를 개최했다. 그 당시 보건의료의 최우선이자 가장 중요한 목표는 시골을 '의사와 약이 없는 곳'에서 '의사와 약이 있는 곳'으로 만드는 것이었다.[5] 심지어 한국전쟁 와중에도 새 정부는 농촌 지역의 의료 시설을 급속도로 확충해 갔다. 지역 의료기관의 수는 1949년 1천4백 개에서 1952년 말에 2,123개로 늘어 중국 전역의 90퍼센트 이상에 의료기관이 있었다.[6] 마오쩌둥 시절 내내 중국은 평등주의 원칙을 강조했다. 정부는 모든 시민에게 기본적인 의료 서비스를 적정한 가격에 제공할 수 있는 보건의료 체계를 확립하기 위해 크게 노력했다.

도시에서 보건의료 재정 체계는 두 가지 틀로 운영되었다. ① 공비의료제도公費醫療制度, Government Insurance Scheme, GIS는 모든 공무원(퇴직자 포함), 상이군인, 대학교수와 학생, 비영리 기관의 직원을 대상으로 했고, ② 노동보험의료제도勞保醫療制度, Labour Insurance Scheme, LIS는 국유 기업, 집단 경영 기업의 직원과 퇴직자를 대상으로 한다. 공비의료제도의 수혜자는 외래와 입원 서비스를 대부분 무료로 이용했고, 등록비나 보약, 성형외과 시술 같은 몇몇 항목에서만 요금을 부담하면 되었다. 게다가 가입자의 부양가족까지 보장받을 수 있는 방법도 몇 가지 존재했다. 노동보험의료제도도 공비의료제도에서 제공하는 것과 비슷한 수준의 혜택을 제공했고, 직계 가족의 의료비 지출의 절반을 부담했다.[7]

노동보험의료제도가 기업의 복지 기금을 재원으로 개별 기업들에 의해 제각기 운영된 반면, 공비의료제도는 다양한 수준의 정부에 의해 재원이 조달되고 운영되었다.[8] 그래서 '보험'이라는 이름에도 불구하고, 공비의료제도는 실제로 지역을 넘어서는 위험 분산risk pooling이 없는 자가 보험 제도였고, 노동보험의료제도 역시 기업을 뛰어넘는 위험 분산이 없는 자가 보험 제도였다. 즉 공비의료제도 가입자의 의료 혜택은 이론적으로 그들이 속한 특정 지역의 세수에 의존하는 것이며, 노동보험의료제도의 경우에는 특정 기업의 수익성에 달려 있었다. 이것은 의료 혜택이 지역 간, 기업 간에 크게 차이가 날 수 있다는 것을 의미한다. 하지만 실제로는 경제개혁 이전까지는 그렇게 큰 격차가 존재하지 않았는데, 이는 계획경제의 '연성 예산 제약'Soft budget constraints 덕분이었다. 즉 중앙정부가 주요 보건 지출의 최종 지불자 역할을 했고, 전체 시스템은 마치 전국적인 수준의 보험 체계가 존재하는 것처럼 기능했다.

의료 서비스 전달에 있어서, 중국 도시 지역은 수십 년간 세 단계의 전달 체계를 유지했다. 중간 규모의 기업은 보통 그 직원들이 외래 진료를 볼 수 있는 소규모 의원을 운영했다. 1천 명 이상을 고용하고 있는 기업에서는 병원을 운영했으며, 시영 병원은 중간 규모 기업 피고용인들의 입원 치료, 소규모 회사들과 보험에 가입하지 않은 사람들의 모든 의료 서비스를 담당했다. 모든 의료기관은 공공 병원이었다. 정부 예산으로 이들 병원에서 발생하는 비용 — 의료인들의 급여와 장비 구입 — 을 직간접적으로 보조했으며, 나머지 비용은 행위별 수가제로 충당되었다. 정부에 의해 가격이 통제되었기 때문에, 의료비와 약값은 전국적으로 낮게 책정되어 가난한 사람들과 보험 미가입자도 이용할 수 있었다. 의료기관은 적자가 날 때마다 정부에 보조금을 더 요구할 수 있었다. 그리고 무엇보다도, 정부가 자본 투자에 대해 책임을 졌다.

농촌 지역에서는 이와 사뭇 달랐는데, 두 가지 중요 요소로 구성되어 있다. 즉 의료 재정 기구로서의 합작의료제도農村合作醫療制度, Cooperative medical scheme, CMS와 의료 서비스를 제공하는 '맨발의 의사들' barefoot doctors, 赤脚醫生이 그것이다. 합작의료제도는 세 가지 재원으로부터 재정을 충당했다. 주민들이 납부하는 의료보험료(연간 0.5~2위안), 마을의 공동 복지 기금, (주로 약에 청구되는) 의료 수익금 등이다.[9] 합작의료제도에 들어가 있는 농촌 주민들은 마을 의원에서 무상으로 의료 서비스와 의약품을 제공받거나, 약품 가운데 일부 부담금을 공제받기도 했고, 상급 병원의 경우, 의뢰되어 진료를 받거나 입원할 경우에 일부 부담금을 공제받기도 했다.[10] 마오쩌둥 집권기 말기에 이르러 합작의료제도는 중국 내 모든 마을의 92.8퍼센트에서 도입되었고, 농촌 인구의 85퍼센트를 포함하고 있었다(〈그림 13-1〉).[11]

맨발의 의사들은 수개월에서 1년 정도의 짧은 기간 동안 기본적인 의학과 준의료 교육을 받은 농부들로, 마을에서 위생을 진작하고 예방 의료, 가족계획, 흔한 병에 대한 치료를 행했다. 위중한 환자는 읍

그림 13-1 | 합작의료제도 운영률 (1955~2008년; 단위 : %)

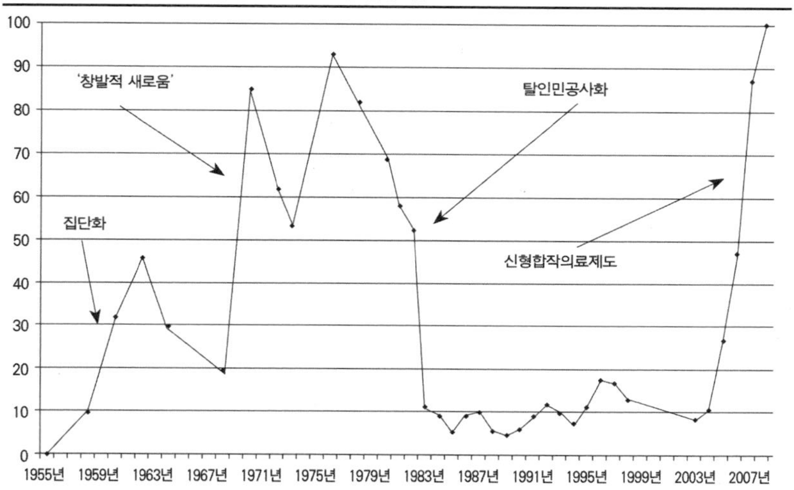

자료 : 이 글에 수록된 모든 자료는 필자의 자료집에서 가져왔다.

내나 주 병원으로 의뢰했다. 이들은 다음과 같은 세 가지 이유로 의료비를 낮은 수준으로 유지할 수 있었다. 우선 정부가 그들의 수련비용을 상환해 주고 필수 의료 기구들을 구비하는 데 필요한 자금을 지원했다. 둘째, 맨발의 의사들은 의사이면서 농부로서 일했다. 그들은 노동시간의 50퍼센트 이상을 들판에서 일했고, 수입은 다른 주민들보다 아주 약간 높은 수준이었다. 셋째, 그들은 적극적으로 중국 한약재를 채집하고, 기르고, 제조했으며, 침술도 사용했다(한약재와 침술은 일반적으로 무료로 시행되었다).

합작의료제도와 맨발의 의사들은 중국인들의 보건의료에 대한 접근 방식을 반영한다. 이는 평등주의, 풀뿌리 기반, 분권화, 비전문가

주의, '저차원 기술', 경제적 실현 가능성, 문화적 적절성이다. 이 모든 것을 바탕으로 합작의료제도와 맨발의 의사들은 민중의 기본적인 의료 요구를 충족시킬 수 있었다.

따라서 경제개혁이 도입되기 직전, 중국의 보건의료 체계는 (비록 이 시기의 의료 서비스의 질이나 수준은 그리 높지 않았지만) 비싸지 않았고, 모두가 평등하게 접근할 수 있는 의료를 사실상 모든 도시민과 농촌 주민에게 제공하고 있었다.[12] 1970년대 중반, 중국은 부유한 국가가 아니었지만, 전 국민 의료보장을 통해 유의미한 수준으로 주민의 건강을 개선할 수 있었다. 평균 기대 수명은 해방 이전 35세에서 1980년에는 68세까지 증가했고, 같은 기간 동안 영아 사망률은 1천 명당 250명에서 34명으로 감소다.[13] 따라서 중국의 의료는 공평성과 접근성이 높은 것으로 국제적으로 알려졌으며, 모든 개발도상국의 모델이 되었다.[14] 노벨상 수상자인 경제학자 아마르티아 센Amartya Sen은 무비판적인 마오쩌둥 숭배자가 결코 아니었지만, 민중의 건강 상태에 있어서는 중국이 "결정적이고 큰 차이로 인도를 앞서 나가고 있다"라고 인정했다.[15]

시장으로의 이동

1979년 중국은 시장 지향적 경제개혁에 착수했다. 그 이후로 경제는 매년 평균 9.9퍼센트씩 성장했고, 민중들의 생활수준은 눈에 띄게 향상되었다. 급속한 경제성장을 통해, 모든 시민들이 더 나은 건강 상태를 추구할 수 있는 자원이 늘어났다는 점에 대해서는 의심할 여지가 없다. 하지만 중국의 건강 달성 수준을 보면, GDP 증가나 의료 비용 지출의 증가에 비해 그렇게 만족스럽지 못하다. 기대 수명은 계속 증가하고 영아 사망률 역시 떨어지고 있었지만, 진전 속도는 눈에 띄게 느려졌다. 어떤 사람들은 일단 기대 수명이 70세에 가까워지면 추가적인 증가 속도는 느려지기 마련이라고 생각할 수도 있다. 하지만 아시아−태평양 지역의 다른 국가들을 보면 그렇지 않다는 것을 확인할 수 있다. 예를 들어, 1980년부터 1998년까지 중국의 평균 기대 수명은 2년 증가했는데, 오스트레일리아, 홍콩, 일본, 뉴질랜드와 싱가포르는 중국보다 더 높은 기대 수명에서 시작했음에도 평균적으로 4년에서 6년 이상 증가했다. 1980년대에 기대 수명이 중국과 비슷했던 스리랑카의 경우, 같은 기간 동안 기대 수명이 5년 증가했다. 비슷한 차이를 영아 사망률의 변화에서도 볼 수 있다.[16] 심지어 국무원國務院(중국의 내각) 직속 정책 연구 기관인 국무원발전연구센터國務院發展研究中心, Development Research Center, DRC조차도 20세기 말까지 진행되었던 보건의료 개혁이 '성공적이지 않'았거나 심지어 '실패'였다고 공개적으로 시인했다.[17]

개혁의 시대 동안 1인당 가처분소득이 증가하고, 영양 상태가 개선되고, 정부 세입의 더 많은 부분을 보건의료에 할당했음에도, 왜 보건의료 지표들은 더 실망스러워졌을까? 건강의 결정 요인은 사회적·문화적·경제적 요인 등을 망라해 다양하게 존재한다. 이 가운데 한 가지 요인으로 이 시기에 급증하기 시작한 사회경제적 불평등을 들수 있다. 지난 25년간 국가 간 비교 또는 산업화된 국가를 대상으로 진행된 일련의 실증 연구에 따르면, 사회경제적 불평등은 유병률, 사망률, 기대 수명과 연관성을 보이고 있다. 이 연구들은 국가가 평등하지 않을수록 건강 상태가 좋지 않다는 일관된 결론을 도출한다.[18] 이 연구들이 보여 주는 메시지는 명백하다. 국가의 절대적인 물질적 생활수준과 관계없이, 불평등은 보건과 건강에 나쁜 영향을 미친다.

중국은 한때 소득 불평등이 세계 평균치보다 훨씬 낮은 수준이었던, 평등한 사회였다. 하지만 1980~90년대의 개혁은 확연하게 지역 간, 도농 간의 소득 격차를 벌려 놓았다. 이 불평등은 중첩되고 서로 연관된 것들이었다. 2000년대 초반의 지역 간, 개인 간, 도농 간 소득 격차를 보면 인민공화국 역사상 소득분포가 가장 불평등했음을 알 수 있다. 짧은 기간 동안 급격하게 벌어진 불평등은, 그 저변에 어떤 기제 — 상대적 박탈감에 의한 심리적 영향, 사회 결속력의 약화 등등 — 가 작용했든 간에, 결과적으로 국가 보건에 치명적이었을 수 있다.

건강 증진이 지지부진했던 좀 더 직접적인 요인으로는 정부가 보건의료 부문에 대한 지출을 주저하거나, 지출하지 못하거나, 혹은 둘 다였다는 것에서 찾아야 한다. 개혁 이전의 보건의료는 부담 가능했던 이유는 무엇보다도 그것이 평등을 중시하는 사회규범에 근거했기 때문에 공평했다. 개혁의 밑바탕에는 이념의 전환이 있었다. 중국의 정책 결정자들은 이제 평등과 사회보장 대신 경제성장을 최우선 순위에 두었다. GDP 성장률에 대한 집착은 이들로 하여금 어느 정도의 불평등을 감내하게 했고, 보건의료와 같은 필수적인 인간 조건을 희생하게 했다. 1980~90년대에 도입된 모든 보건의료 개혁 조치에는 시장이 국가보다 자원을 배분하는 데 효율적이라는 무언의 전제가 깔려 있었다. 보건의료의 재정 담당자이자 공급자로서의 역할을 회피한 것에 대해, 중국 정부는 시장 원리에 대한 신념을 내세워 변명했다. 실제로, 최근 20년 동안 중국 정부는 보건의료에 자금을 조달하고 공급하는 책임을 방기하려 했고, 사회 구성원들이 자신들의 필요를 알아서 충족시켜 가기를 기대했다.[19] 그 당시 중국 지도자들은 신자유주의자들이 표방한 '낙수 효과'를 의도적으로 수용하는 것처럼 보였다. 경제 부흥이 지속되면 결국 부자나 빈자 모두가 스스로 의료비를 부담할 수 있을 것이라는 전제를 받아들였던 것이다.

이데올로기 전환의 최초의 희생자는 농촌의 보건의료 체계였다. 1978년 하반기에 이미 합작의료제도에 균열이 일어나기 시작했다. 6월 23일, 중국 공산당 중앙위원회가 발행한 '37호 문건'에서는 인민공사人民公社와 농민공동체가 "인적·재정적·물적 자원을 비생산적인 건설 부문으로 이동 및 할당시키는 것"을 금지했으며, "비생산적인 지출을 삭감"하도록 요구했다.[20] 이어서 몇몇 지역에서는 합작의료제도를 "빈자들이 부자를 먹어 치우고", "농민에게 부담을 전가하는" 제도로 간주하기 시작했다. 그 결과 "북동 지역의 합작의료제도가 급격하게 감소했고 심지어 경제적으로 탄탄한 마을 공동체들조차도 기존의 서비스 제도를 미련 없이 폐기 처분했다. …… 합작의료제도들이 문을 닫자 맨발의 의사들은 비생산적인 인력으로 간주되어 해고되거나, 아니면 이윤과 손실을 개인적으로 감당한다는 조건으로 마을의원과 간신히 계약을 유지할 수 있었다. 그 결과 여러 지역에서 농민들이 의사를 만나는 것이 어렵고 비싸졌다."[21] 다른 지역들 역시 비슷한 문제들을 보고했다.[22] 예를 들어, 1980년 허난성에서는 "많은 마을 공동체의 합작의료제도들이 운영을 중단하거나 쇠락"해 갔으며, 일부 주민들이 합작의료제도를 되살리기 위한 긴급한 대책을 촉구하기도 했다.[23] 전국적으로 합작의료제도가 담당하는 마을 공동체의 비율은 1976년 92.8퍼센트에서 1982년 52.8퍼센트로, 6년 만에 40퍼센트[포인트]가 감소했다.

1983년 인민공사를 공식적으로 폐지하면서, 농촌의 합작의료제도는 완전히 붕괴했고, 합작의료제도 운영률이 11퍼센트로 곤두박질쳤다(〈그림 13-1〉). 1985년에도 합작의료제도를 운영하고 있는 마을 공동체는 5퍼센트로 감소했다. 1980년대 후반에는 집단 경제가 아직 강성한 상하이 교외와 장쑤성 남부 지역에 일부 합작의료제도가 잔존하고 있었다.[24] 하지만 다른 지역들에서는 일부 지역 — 후베이성의 마성시, 산둥성의 자오위안현 — 에서만 유지되는 수준이었다.[25] 합작의료제도가 붕괴하면서 마을 의원은 대부분 사유화되었고, 사용자 부담 방식 의료 체계가 다시금 우세해졌다.

어째서 한때 세계적으로 유명했던 농촌 합작의료제도가 개혁 이후 이렇게 빨리 쇠퇴했을까? 가장 중요한 원인은 합작의료제도가 작동하는 경제 기반 자체가 변했기 때문이다. 집단 경제라는 제도적인 환경 아래에서만, 합작의료제도의 자금 조달이 가능하며 자금 흐름이 원활하게 이루어질 수 있다. 가구별 책임 체계가 도입된 이후, 집단 경제는 몇몇 집단 향진기업鄕鎭企業, township and village enterprises, TVE이 번성한 지역을 제외한 대부분의 마을 공동체에서 아주 약해지거나 아예 소멸했다. 그래서 이제는 합작의료제도를 지원하기 위한 용도로 공공복지 기금을 거두고 유지하는 일이 실현 불가능해졌다. 집단 경제의 중요성은 1983년 인민공사 폐지 이후 합작의료제도 운영률이 40퍼센트 감소한 것에서 잘 볼 수 있다. 1980년대에 전국적으로 합작의료제도가 축소되는 동안, 장쑤성 남부 지역의 합작의료제도는 85퍼센트 이상의 가입률을 유지했는데, 이마저도 1990년대 들어서 집단적으로 운영했던 향진기업이 구조 조정으로 사유화된 이후에는 지속되지 못했다. 이 장쑤성 남부의 사례는 전통적인 합작의료제도의 근간에 집단 경제가 중추적인 역할을 했음을 보여 준다.

이에 더해서 공동 경제가 붕괴한 결과 대부분의 마을 공동체들이 맨발의 의사들에게 적절한 임금을 지불할 수 없었고, 마을 의원을 의사 개인에게 팔아넘기거나 외주화할 수밖에 없었고, 이들이 이윤을 올리는 것을 용인했다. 한편, 토지가 개별 가구 앞으로 할당되면서 중의학에서 필요로 하는 약초를 집단적으로 기르고 채집하고 조제하는 일이 어려워졌다. 마침내 1985년 초 위생부 부장衛生部部長[한국의 보건부 장관에 해당] 천민장陳敏章은 '맨발의 의사'라는 명칭을 공식적으로 폐지한다고 선언했다.[26]

합작의료제도가 폐지된 또 다른 이유는 1980년대 중국의 최고위 지도자들이 농촌의 합작의료제도를 방치하기로 결정했기 때문이었다. 일부 보건 공무원들은 심지어 합작의료제도를 해체하고, 외주 계약을 맺어 마을 의원을 맨발의 의사들이 스스로 운영하도록 하라고 공개적으로 설파하고 다녔다. 그들은 이것이 개발의 '불가피한 추세'라고 주장했다.[27] 이후 합작의료제도가 붕괴하자 그들은 이런 불행 속에서 기쁨을 느끼면서 이를 가리켜 "커다란 진보"라고 말했다. 그들은 "사용자 지불 의료 체계가 이제 중국에서 상당히 오래 지속될 것"

이라고 믿었다.[28]

　도시 지역의 의료 체계는 1980년대 중반, 시장 중심의 개혁이 가속화되는 시기에 그 전환점을 맞았다. 개혁이 진행될수록 시장주의는 점차 도시 지역의 보건의료 부문을 잠식해 갔으며, 그것이 보건의료 개혁의 주요 지침이 되었다. 의료 개혁에 관한 공식 문건들은 '민간투자사업', '시장 우대', '경쟁', '선택', '개인의 책임'과 같은 유행어로 가득 차 있었다. 이 모든 최신 유행어들 뒤에는 결국 시장이 보건의료 재정을 포함한 자원들을 가장 효율적으로 할당하리라는 무언의 전제가 깔려 있었던 것이다.

　경제개혁은 꾸준하게 공비의료제도-노동보험의료제도의 재정 기반을 고갈시켜 나갔다. 앞에서 언급했듯이, 공비의료제도와 노동보험의료제도는 지역 내지는 집단을 기반으로 한 자가 보험 제도이며, 이는 '연성 예산 제약'의 조건하에서만 제 역할을 할 수 있었다. 지방정부와 국유 기업state owned enterprises, SOEs에 더 많은 자율성을 부여하며 진행된 분권화와 시장화는, 동시에 엄중한 재정 원칙을 부과했다. '연성 예산 제약'에서 '경성 예산 제약'으로의 전환은 전국적인 위험 분산 시스템을 해체하고 말았으며, 개별 국유 기업과 지방정부들은 노동자들의 의료비를 독자적으로 감당하기 어려웠다.

　1990년대 초부터 노동자들의 의료 혜택은 고용된 회사의 수익성에 의해 좌우되기 시작했다. 경제개혁이 촉발한 경쟁 압박이 증가하면서, 이윤을 올리지 못하는 국유기업들이 임금의 일정 비율을 의료보험료로 지불하지 못하는 경우가 종종 발생해서 의료보험 기금을 유지하는 데 어려움이 생겨났고, 이는 노동자들의 의료 접근성을 더 위태롭게 했다. 게다가 국유 기업의 인원 삭감 내지는 파산으로 몇 백만 명의 노동자들이 일자리를 잃었고, 의료보험도 함께 잃었다. 이윤을 올리고 있는 기업들도 경쟁 우위를 유지하기 위해 사회보험 부담을 조금이라도 절감하려 했다. 문제는 비국영 분야가 급증하면서 더욱 복잡해지기 시작했다. 민간 기업과 외국계 투자 기업들은 피고용인에게 의료 혜택을 제공할 의무가 없었기 때문에, 이들 기업의 급증은 노동자들과 그 부양가족의 의료 이용을 너무 위협했다.

경제개혁은 공비의료제도 재정 체계의 재정적 기반도 서서히 주저앉혔다. 재정의 분권화로 말미암아 지방정부의 사회 지출 부담이 점점 더 커졌기 때문에, 지방정부는 지출을 지역 내에서 거둔 세입에 맞게 조정해야만 했다. 재정 자치는 상대적으로 발전된 지역이나 동쪽 해안 지역의 (예전에는 중앙정부로 세금을 송금하던) 지방정부들에게는 오히려 더 이로웠다. 반면, 중앙정부로부터의 재정적 지원이 줄어듦에 따라 상대적으로 덜 발전된 지역들은 어려움을 겪었다. 부족한 천연 자원과 적은 세입 때문에 내륙 지역의 지방정부들은 대체로 노동자들에게 의료 서비스를 충분히 제공하지 못했다. 지역 간 경제력 격차가 커지면서,[29] 지방정부 간의 불균등한 재원 분포는 보건의료 서비스 제공에서도 엄청난 격차를 만들었다. 공비의료제도가 전국적으로 강제 실시되고 있었음에도, 1990년대 초부터 지금까지 의료 급여(혜택)의 수준은 행정 관할권마다, 사용 가능한 재정 규모에 따라 천차만별이다.

중국 정부는 건강보험을 비국영 부문으로 확장하고 건강 위험을 개별 회사나 지역보다 더 높은 수준으로 분산할 목적으로, 1990년대부터 새로운 건강보험 체계를 시범적으로 도입하기 시작했다. 그리고

1999년에 이르러서 새로운 도시노동자기본의료보험제도城鎮職工基本醫療保險가 공비의료제도와 노동보험의료제도를 대체하기 시작한다.

　사용자(공기업이나 정부)가 재정의 전액을 부담하는 공비의료제도와 노동보험의료제도와는 달리, 새로운 체계는 사용자와 피고용인의 공동 부담을 원칙으로 했다. 새 체계는 두 가지 차원으로 확장되어 갔다. 우선, 이 체계는 정부 기관, 국유 기업, 집단 소유 기업, 사기업 등 근무하는 기관의 종류를 막론하고 퇴직자를 포함한 모든 피고용인들을 대상으로 했다. 둘째, 위험 분산은 개별 기업 단위에 국한되지 않았다. 오히려 중증 질환에 대한 시 단위 건강보험이 만들어져 관할구 내의 모든 기업 단위가 보장될 수 있었다. 보장 인원의 확대와 위험 분산 범위의 확대는 역선택adverse selection(질병 위험 요인을 많이 가지고 있는 사람들일수록 더 보험에 가입하거나, 위험 요인이 더 많은 사람들만 보험에 가입하는 것)을 최소화하고, 퇴직자나 재정이 어려운 기업 소속 노동자를 포함한 모든 노동자의 건강 위험을 분담하는 믿을 만한 기제가 될 것으로 기대되었다.

　그러나 이제 노동자의 부양가족이 의료보험 대상에서 제외되었다. 자영업자와 비공식 부문의 노동자, 이주 노동자[농촌에서 도시로 이주한 노동자나 농민공] 역시 제외되었다. 경제개혁 초기에 건강보험의 보장 범위가 도시 주민의 거의 전체를 포괄했던 반면, 2003년 말경에는 도시 인구의 절반 정도만 보험 적용을 받게 되었다. 이주 노동자까지 계산한다면 보장 범위는 더 낮을 것이다.

　이데올로기적 전환과는 별개로 경제개혁 또한 정부의 사회복지 수행력을 심각하게 약화시켰다. 덩샤오핑 개혁의 핵심은 분권화였다.

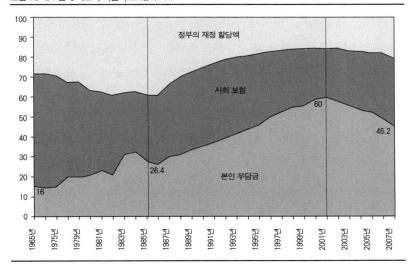

그림 13-2 | 전체 의료비 지출 구조 (단위 : %)

1978~93년 사이에 추진된 광범위한 재정 분권화는 경제성장에 중요하게 작용했을지 몰라도, 정부의 [재정] 차출 능력을 심각하게 약화시켰다. 1978년부터 1995년까지 18년 동안, GDP 대비 정부 총 세입은 31.2퍼센트에서 10.7퍼센트로 감소했다(〈그림 13-4〉). 게다가 정부 총 세입 가운데 중앙정부가 집행하는 예산 비중 역시 감소했다. 저소득 국가와 비교해도 중국 정부의(특히 중앙정부의) [재정] 차출 능력은 약한 편이었다.[30] 가처분 재정이 너무 적었기 때문에 이제 중앙정부는 보건의료 지불의 최종 지불자 역할을 할 수가 없게 되었다.

1차 보건의료의 책임을 회피하려 하는 중국 정부의 모습과 그 무능력함은 〈그림 13-2〉에 잘 드러난다. 경제개혁 이전에는 보건의료비 지출 규모에서 정부의 재정 할당액과 사회 보험을 합친 액수가 80퍼센트를 상회했다. 하지만 경제개혁 이후 정부 할당액과 사회적 지출은 엄청나게 감소했으며, 21세기 초에는 바닥에 이르렀다. 2001년 보건의료 총 지출 가운데 정부의 할당액은 15.93퍼센트, 사회보험의 부담액은 24.1퍼센트였다. 둘을 합쳐야 가까스로 40퍼센트를 넘겼다. 정부 할당액과 사회보험 부담액의 축소는 곧 본인 부담금의 급등을 의미했다. 1975년 중국 국민의 본인 부담금 비율은 16퍼센트에 불과했지만, 2000~01년에 그 수치는 60퍼센트까지 상승했다. 즉 중국의 보건의료 체계는, 사적 재원이 주된 재정을 담당하고 공적 재원은 단지 여기저기 빈 곳을 메우는 식으로 바뀌었던 것이다. 이런 변화는 근본적으로 보건의료의 책임을 정부로부터 사회나 개인으로 이전시키는 것이었다. 급기야 21세기 초반에 이르자 중국의 본인 부담금 비율은 세계 대부분의 국가들보다 높아졌다. 개발도상국들과 비교해 보더라도, 중국은 압도적으로 본인 부담금 비중이 높았는데, 이는 중국의 보건의료 체계가 세계에서 가장 상업화되었음을 의미하는 것이다.[31]

의료비를 원칙적으로 개인이 부담하는 것인지 아니면 공적인 재원에서 부담하는 것인지의 문제는 돈이 오른쪽 주머니에서 나오는지 왼쪽 주머니에서 나오는지의 문제가 아니다. 의료비가 주로 공공 기금에서 부담된다면 가난한 사람도 최소 수준 이상의 보건의료 서비스를 누릴 수 있다. 하지만 사적으로 의료비를 부담해야 하는 체계에서는 의료 서비스를 받을 수 있는 결정 요인으로 소득과 자산이 중요하게 작용하게 된다. 왜냐하면 시장은 진료비를 지불할 능력이 있는 소비자에게만 서비스를 제공하기 때문이다. 보건의료 서비스의 재정과 공

표 13-1 | 비용 부담에 따른 미충족 의료 서비스 비중 (1993~2008년; 단위 : %)

	외래			입원		
	전체	도시	농촌	전체	도시	농촌
1993년	5.2	1.8	6.7	20.1	10.7	24.6
1998년	13.8	16.1	12.0	21.0	17.7	25.1
2003년	18.7	20.7	17.7	20.7	15.6	22.8
2008년	5.69	–	–	14.7	–	–

급을 자유 시장에 맡긴다는 것은 필연적으로 가난한 사람들과 취약 계층의 의료 접근성을 떨어뜨리는 결과를 가져온다. 바로 이 같은 현상이 중국에서 그대로 벌어졌다. 부유한 사람들이 국제 수준의 일류 의료 서비스를 향유하는 동안, 가난한 사람들은 사소한 건강 문제는 참고, 큰 건강 문제는 치료를 지연시키며 감내하고 있다.

1993년에서 2008년 사이에 중국 위생부에 의해 시행된 네 차례의 전국적인 보건의료 조사 자료를 정리한 〈표 13-1〉은 외래와 입원 각각의 경우에 비용 문제로 의료 이용을 포기한 이들의 비율을 보여 준다. 보건의료의 시장화로 말미암아 많은 사람들이 의료 서비스를 이용하지 못하게 되었음을 확인할 수 있다.

경제적 이유로 치료받기를 포기한 이들의 비중이 확연히 증가했다는 사실 역시 같은 지표에서 확인할 수 있다. 도시 거주민의 경우, (인터뷰 시점 이전 2주일 사이에) 몸에 이상을 느꼈음에도 비용 문제 때문에 외래 진료를 포기한 이들은 1993년의 경우 매우 소수(1.8퍼센트)였다. 이 비율은 1998년에 가파르게 상승해 16.1퍼센트가 되었고, 2003년에는 20.7퍼센트가 되었다.[32] 이는 농촌에서도 마찬가지였는데 1993

년 6.7퍼센트에서 2003년 17.7퍼센트까지 상승했다.

　도시와 농촌에서 지난 1년간 입원이 필요하다는 전문가의 충고를 듣고도 비용 때문에 입원을 거부한 환자들의 비율 역시 1993~98년 사이 증가했다. 입원 치료를 받지 않는 가장 중요한 원인은, 거듭 말하지만, 병원비를 감당하지 못할 것이라는 걱정 때문이었다. 입원을 권유받았지만, 병원비 지불 능력이 없어 입원을 거부한 도시 지역 사람들의 비율이 1993년에 10.7퍼센트였던 데 비해, 1998년에는 17.7퍼센트로 상승했고, 2003년에는 15.6퍼센트로 다소 떨어졌다. 의료 서비스의 시장화는 1980년대 농촌 지역에서 먼저 시작해서 1990년대 중반경 도시로 퍼지게 되었다. 1993년부터 비용 부담을 이유로 입원 치료를 포기한 농촌 주민의 비율은 이미 4분의 1에 달했고, 그 뒤 그 비율은 비슷한 수준으로 유지되고 있다.

　〈표 13-1〉은 시장 중심의 의료 개혁이 결국 재정 부담을 증가시켜 많은 인구의 의료 접근을 가로막고 있다는 사실을 보여 준다. 또한 1993년, 1998년, 2003년의 조사 결과를 비교해 보면, 짧은 기간 안에 소득수준이 의료 서비스 이용을 좌우하게 되었음을 알 수 있다. 1993년까지만 해도 외래 진료 여부에 소득수준은 그리 중요한 요인이 아니었다. 사실상 도시민들 가운데 몸에 이상이 있었지만 외래 진료를 보지 않았다고 답한 비율은 소득 기준 2~4분위가 최하위 20퍼센트보다 높았으며, 최하위 20퍼센트와 최상위 20퍼센트 집단 사이의 차이도 사소한 정도였다. 하지만 1998년 이후부터는 소득수준이 도시민들의 건강 추구 행위를 심각하게 제한하게 되었다. 2003년에는 최하위 20퍼센트에 속하는 주민 중 3분의 2가 비용 때문에 외래

표 13-2 | 소득 5분위에 따른 '의료 미충족자'들의 비율 (단위 : %)

	소득 분위				
	최하위	2분위	3분위	4분위	최상위
최근 2주일간 외래 의료 미충족률					
1993년	37.50	42.70	40.20	39.40	35.90
1998년	49.10	46.10	44.10	45.50	39.90
2003년	60.20	57.70	54.20	51.20	45.20
최근 1년간 외래 의료 미충족률					
1993년	31.67	23.84	22.42	21.04	16.87
1998년	46.80	42.60	33.00	29.00	27.40
2003년	41.58	32.30	22.73	28.23	17.18

진료를 포기한 데 비해, 최상위 20퍼센트 사람들은 45.2퍼센트만이 그러했다. 입원의 경우 소득 분위에 따른 차이가 1993년부터 이미 보이기 시작했고, 2003년이 되자 격차는 더 심해졌다(〈표 13-2〉). 농민들의 경우 이미 1993년부터 소득이 결정적인 요인으로 작용했으며, 1998~2003년을 거치면서 소득으로 인한 의료 이용의 불평등이 점점 더 심해지는 양상을 보였다.[33]

가난한 이들이 경미한 질병에 대해서는 그냥 참고 넘어가고, 중한 질병에 대해서는 치료를 연기할 경우, 더욱 심각한 건강 문제를 야기하거나 심지어 노동력 손실까지도 초래하는 것을 볼 수 있다. '빈곤으로 인한 병'과 '병으로 인한 빈곤'이라는 악순환은 21세기에 들어서면서 중국 도시 지역에서 중요한 사회적 문제가 되고 있다. 과도한 진료비나 노동력 상실로 인해 많은 사람들이 빈곤선 이하로 추락하게 되었다. 위생부가 1998년 '제2차 국가위생복무조사第二次國家衛生服務調查'(전국 보건의료 서비스 조사)를 실시했을 때, 대도시 지역들에서 질병

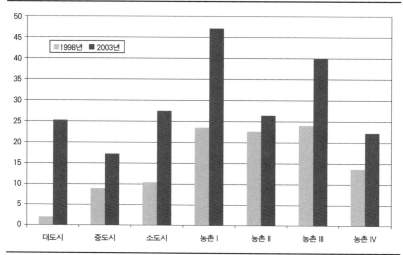

그림 13-3 | 빈곤의 원인 가운데 질병과 장애가 차지하는 비율 (단위 : %)

주 : 통계를 만들어 낼 목적으로 중국 정부는 종종 농촌 지역을 대략 네 그룹, 즉 가장 부유한 농촌 Ⅰ 그룹에서 가장 가난한 농촌 Ⅳ 그룹까지 분류한다. 농촌 Ⅰ 그룹은 주로 동부 해안에 몰려 있는 반면에 농촌 Ⅳ 그룹들은 서부의 산간 지역에 집중되어 있다.

과 부상은 빈곤의 주요 원인이 아닌 것으로 드러났다. 즉 빈곤선 이하로 살아가는 사람들 가운데 2퍼센트 미만만이 자신들이 처한 불행의 원인을 '질병과 장애'라고 대답했다. 하지만 중소도시에서는 극빈자들의 10퍼센트가 질병이나 장애 때문에 가난하다고 대답했다. 2003년 질병으로 인한 빈곤은 전체 도시 극빈자의 4분의 1을 차지했다(〈그림 13-3〉). 이 시기에는 한 번의 심각한 질병으로 인해 부유한 가정이 심각한 곤경에 빠지거나, 가난한 가정이 절대 빈곤 수준으로 떨어질 수 있었던 것이다.

같은 조사에서 질병이 빈곤을 심화시키는 역할을 하는 현상이 중국 농촌 지역에서 더욱 두드러진다는 사실 역시 밝혀졌다. 1998년의 '제2차 전국 보건의료 서비스 조사'에서 이미 질병과 장애가 농촌 빈곤의 큰 원인이라는 것이 밝혀진 바 있다. 2003년 중국 정부가 3차 조사를 실시했을 때, 농촌 빈곤 가구의 3분의 1이 가족 중 한 명 이상이 만성질환자나 장애인이라고 답했다. 급기야 질병이 농촌 빈곤의 단일 요인으로 꼽히게 된 것이다.[34] '우리는 가난한 것은 두렵지 않습니다. 다만 아플까 봐 두려워요'라는 가슴이 미어지는 농민들의 증언은, 질병이 가난한 사람들의 건강뿐만 아니라 생계 자체를 위협하고 있음을 여실히 보여 준다.

이 자료는 중국의 거시적인 수준에서 나타나는 경제 번영의 이면에, 보건의료 제도를 이용하는 것조차 어려운 가난한 가구가 상당수 있다는 것을 보여 준다. 그들은 아파도 감히 의사를 찾을 생각을 하지 못하고, 심각하게 아프더라도 입원할 생각조차 하지 못한다. 행여 입원한다 하더라도 그들은 엄청난 치료비 때문에 파산할까 두려워, 채 낫기도 전에 황급히 퇴원한다.

대항 운동

완전한 자기 조정적 시장은 폭력이라고 주장한 칼 폴라니의 말은 전적으로 옳았다. 왜냐하면 자기 조정적 시장경제를 만들기 위해서는 인간과 자연마저 상품화되어야 하고, 이는 필연적으로 사회와 자연환경 모두를 파괴할 것이기 때문이다. 중국 경제가 1980~90년대에 세계에서 가장 높은 GDP 성장률을 구가했지만, 그 같은 맹목적인 추종으로 수많은 심각한 문제들이 야기되었다. 그런 문제들이 개혁 초기 단계에서는 제대로 언급되지 않았지만, 시간이 흐르면서 점점 수면 위로 부상해, 1990년대 말에 이르러서는 상당히 심각한 수준임이 분명하게 드러났다. 이 시기 민중의 삶은 거의 전적으로 시장에 의존하게 되었다. 이렇게 시장이 경제적 지불 능력이 있는 사람들을 위해서만 복무할 때, 평범한 노동자나 농민들은 이전보다 사회 안전망에 의한 보호를 덜 받게 된다. 시장의 힘이 그들에게 부과한 짐은 너무 무겁고 감당하기 힘든 것이다.

이런 상황에서, 시장 중심적인 개혁이라는 황금 휘장은 누더기가 되었고, 공동의 합의는 깨졌다. 경제개혁으로 인한 수많은 피해자들과 그다지 사정이 나아진 것이 없는 이들은 이제 시장 중심적인 개혁에 무조건적으로 지지를 보내지 않는다. 오히려 '시장'이나 '개혁'이라는 딱지가 붙은 것이라면 또 다른 피해를 입을까 봐 경계했다. 이들은 중국의 개혁이 잘못된 방향으로 나아가고 있기 때문에 이제는 경제와 사회를 조화롭게 발전시켜야 할 시기라고 믿었다. 이와 같은 주장에 자극을 받아, 인민들이 '시장에 의존하지 않는 삶'을 유지할 수 있도록 하려는 대항 행동들이 모습을 드러내기 시작했다.[35] 중국 정부도 '워싱턴 컨센서스'에 기초했던 초기의 개혁 방침들에서 서서히 벗어나, 경제성장뿐만 아니라 인류의 안녕과 분배 정의까지 고려하는 기조의, 이른바 스티글리츠가 말하는 '제2세대 개혁'을 취하기 시작했다.[36] 2002년부터 중국 정부는 일반 사회 안전망을 건설하는 데 점점 더 많은 자금을 쓰고 있으며, 이는 특히 보건의료에서 두드러진다

(〈그림 13-2〉). 중국의 총 의료비에서 개인이 본인 부담금으로 내는 비중은 2001년 60퍼센트에서 가장 최근 자료인 2007년에 45퍼센트까지 크게 떨어졌다. 몇 년 내로 30퍼센트 내외로 더 떨어질 것으로 예상되고 있다.

보건의료 분야의 대항 운동은 2002년 중국 농촌 지역에서 표면화되었다. 일찍이 1980년대 후반에 중국 정부는 2000년도까지 농촌 지역의 1차 의료를 완전히 개선하겠다고 세계보건기구WHO에 약속한 바 있다.[37] 이를 위해 정부는 합작의료제도의 '회복과 재건'을 목표로 상정했다. 하지만 극심한 경제 위기 시기였던 1990년대 내내 정부는 재정 지원 책임을 회피하려 했다. 즉 총 GDP 대비 정부의 세입은 10퍼센트를 넘지 못했고, 이 가운데 중앙정부의 세입은 5퍼센트 미만이었다(〈그림 13-4〉). 이 시기에는 심지어 정부가 농민들의 건강 보장의 책임을 회피하려 하지 않았음에도, 합작의료제도의 운영 자금을 대는 것이 재정적으로 불가능했다.

이런 이유로 1990년대 동안 정부는 여전히 농촌의 합작의료제도가 "기본적으로 개인 부담을 올리고, 공동으로 모금된 보조금으로 보충하며, 정부는 정책적으로만 보조"해야 한다고 주장했다. 그 결과, 10년간의 시도에도 불구하고 합작의료제도는 예상만큼 제대로 복구되지 않았고, 보장 범위도 10퍼센트 이하 수준에 머물렀다. 더 나쁜 것은, 그런 낮은 보장성조차도 점점 깎여, '시작-후퇴-붕괴-재시작', '봄에 시작, 가을에 파산'이라는 악순환을 반복하기도 했다.[38]

1994년에 착수한 조세 분담 개혁은 위험할 정도로 낮아진 정부의 자금 차출 능력을 신속하게 반전시켰다. 〈그림 13-4〉에서 볼 수 있

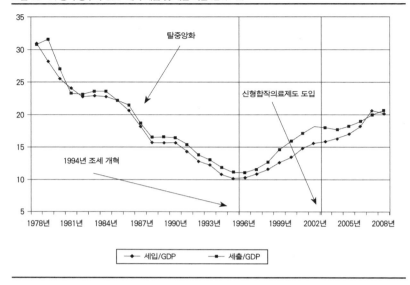

그림 13-4 | 중국 정부의 GDP 대비 세입 및 세출 비율 (단위 : %)

듯이, 2002년 총 GDP 대비 정부 세입은 16퍼센트로, 중앙정부의 세입은 GDP 대비 9퍼센트로 증가했다. 이때가 돼서야 비로소 정부는 농촌의 합작의료제도에 자금을 댈 수 있는 재정력을 갖추게 되었다. 그러므로 이 시기 정부의 농촌 보건의료 정책의 급격한 변화는 놀랄 일이 아니었다.

2002년 10월, 정부는 농촌 지역의 협동 의료 제도에 대한 새로운 접근법을 채택했다. 중국 공산당 중앙위원회와 국무원은 공동으로 공표한 '진일보한 농촌위생 사업강화에 대한 결정'進一步加強農村衛生工作的 決定, The Decision on Further Boosting Rural Healthcare Endeavor을 통해 앞으로 국가가 점진적으로 '신형합작의료제도'新型農村合作醫療, NCMS를 구축해 갈 것이며, 종국에 2010년까지 모든 농촌 지역 주민들을 다 포괄할 수 있도록 확대해 가겠다고 선포했다.[39] 기존의 합작의료제도와 신형합작의료제도의 주요 차이는 공공 재정의 관여에 있다. 가입된 농민들이 연간 개인 분담금(2003년에는 1인당 10위안, 2008년에는 1인당 20위안)에 더해 중앙과 지역 국고에서 매년 일정한 금액(2003년에는 1인당 20위안, 2005년에는 40위안, 2008년에는 80위안)을 지원하는 방식이 그것이다.[40] 그뿐만 아니라, 이 결의에서는 분담금을 낼 형편이 안 되는 빈농들에게도 의료 지원을 제공하겠다는 약속을 밝히고 있다.[41]

공공 기금 투입은 신형합작의료제도를 급속히 발전시켰다. 이는 이전의 미진한 성장과 극명하게 대비된다(〈그림 13-1〉의 1955년에서 2008년까지의 추세를 참조). 2003년에 위생부가 제3차 국가위생복무조사第三次國家衛生服務調查(전국 보건의료 서비스 조사)를 실시했을 때, 농촌 합작의료제도는 농촌 인구의 9.5퍼센트만을 보장하고 있었다. 5년 뒤 2008년 말에는 중국 농촌 인구의 91.5퍼센트에 달하는 8억1,500만 인구가 가입되어 있었다.[42] 결국 60년간의 우여곡절 끝에 합작의료제도는 마침내 역사상 가장 많은 농촌 인구를 포괄하게 되었다.

도시 지역에도 2002년 이후부터 다양한 의료보험 체계가 개발되기 시작했다(〈그림 13-5〉). 일례로, 도시노동자기본의료보험城鎮職工基本醫療保險, Basic Medical Insurance System for Urban Employees에 가입된 경제활동 노동자 수는 1998년 1,878만 명에서 2008년 2억48만 명으로 증가했다. 이 기본의료보험제도는 건강 문제에서 가장 취약한 퇴직자들까지 혜택을 받을 수 있도록 보장한다는 것을 고려해야 한다. 같은 기

그림 13-5 | 도시노동자기본의료보험 가입자 수 (단위 : 1백만 명)

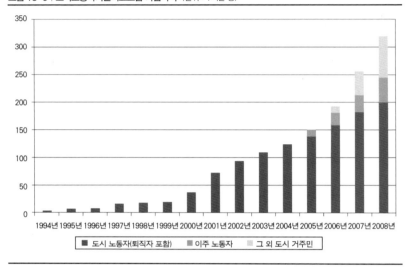

간에 기본의료보험제도에 가입한 퇴직자 수는 369만 명에서 5천만 명으로 증가했다. 이는 퇴직자의 80퍼센트 이상을 차지하며, 경제활동 중인 젊은 노동인구에 비해 훨씬 더 높은 비율이 가입되어 있음을 의미하는 것이다.

2005년경, 몇몇 도시들은 시험적으로 비노동 도시민들에게까지 의료 서비스를 제공하기 시작했고, 그 결과 2006년 말에는 거의 1천만 명에 가까운 사람들이 추가로 기본의료보험제도에 가입하게 되었다. 마침내, 국무원은 2007년 4월, 모든 도시민들을 포괄하는 '빈틈없는' 보편적 보장의 첫걸음으로, 88개 도시에서 도시주민기본의료보험제도城鎮居民基本醫療保險制度, Basic Medical Insurance System for Urban Residents를 시범적으로 발족하기로 결정했다. 이 새로운 체계는 도시노동자기본의료보험의 조건에 맞지 않는 어린이, 학생, 노인을 포함해 모든 도시 거주민을 보장하는 것을 목표로 했다. 이후 2008년 2월, 정부는 이 계획을 모든 중국 도시의 절반에 이르는 지역으로 확장하기로 결정했고, 그 결과 2008년 말에는 7,401만 명의 도시 거주민이 추가로 가입되었다. 이 의료보험 제도는 2010년까지 모든 중국 도시에서 시행될 것으로 기대되고 있다.[43]

이주 노동자에 대한 의료보험은 좀 더 복잡한데, 이들은 젊고 이동성이 높기 때문에 보험에 가입하기를 꺼려하며, 이들의 사용자 역시 보험료 지불을 꺼려하기 때문이다. 2002년 말과 2003년 초, 상하이와 청두시는 이주 노동자들에게 종합 책임 보험을 제공하는 체계를 시범적으로 추진했다. 2003년과 2004년 인력자원사회보장부人力資源社會保障部가 관여하기 시작하여, 사용자와 안정적인 업무 관계를 맺은 모든 이주 노동자들을 지방정부가 보장하도록 요구했다.

2006년 3월, 국무원이 '이주 노동자 문제 해결안'을 발표해 '이주 노동자의 중증 질환에 대한 의료 문제 해결의 시급성'을 강조하고 이주 노동자 건강보험 의제를 안건의 주요 순위로 상정하면서, 새로운 국면으로 들어섰다. 뒤이어 인력자원사회보장부가 '2006년 말까지 의료보험에 가입한 이주 노동자를 2천만 명까지 늘리고 2008년 말까지 (사용자와 장기 고용 관계를 맺은) 모든 이주 노동자를 의료보험에 가입시키도록 노력한다'는 목표를 상정했다. 이는 이주 노동자의 의료보장 문제가 새로운 '추진' 국면에 들어섰음을 시사한다. 각 지자체는 이주 노동자 의료보장 문제 해결을 위해 '의견', '규제', '조치' 등의 방법으로 신속하게 대응했다.[44] 의료보험에 가입한 이주 노동자의 수는 2006년 말 2,367만 명으로, 2008년 말에는 4,249만 명으로 증가했다(〈그림 13-5〉).[45]

마침내 2009년 4월 6일, 3년간의 준비와 몇 개월간의 공개 협의 끝에, 중국은 2011년 말까지 기본의료보험 가입 대상을 전 인구의 90퍼센트까지 늘리고, 2020년까지 '안전하고 효과적이며, 접근이 편리하고 부담 가능한' 기본 의료 서비스를 모든 국민에게 제공할 것을 약속하는 보건의료 체계에 대한 종합 개혁안을 발표한다. 다섯 개의 의료보장 체계(도시노동자기본의료보험, 도시주민기본의료보험, 이주노동자기본의료보험, 신형합작의료제도, 도시주민과 농민 의료보조)가 이미 제자리를 잡아, 2008년 말 현재 13억2천만 명에 이르는 중국 국민 가운데 11억7천만 명을 보장하고 있다는 점에서, 중국이 이 목표를 달성하는 데 그리 큰 어려움은 없을 것으로 보인다.◆

건강은 인간의 안녕에 본질적일 뿐만 아니라, 인간 기능의 모든 영역에서 중요하다.[46] 불건강은 인간의 선택의 자유, 사회적 기회를 추구할 권리, 미래를 설계할 권리를 박탈할 수 있다. 덧붙여 여러 국가 간 비교연구를 통해 건강한 사회는 빈곤을 완화하고, 사회적 불평등

◆ 중국은 2010년 도시주민기본의료기본보험을 시행하기 시작했으며 2017년부터 도시주민기본의료보험과 농촌신형합작의료제도의 통합을 추진할 예정이라고 발표했다. 이는 직장과 지역 가입자로 구분되어 있는 한국과 일본의 건강보험 제도를 참고할 때, 도시와 농촌의 지역 가입자 부문을 통합하려는 시도로 보인다.

을 감소시키며, 경제성장을 높일 수 있다는 사실도 이미 확인되어 있다.[47] 그러므로 윤리적·실용적 이유 모두에서 모든 국가의 정책 입안자들은 모든 국민의 건강을 중요 과제로 설정해야 한다. 특히 여전히 평등이라는 사회주의 신조를 천명하고 있는 중국은 더더욱 그러하다. 마오쩌둥 시대에 국민의 건강 수준은 국가의 큰 자랑 가운데 하나였다. 하지만 1980년대와 1990년대의 시장 중심 개혁은 점진적으로 국가의 사회 안전망을 해체했고, 한때 이름을 떨쳤던 보건의료 제도 역시 쇠락해 많은 농촌과 도시 거주민들의 의료 이용을 어렵게 만들었다. 이에 대한 대응으로 최근 몇 년간 방어적인 대항 행동들이 급성장했다. 정부의 정책 입안자들을 비롯해 점차 많은 사람들이 자유 시장에 보건의료를 내맡기는 것이 필연적으로 가난한 이들과 취약 계층의 의료 접근성을 떨어뜨린다는 사실을 인식하고 있다. 나아가, 건강은 모든 이들의 안녕에 매우 중요하기 때문에 시장의 자비심 아래서 허둥대게 내버려 두면 안 된다는 사실 역시 깨달아 가고 있다. 중국 정부는 현재 부담 가능하고 적절한 보건의료 체계를 재건하기 위해 혼신의 힘을 다하고 있다. 정부의 정치적인 의지와 재정력이 뒷받침될 때, 중국은 30년 전 이미 달성했던 전 국민 기초 의료보장을 다시 달성할 수 있을 것이다.

14장

'모두에게 건강을' 선언과
신자유주의 세계화[*]
인도의 경우

모한 라오

제2차 세계대전이 끝나고, 꿈꾸어 왔던 식민 통치로부터의 해방을 맞은 탈식민 국가들은 자국의 저개발 상태의 원인이었던 전 지구적 불평등이라는 뿌리 깊은 역사와의 단절을 시도했고, 그 시도는 제한적이나마 성공했다. 내수에 기반을 둔 수입 대체 성장 정책이나 토지 개혁 정책, 그리고 산업화 정책 등을 통해 제3세계에서 제1세계로 흘러들어 가는 부를 어느 정도 줄일 수 있게 되었다. 한마디로 말하면, 지난 수세기 동안 제1세계의 군사력에 의해 강제된 세계화의 희생양이었던 제3세계가 그 참화로부터 벗어나 스스로를 보호하기 시작하면서 착취의 정도가 줄어든 것이다. 물론 이런 변화는 대체로 부분적이고 미온적이었지만, 그럼에도 실질적이었다. 그리하여 식량 유용성, 부가가치 생산, 1인당 소득 등의 추세가 상승세로 돌아섰다. 이와 동시에 각 국가는 국민들에게 어느 정도의 의료, 영양, 교육의 혜택을 제공하려고 노력을 기울였다. 이런 모든 변화로 말미암아 기대 수명이 늘어나고 유병률과 사망률이 줄어들었으며, 출생률이 증가하는 등 건강 관련 지표들이 개선되었다.

하지만 보건의료 분야에서는 특이한 양상이 전개되었다. 부와 자원의 불평등한 분배와 같은 사회문제에 대해 과학기술의 발전에 의존하여 지나친 자신감을 가지고 접근한 것이다. 수많은 건강 결정 요인들이 전반적으로 간과된 채, 도시 지역의 병원을 중심으로 한 서비스가 발전하기 시작했고, 인도와 같은 국가가 너무나 쉽게 의료 기술과 의료 상품 시장을 개방해 버리는 결과로 이어졌다. 이런 추세는 기술 중심의 '수직적' [보건의료] 사업들의 시행과 함께 진행되었는데, 그 대표적인 사례가 바로 말라리아 퇴치 사업과 가족계획 사업이었다. 일례로 1960년에 세계보건기구WHO에서 시행한 말라리아 퇴치 사업의 예산은 다른 모든 사업의 예산을 합친 것보다 더 많았을 정도였다.[1] 인도의 가족계획 사업에서도 이런 양상을 볼 수 있었다. 한 방식에서 다른 방식으로 사업을 바꾸어 나가면서 — 처음에는 교육으로 시작해서, 자궁 내 장치 시술, 정관 절제 시술소 설치, 나중에는 남성 강제 불임수술과 여성 불임수술까지 시행했다 — 갈수록 많은 예산을 소모했을 뿐만 아니라, 결국 보건의료 부문의 발전 양상까지도 바꾸어 버렸다.[2] 이 두 사업 모두 복잡다단한 보건 문제를 '한방'에 특효약처럼 해결해 내는 기술적인 해결책이 존재한다는 믿음에 근거했던 것이다.

국제기구들이 시행하는 수직적인 사업에는 일정한 특징이 있었다. 이 사업들이 항상 공중보건상의 질병 양상을 반영해서 만들어지는 것은 아니었다. 심지어 질병의 특성이나 분포, 시간에 따른 변화 양상,

여러 원인들 사이의 상호작용, 그리고 질병의 규모에 대한 이해조차 없이 무작정 시행되는 경우도 있었다. 수직적 사업에 이처럼 집중했던 것은 그만큼 대중에게 기본적인 의료 서비스를 제공할 기반이 마련되어 있지 못했기 때문이었다. 1970년대 초반이 되자 이 같은 보건의료 개발 모델들이 가망이 없다는 사실이 차츰 증명되기 시작했다. 말라리아 퇴치 사업과 가족계획 사업은 모두가 실패한 것으로 판명되었다.[3] 보편적이고 포괄적인 보건의료 체계가 부재한 상태에서, 그리고 사회 전체의 발전과 건강이 연계되지 않는 한 건강 증진이란 불가능하다는 사실이 명백해졌다.

수직적 사업에 대한 국제사회의 광범위한 환멸, 농촌 주민에 대해 충분한 의료보장을 제공해야 할 필요성의 대두, 예방 및 건강 증진 사업의 불안정한 통합으로 인한 문제 등이 WHO와 유니세프가 주도한 알마아타 선언을 이끌어 냈다. 알마아타 선언은 1978년 알마아타에서 '모두에게 건강을'을 목표로 내걸고 이루어진 선언이다. 당시 WHO는 선진국과 개발도상국을 막론하고 '보건의료 서비스를 제공하는 방식에 광범위하게 자리 잡은 오류' 때문에 발전의 '커다란 위기'에 봉착했다고 판단했다.[4] 이 같은 판단은 가족계획 사업으로 빈곤 문제를 해결하려는 국제기구들의 시도가 결국 실패했다는 인식 전환과도 일치했다. 그들은 통합된 사업의 필요성은 물론이고, 인구학적 목표를 달성하기 위해서는 주민들이 필요로 하는 최소한의 삶의 조건을 충족시켜야 할 필요성에 대해서도 받아들였다. 세계은행과 인구협회Population Council 모두 이런 '개발론적' 접근을 승인했다.[5] '모두에게 건강을'을 지지하는 이들의 희망과 낙관적인 기대는 1974년 유엔 총회에서 '새로운 국제경제 질서'라는 강력한 결의가 채택되었던 것과도 관련 있었다.

1970년대는 보건의료 분야가 매우 활발히 발전했던 시기로, 당시에는 무엇이든지 가능할 것으로 생각되었다. 핑퐁 외교의 결과로 1973년에 중국이 WHO에 가입하면서, 보건의료에 대한 새로운 대안적 모델로 중국이 부상했다.[6] 1950년대 말부터 1970년대 초 사이에 중국의 기대 수명은 두 배로 늘어났다. 기아로 인한 사망에도 불구하고, 기대 수명은 22세에서 46세로 늘어났는데, 서구 세계에서조차 이런 수준에 도달하는 데 한 세기 이상이 걸렸었다. 세계 인구의 5분의 1을 차지하는 한 '저개발' 국가가 WHO나 다른 국제기구의 어떤 도움도 없이 그 엄청난 수의 농촌 인구를 포괄하는 기본적인 보건의료 체계를 구축해 냈던 것이다. 기아와 감염병이라는 가난의 질병이 퇴치 가능했던 것은 요술 방망이나 서구식 교육을 받은 의사가 있어서가 아니라, 적절한 식량과 일자리가 있었기에 가능했던 것이다.[7]

새로운 바람이 모든 대륙을 휩쓸고 있었다. 서구에서는 민주화를 요구하는 학생운동에 불이 붙었고, 미국에서는 시민권 운동이, 그리고 2세대 페미니즘 운동은 보건의료 영역에 새로운 흐름을 가져다주었다. 1970년대는 포르투갈의 아프리카 식민 지배에 대한 해방 전쟁의 성공으로 시작해서 이란혁명으로 끝을 맺었다. 베트남전에서 미국이 패배함으로써 냉전 체계의 정치 지형에 변화가 생겼고, 이를 틈타 소비에트연방은 WHO의 알마아타 회의 유치를 비롯해, 국제사회에서 새로운 지도력을 발휘하고자 노력을 경주하기 시작했다. 소비에트연방은 그동안 특히 말라리아 퇴치 사업을 비롯한 수직적 사업들을 비판해 왔는데, 이 사업들이 오히려 보건의료 부문의 발전을 방해해 왔다고 비난했다.[8] WHO 회의에 참석한 소비에트 대표는 "소비에트 연방이 지난 50년간 이루어 놓은 보건의료의 업적을 이곳에 오신 여러분에게 기꺼이 보여 주고자 한다"라고 말했다.[9] 제3세계 보건의료에 혁명적인 무언가를 약속했던(이는 '모두에게 건강을'이라는 목표는 광범위하고 공정한 개발을 통해서만 달성할 수 있다는 것이 분명하기 때문이다), 알마아타 선언 뒤에는 이처럼 복잡한 정치적 유산이 있었다.

그러나 낙관적인 시기는 그리 오래 가지 못했다. 그 일차적인 원인은 물론 새롭게 등장한 세계화의 물결 때문이었다. 1980년대에는 신자유주의의 공격 아래 케인스주의적 복지 체계가 저물기 시작했고, 1980년대 말에는 '현존 사회주의'마저 역사 속으로 사라져 버렸다. 이런 상황에서 알마아타의 목표를 달성하는 것은 불가능했다. '모두에게 건강을'이라는 목표는 곧 '선택적 1차 의료'라는 모순적인 목표로 바뀌었고, 유니세프와 WHO는 알마아타 선언으로부터 후퇴했다.[10] 두 번째 원인은 1차 의료가 단지 가난한 국가들에 국한된 문제라는 편견이 광범위하게 퍼져 있었기 때문이었는데, 이 같은 편견의 결과로 1차 의료를 가장 필수적인 보건의료 서비스를 제공하는 것으로만 한정하게 되었다. 무엇보다 더 중요하게 간과되었던 점은, 의학적 개입만으로는 건강을 충분히 증진할 수 없다는 사실이었다. 그러나 신자유주의 세계화와 더불어 의학적 개입 방식마저도 점차 시장 원리에 따라 이루어지게 되었다. '모두에게 건강을'이라는 목표가 사라지자 보건의료 정책에 마법의 탄환식 접근이 다시 나타났고, 마크 르노Marc Renaud는 이를 질병 문제로부터 사회를 완전히 제거시켜 버린 것이라

며 아주 신랄하게 비판한 바 있다.[11]

이 모든 내용은 알마아타 선언의 이념을 일관되게 거부해 온 세계은행에 의해 집약적으로 제시되었다. 1987년에 발행되어 막대한 영향력을 끼쳤던 세계은행 보고서 『개발도상국의 보건의료 재정 : 개혁을 위한 어젠다』*Financing Health Services in Developing Countries: An Agenda for Reform*는 "개발도상국들의 보건의료 접근 방식은, 그것을 시민권으로 간주하며 모든 이들에게 무상으로 의료 서비스를 제공하는 것이었다. 하지만 이 같은 접근법은 작동하지 않는다"라고 주장했다.[12] 이들의 요지는 국가는 규제자의 역할만을 해야 하며(따라서 '거버넌스'라는 개념이 중시되기 시작했다), 민간 부문이 때로는 국가로부터 보조금을 받아서 의료 서비스 제공을 도맡아야 한다는 것이었다. 그리고 극히 제한된 의료 서비스만을 국가의 역할로 남겨 두었는데, 얄궂게도 여기에 가족계획이 포함되어 있었다. 보건의료 분야에서 WHO의 역할은 점차 줄어들고, 세계은행의 역할이 어마어마하게 커져 갔다. 심지어 세계은행이 말라리아 관련 사업 하나에 쏟아부은 차관이 WHO 전체 예산보다도 많았다.[13] 20세기 말이 되자 세계은행은 "정책 결정 기관으로서 비할 바 없는 힘을 갖게 된 동시에 개발도상국 보건의료 재정의 최대 공급자"가 되었다.[14] 이 분야에 새롭게 참여하게 된 국제 NGO들 역시 과거의 가족계획 사업과 비슷한 방식으로, 건강 결정 요인은 무시한 채 기술 중심의 보건의료 사업을 펼치고 있다. 또한 최첨단 신기술에서부터 의료보험, 심지어 예방접종과 같은 일상적인 기술 분야에 이르기까지 개발도상국들의 보건의료 영역에 대한 투자가 개방되면서, 다국적기업의 이윤을 창출하는 부문으로 각광받게 되었다.

세계화의 맥락

신자유주의 세계화는 고삐 풀린 시장주의 원칙에 투철한 경제정책의 산물이다. 제2차 세계대전 이후 경제성장에서 얻을 수 있었던 중요한 교훈 가운데 하나는 수요 부족으로 발생하는 경제 위기는 국가의 적극적인 역할을 통해 피할 수 있고, 나아가 이 같은 국가의 역할이 사실상 필요하다는 점이었다. 예를 들어, 공중보건에 대한 국가의 개입은 의료가 가치재이기 때문만은 아니었다. 국가가 그와 같은 가치재를 공급하는 것이 경제를 안정화하고 생산력을 향상시키기 위한 핵심 전략으로 간주되었기 때문이었다. 1980년대의 새로운 환경 속에, 케인스주의적 정책은 점점 더 맹렬하게 공격받기 시작했다. 새로 대두된 신자유주의는 전반적으로 국가에 대해 매우 냉정한 입장을 견지했고, 개발도상국의 경우에는 특히 더 그랬다. 그런데 그들이 주장하는 신자유주의 자유 시장의 수사는 정작 레이건과 정부와 대처 정부가 부자들에게 엄청난 국가 보조금을 지원하고 있는 현실과 극명하게 대조되었다.[15] 이에 신자유주의 세계화는 상위 계층에게 부와 자원을 엄청나게 몰아줌으로써 최상위 특권층의 부를 20세기 초와 같은 수준으로 복원시키려는 세계적인 전략으로 묘사되었다.[16] 사회적 비용이나 장기적인 경제적 비용을 고려하지 않은 채, 정부의 역할을 축소시키고 시장의 역할을 강화하는 것이 이 자본주의 치유책 모델의 핵심이다.

1980년대에 디플레이션, 자유화, 민영화 정책이 라틴아메리카와 아프리카 국가들에서 광범위하게 시행되었는데, 프라바트 파트나이크Prabhat Patnaik는 이를 제국주의적 세계화라고 했다.[17] 세계 인구 가운데 가장 많은 사람들이 여전히 종사하고 있는 농업 부문에서 이 같은 세계화 현상은, 식량 작물 대신 수출 작물의 생산을 강조하는 식민지형 농업을 강요하고 있다. 그런데 이와 같은 생산 양상의 가장 심각한 문제는 역사상 1차 상품의 가격이 가장 낮았던 시기에 이 같은 생산 유형이 도입되었다는 사실이다. 실제로, 1989년도의 농산품 가격은 1970년대 수준의 60퍼센트에 불과했다. 그 결과 저개발 국가들은 (비슷한 생산물을 수출하는 다른 제3세계 국가들과의 경쟁 속에) 농산품 수출량을 제아무리 늘려도 외환 보유액은 늘어나지 않았다. 이 시기에 대체로 특히 농업과 관련해서 개발도상국의 무역 조건이 급격히 악화되었음에도 불구하고, 상당수의 저개발 국가들은 원재료를 수출하고 가공품을 수입하는 상태로 되돌아갔다.[18]

이런 정책은 제3세계의 부채를 늘리고, 부를 생산 부문에서 투기 부문으로 이동시켰으며, 세계적으로 임금노동자에 대한 착취를 더욱 심화시켰다. 그로 인해 고용 체계에서도 비정규직과 저임금의 불안정 일자리가 늘어나는 결과를 초래했다. 교육과 보건 부문에 대한 예산 삭감은 이미 취약하고 예산이 넉넉하지 못했던 보건과 교육, 그리고 식량 안전 체계가 사실상 붕괴되었다는 것을 의미했다. 이런 정책들이 가난한 국가들을 더 가난하게 만든 것은 우연이 아니다. 그 국가 사람들 가운데 일부 계층은 더 부유해졌겠지만 말이다. 이 소수의 부자들은 더욱 더 크게 세계화를 외치는 요란한 전자 미디어의 도움으로 과거에는 부유한 국가에서만 얻을 수 있었던 고가의 소비재들을 손쉽게 획득할 수 있게 되었다. 인도에서 중상위 계층은 이미 국가를 초월한 듯 행동하는 한편, 주로 상위 카스트로 구성된 일부 사람들도 우익정당이면서 비밀 파시스트당인 인도 인민당(바라티야 자나타 당BJP)을 적극 지지하고 있다.[19] 그들은 한때 국가의 개입으로 상당한 혜택을 받았음에도, 벌써 인도의 반제국주의 운동의 역사를 잊은 지 오래고, 민주주의와 도덕성마저도 내팽개쳤다. 그들은 이제 미국의 하위 파트너로라도 세계경제 체계에 편입하고 싶어 안달이다. 이들을 재정적으로나 가소로운 수준이나마 지적으로 후원하는 이들은 인도 출신의 성공한 이민자들, 특히 ('우리는 힌두인'이라는 자랑스러운 구호를 외치고 싶어 하는) 미국 이민자들이다.[20]

경제 분야의 세계화가 가져온 큰 변화 가운데 하나는, 경제 불안이 증가하면서 여성들이 가정을 책임져야 하는 상황이 점점 늘어났고, 이 같은 상황이 '빈곤의 여성화'를 초래했다는 점이다. 세계 곳곳에서 여성의 노동시장 진출이 늘어났지만, 이들은 대부분 저임금에 남성보다 열악한 작업 조건에서 일하며, 일자리가 줄어들 때에는 가장 먼저 일자리를 잃는다. 인도에서는 공공 부문에서 제공해 온 기본 소비재와 서비스가 줄어들자, 주로 여성들이 전담하고 있는 무임금 가사 노동의 강도가 증가했다. 수많은 청소년들, 특히 여학생들은 학교를 그만두고 비공식 저임금 노동시장으로 대거 흘러가거나 집안일을 도와야 했다. 또한 빈곤층에 대한 보조금이 줄어드는 동시에 식품비가 치솟자 경제적 여유가 없던 많은 가정들이 빈곤선 이하로 떨어지고 말았다. 이런 변화는 여성과 소녀들에게 상대적으로 더 큰 악영향을 미쳤고, 이는 많은 젊은 여성들이 성매매로 내몰렸다는 것을 의미한다.

이런 상황에서 기아와 사망률이 증가했는데, 이는 보건의료 부문의 구조 조정을 위해 '개혁'이라는 이름으로 도입된 본인 부담금 제도로 말미암아 가난한 이들의 의료 접근성이 더욱 낮아졌기 때문이었다. 영양 결핍이 증가함에 따라 다년간 감소 추세였던 [각국의] 영유아 사망률이 인도의 경우처럼 정체되거나, 일부 국가에서는 증가 추세로 돌아섰다. 이런 변화가 너무 심각해 보이자 유니세프조차 구조 조정 사업을 '인간적인 모습'으로 바꿀 것을 요구할 정도가 되었다.[21] 비슷한 경제 조치를 취한 다른 국가들에서도 가계 수입과 건강의 불평등은 늘어만 갔다. 상당수의 선진 산업국들에서도 사회경제적 격차가 커져 감에 따라 사망률 차이도 가파르게 벌어지고 있다.[22]

신자유주의하에서의 인도의 보건 정책

알마아타 선언 직후, 인도 정부는 2000년까지 모든 국민에게 의료 서비스를 제공하겠다고 천명했다.[23] 이 같은 목표를 달성하기 위해, 인도 정부는 수직적 사업의 실패를 자인하고 통합 서비스 제공의 필요성을 제기하면서, 1980년대 내내 농촌 지역에 의료 인프라를 구축하려는 다양한 노력을 진행했다.[24] 따라서 이 10년 동안 인도 정부는 농촌 지역에 대한 인프라 구축과 영양 사업과 같은 사회 지원 사업에 투자했는데, 여기에는 전국적인 공공의료기관 네트워크 — 1차 의료기관과 중간 거점 의료기관, 지역 병원 포함 — 구축도 포함되었다. 이 같은 인프라를 기반으로 가족계획 사업이 널리 시행되었지만, 의료비를 스스로 부담할 여력이 있는 이들은 이 기관들의 이용을 기피

했다. 그런데 부족한 보건의료 부문 예산의 대부분은 [앞서 기술한 인프라 구축보다는] 도시 지역의 연구소나 의과대학, 새로운 수직적 사업들로 흘러들어 갔다. 또한 같은 시기에 민간 부문과 NGO들에 점차 더 많은 관심이 집중되기 시작했다. 결과적으로 인도 보건의료 체계의 이중적인 구조가 다시 강화되었다. 한쪽에는 건강 결정 요인들에 접근하기 어려운 가난한 이들이 이용하는 ─ 인력, 예산, 기반 시설이 턱없이 부족한 채로 방치되어 있는 ─ 공공의료 체계가 있었고, 다른 쪽에는 지불 능력이 있는 이들을 위한 민간 의료 체계가 자리 잡았다. 공공의료 체계가 갈수록 허약해짐에 따라 더 많은 이들이 큰 비용이 드는 민간 의료기관을 찾기 시작했다.

1990년대를 거치며 두 체계 사이의 차이는 더 벌어졌다. 1991년 초에 인도의 외환 보유고는 해외 자본 이탈로 말미암아 겨우 2주일치의 수입 대금만을 결제할 수 있는 수준으로 떨어졌다. 인도는 민간 부채 때문에 국가 부도를 선언해야 할 지경에 이르렀다. IMF는 인도의 국가 부도 선언을 막기 위해 서둘러서 18억 달러의 차관 제공을 승인했고, 그해 말에 23억 달러의 차관을 추가로 지원했다. 이어서 인도와 추가적인 구조 조정을 전제로 50억 달러의 차관 협상을 진행했다.[25] IMF는 차관 제공 조건으로 보건과 교육 예산을 비롯한 정부 지출의 축소를 내걸었는데, 이로 말미암아 인도의 공중보건 지출은 1980년대 중반 GDP의 1.4퍼센트에서 2002년 0.9퍼센트로 줄어들었다. 또한 전국적인 공공 식량 배급 제도 ─ 일정액의 식량 보조금을 지급하는 방식 ─ 의 예산도 엄청나게 삭감되고 말았다. 농업 부문의 정책 변화 ─ 예를 들어, 관개시설 등의 인프라 건설 예산과 농업 융자 예산의 삭감 — 역시 결국 1인당 가용 식량 생산을 현격하게 줄이고 말았다. 파트나이크가 신랄하게 비판했듯이, 인도 국민 1인당 연간 곡물 소비량은 1991년 178킬로그램에서 2004년 154킬로그램으로 줄어들었는데, 한쪽에서는 곡물을 동물 사료용으로 유럽에 수출하고 있었다. 일반적으로 통용되는 1일 권장 칼로리인 2천4백 칼로리를 기준으로 한다면, 1999~2000년 당시 농촌 인구의 무려 75퍼센트가 영양 부족 상태에 이었던 셈이다(그러나 정부 기획위원회는 기준 칼로리를 임의로 1천9백 칼로리로 설정해 27퍼센트만이 영양 부족 상태라고 발표했다).[26]

이런 정책들이 감염병과 예방 가능한 질병들에 미친 전체적인 영향은 아직 더 기다려 봐야 한다. 비록 1990년대를 지나면서 기대 수명이 늘고 영유아 사망률이 줄기는 했지만, 그 변화의 폭은 그다지 크지 않았으며, 영유아 사망은 여전히 한 해에 무려 220만 명이라는 용인하기 어려운 수치를 기록하고 있다. 1983년도 국가 보건 정책National Health Policy, NHP에서 전국의 모든 주의 영아 사망률을 전국의 모든 주에 걸쳐 1천 명당 60명 이하로 줄이겠다는 목표를 내세웠지만, 영아 사망률은 1980년대 10년간 27퍼센트 감소한 반면, 1990년대에는 10퍼센트 감소에 그쳤다. 이는 유아 사망률의 감소 경향에서도 비슷하게 나타나서, 1980년대에 35퍼센트, 1990년대에 15퍼센트밖에 감소하지 않았다.[27] 오늘날 인도가 유엔 새천년 개발목표가 정한 영유아 사망률의 목표치에 도달하지 못하리라는 것은 이미 기정사실화되고 있다. 또한 1983년도 국가 보건 정책에서 인도는 모성사망률을 2000년까지 출산 10만 건당 2백 건 미만으로 줄이겠다는 목표를 세운 바 있다. 그러나 현실은 2000년도에 출산 도중 사망한 산모가 무려 11만5

천 명에서 17만 명 사이로 추정되는데, 이는 세계 모성 사망자의 4분의 1에 달하는 수치이다.[28] 1990년대에 인도의 모성 및 신생아 이환율과 사망률은 줄어들기는커녕 현상 유지를 하거나 심지어 늘어나기까지 했다.[29] 이 높은 수치만으로도 불합리하기 그지없지만, 중요한 것은 이조차도 전체 인도 여성의 사망률과 질병 이환율의 극히 일부분만을 보여 주고 있을 뿐이라는 것이다. 감염성 질환에 의한 사망자의 수는 이보다 훨씬 더 많다.[30]

결국 1980년대 초반에 공공의료에 대한 국가의 개입을 확대하겠다고 했던 정부의 약속과는 달리, 인도가 구조 조정에 착수한 지난 20여 년간 우리는 이미 열악한 수준이었던 건강 지표들이 더 악화되는 것을 지켜보았다. 인도 정부가 2002년도 국가 보건 정책에서 자인하고 있듯이, 인도는 보건의료 부문에 대한 GDP 대비 정부 지출 비율이 세계에서 다섯 번째로 낮은 실정이다.[31] 2006년에 보건의료 부문에 대한 정부의 지출은 보건의료 부문 전체 지출의 20퍼센트도 채되지 못했다.[32] 보건의료 분야의 공공 지출 저하는 세계에서 규모가 가장 크고 거의 통제가 되지 않고 있는 민간 의료 부문에 대한 보조금증가와 대비된다.[33] 이 기간 동안 의료에 대한 접근성이 급격하게 떨어졌다는 증거들이 전국에 걸쳐 나타났다. 본인 부담금 제도는 공공의료기관에 대한 접근성에 부정적인 영향을 미쳤는데, 특히 가난하거나 취약한 계층에게, 그리고 여성들에게 더 큰 영향을 미쳤다.[34] 2002년도 국가 보건 정책에서 밝혔듯이, 의료비 지출은 당시에 이미 개인 파산을 이끄는 주요 원인으로 부상했다. 다른 지표들에도 마찬가지로 현저한 변화가 있었다. 인도에서는 의료에 대한 접근성에서 지역 간,

도농 간, 성별, 경제 계층 간 격차가 있었음이 1990년대 이전 문헌들에서도 이미 잘 나타나 있다. 그러나 자유화 정책이 시작된 이후 그 격차들은 더 크게 벌어졌다.[35]

민간 의료에 대한 주 정부의 지원은 다양한 종류의 민관협력사업의 형태로 증가해 갔다.[36] 이로 인해 특히 에이즈와 결핵, 말라리아 같은 부문에서 새로 전면에 등장한, 거침없고 에너지가 넘치는 신생 국제 NGO들과 이미 지쳐 있고 비전도 없으면서 재정적으로 무기력한 WHO 사이의 협력이 국제적으로 허용되기 시작했다.[37] 이 같은 협력 사업은 수직적 사업에 새로운 자극을 주었지만, 협력 사업을 통해 민간 자본이 수직적 사업에 진입하게 되었다는 점에서 기존의 방식과 명확하게 차이가 있었다. 예를 들면, 세계백신면역연합Global Alliance for Vaccines and Immunization, GAVI과 WHO의 후원 아래, 인도 보건가족부에서 (역학적으로 불필요하고 비싼) 몇 가지 백신을 도입하는 계획이 진행되고 있다.[38] 세계백신면역연합의 지원 조건에 '합리적인 가격'의 보장, 지속 가능한 (백신) 시장에 대한 보장, [의학적으로 긴급한 경우] 각국에서 백신을 자체적으로 제조하는 것을 허용하는 조치인 강제 실시를 불허하는 등의 조건이 포함된 것은 주목할 만하다. 인도는 세계백신면역연합의 지원하에 B형 간염 백신 시범 사업을 하게 되었다. 그 결과 질병의 결정 요인에 대한 아무런 고려 없이 새로운 시장이 만들어지게 되었다.[39] 이는 보편적인 공중보건 체계에 악영향을 미쳐 인도의 몇몇 주에서는 다른 일반 예방접종의 접종률의 저하를 초래하기도 했다.

게다가 민간 의료 부문에는 일련의 특혜도 주어졌다. 헐값에 부지를 제공한다거나, 외국으로부터의 정밀 의료 기술 도입에 대한 관세

면제와 저금리 융자 등이 그 예이다. 그리고 이 기간 동안 의료 부문에 거대 기업들이 등장해서 정책 결정에 점차 더 큰 영향을 미치게 되었다. 그런데 이들 기관들의 [지방정부와의] 계약 조건에는 인도의 관행상 당연히 포함되리라 예상되었던 가난한 이들에 대한 무상 서비스가 포함되어 있지 않았다.[40] 델리 지방정부 산하의 한 위원회는 민간 기업들과의 모든 계약에서 규정 위반 사항을 발견했지만,[41] 그 보고서는 당연히 아무런 주목을 받지 못했다.

민간 의료 산업체에 제공된 여러 혜택들로 인해 도시 지역에도 넘쳐날 정도로 많은 최첨단 진단 센터들이 우후죽순으로 생겨났다.[42] 그런데 공공 부문의 종사자들은 이 같은 민간 의료기관에서 지출한 의료비를 환급받을 수 있게 되었고, 이것은 고가의 의료 서비스에 대한 수요를 크게 창출했다. 인도의 민간 의료 부문에서는 공급이 수요를 창출해 낸다. 같은 시기에 터무니없이 높은 입학금을 물리는 민간 의과대학들도 급증하기 시작했다.[43] 의사들이 도시 지역에 몰리면서 엄청난 경쟁으로 인해 비윤리적인 의료 행위에 빠져들고 있다는 증거를 보여 주는 소규모 연구들이 있다는 것은 놀랄 일이 아니다.[44] 민간 의료기관은 상대적으로 높은 보수를 제공하기 때문에 공공의료기관의 인력이 민간 부문으로 대거 이동했다. 민간 부문에 주어지는 이 같은 혜택 덕에 인도는 세계 최고 수준인 인공수정 부문을 비롯해서 세계 최대의 의료 관광지로 변모하게 되었다.[45] 이렇게 인도는 충분히 많은 의사들을 배출해 내고 있으면서도 — 반면에 간호사 배출은 부족하다 — 공공의료 체계는 늘 인력난에 허덕이고 있다.[46]

인도는 또한 많은 의료 인력을 해외로 수출하는 국가로 떠올랐다.[47] 숙련된 의사의 해외 이민은 당사자들의 가족뿐만 아니라, 국가 차원에서도 외화를 벌어다 주는 등의 이익을 가져오기는 하지만, 이를 위해 국가는 큰 비용을 치르고 있다. 예를 들어, 1990년대에 이미 매년 4천~5천 명의 의사들이 국가 보조로 교육을 받은 뒤 이민을 떠나는 것으로 나타나, 해마다 약 1억6천만 달러에 달하는 국고 손실을 안겨 주고 있는 것으로 추산되었다.[48] 뉴델리에 소재한 인도 최고의 공공의료 연구 기관인 전인도의학연구소All India Institute of Medical Sciences, AIIMS의 최근 연구에 따르면, 1989~2000년 사이 인도에서 수련받은 의사 가운데 50퍼센트가 외국으로 나가거나 국내의 민간 부문으로 빠져나간 것으로 추산되었다. 특히 카스트 계층이 높을수록 해외 이주를 더 많이 하는 것으로 나타났다.[49] 이 같은 사실은 낮은 계층의 카스트들에게 의대 입학 할당을 주는 것이 단지 차별 철폐 조치로서뿐만 아니라 공공의료를 위해서도 매우 중요하다는 것을 시사한다.[50]

같은 시기에 의약품 정책에서도 지대한 변화가 일어났다. 인도는 상대적으로 의약품 가격이 낮은 것으로 유명했고, 또한 의약품의 주요 생산국으로 알려져 왔다. 그러나 WTO 가입과 더불어 인도의 의약품 생산이 위축되는 대신 다국적 제약회사의 시장점유율이 상승했고, 의약품 수입이 급증했고, 의약품 가격이 폭등했다.[51] 이런 변화는 의료비의 급격한 상승을 부채질했다.

이 모든 정책들은 의료의 이용에 큰 변화를 가져왔다. 1990년대 중반부터 이미 외래 환자 가운데 80퍼센트가 민간 의료를 이용하고 있는 것으로 드러났는데, 인도의 가난한 주들에서도 비슷한 양상을 보였다.[52] 이는 입원 환자의 경우에도 마찬가지였는데, 1995년에서

1996년에 도시 지역 입원 환자의 57퍼센트와 농촌 지역 입원 환자의 55퍼센트가 민간 병원에서 치료받았다. 1986년에서 1987년에는 도시나 농촌 지역 모두 그 수치가 40퍼센트 수준이었다. 최근 10년간, 특히 그 전반기인 5년 동안에 상황은 더욱더 나빠졌다. 2004년에 이르러 도시 지역에서는 5퍼센트, 농촌 지역에서는 4퍼센트의 입원 환자가 추가로 민간 부문으로 옮겨갔다. 결국 많은 사람들이 붕괴하고 있는 공공의료 부문으로부터 떠나고 있는 것이다. 주지할 것은 이 같은 붕괴가 바로 공공 정책의 산물이었다는 것이다. 그 결과 민간 병원에서 치료받기 위해 재산을 팔거나 빚을 내는 사람들이 점점 더 많아졌다.[53]

또한 의료 시설 이용의 계층 간 불평등도 늘어났다. 1980년대 중반까지만 해도 농촌 지역의 공공 병원 입원 환자들의 계층에 따른 격차에 유의한 차이가 없었는데, 1990년대 중반에 이르러서는 통계적으로 유의미한 차이가 나타나기 시작했다. 도시 지역의 공공시설 이용에서는 계층에 따른 불평등이 심화되지 않았지만, 민간 시설 이용에서는 불평등이 훨씬 더 심해졌다. 농촌 지역의 입원율이 급격히 떨어지고 부유한 계층의 병원 이용이 증가하면서 이제 가난한 이들은 병원 이용에서 완전히 밀려나고 말았다. 이런 현상의 가장 큰 원인은 바로 본인 부담금 제도였다. 다시 말하면, 세계은행이 1993년 『세계개발 보고서』*World Development Report*를 통해 적극 추진한 보건의료의 시장주의 정책들은 결국 세계은행이 내세웠던 것 ― 가난한 사람들의 의료 접근성을 향상시키기 위해 부자들의 공공의료 서비스 이용을 줄인다는 것 ― 과는 정반대의 결과를 가져왔다.[54]

1980년대 중반 이후 인도의 도시와 농촌 지역 모두에서 입원과 외래 치료에 대한 본인 부담금이 급증했다. 농촌 지역의 외래 진료 비용은 공공 부문이 77퍼센트 올랐고, 민간 부문은 무려 142퍼센트가 올랐다. 도시 지역에서는 외래 진료 비용이 공공 부문에서 124퍼센트, 민간 부문에서 150퍼센트 상승했다. 입원 환자의 비용 상승은 더욱 놀라웠다. 평균적으로 도시 지역에서는 320퍼센트가, 농촌 지역에서는 436퍼센트나 올랐다.[55] 공공의료 재정이 열악한 탓에 인도는 민간 의료비 지출 수준이 세계에서 가장 높은 국가 가운데 하나가 되었다. 총 의료비 지출 중 개인이 부담하는 비율이 83퍼센트에 이른다. 동시에 재정적인 이유로 의료 이용을 전혀 하지 않는 사람의 비율이 도시 지역에서는 1986~87년의 10퍼센트에서 1995~96년의 21퍼센트로, 농촌 지역에서는 15퍼센트에서 24퍼센트로 늘어났다.[56] 이제는 중산층마저 의료에 드는 비용을 버거워하고 있다.[57]

경제적 불평등이 증가하면서,[58] 농촌과 도시 간에, 각 주 정부들 간에, 사회계층 간에 건강 불평등도 증가하고 있다.[59] 경제성장에도 불구하고 국민건강은 호전되지 않는 부조화가 발생하자, 정부는 보건의료 인프라를 개선하기 위한 여러 조치를 취하기 시작했다. 좌파 정당들과 정부가 마련해 2005년부터 시행하고 있는 국가 농촌 의료 향상 계획National Rural Health Mission, NRHM의 성과는 아직 드러나지 않은 상태다.

인도의 보건의료 분야 개혁에 있어 중요한 특징 가운데 하나는 활발한 NGO들의 참여다.[60] 일부 NGO들은 보건의료나 가족계획 부분에서 아주 훌륭한 성과를 내고 있으며, 일부는 모델로서의 역할을 하기도 했다. 여러 NGO들이 주 정부나 외국 후원자의 도움 없이 1차 의료 문제를 해결하기 위한 활동을 하기도 한다. 물론, 최근 NGO들에 대한 지나치게 호의적인 태도나, 공공 재정을 써가면서 NGO들의 보건의료와 가족계획 사업을 지원하고 있는 현실에 대해서는 문제 제기가 있어야만 한다. NGO들은 이데올로기나 활동 영역, 자금원, 봉사 범위와 그 영향력 등에서 매우 광범위하고 이질적인 특성을 가지고 있기 때문에 NGO를 하나로 일반화시키는 것은 무리가 있다. 그리고 그들이 공공 기관보다 더 능률적이고 효과적이라는 증거는 전혀 없고, 또 여러 가지 이유로 공공 기관을 대체할 수도 없다. 첫 번째 이유로, NGO 활동은 임의적인 것이지 강제적이고 필수적인 것은 아니기 때문이다. 그들은 공공 기관처럼 모든 주민을 위해 일할 법적인 의무가 없다. 따라서 그들은 사회적으로 배타적일 수도 있고, 달리트(불가촉천민) 활동가들이나 학자들이 우려하듯이, 보건의료의 NGO화는 달리트의 이익에 반할 수도 있다.[61] 두 번째로, 그들에게는 책임이 따르지 않는다. 정치인들이야 자신들의 무능력과 부패에 대해 선거로 심판받지만(물론 이런 일이 자주 일어나는 것은 아니다), NGO들은 그와 같은 압력을 받지 않는다. 세 번째, 민간 부문이나 NGO 부문에 대한 규제와 감시는 매우 골치 아픈 문제라는 것이다. 그러나 이 한 가지만 제대로 기억하고 있으면 된다. 인도에서 발생한 퀴나크린◆ 불임 시

◆ '퀴나크린'은 원래 말라리아 치료제로 개발되었는데, 값싸고 효과적인 불임 방법으로 많이 시술된 바 있다. 그러나 암 유발 등 부작용 위험 때문에 미국을 비롯한 선진국에서는 사

술 사건이 바로 NGO들의 주도에 의해 일어났다는 사실 말이다.[62]

　여기서, 델리에서 수행된 한 연구 결과에 주목할 필요가 있는데, "사람들은 시민사회단체가 자신들의 문제를 해결해 줄 것이라고 기대하지 않고 있다. 즉 응답자 가운데 94퍼센트가 의료 제공에 대한 책임을 정부가 져야 한다고 답변한 반면, 1퍼센트만이 이것이 NGO의 역할이라고 답했다"는 것이다.[63] 그러나 NGO들이 정치 단체들보다 더 "대표성이 있다"는 사회적인 통념이 신자유주의 시대에 끊임없이 재창조되어 왔기 때문에, 이와 같은 근본 쟁점들이 종종 무시되어 왔다. 그리고 그 연장선상에서 정책 결정 단위에 '시민사회단체'의 대표로 참여하는 단체를 결정함에 있어서 노동조합과 같은 보다 더 대표성이 있는 단체들이 배제된 채, 주로 NGO들이 참여하고 있는 것도 문제다.

용이 금지되었고, WHO도 1993년에 '퀴나크린을 불임 시술에 사용해서는 안 된다'고 규정한 바 있다. 그러나 1998년 6월에 미국의 피임 전문가 두 명이 10여 년 동안 제3세계 — 주로 인도·파키스탄·방글라데시·모로코 등 20여 개국 — 에 퀴나크린을 지속적으로 공급해서 모두 10만 명 이상의 제3세계 여성의 불임 시술에 사용되었음이 밝혀져서 큰 물의를 일으켰다. 지은이는 인도에서 주로 NGO들이 이 약을 받아서 가족계획 사업의 일환으로 불임 시술을 한 것을 지적하고 있다.

결론

인도의 보건의료 부문은 알마아타에서 세운 목표에 도달하지 못했다. 인도는 항상 공공의료나 의료 체계에서 가진 자와 못 가진 자의 이원화된 체계를 유지해 왔다. 최근 여러 해 동안 이 같은 단절은 더욱 커졌다. 정부의 정책은 선택과 집중의 성향이 더욱 강화되었으며, 특히 1차 의료 부문에 대한 공공 투자가 현격하게 감소했다. 입원과 외래 모두 민간 부문의 이용이 증가한 반면에 공공 부문의 사업 효과와 효율성은 떨어졌다. 그리고 가난한 이들의 공공의료 접근성은 더욱 줄어들었다. 반면에 정부의 적극적인 지원 속에 민간 부문은 점점 더 커져 가고 있다.

세계은행과 같은 국제기구가 — 인도뿐만 아니라 세계적으로 적용하고 있는 — 보건의료에 대한 접근은, 질병의 사회경제적 요인을 배제한 채, 한 국가의 인구 전체를 단지 개인들의 집합체로 인식하고, 건강과 질병을 개인적인 수준에서만 다루려는 경향을 특징으로 하고 있다.[64] 이 같은 접근법의 핵심은 지금까지는 손대서는 안 되는 영역으로 여겨지던 공공재 분야에 시장 원리를 도입해서, 의료를 시장 지향적이고 이윤을 극대화하는 산업으로 바꾸려는 것이다. 공중보건 부문의 방법론으로 개인주의를 내세운다는 것은 모순임에도 불구하고, 이와 같은 정책이 세계은행만이 아니라 WHO와 그 산하의 거시경제와 보건 위원회Commissions on Macroeconomics and Health에 의해 세계적으로 집행되고 있다. 그들의 이런 근시안적인 방식은 건강을 개인화하고 심리문제화하는 결과를 가져왔다.[65] 이는 행태론적 접근이 오늘날 미국의 공중보건학계의 지배적인 담론인 상황을 반영하고 있다. 그러나 정작 미국 의료 체계의 수많은 문제들에 비추어 보았을 때, 자신들의 방식을 강요하는 미국의 이 같은 태도는 교만한 것일 뿐만 아니라 상당히 우스꽝스러운 일이다.

오늘날 인도의 재정 정책에 가장 영향력이 큰 세 사람이 모두 과거에 세계은행에서 근무한 경력이 있는 사람들이다. 만모한 싱Manmohan Singh 인도 총리, 인도 중앙은행 총재, 계획 위원회Planning Commission 위원장이 그들이다. 그런데 이제 인도의 정치계급은 [식민지 시대와는 달리] 서방 국가들이나 국제기구의 추인을 필요로 하지 않는다. 인도는 오늘날 새롭고 강력한 모습으로 세계 무대에 섰다고 확신한다. 미국의 전 지구적 프로젝트에 편입되고, 인도의 핵보유를 세계적으로 인정받고자 열망하는 이들은 인도의 정체성은 내버린 채, 마술과도 같은 비현실적인 해법에 매달리려 하고 있다. 영화 〈슬럼독 밀리어네어〉Slumdog Millionaire가 성공했듯이, 인도의 공공 정책도 충분히 세계적으로 흥행에 성공할 수 있지 않겠는가?

알마아타 선언을 무산시키려는 시도는 우연한 일이거나 순수한 정책 결정의 결과가 아니다. 이는 세계적으로, 그리고 인도에서도 등장한 새로운 정치경제 정책의 결과로 나타난 것이다. 그리고 그것이 인도인의 건강에 미친 악영향은 실로 막대하다고 볼 수 있다.

15장

세계 보건 정책의 수립

메리 코이부살로

도달 가능한 최고 수준의 건강을 향유하는 것은 모든 인간이 누려
야 할 기본권 가운데 하나이다. …… 각국 정부는 충분한 보건 및 사
회적 조치를 통해 국민의 건강을 책임져야 한다.

_세계보건기구 헌장, 1948년

유엔 체계에서 세계보건기구WHO의 역할은 "국제 보건 사업을 지
휘·조정하는 권한을 가진 기구"로 WHO 헌장 제2조에 명확하게 명
시되어 있다. 그럼에도 전 지구적 정책 수준에서 활동하는 새로운 기
관, 네트워크, 그리고 주체들의 영향력이 갈수록 커지고 있다. 이들은
상당한 규모의 자금을 보유하고 있으며, 갈수록 WHO와 같은 기존
유엔 기구들을 존중하지 않고 있다. 이 같은 변화에 따라 나타나고 있
는 다양한 양상 가운데 하나는 국제적으로 활동하는 상업적 이익집단
들이 세계 및 개별 국가의 보건 기준과 보건 정책의 중점 과제를 규정
하려 한다는 것이다. 국제기관들의 제도적 배경과 그 정당성을 평가

하고, 무역 및 산업 부문과 같은 여타 부문들에서 나타나고 있는 상업화 및 상업 우선 정책들이 보건의료 부문의 세계적인 의제와 행위자들에게 어떤 영향을 미치고 있는지 살펴보는 것이 갈수록 중요해지고 있다. 이런 추세는 세계 보건 정책을 담당하는 규범적 기구인 WHO의 입지를 좁히고 있다.

세계 보건 정책에 관여하는 기관들이 실제로 하는 업무에는 크게 세 가지가 있는데, 첫 번째는 세계적인 규제 수단과 기준을 세우는 것이고, 두 번째는 ('모두에게 건강을'의 1차 보건의료, 에이즈 퇴치 등과 같이) 전 세계 공동으로 진행할 정책 의제를 선정하는 것이며, 세 번째는 세계적인 보건 정책이 각국의 보건 정책의 역량을 확대하는지 위축시키는지, 그리고 세계적으로 보건 자원의 고른 분포를 증진시키는지 제한하는지 판단하는 것이다. 세계 보건 정책을 주관해 온 기존 기관들, 특히 WHO는 의학과 공중보건 부문의 지식과 담론에서 도출된 그 개념 틀과 언어, 그리고 그에 따른 우선순위를 공유해 왔다. 정책의 '의료화'는 문제가 될 수 있지만, 의료와 공중보건 담론을 기반으로 여러 국가들의 보건 문제에 대해 근거 중심의 분석과 평가를 하는 것이 가능하다. 이와 대조적으로, 국제적인 정책 수립에서 무역이나 경제정책에 지나치게 초점을 맞춘다면 세계은행이나 WTO, OECD처럼 의료와는 다른 담론, 다른 우선순위, 다른 전제를 기반으로 한 기구들의 판단이 일차적이고 핵심적인 기준이 된다. 이와 같은 강조점들이, 개발 정책 및 이른바 개발 관련 단체들 내에서 정책을 지배해 왔다.

보건의료의 표준 설정

세계적인 의제의 표준을 수립하는 데서 WHO의 역할은 매우 중요하다. 보건 부문에서 제시된 세계적인 표준이 기업의 이익을 침해할 때에는 이에 대한 저항으로 WHO의 규제를 제한하려 하거나, 표준을 수립할 권한을 다른 정부 간 기구 또는 연대체로 이관하려 하거나(이를 포럼 쇼핑forum shopping◆이라 한다), 아니면 [관련 기업이] 직접적으로 표준 수립 과정 및 결과에 영향을 미치려 하는 등의 움직임이 생겨난다. 그 대표적인 사례가 '담배 규제에 관한 기본 협약'Global Framework Convention on Tobacco Control이었다. 흡연이 건강에 미치는 악영향에 대한 증거가 넘쳐 나고 있음에도, 기업의 로비스트들은 WHO가 담배 규제 협약 논의를 시작하거나 협상을 진전시키는 과정을 방해했다. 이들이 WHO를 비롯한 유엔 기구들의 규제 활동을 제한하기 위해 주로 내세우는 방법은 범세계적인 규제 지침은 불필요하다고 주장하거나, 문제의 핵심을 부적절하게 다른 곳으로 돌리는 등의 방법이 있다. 이에 대해 토머스 젤트너Thomas Zeltner는 다음과 같이 보고했다.

◆ 원고가 소송을 제기할 때 여러 국가 또는 심리審理를 맡은 기구들 중에서 자신에게 가장 유리한 재판정을 선택하는 것을 가리킨다. 이는 각 심리 기구에 따라 판결에 중시되는 원칙, 국제 조약, 판례 등이 다른 것을 최대한 유리하게 이용하기 위한 것이다. 관련 내용은 10장 참고.

담배 회사들의 내부 문건에 따르면 그들은 국제 공중보건을 담당하는 기구인 WHO를 가장 큰 적으로 보고 있다. 나아가, 담배 회사들은 WHO의 역할을 방해하거나, WHO에 대한 불신을 키우기 위한 전략을 세계적인 차원에서 펼쳐 왔다고 한다. 담배 회사들이 WHO에 대항해서 벌여 온 사업들 가운데 흡연에 따른 공중보건 문제에 도움이 되는 것은 거의 없었다. 대신에 문건들에 따르면 담배 회사들은 대중의 관심을 보건 문제로부터 다른 부문으로 돌리려 하고, WHO가 주관하는 과학 및 정책 부문의 활동에 필요한 예산을 삭감하고, 유엔의 다른 기구들과 WHO를 이간질하고, 개발도상국들에게는 WHO가 추진하는 금연 프로그램이 개도국들을 희생양으로 삼아서 진행하는 선진국 중심의 사업이라고 설득하고, 담배와 관련된 주요 과학적 연구 결과들을 왜곡하고, WHO라는 기구의 신뢰성을 떨어뜨리려 하고 있다.[1]

그 밖에도 의약품, 영양, 주류, 이유식 부문의 기업들도 WHO의 역할을 제한하고, 영향을 미치며, 약화시키려 상당한 노력을 기울여 왔다. 포럼 쇼핑은 세계 보건 정책의 영향력을 제한하기 위해 요긴하게 사용되어 온 방법이다. 그 사례 가운데 하나가 의약품 및 연구와 관련된 규제를 담당하는 권한이 WHO로부터 국제의약품조화회의International Conference on Harmonisation, ICH[2]라는 기구로 이관된 것인데, 이 기구는 제네바에 있는 국제약업단체연합회International Federation of Pharmaceutical Manufacturers and Associations, IFPMA 본부에 사무실을 두고 있다. 이는 미국, 일본, 그리고 유럽연합이 의사 결정권을 WHO로부터 기업의 영향력이 큰 기구로 이동시키려는 움직임을 대표적으로 드러낸다. 사안을 한 기구에서 다른 기구로 옮긴 다른 사례로는 기업들과 보다 직접적으로 연관을 맺고 있는 국제표준화기구International Standards Organisation, ISO의 업무 범위를 확대한 것이 있다. 그러나 강력한 다국적기업들 외에도 각국 정부 혹은 국가들의 연대체가 동일한 방법으로 규제 수단과 우선순위에 영향을 미치고 있다. 최근의 사례로는 부시 행정부가 설탕 산업계와 손잡고 WHO가 제안한 영양에 관한 정책에 반대하는 등 세계적 차원의 규제 노력에 다방면으로 개입[3]한 것을 들 수 있다.◆

또 다른 전략은 규제가 지나치게 엄격하고, 그것이 사실상 보호무역 조치라고 주장하는 것이다. '지나치게 엄격한' 보건 기준이 특정 기업 또는 산업계의 이익을 보호하는 데 이용될 수도 있지만, 이 전략은 석면 사용에 대한 규제나 소를 키우는 데 호르몬제를 사용하는 문제 등을 둘러싸고 WTO에서 선진국들 간에 벌어진 분쟁의 판결을 앞두고도 사용되었다. 무역을 중심으로 한 이해관계와 관심사들은 보건 분야의 정당한 규제 노력을 무력화하는 데 이용될 수 있다. 서비스 부문에서는 WTO의 역할과 GATS를 통한 서비스 부문의 자유화 확대가 국가 고유의 정책을 무력화하고 보건 서비스를 자유화할 의무를

◆ 2004년 10월, 세계 보건 전문가들은 WHO 전략회의에서 설탕의 위험성을 경고하며 '설탕과의 전쟁'을 선언했다. 전문가들은 현대인들이 갈수록 설탕을 더 많이 먹고 운동은 덜 하는 반면, 설탕이 건강에 미치는 악영향은 제대로 전달되지 않거나 고의로 은폐됨에 따라 인류 건강이 위협받고 있다고 비판했다. 한편 당시 미국의 부시 행정부와 상원 의원들은 설탕이 비만의 직접적인 원인이 된다는 증거가 없다면서 WHO를 비난했다. 당시 부시 행정부와 상원 의원들은 설탕업계로부터 수천만 달러의 후원을 받았던 것으로 드러났다.

부과하기 때문에 보건의료 체계에 특히 커다란 문제를 안겨 주고 있다. 각국 정부는 이 같은 약속을 하지 않는 선택을 하거나, 기존의 약속을 번복할 수도 있지만, 이를 위해 해당국은 다른 부문의 이익을 양보해야만 한다. 문제는, 각국 정부는 그런 사실을 알고도, 또는 협상을 할 때 충분한 주의를 기울이지 못함으로써 감당하기 어려운 약속을 해버릴 수 있으며, 이는 훗날에 다시 규제를 강화하거나, 시장 중심의 보건의료 체계에 대한 의존을 줄이려 할 때, 그렇게 할 재량권이 남아 있지 않게 되는 결과를 초래할 수 있다.[4]

표준 설정의 또 다른 측면은 국가별 보건의료 체계 자체의 상업화로, 이는 보건 서비스를 WTO 규정의 대상으로 만드는 결과를 가져온다. 공공의 재원으로 운영되나 의료 서비스 제공을 민간이 담당하고 있는 의료 체계도 무역 관련 규정의 영향을 받을 수 있다.[5] 그러나 보건 서비스 부문의 교역과 관련해서 WTO가 집중하는 대상은 보다 부유한 국가들의 재정이 더 풍부한 의료 시장이다. 어떤 다국적기업이 보건의료 재정이 빈약한 아주 가난한 국가의 정부로부터 보건 부문의 책임을 떠안고자 WTO 조항들을 이용하려 하는 일은 별로 없을 것이다. 그들이 WTO를 통해 접근하려는 시장은 돈을 벌어들일 수 있는 국가들일 것이다. 개도국 정부들은 그들 나름대로, 의료 관광을 활성화하고 의료 인력을 더 쉽게 확보하기 위해, 자국의 의료 체계에 미칠 악영향은 개의치 않고, 무역자유화에 적극적으로 나설 가능성이 있다.

지식재산권 및 그와 관련된 조치들 역시, 특히 연구·개발에 열중하는 전 세계 제약 산업의 이익과 관련해서, 세계 무역정책에서 점차 중요한 부문이 되고 있다. 2001년 도하 선언이 흔히 국제무역 정책에서 건강의 중요성을 성공적으로 천명한 사례로 간주되고 있지만, 그 것이 무역정책에 실질적인 변화를 가져오는 데에는 한계가 있었다. 의약품과 연구·개발물에 대한 접근성을 제고하려는 노력이 많이 있었으나, 수많은 단체들과 주장들과 정책들이 난립한 결과, 접근성 제고를 위한 세계 또는 일국 차원의 보건 정책을 명확하게 제시하거나 효과적으로 의견 조절을 하기 어려운 상황이 되어 버렸다. 갈등은 복제약의 교역 문제, 그리고 의약품 가격을 낮추기 위해 경쟁을 어느 정도나 유지해야 할 것인지 등의 문제에서 특히 첨예하게 드러난다. 다국적기업에 이익을 가져다주는 지식재산권 부문의 세계적 기준은 갈수록 강화되고 있는데,[6] 이는 다국적기업들에게 부담이 되는 노동이나 건강, 안전 부문의 세계적 기준에 견주어서 훨씬 엄격하다.

세계 보건의료 거버넌스♦

규제와 개발이라는 양 측면에서 WHO의 전 지구적 역할은 국제노동기구ILO, 식량농업기구 등의 유엔 기구들, 그리고 유니세프나 유엔

인구기금UN Population Fund 등 유엔 소속 기금들의 활동과 늘 보조를 맞추어 왔다. 그러나 1980년대부터 신자유주의 정책과 그 우선순위에 더 동조적인 노선을 견지하는 OECD와 세계은행이 보건 및 공공 부문 개혁 정책에 관여하기 시작했다. 기관의 성격상 OECD와 세계은행의 정책 논의는 경제성과 보건의료 부문의 자금 조달 및 체계화를 중심으로 이루어져 왔다. 1980년대와 1990년대는 세계 보건 정책 분야에서 서로 경쟁 관계에 있는 전문 단체들이 정책 결정 기구들을 놓고 탐색을 벌이는 시기였다고 볼 수 있다. 보건 분야에서 이것은 여러 연구 네트워크들이 OECD 및 세계은행과 손잡고 추진하는 의료 제도 개혁으로 나타났다.[7]

1978년 알마아타 선언을 유니세프와 WHO가 공동으로 주도하기는 했지만, 세계 보건에 대한 이 두 기관의 서로 다른 접근 방식은 1980년대의 신자유주의에 대한 서로 다른 대응으로 이어졌다.[8] 유니세프는 선택적 보건의료의 틀로 접근하고, WHO는 포괄적 보건의료의 틀로 접근하는 일종의 경쟁 관계였는데,◆ 두 기관 모두 구조 조정

◆ 수직적 사업은 특정 질병이나 목표에 초점을 맞춘 보건 사업으로, 해당 질병의 확산 방지 및 치료, 그리고 그 사업을 위한 인력 양성을 중심으로 진행된다. 감염병 유행 등 단시간에 효과적으로 대응해야 하는 경우에 필요하다. 반면, 수평적 사업은 주거지 위생 향상, 안정적인 영양 공급, 사고 예방, 1차 의료기관 확대 등 전반적인 보건 인프라의 구축을 통해 건강을 증진하려 하는 포괄적인 접근이다. 보다 근본적이고 지속적인 변화를 가져올 수 있는 접근법이지만 사회 전반의 변화를 동반해야 하기에 비용이 많이 들고 정책 추진 의지가 오래 지속되어야 한다.

프로그램과 보건 부문에 대한 재정 축소, 그리고 세계은행의 개입이 증가하면서 크게 위축되었다. 그런데 선택적 보건의료에 초점을 맞추어 온 유니세프의 정책이 신자유주의 경제정책과 보건 개혁 의제에 더 잘 맞았음에도, 구조 조정과 그것이 보건에 미치는 문제점에 대해 목소리를 높여 온 것은 WHO보다는 유니세프였다.[9]

WHO의 역량은 보건의료 체계에 관해 연구, 분석하고 대응하는 데에도 제한적이었고, 보건 사업이 현저히 '수직적 사업'(특정 질병이나 활동에 초점을 맞춘 사업) 중심으로 진행되는 상황과도 씨름해야 했다.[10] OECD가 보건 체계들에 관한 자료를 축적하는 것에서 한 발 더 나아가, 1980년대부터 보건의료 개혁과 공공 부문 개혁에 나선 것은 이런 공백을 채우려는 측면도 있었다. WHO는 자료 축적에 집중하지 못했고, 전 세계의 보건을 감독할 역량도 부족했는데, 이런 상황은 OECD와 세계은행이 보건 부문에 관여하는 빌미가 되었다. 세계은행은 이전부터 '선택적 보건의료' 의제를 수립하는 데 기여해 왔고, OECD와 더불어 개발 원조 기구들의 사업에 있어서 의제 선정과 우선순위 수립에 많은 영향을 미쳐 오고 있었다.[11] 따라서 WHO의 보건 부문 개발 및 '모두에게 건강을' 정책에 대한 지원이 위축된 요인은 '모두에게 건강을' 전략에 내포되어 있는 이상주의가 지지를 얻지 못했기 때문만이 아니라, 개발 자금 조달의 정치학과 세계 보건 정책에 큰 영향을 미치는 주요 국가들이 추진한 정책의 결과이기도 하다. 1980년대에 추진된 구조 조정의 결과로 보건 분야의 재정이 부족해진 것이 주된 문제였지만, 보건 부문에 필요한 자원을 지원하는 데 있어 수혜국도 비용을 일부 분담하도록 요구하는 대출 조건 역시 문제였다. 1990

년대 들어 세계은행이 세계 보건 정책에 더 많이 관여하게 된 것은 개발 기금이 각국의 개발 담당 기관을 통해 집행된 방식과도 관련이 있다. 반면, WHO는 주로 각국의 보건 당국과 협력했다. 서로 다른 정책적 우선순위를 가진 여러 국제기구들을 통해서 보건 사업과 관련된 기술적인 지원을 구해야 하는 제약도 [세계 보건 정책을 담당하는] 규범적 기구인 WHO의 역할을 제약했다.

세계은행이 보건 부문 개혁에 집중하는 것은 중요한 일이었으나, 개혁을 위해 처방된 정책들은 광범위한 비판을 불러일으켰다.[12] 세계은행이 각국의 보건 부문 개혁에 관여하는 것은 좀 더 큰 틀의 문제와도 관련이 있었는데, 첫 번째는 개발 정책 전문 단체의 (OECD의 기준에 따라 선진국에 맞게 구성된 정책을 주로 반영한) 정책을 전 세계를 대상으로 적용한다는 것이고, 두 번째는 세계 보건 부문의 자금 배분과 관련된 문제였다. 보건 부문의 개혁에 관한 세계은행의 인식이 대부분 OECD 및 그와 밀접한 지식 네트워크 내부의 연구에 기반을 두고 있었음에도 세계은행의 공공 및 보건 부문 개혁은 상당한 주목을 받았는데, 이는 사업에 동원된 자금의 규모가 컸던 점도 있지만, 세계은행이 세계 보건 정책의 변화를 주도하고자 하는 의지가 있었기 때문이다. 이는 1993년 세계은행이 발간한 유명한 보고서 『세계 개발 보고서: 보건 부문의 투자』World Development Report. Investing in Health에 잘 드러나 있다.[13] OECD나 세계은행처럼 국제법상의 공식 권한을 갖고 있지 않은 국제기구들이 사업의 감독과 평가 기능을 맡게 됨으로써 사실상 규범을 설정하는 기관이 되어 버렸다. 보다 덜 알려졌지만, 세계은행은 다양한 지침과 도구들을 제공함으로써, 그리고 세계은행연구소World Bank

Institute에서 제공하는 교육을 통해서 공공 정책 부문의 규범 설정에도 영향을 미치고 있다.

이렇게 해서 1990년대의 세계 보건 정책은 세계은행의 주도하에 추진되었다. 1980년대가 국제기구들이 보건에 대한 이해 없이 구조 조정을 진행한 시기였다면, 1990년대는 좀 더 신자유주의적이고 시장 중심적인 정책의 틀에 보건 부문을 끼워 맞추는 정책을 확대하고 구조 조정을 진행한 시기였다. 한편, WHO는 1990년대 후반에 이사회에 특별 실무반을 구성하는 등 영향력을 확대하기 위해 노력하기도 했으나, 대체로 보건의료 체계에 관한 연구에 취약했고, 보건의료 부문의 개혁에 따라 제기되는 문제들에 제대로 대응할 능력도 부족했다. WHO의 역량 부족은 '모두에게 건강을' 원칙의 후퇴로 이어졌다. WHO가 2000년에 발간한, 논란의 여지가 큰 보고서 『세계 보건 보고서』*World Health Report*는 사실상 세계은행의 전문 자료를 바탕으로 작성되었다. 당시 WHO의 사무총장 그로 할렘 브루트란트Gro Harlem Brundtland는 여전히 '모두에게 건강을' 정책의 가치를 지지했으나, 보고서는 WHO가 이념보다는 근거를 바탕으로 권고를 해야 할 것이라고 강조하는 등, '모두에게 건강을' 원칙과는 거리가 있었다.[14]

그러나 2000년대 초에는 WHO 내부에서 1차 의료 중심의 접근이 다시 강조되었는데, 사실 대부분의 WHO 회원국들은 이를 지속적으로 지지해 왔다. 최근의 1차 의료에 관한 『세계 보건 보고서』는 '모두에게 건강을' 접근을 다시 한 번 명확히 지지했고, WHO 산하 '건강의 사회적 결정 요인에 관한 위원회'Commission on the Social Determinants of Health, CSDH의 보고서에서는 형평성의 문제를 제기하면서 여러 부문의 공동 행동을 강조했다.[15] 이런 변화는 세계 보건 총회World Health Assembly의 결의안에도 반영되었는데, 세계 보건 총회는 이 분야에서 WHO의 역할 확대를 지지했다.[16]

그런데 세계의 보건 정책은 유엔 새천년 개발목표와 같은, 더 상위의 세계 정책들의 영향을 받기도 한다. 새천년개발목표는 사실상 세계은행과 IMF가 제시한 일곱 개의 OECD 개발 목표♦를 바탕으로 수립된 것이다.[17] 이 목표는 이제 WHO를 비롯한 모든 유엔 기구들이 주력해야 할 과제를 정의하는 기준이 되었다. 새천년개발목표에 명시된 전반적인 목표를 강조하는 것이 도움이 될 때가 있기는 하지만, 새천년개발목표는 세계 보건 정책의 목표를 제시하는 측면에서는 문제가 많으며, WHO 사업의 틀을 제공하기에는 크게 미흡하다.

한편, '모든 사람이 신체적, 정신적으로 가능한 최대한의 건강을 누릴 권리'를 비롯한 보건의 인권적 측면은 정책 우선순위에서 점차 높은 순위를 얻게 되었다. 인권으로서의 보건이라는 관점은 지식재산권과 충돌할 여지가 있다는 측면에서 의미가 있다. 예를 들면, 유엔 총회에서 유엔건강권특별보고관UN special rapporteur on the right to health인 아난드 그로버Anand Grover는 지식재산권 법률 조항들이 의약품 접근

♦ OECD와 세계은행, IMF가 1996년에 발표한 국제발전목표International Development Goals 로, 유엔에서 발표한 밀레니엄 선언Millenium Declaration과 통합해 2001년 유엔 밀레니엄 정상 회의에서 새천년개발목표로 선언되었다. 일곱 개 항에 담긴 목표는 빈곤 인구 감소, 보편적인 기본 교육, 양성 평등, 유아 사망률 감소, 1차 의료를 통한 모자 보건 확충, 환경 보호를 통한 지속 가능한 발전 등이다.

을 제한하는 것과 관련해 "개도국들과 저개발국들은 자국법에 트립스 플러스TRIPS-plus 기준◆을 도입하지 말아야 한다. 선진국들은 개도국이나 저개발국들과 트립스 플러스 FTA를 맺지 말아야 하며, 건강권을 침해할 우려가 있는 조치를 취할 때에는 주의해야 한다"[18]라고 강하게 우려를 표명했다.

세계 보건 정책의 초점 : 개별 질환인가, 보건의료 체계인가

세계 보건 정책의 핵심 난제 가운데 하나는 개별 질병을 중심으로 한 '수직적' 접근과 보건 체계를 중심으로 한 '수평적' 접근의 문제이다. 기관으로서의 WHO는 아직도 지나치게 '의학 중심적'이고, 수직적 접근을 하는 사업에 집중하고 있는 것으로 보이는데, 이는 WHO가 원래 지향했던 (그리고 최근에야 재천명된) 목표가 아닌, 근래의 사업 방향이 그러했기 때문이다. 에이즈의 유행과 말라리아, 그리고 강한

◆ 트립스협정TRIPs Agreement은 무역관련지식재산권협정Trade Related Aspects of Intellectual Property Rights을 줄여서 일컫는 말로, 1994년에 WTO의 회원국들이 지식재산권과 관련해 준수해야 할 내용을 정의한 조약이다. 마이크로소프트, 화이자 등 거대 기업들의 압력과 로비로 체결된 협정으로 특허권을 강화하는 내용을 담고 있다. 보건의료 부문에서는 치료제와 의약품 특허권이 강화되어 복제약 생산 등을 가로막는 장벽으로 기능하고 있다. 따라서 트립스 강화를 요구하는 거대 제약회사들과 이에 대항하는 환자 및 시민 단체, 각국 정부 등 다양한 주체가 이해관계를 두고 첨예하게 대립하고 있다.

내성을 가진 결핵균의 대두로 말미암아 이들 세 질병에 초점을 맞추게 된 측면도 있지만, 수직적 접근은 WHO의 거시경제 위원회Macro-economic Commission가 주로 감염병에 초점을 맞춤에 따라 더욱 힘이 실렸다.[19] WHO의 역할과 사업의 중심은 '에이즈, 결핵, 말라리아 퇴치를 위한 세계기금'Global Fund to Fight HIV/AIDS, Tuberculosis and Malaria(이하 세계기금)이 설립되면서 더 복잡해졌다. 수직적 사업을 통해 의료 인력 양성과 의료 체계 정비를 위한 자금 지원이 확대되었다고 해도, 보건 의료 체계 전반의 재원 조달이라는 고질적인 문제는 해결되지 않는다. 그럼에도 [전통적으로 수평적 접근법을 통해 관리해 온] 비감염성 질환 관련 정책을 추진하는 이들도 수직적 사업의 틀을 본뜬 사업을 준비하고 있고, 모자 보건 부문에서도 수직적 사업이 벌써 제안되었다.[20]

비록 에이즈를 중심으로 지원이 증가했고, 자금 조달의 필요성에 대해 세계적인 관심이 고조되기는 했지만, '밀물이 모든 배를 끌어올리지는 못했기 때문에'◆ 사업 진행에 있어 균형을 잡아야 한다는 비판도 제기되었다.[21] 일부 국가에서는 에이즈 퇴치 사업에 지원되는 자금의 규모가 그 국가의 나머지 보건 부문 전체에 지원되는 것보다 더 커지는 현상도 나타났다.[22] 보건 정책에 있어 새로운 대안이 모색되고

◆ 신자유주의 정책으로 인해 국가 내부 및 국가들 사이의 빈부 격차가 커질 것이라는 비판에 대해, 신자유주의 지지자들은 '밀물이 결국 모든 배를 끌어올릴 것'이라며 시간이 지나면 격차가 줄어들 것이라고 반박하고 있음에도, 현실에서는 격차의 감소 효과가 나타나지 않았음을 풍자한 표현이다.

있는데, 그 예로는 '사선적 접근'diagonal financing ─ 특정 질병의 치료를 위해서 포괄적인 보건의료에 투자하는 것* ─ 을 강조[23]하는 것이나, 세계기금의 역할을 확대해 전국적 규모의 포괄적인 보건 사업을 지원해 '불충분의 늪에 충분함의 섬'을 만들자는 의견이 제안된 것 등이 있다. 그러나 장기적으로 보았을 때 1차 의료 및 의료 체계의 기반을 충분히 다지기 위한 노력이 수직적 사업의 성공을 위해 매우 중요함에도, '사선적 접근'에서 의료 체계의 정비는 여전히 수직적 사업에 부차적인 것으로 다루어진다. 세계적인 관심이 감염병에 집중되는 것은 감염병의 유행을 보안상의 위협으로 여기는 '보안 중심', 그리고 신자유주의 정책 중심의 사고로 볼 수 있다. 수직적 접근은 또한 담배, 주류, 식품과 관련된 비감염성 질환 및 그 치료제에 대한 관심을 다른 곳으로 돌리고자 하는 기업의 이해와도 부합한다.

누가 세계 보건 정책을 만드는가

WHO 등 국제기구의 재정은 원칙적으로 회원국의 회비로 유지되어야 하지만, 회원국들의 납부액은 정체되어 있는 실정이며, 이에 따라 다른 재정 수입원의 중요성이 갈수록 커지고 있다. 이는 WHO의

---

* 수평적 접근과 수직적 접근의 요소를 모두 가진 접근법이라는 의미에서 사선적 접근이라고 표현했다.

정책 수행 능력을 저하시키는 반면, WHO가 점차 더 의존하게 되는 '예산 밖'의 자금원에 과도한 관심과 역할을 부여하도록 영향을 미칠 가능성이 크다. 세계 보건 총회가 정책의 우선순위를 결정할 수는 있어도, 그 정책의 실현은 WHO의 자원과 집행 능력에 달려 있다. 이런 면에서 핵심 예산의 지속적인 부족은 WHO가 회원국들을 위한 책무를 수행할 역량을 잠식해 왔다.

대부분의 국가에서 공공 정책의 실행은 점차 비정부단체와 자선단체에서 담당하고 있다. 원조와 개발 정책의 실행에서 비정부단체의 역할이 점차 커짐에 따라, 세계 거버넌스에서 이들이 차지하는 역할 역시 확대되었다. 국제 보건 정책 논의에서 '시민사회'란 국제약업단체연합회International Federation of Pharmaceutical Manufacturers and Associations 처럼 기업의 이익을 대변하는 기구들까지를 포함하는 개념으로 받아들여져 왔다. 따라서 시민사회와 기업의 구분은 갈수록 모호해지고 있는데, 이는 세계적으로 민관 협력 관계를 강조하는 최근의 경향 때문만이 아니라, 상업적 이익집단을 지지하는 단체들이 시민사회 운동을 벌이고 있다는 측면에서도 그렇다.[24]

1990년대에는 세계적으로 사회 및 경제개발 부문의 개발 업무는 비정부단체들의 역할에 크게 의지했다. 세계적인 자선단체들이 그 역할을 담당했는데, 특히 '빌과 멜린다 게이츠재단'Bill and Melinda Gates Foundation(게이츠재단)◆처럼 막대한 기금을 보유한 새로운 단체의 역

◆ 빌 게이츠 부부가 2000년에 설립한 재단으로, 공익 활동을 하는 개인 재단으로는 세계

할이 컸다. 이 같은 변화의 한 가지 측면은 '세계적인 협력 관계'에 대한 강조인데, 특히 보건 분야에서 그러했다. 비정부단체들과 네트워크가 수행하는 역할의 확대는 세계기금의 설립으로도 이어졌는데, 이 기금은 산업계와 비정부단체들에게 대표권을 부여했고, 의도적으로 유엔의 공식 조직 외부에 스스로를 위치시켰다.[25] 그런데 그 결과로 보건 분야에서 이루어진 국제 협력 관계에서 WHO와 같은 공적 기구의 영향력이 지나치게 줄어들었고, 기업들의 영향력은 지나치게 커졌다.[26] 큰 기대를 모았음에도 세계기금의 재정 가운데 기업이 기여하는 부분은 여전히 3퍼센트에 불과하다.[27]

게이츠재단이 세계 보건 정책의 현안에 개입하게 된 것은 매우 중요한 사안이다. 이는 게이츠재단이 운용하는 자금의 크기 때문만이 아니라, 다양한 기구들과 정책에 영향을 미치기 때문이기도 하다.[28] 마이클 에드워즈Michael Edwards는 '박애자본주의'philanthrocapitalism는 다음의 세 가지 특징을 가지고 있다고 정의했다.[29] 첫째, 정보 통신 혹은 금융 분야에 종사하는 소수의 개인들이 내놓은 큰 규모의 자선기금이고, 둘째, 기업들의 문제 해결 방식으로 사회문제를 해결할 수 있고, 그 방식이 공공 부문과 시민사회의 해결 방식보다 우수하다고 믿으며, 셋째, 그런 방식으로 사회적으로 도움이 되는 재화와 서비스를 더

최대 규모이다. 세계적으로는 보건의료 확충과 빈곤 추방, 미국 국내에서는 교육 기회의 확대와 IT 기술에 대한 접근성 확대를 목적으로 운영된다. 2014년까지 443억 달러를 기부했다.

많이 제공하는 것에 그치지 않고, 사회의 변혁을 이룰 수 있다고 천명한다는 것이다. 따라서 박애자본주의자들이 내세우는 사회적·재정적 목표를 WHO의 회원국들의 목표와 조화시키는 일은 쉬운 일이 아니며, 체계적인 변화를 위해서는 박애자본주의자들이 종종 무시하는 사회운동, 정치, 국가의 역할이 필요하다.[30] 이렇게 서로 다른 우선순위를 가진 조직 간의 긴장은, 예를 들면, 말라리아 연구에 관한 세계적인 거버넌스와 관련해, WHO의 고위 관료가 게이츠재단의 성격과 재단의 영향력이 지나치게 큰 것에 대해 비난한 사실에서도 드러난다.[31] 이 밖에도 게이츠재단이 기술을 통해 문제를 해결하려는 경향과 특정 질병의 치료에 국한해서 접근하는 방식, 그리고 [유엔 산하 금융기관인] 국제금융공사International Finance Corporation에 기금을 지원하면서 이를 민간 부문에 투자할 것을 강조한 사실 등에 대해서도 문제가 제기되었다.[32]

의약품 접근성 제고 및 연구·개발 지원 부문의 여러 네트워크들과 협의체들 가운데, 세계기금과 국제의약품구매기구UNITAID로부터 세계백신면역연합◆에 이르는 새로운 기관들과 메커니즘들의 활동이

◆ 세계백신면역연합은 최저 개발국들 중 예방접종 사업이 가장 시급한 국가들을 대상으로 신속하게 접종 사업을 진행하기 위해 2000년에 설립된 공공-민간 협력체이다. 매칭 펀드의 형태로 재정을 조달하는데, 이는 영국 국제개발부Department for International Development와 게이츠재단이 고안해 낸 새로운 기부 방식으로, 기업 및 재단 등의 민간단체가 일정 금액을 세계백신면역연합에 기부하면 동시에 영국 국제개발부 또는 게이츠재단이 그 민간단체가 기부한 금액만큼을 추가로 세계백신면역연합에 기부하는 방식이다.

특히 두드러졌다. 세계기금은 '부채를 건강으로'dept2health라고 하는, 한 국가가 자국의 보건의료 부문에 재정을 지출하면 그 국가의 부채 가운데 일정액이 탕감되게 하는 사업을 도입했다.[33] 세계기금은 또한 민간 부문으로부터의 지원을 확대하고자 상장 지수 펀드Exchange Traded Funds 상품을 만들어서 국제 헤지펀드hedge fund 업계의 자금을 끌어들이려 하고 있다.[34] 또 다른 최근의 경향으로 '사전 구매 약정'Advance Market Commitments◆이 확대되고 있는데, 이는 기업의 이익과 필요에 부합해 기업들로부터 상당한 지지를 받고 있고, 세계은행은 사전 구매 약정의 시범 사업과 관련해서 더 큰 역할을 맡으려 하고 있다.[35] 세계 보건 정책의 측면에서 폐구균 백신의 개발을 위한 첫 시범 사업의 비용은 15억 달러에 이를 것으로 추정된다. 이에 대해 기업의 연구를 지원하는 것은 공공의 기금을 부적절하게 사용하는 것이라는 비난이 일었다.[36]

이런 방식으로 기업으로부터 기금을 더 끌어올 수는 있겠지만, 이는 연구·개발 활동의 상업화를 더욱 강화하는 것을 전제로 한다. 많은 국가들의 빈약한 보건의료 자원과 부족한 국가 재정으로 미루어

◆ 사전구매약정Advanced Market Commitment, AMC은 사업비를 제공하는 기관 혹은 국가가 의약품 개발에 대한 보조금 지급을 사전에 약속함으로써 제약회사로 하여금 안심하고 의약품을 개발·생산하도록 유도하는 제도이다. 우리말로는 '사전구매약정' 외에도 '백신촉진사업', '선시장공약'이라고도 번역되어 있다. 본문에서 이어지는 백신 개발과 관련해서, 공공의 기금을 지원해서 개발된 백신에 대한 특허권을 제약회사가 독점적으로 갖는 것 등에 대한 비판이 일었다.

보았을 때, 새로운 기획은 보건의 향상보다는 세계적 기업과 자문 회사들에게 더 큰 이익을 가져다줄 위험이 있다. 특정 상품의 연구·개발 및 자금 조달을 위해 이런 새로운 기획들이 급증하는 것은 혁신 포상 정책R&D Treaty or Prizes◆과 같은 대안적인 문제 해결 방안에 대한 견제라는 의혹도 있다.[37] 그 외에도 대안으로 제안된 정책들로는 공적 자금 조달 및 협력의 확대, 비영리 연구 기금, 오픈 소스에 기반을 둔 시판 허가 요건 확대, 그리고 의학적인 효과 개선 정도에 비례해서 신약의 가격을 책정하는 것 등이 있다.[38] 그러나 이런 대안적인 방식은 상업적 이윤 동기가 강한 현재의 연구·개발 환경에 위협이 된다.

현재의 연구·개발 환경의 특징으로는 민관 협력 관계와 투자자 집단을 옹호하는 것, 지식재산권을 강화하고 자료 독점권 기간을 늘려서 독점 기간을 연장하는 것, 연구·개발에 대해 공적 자금 지원을 허용하는 것 등이 꼽힌다. 따라서 상업적으로 유리한 정책을 추진하기 위해 다른 정책적인 선택지들이 의도적으로 간과된 것은 아닌지 의문

◆ 현재는 주로 민간 기업이 의약품의 연구·개발에 투자해 의약품을 개발하거나, 대학이나 다른 연구 기관이 개발에 성공한 물질에 대한 특허를 사들여서 독점적인 권리를 행사하는데, 민간 제약회사는 개발비 회수와 이윤의 극대화를 위해 특허권의 연장과 높은 약값 유지에 힘을 쏟는다. 혁신 포상 정책은 현재의 특허제도와 의약품 개발 구조에 따른 근본적인 문제를 해결하기 위한 방안 가운데 하나로 제안되었다. 이에 따르면 각국의 경제력에 따라 기금을 분담하거나 연구·개발을 지원할 수 있으며, 기금은 상업적 가치가 아닌 보건의료상 우선순위가 높은 부문에 지원된다. 기금의 지원으로 의약품이 개발되면 특정 기업이 특허권을 독점하지 않고 여러 제약회사가 라이선스를 지불하고 제품을 생산해 경쟁을 통해 가격을 합리적으로 조절할 수 있게 한다.

을 제기할 필요가 있다.

　민간 재단과 협의체들의 역할과 함께, G8이나 G20이 세계 보건 정책 수립에서 점차 더 큰 역할을 담당하고 있는 것도 정당성과 책임성 면에서 우려를 자아내고 있다. G8 정상회담이 열릴 때마다 벌어지는 반세계화 운동 진영의 시위에 대한 반응으로 G8의 의제에 보건 문제가 포함되었는데, 이는 구조 조정 정책에 대한 비난에 대응해 세계은행이 보건 분야에 개입하게 된 경위와 크게 다르지 않다. 현재까지의 G8의 보건 부문 의제의 폭은 매우 좁아서, 감염성 질환이나 '방치된 질병'neglected diseases에 집중되어 있다. 또한 G8은 지식재산권의 보호와 관련해 강경한 입장을 고수하고 있다.[39]

　재정 지원, 특히 게이츠재단의 재정 지원 역할은 세계 보건 부문의 전체 재정 규모와 비교해서 이해해야 하는데, 그 규모는 1998년부터 2007년까지 90억 달러에 달한다.[40] WHO의 재정 가운데 예산 외의 자금 조달 비중이 점차 증가했는데, WHO의 45억 달러로 추정되는 2010~11 회계연도 예산 가운데 회원국의 회비로 충당되는 핵심 예산은 채 10억 달러에 미치지 못했다.[41] 달리 말해, WHO의 재정 가운데 80퍼센트 이상이 자발적인 기부에 의한, 즉 이른바 예산 외의 자원에 의지하고 있다. 하지만 전 세계의 민간 자본가들은 그들 나름의 의제를 갖고 있다. 게이츠재단은 특정한 기술적 해결법에 초점을 맞추는 것과, 북반구에서 진행되는 연구에 재정 지원을 한다는 측면에서 점차 큰 비난을 받고 있다.[42] [게이츠재단이 제안해서 도입한] 새로운 자금 조달 방식은 주로 의약품과 백신에 대한 접근성을 높이기 위한 사업에서 시도되었는데, 국제의약품구매기구가 에이즈, 말라리아, 결핵의 치료 지원을 위해 항공세air taxes를 이용하는 것*이나, 국제백신개발채권**이 세계백신면역연합을 지원하고자 자본주의 시장에 채권을 발행해 기금을 모으는 것이 그런 사례이다. 그런데 공공 기금과 새로운 장려책들이 특정 질병의 치료제 개발을 위한 기업의 연구비로 지원되는 것에는 문제가 있다. 최근 미국의 급행 바우처fast-track voucher***와 같은 새로운 기획은 개발도상국의 가장 가난한 자들에게 혜택을 주기 위한 굉장히 혁신적인 방법이라고 소개되고 있지만, 본질적으로 공공 기관이 다국적 제약업계에 특혜를 제공한다는 면에서 비난받을 수 있다.[43] 이와 같은 갈등은 '희귀 의약품' 관련 법규에 관해서 쓴, 제임스 러브James Love의 비평에 잘 드러나 있다.

◆ 한국, 프랑스 등 10개국 정부가 항공권에 부과하는 항공세 중 일부를 기부하는 것이 국제의약품구매기구의 주된 수입원이다. 노르웨이는 탄소 배출에 따른 탄소세 중 일부를 국제의약품구매기구에 기부한다.

◆◆ 국제백신개발채권International Financing Facility for Immunisation은 2006년에 도입된 것으로, 각국 정부의 지원 공약을 바탕으로 국제금융시장에서 채권을 발행해 바로 사용할 수 있는 현금을 확보하는 혁신적인 자금 조달 방법이다. 세계은행이 재무관리를 담당해 신뢰성을 높이고, 최저 개발국의 백신 접종 사업을 지원한다.

◆◆◆ 2007년부터 미국 식약청은 희귀병이나 열대 의학 질환의 치료를 위한 약을 개발한 제약회사에게 그 회사가 원하는 한 가지에 약에 대해 식약청의 심의 기한을 10개월에서 6개월로 줄여 주는 제도를 실시하고 있다. 심의 기간이 4개월 짧아지면 특허 기간 중 제품을 판매할 수 있는 기간이 4개월 증가하므로, 이는 제약회사의 매출을 증가시켜 주는 상당한 특혜이다. 그런데 이 제도의 부작용으로 급행 바우처에 따라 심의받는 약 때문에 의학적으로 더 필요한 다른 약들의 심의가 지연되는 일이 있으며, 무엇보다 심의를 빨리 해주는 '급행권'이 기업들 사이에서 수천만 달러에 거래되는 일이 발생해 논란이 되었다.

희귀 의약품법Orphan Drug Act은 공공의 영역에 있는 어떤 것 — 예를 들면, 세금으로 연구비를 지원한 결과 얻게 된 발명 혹은 독점 기간이 만료된 특허 등 — 을 사유화하는 데 악용되고 있다. 이는 제품의 개발에 기여한 바가 거의 없는 기업들에게 특히 중요하다. 기업들은 다른 기업들이 임상 연구에 투자하지 못하게 하거나 새로운 혁신 제품을 시장에 내놓지 못하게 하기 위해 희귀 의약품법을 악용한다. 희귀 의약품에 대한 배타적인 권리는 희귀 의약품으로서의 조건을 충족하는 경우, 특허의 독점권보다도 강력하다. 희귀 의약품 관련 법규에 대한 로비는 제약 및 바이오기술 업계가 비용을 대고, 환자 단체들로부터 상당한, 때로는 열정적인 지지를 받는다. 이 환자 단체 가운데 다수는 업계로부터 다양한 재정적 지원을 받고 있으며, 이들은 전형적으로 세금 혹은 고용자 등 제삼자가 치료비를 부담하는 소비자들이다. 그 결과물이 자금이 부족하지 않은 기업들과 개인들만 이용할 수 있는 현재의 제도들이다. 현재 필요한 것은 공적 책임감이 있고, 필수적인 의학 연구에 집중 지원되는, 공적 책임이 보다 강조되는 장려 정책이다.[44]

세계 보건 정책 되찾기

국제기구들, 그리고 그 기구들의 정당성과 책임은 국제 보건 정책의 수립에 여전히 중요하다. 그러나 우리는 보건 부문에서 어떤 세계 정책을 원하는지, 또 그 정책 목표를 실현하기 위해 세계 차원과 국가 차원에서 어떤 종류의 기구가 가장 적합한지 따져 볼 필요가 있다.

유엔의 1국 1표 체계에 대한 비난이 있을 수는 있겠으나, 유엔은 세계적인 정책 결정에 있어 가장 대표성을 가진 회의체이며, 그 사명과 회원국들을 기반으로 한 점에 비추어 가장 정당한 회의체이다. 세계 보건에 대한 대응 주체가 다른 형태의 협의체, 연대체로 이전되는 과정에서, 그 기구들이 어떻게 구성되고 어떻게 기능하는지, 그리고 그 기관의 애매모호한 책임성에 대해 충분한 검토가 이루어지지 않았으며, 또한 그 기관, 협력체, 네트워크 들이 단지 자금이 있고 세계 단위에서 기능할 수 있다는 사실만으로 이들에게 큰 정치적 영향력을 부여했다. 민간 부문의 투명성과 역할 확대를 인정하면서도, 우리는 민간 부문을 대표하고, 이를 대표해 어떤 주장을 하는 기구에 대해서, 그 정치적 지향, 우선순위, 배경을 좀 더 확실하게 점검해야만 한다.

세계 보건 정책에 있어 우선순위를 결정하는 것은 언제나 어려운 일이다. 세계 보건 정책에는 재정 조달이나 개도국들에 대한 기술 지원을 넘어서는 역할이 요구된다. 전 지구적 차원의 건강과 보건 정책에는 세계 공통의 이해관계가 존재함에도, 오늘날의 핵심 보건 분야들은 상업적인 이익집단의 영향을 받고 있다. 최근 WHO가 '모두에게 건강을'과 1차 의료, 보건의 사회적 결정 요인 등을 다시 강조하는 것은 중요한 변화이지만, WHO가 여전히 재정난에 시달리고, 이런 정책적 목표를 실현할 능력을 구축하지 못한다면, 변화의 폭에는 한계가 있을 것이다. 게다가 세계 차원의 자금 조달이 여전히 수직적인 질병별 사업이나 기관에 몰린다면, 국가 차원에서 좀 더 포괄적인 접근을 모색할 여지는 적을 것이다. 나아가, 세계 보건에 있어 여러 협력체들이나 기업의 자선 사업가들의 역할을 강조하다 보면, 정책 결정 과정에서 공적 영역과 민간 영역의 경계가 흐려지고, 이는 정당성과 책임성의 측면에서 더 많은 문제를 일으킬 것이다.

16장

포괄적 보건의료 운동의 건설
HIV 에이즈 운동의 본보기

산제이 바수

1978년, 세계의 지도자들이 카자흐스탄의 알마아타에 모여 세계적으로 1차 의료의 중요성을 강조하는 국제적인 선언문을 발표했다. 여기서 세계보건기구WHO의 회원국들은 2000년까지 '모두에게 건강을'이라는 슬로건의 정책을 시행하기로 합의하며, 공중보건 역사에 한 획을 긋는 '알마아타 선언'이라는 획기적인 문서를 발표했다.

알마아타 선언이 공중보건과 관련해 지난 한 세기를 통틀어 가장 중요한 문서라는 점에는 이견이 없다. 이 성명서는 의료 접근권에 대한 각국의 노력을 전 지구적 차원으로 확대했을뿐더러 WHO에서 정의한 건강에 대한 확대된 개념 — 건강이란 단순히 질병이나 허약에서 벗어난 상태가 아니라 완전한 신체적·정신적·사회적 안녕 상태이다[1] — 을 사용했다. 이 같은 정의로 말미암아 건강권이 하나의 권리로 자리 잡게 되었고, 사회경제적인 안녕well-being 또한 건강권에 포함되었으며, 건강 형평성을 회원국들의 주요 목표로 설정함에 따라 국제사회의 지원하에 각국 정부가 국민의 건강을 책임져야 함이 확인되었다.

알마아타 선언은 1차 보건의료를 포괄적으로 정의해 그 목표를 "사회적 연구, 생의학적 연구, 보건 서비스 연구 결과 및 공중보건 관련 경험들을 기반으로 지역사회의 주요 건강 문제를 다루며, 건강 증진, 예방, 치료, 재활 서비스를 제공하는 것"으로 삼는다. 1차 보건의료에는 "주요 건강 문제와 이를 예방·관리할 수 있는 방법에 대한 교육, 음식물의 공급과 적절한 영양 증진, 안전한 식수 공급과 기본적인 위생 시설의 확보, 가족계획을 포함해 모자 보건의료 서비스 제공, 주요 감염성 질환에 대한 예방접종, 각 지역 풍토병에 대한 예방과 관리, 흔한 질병과 외상에 대한 적절한 치료, 필수 의약품 공급" 등의 내용이 포함되어 있다. 1차 보건의료는 "통합되고 기능적이며 서로 지원하는 의뢰 체계를 갖추어 지속성을 높여야 하며, 모든 사람을 위한 포괄적인 보건의료를 점진적으로 향상시키고 가장 필요한 사람에게 보건의료의 우선순위를 두어야 한다."[2]

이 기념비적 선언은 미래를 위한 담대한 비전을 제시했으나 불행하게도 그 뒤 몇 십 년간 실망만을 낳았다. 선언에 개괄된 진보적인 의제에도 불구하고, 미국을 위시한 다섯 개의 가장 부유한 국가들의 비밀 회담에서는 포괄적 보건의료를 대신해 '실용적' 의제인 모자 보건의료 서비스를 중심으로 한 제한적인 지원 방안이 마련되었다는 사실이 이후에 밝혀졌다.[3] 이런 방식이 보다 현실적이라고 여겨졌고, 기금을 부담하는 국가들의 지나친 부담도 덜 수 있었다. 사업의 범위가 축소됨에 따라 알마아타 선언 채택 이후 몇 년 사이에 1차 보건의료에 대한 포괄적인 정의는 '필수' 서비스와 재화를 제공하는 '최소 패키지'로 변질되었다.[4] 필수 서비스의 목록은 WHO의 문건으로 작성되었는데, 광범위한 서비스와 의약품 그리고 환자 지원 체계를 대폭줄인 그 목록에는 가장 기초적이고, 저렴하며, 일부는 기준에 미달하는 약품이나 치료 지침이 포함되어 있었으며, 수많은 질병과 이환 상태와 공중보건상의 문제들은 제외되어 있었다.

알마아타 선언을 계기로 새롭게 1차 의료 인프라를 구축하려는 시도는 대부분 실패로 돌아갔다. 알마아타 선언 이후 가난한 국가들에서 많은 '보건 초소'health post들이 생겨났는데, 이는 대부분 훈련받지 않은 지역사회 일원이 의료 보조자로 지정되어 운영되는 작은 판잣집 형태의 시설이었다. 다양한 질병을 다루지 못하는데다 제한적이거나 잘못된 치료로 말미암아 이환율과 사망률에 미치는 영향은 미미했다. 많은 초소들은 얼마 지나지 않아 문을 닫았고, 또 어떤 곳들은 훈련받지 않은 보조자들이 약품을 잘못 처방하는 바람에 오히려 건강에 해를 끼치는 경우도 있었다. 심지어는 이 공공시설을 개인 소유의 클리닉으로 만들어 버리기도 했다. 다행스럽게도 몇몇 국가에서는 알마아타 선언 이후 수십 년 사이에 조사망률crude death rate이 감소하고 기대수명이 늘어나기도 했다. 하지만 이것은 1차 의료 전달 체계가 개선되어서라기보다는 전반적인 생활수준 및 소득의 상승과 더 관련이 있어 보인다.[5]

비민주적인 틀

알마아타 선언 이후, 제한적이나마 1차 보건의료에 투자가 이루어졌고, 뒤이어 질병과 장애에 대한 종합 지표들(장애보정손실년수◆나 삶의질보정손실년수◆◆ 등)이 공중보건 단체들에 의해 개발되었다. 공중보건 사업의 효율성을 측정하는 이런 지표들은 다양한 보건 사업에 대한 투자를 통해 기대되는 건강상 또는 경제적 수익을 가늠하는 데 이용되었다.[6] 하지만 이 같은 분석은 많은 경우 포괄적인 1차 보건의료에 대한 투자를 제한하는 결과를 낳았다. 이 분석들은 단기적인 비용-편익에 초점을 맞추었기 때문에, 질병의 하류 효과,◆◆◆ 즉 필수적인

◆ 장애보정손실년수Disability-adjusted life year, DALY는 세계적인 차원에서의 건강 수준과 보건의료 분야 자원 배분의 우선순위 검토를 위해 추진되었던 1992년 세계질병부담Global Burden of Disease, GBD 프로젝트에서 개발된 지표다. 이 지표는 질병 부담의 원인 질환 및 손상, 위험 요인들의 상대적인 크기를 평가할 수 있도록 했다. 특정 질환으로 인한 장애의 종류와 중증도에 따라 가중치를 주어 질병의 장애로 인해 손실된 건강년수와 사망으로 인한 손실년수 등을 활용해 계산한다.

◆◆ 삶의질보정손실년수Quality Adjusted Life Year, QALY는 특정한 보건의료 정책의 비용-효과 평가 시 결과 지표로 많이 사용된다. 이는 삶의 양적인 면과 질적인 면을 모두 반영한 평가 지표라는 장점이 있다. 살아가는 동안의 삶의 질에 대한 선호도를 반영한 효용가중치를 활용해 계산한다. 예를 들어 특정한 질환으로 인해 3년 동안 완전한 건강상태의 80퍼센트의 수준(= 0.8)으로 생활하게 된다면 QALY는 2.4가 된다.

◆◆◆ 주로 제조업에서 원자재 부문을 업 스트림이라 하고 수송 및 유통, 소비 부문을 다운 스트림이라 부른다. 여기서는 질병 그 자체의 즉각적인 비용-편익 평가만으로는 질병을 방치했을 때 발생하는 비용, 가령 감염병의 경우 전염으로 발생하는 사회적 비용이나 위험, 비감염성 질환의 경우 질병이 악화됨으로써 발생하는 사회적 비용 등을 지칭한다.

공중보건 투자를 하지 못한 경우 발생하는 결과 — 질병의 확산(감염병인 경우), 그리고 이렇게 통제되지 못한 채 남겨진 질병들로 말미암아 공중보건 문제가 더욱더 심각해진 탓에 발생하는 사회경제적 결과(더 많은 비용) — 를 고려하지 못했다.[7] 공중보건에 대한 비용-편익 평가를 비판적으로 분석한 결과, 이 분석에 사용된 종합 지표들은 수많은 가정과 주관적인 판단을 전제로 하고 있을 뿐만 아니라 분석자가 바뀌는 경우 같은 결과를 재현하기 어려웠고, 대체로 통계학적 유효성도 낮은 것으로 나타났다.[8] 그럼에도 이 같은 '측정 기준'들은 국제 개발은행, 학술 단체, 그리고 정부 기관에서 써내는 수많은 논문들의 기초가 되었고, 주민 건강 상태에 대한 직접적인 지표들이나 보건의료 체계의 효율성과 관련된 지표들(예를 들어, 필수 진료를 받기 위한 대기 시간, 지역 거주자들이 양질의 의사에게 진료받을 수 있는지 여부, 깨끗한 물을 공급받는 가구 수 등)보다 종합 지표들이 정치적으로 더욱 중요해지게 했다.[9]

종합 지표와 비용 효과 분석 결과를 평가 도구로 사용한다는 것은 해당 지역사회는 그 지역사회의 상태를 평가하는 데 참여하지 못한다는 것을 의미했다. 의료 체계의 질에 대한 종합 지표는 대단히 복잡하지만 입증된 바가 없는 모델을 바탕으로, 주로 민간 의료 체계를 구축하는 분야에서 경력을 쌓아 온 미국 출신의 시장 분석가들이 만든 것이다.[10] 이런 종합 지표는 WHO의 세계 보건의료 순위 통계에서 아이티와 중국의 보건의료 체계를 같은 수준으로 산출해 냈고, 건강 성과와 환자 평가 결과가 매우 열악한 곳에 높은 점수를 주기도 하는 등 말도 안 되는 결과를 내놓는 경우가 많았다.[11]

결국 공중보건의 주요 논제는 지역사회의 주요 관심사와는 동떨어지기 시작했다. 알마아타 선언에 제시된 목표를 달성하는 데 실패한 것에 대해 논의하기보다는, 자금 지원이 물가 상승을 초래할 것인지의 여부와 같은 주제가 논쟁의 초점이 됐다. 인플레이션 목표치라는 것이 아무런 경제적 근거도 없이 만들어졌고, 공중보건에 대한 지출이 증가하기보다는 축소되거나 동결되었음에도 불구하고 말이다.[12] 부유한 기증 국가들의 경우, 가난한 국가들로부터 광물이나 값싼 노동력을 확보하는 방식으로, '투자에 대한 대가'에 더욱 큰 관심을 가졌다.[13]

HIV의 출현

공중보건 진영이 이 같은 논의에 사로잡혀 있는 동안, 각국 정부는 공중보건과 관련해서 우리 시대의 가장 큰 재앙이 될 에이즈의 대유행과, 뒤이어서 세계 각 지역에서 다시 기승을 부린 결핵에 신속히 대응하지 못했다.[14] 1980년대 초반에 이르러서, 에이즈는 사회적으로 가장 소외된 사람들에게 주로 발생하는 공중보건의 새로운 도전임이 명확해졌다. 애초 이 질병은 '게이와 관련된 면역 결핍'Gay-Related Immune Deficiency, GRID 질환으로 보고되었지만, 곧이어 이 질병을 퍼뜨리는 매개자로 사회로부터 두려움과 배제의 대상이 된 집단에 아이티 사람들과 마약 주사 투여자들이 새롭게 추가되면서 '후천성 면역 결핍 증후군'Acquired Immune Deficiency Syndrome, AIDS이라고 다시 이름 지어졌다.[15] 이미 이전부터 시민권 운동을 계기로 조직화되어 있었고,

상대적으로 다른 감염인 집단에 비해 사회경제적 자본이 좀 더 있었던 게이 남성들은 새로운 운동 조직을 만들어서 제대로 된 치료를 요구했고, 이 질병과 그들을 연관시켜 낙인을 찍는 것에 반론을 폈으며, 약제 개발 과정에 영향력을 행사했다. 그들은 미국 식품의약품국 위원회의 위원으로 받아들여질 때까지 줄기차게 시위를 벌였으며, 죽어가는 환자들이 개발 중인 약제로 치료받을 수 있도록 하는 새로운 제도를 만들어 냈다.[16] 그들은 또한 사하라 이남 아프리카의 많은 지역에서 계절노동자들과 여성들 사이에 에이즈 감염률이 매우 높다는 사실을 접하고 남아프리카공화국의 인종차별 정책 반대 단체의 활동가들과도 손을 잡았다.[17]

할리우드 영화에서는 에이즈가 마치 '누구나' 걸릴 수 있는 질병처럼 묘사하기도 했지만, 현실에서 에이즈의 원인인 HIV에 감염되는 사람들은 가장 가난하고 사회적으로 불안정한 삶을 사는 사람들이 대부분이었다. 학자들은 질병의 불균등한 분포를 생물학적으로 설명해 내기 위해 고심했다. 그들은 이전에 걸렸던 성병을 잘 치료하지 않았던 사람들이 위험군에 속한다는 것을 밝혀내고 위험 인자로 다양한 영양학적·성적·지역적 원인을 지목했다.[18] 하지만 이런 근접 위험 인자들에 대한 설명은 집단에 따른 발병률의 차이를 충분히 설명해 내지 못했다. 개인의 '행위'에 초점이 맞추어졌고, 사회경제적인 결정 요인들은 간과되었던 것이다.

현실에서, 세계적으로 HIV 감염의 가장 중요한 역학적인 요인은 저소득이었다. 이것은 HIV 감염에 가장 취약한 계층에게는 교육만으로는 예방 효과가 크지 않다는 것을 의미한다.[19] 교육에 초점을 맞춘 예방 모델은 가난한 사람들 역시 자신의 삶과 상황을 통제함으로써 감염을 피할 수 있다는 가정을 전제하고 있기 때문이다. 수많은 설문 조사 결과가 보여 주듯이, HIV 감염에 가장 취약한 사람들도 바이러스가 전염되는 경로에 대해 잘 알고는 있었고, 이환율이 가장 높은 지역에서조차 미국이나 영국보다 성관계 파트너 교체율이 낮은 것으로 드러났다.[20] 성관계 자체보다는 관계가 이루어진 맥락이 더 중요한 사안이었던 것이다. 한 심리학자 그룹의 최근 연구 결과에 따르면, 남아 프리카의 탄광촌 광부들 사이에 있는, 남아프리카 '문화'에서 '남성성'(주로 성매매 여성과의 성관계로 표현된다)을 과시하는 관행 때문에 이들 사이에 HIV 감염률이 높다고 했다.[21] 하지만 '문화'를 문제의 핵심으로 진단하는 것은 광부들의 관점을 간과하는 것이다. 상해 위험도가 42퍼센트에 이르는 직장에서 일하는 사람들에게는 감염되고 나서 10년이 지난 뒤에 죽을 질병에 대한 걱정보다는, 떨어지는 바위에 깔려 죽기 전에 자기 뜻대로 무언가 해보려는 욕망, 혹은 단순히 (술이나 성관계를 통해) 삶을 조금 즐겨 보려는 욕망이 더 절박했을 것이다. 하지만 과학자들은 광부들에게 현실을 '부정'한다는 딱지를 붙이고, 그들의 '낮은 자존감'이 HIV 감염률을 높인다고 주장했다. 성매매 여성을 대상으로 한 비슷한 설문에서는, 교육을 못 받고 일자리가 부족하고 일정 부분은 강제 때문에 성매매를 한다고 주장하는 그들에게 (스스로를 '부정'한다는 의미로) '거짓말쟁이' 딱지를 붙였다.[22]

이 사안을 '문화적' 차원의 문제로 보는 관점의 오류는 '교육적' 해법의 실패로부터 명백해졌다. 『영국 의학 저널』에 수록된 연구에 따르면, 감염 예방 교육의 내용이 '사회의 규범'으로 받아들여진 뒤에도, '건강 위험 요인을 피하는 행동 변화로 이어진 경우는 네 명 가운데 한 명(주로 유복한 가정 출신에 좋은 교육을 받은 사람들)에 그쳤다.'[23] 최상의 교육 사업들이 2005년까지 세계적으로 빠짐없이 진행되었다 해도, 공중보건 연구자 집단의 가장 선진화된 모델을 이용한 계산에 따르면 1년에 150만 명의 감염자가 발생할 것이라고 한다.[24]

공중보건 연구자 집단이 간과한 것은 HIV 감염률 증가의 배경에 신자유주의가 있었다는 점이다. 즉 규제가 완화된 무역협정을 통해 단기간의 금전적 이익을 추구하는 것이 장기적인 투자와 대다수 사람들의 안정적 소득을 보장하는 것보다 중시되었다. HIV 감염률이 남아프리카, 동아시아, 동유럽, 라틴아메리카에 걸쳐서 증가하는 현상은 강제된 이주와 강력한 연관성을 보였다. 여기서 강제된 이주는 시장 개방으로 기본 소비재 가격이 하락함에 따라, 노동자들(대부분 남성)이 가족을 농촌에 남겨 놓고 도시로 일을 찾아 떠나는 현상을 가리킨다.[25] 남아프리카의 광부들은 막사에 단체로 수용되어 살면서 주 6일 일했다. 일요일에는 광부들을 '기분 좋게 해주는'(혹은 반항을 방지하기 위한) 술이 주어졌다. 이렇게 알코올과 우울증은 그들을 성매매로 이끈다.[26] 이들이 에이즈에 걸려 합병증이 생기면 집으로 돌아가 죽기를 기다리게 되는데, 막상 집으로 돌아간 그들은 농촌에 남아 있던 아내가 더 나은 소득과 지원을 얻기 위해 집을 나갔거나, 돈을 벌기 위해 성매매나 다른 위험한 일에 나선 것을 목도하게 된다. 그렇지 않고 집에서 조용히 남편이 돌아오기를 기다린 부인들은 곧 남편들에 의해 에이즈에 감염되고 말았다. 이런 측면에서 본다면 수년간 공중보건의 수수께끼였던 '농촌 여성들 사이에서의 HIV 유행'은, 이주 노동자인 남편이 감염시킨 것이었고, 농촌 여성들 사이에서의 HIV 유행은 어찌 보면 당연한 일이었다.

오늘날 HIV는 가장 힘없는 자들의 질병으로 남아 있다. 대부분의 경우 아프리카에 초점을 맞춰 이야기하지만 모든 아프리카 사람들이 위험에 노출되어 있는 것도 아니고, 또한 반대로 아프리카인이 아니라고 해서 위험에 전혀 노출되어 있지 않은 것도 아니다. 실제로 워싱턴에서는 20명 가운에 한 명이 HIV 감염인이고, 아프리카의 여러 국가들 사이에서도 소득수준에 따라 HIV 감염률 차이가 크다.[27] 1990년대 후반부터 미국과 유럽에서는 HIV 감염인들의 사망률이 급격하게 감소했는데, 이는 항레트로바이러스제를 이용한 치료가 신속하게 확대되고, 그 치료 과정이 1차 보건의료 체계에 통합되었기 때문이다. 1990년대 후반부터 미국과 유럽에서 HIV 신규 감염자 수는 더 증가하지 않고, 사망률 역시 급격히 떨어졌지만, 다른 지역의 국가들에서는 기하급수적으로 증가했다.[28]

시민사회 운동

WHO와 기타 국제기구들, 그리고 미국 국내외의 기관들이 에이즈 유행에 대해 대응하지 않고 있을 때, 남아프리카공화국, 태국, 브라질, 미국, 유럽 등 여러 국가의 평범한 사람들이 나서서 대응 방안을 모색하기 시작했다. 그들은 지역사회 중심의 운동을 전개해 가며, 공중보건 재정 조달, 보건 체계 인프라, 그리고 공중보건의 신뢰도에 대한 일반적인 인식 등에서 중대한 변화를 이끌어 냈다. 인터넷 및 관련 통신수단의 발달에 힘입어서 '에이즈 활동가들'은 거대한 운동 세력을 형성했고, 이들은 일차적으로 HIV 감염인들이 그들이 속한 지역 사회와 공중보건의료 체계에서 어떤 대접을 받는지에 대해 스스로 목소리를 낼 수 있어야 한다고 주장했다. 이 운동은 초반에는 에이즈 치료를 요구하는 운동이었으나, 이 질병으로 인해 가장 큰 타격을 입은 인구 집단은 대부분 기존의 보건의료 제도하에서도 가장 냉대받고 있는 사람들(마약 사용자, 남자와 성관계를 맺는 남자, 소수 인종, 사회활동, 교육·취업의 기회가 없는 여성, 그리고 가난한 사람들 등)이었다. 에이즈 활동가들은 가장 소외된 사람들을 중심으로 보건의료 서비스가 보편적으로 제공될 수 있도록 요구했고, 보건의료 서비스를 이용하는 지역사회들의 구체적인 수요를 충족시켜 줄 수 있는 보건의료 체계를 요구하는 대규모 운동을 시작했다. 이는 HIV가 특별한 질병이어서가 아니라, 보건의료 서비스를 받을 권리를 누가 인정받는지에 대한 가장 최근의, 그리고 가장 비민주적인 의사 결정의 사례였고, 건강할 권리를 보여주는 측면에서 소외와 불평등의 상징이라는 것이었다.[29]

인권에 중심을 둔 활동과 함께, 공직자들의 모임, 국제회의, 대통령 선거 유세장 등에 참석한 고위 관리들을 난처하게 만드는 대규모 대중운동을 벌인 결과,[30] 국제 보건 기구들의 의제는 '최소 패키지'에 기반을 둔 의료 서비스에서 벗어나서, 에이즈 때문에 1980년대부터 20세기 말까지 수백만 명이 사망한 것으로 인해 더욱 부각된 대응의 필요성에 대해 공중보건 서비스를 최대한 활용해 보다 확대된 서비스를 제공하는 방법을 모색하는 쪽으로 옮겨 갔다. 지난 10년 사이에

이 같은 전환을 가장 대표적으로 보여 준 사례가 바로 가난한 국가의 항레트로바이러스제 접근을 둘러싼 논쟁이었다. 에이즈 활동가들은 알마아타에서 정의한 1차 보건의료 개념으로 돌아와, 지역적으로 유행하는 질병의 통제는 1차 보건의료의 영역에 속하는 것이라고 지적했다. 따라서 여러 지역사회에서 경악할 정도로 만연해 있던 HIV의 유병률(남아프리카공화국 성인 다섯 명 가운데 한 명 이상)을 고려한다면 HIV의 치료[31] 역시 1차 보건의료에 포함되어야 마땅했다. 하지만 에이즈 치료제를 널리 보급하자는 요구에, 알마아타 선언 이후에 '선택적 1차 보건의료'를 선호했던 이들은 이전과 동일한 반응을 보였다.

항레트로바이러스제는 그 비용을 지불할 능력이 있는 부자들에게만 제공되어야 한다는 주장이 잇달아 제기되었다. 이를 뒷받침하는 첫 번째 논리는, 예방이 치료보다 더 비용 효과적이라는 것이었는데, 그리하여 예방과 치료를 이분법적으로 구분하는 논리가 세워졌다.[32] 하지만 곧 상당수 지역에서 예방 중심의 대응은 매우 제한적인 효과만 가져올 뿐이라는 사실이 드러났다. 사람들은 에이즈에 걸리는 것을 사형 선고로 받아들였고, 제대로 된 도움을 주지 않으면서 그저 안전한 성관계에 대해서만 교육하고 감독하려 할 것이 뻔한 보건 센터를 방문하려 하지 않았다.[33] 나아가, 예방 중심의 대응은 사람들이 교육을 받으면 '행동의 변화'를 가져올 수 있는 환경에 있다는 것을 전제로 하는데, 이는 젠더, 인종, 계급 불평등과 같은 복잡한 제약 조건들과, 계절노동이나 성 노동 등의 경우처럼 살아가는 조건상 개인이 자신의 행동을 통제하거나 우선순위를 스스로 부여하기 어려운 처지에 있는 현실에서는 효과가 적었다.[34]

두 번째 주장은, 의약품 가격을 낮추면 제약회사가 신약을 개발하려 하지 않을 것이기 때문에 그렇게 할 수 없다는 주장이었다.[35] 하지만 활동가들의 운동이 밝혀냈듯이, 의약품 가격은 생산 비용에 비해 몇 배나 더 높았고, 제약회사의 연구비는 상당 부분 세금으로 충당되고 있었다. 제약 산업은 수익 대비 이윤의 비율이 세계에서 가장 높음에도(『포천 500』 기업 평균의 약 세 배), 이윤의 27퍼센트를 광고에 사용하고 있는 반면, 연구·개발에는 11퍼센트만을 사용하고 있었다.[36]

마지막 주장은, 가난한 국가의 국민에게 약물 치료를 성공적으로 시행하기에는 인프라가 너무 부족하고, 또한 그들의 지적 능력이 떨어진다는 주장이 있다. 2001년에 미국국제개발처US Agency for International Development, USAID의 책임자 앤드루 내치어스Andrew Natsios는, 아프리카는 서양과 같은 시간 개념이 없기 때문에 항레트로바이러스제 치료가 부적합하다고 주장했다. 많은 아프리카 사람들은 평생 시계를 구경해 본 적도 없기에, 그들에게 '오후 1시'라고 말한다면 그들은 무슨 말인지 알아듣지 못할 것이라는 주장이었다.[37] 하지만 '건강의 동반자'Partners in Health와 '국경 없는 의사회' 같은 NGO 주도로 시행된 시범 사업은 이런 주장이 얼마나 무지하고 인종차별적인지를 이내 밝혀냈다. 최악의 빈곤한 환경에서 살고 있는 HIV 감염인들 역시 미국이나 유럽 사람들 못지않게 제때 약을 복용할 수 있었는데, 이는 지역사회 의료진의 관리와 모니터링과 같은 공중보건 방식으로 가능했다. 게다가 이런 방식은 HIV 관리와 더불어 1차 보건의료 전체를 발전시키는 데도 일조했다.[38]

에이즈 활동가들이 정부간 회의, 국제 개발 회의, 그리고 의학 연구개발 위원회 등에 참가하게 되자, [이 기구들이] 신중하고 실현 가능하다고 여기는 대책의 내용에 변화가 생겼다. 그 대표적인 결과가 2005년까지 HIV 감염인 3백만 명을 대상으로 항바이러스 치료를 시작하는 WHO의 '3-5 계획'3-by-5 Initiative이었다. '3-5 계획'의 놀라운 점은, 자원이 부족한 상황에서도 '최소 패키지'를 넘어서는, 알마아타 선언에 준하는 1차 의료 사업을 지원한다는 것이었다. 3-5 계획은 구체적인 운영 지침, 높은 수준의 관리, 투명성 그리고 지역사회에 대한 책임성을 강조했는데, 이는 효과적인 계획과 치료를 통해 특정 질병에 대해 관심을 기울일 수 있게 했을 뿐만 아니라, 전반적인 보건의료 체계를 폭넓게 향상시키는 계기가 되었다. 이 사업에는 가난한 국가에 의과대학을 설립하고, 병원을 세우고, 1차 보건의료 종사자들을 훈련시키고, 의약품 제조와 공급을 위한 튼튼한 체계를 확보하는 일도 수반됐다. 이런 움직임은 방치되고 있던 보건 센터들을 신뢰할 만한 서비스 제공 기관으로 복원시켰다.[39] '에이즈, 결핵, 말라리아 퇴치를 위한 세계기금'(이하 세계기금)과 숙련된 에이즈 활동가들은 에이즈로 인해 받은 관심을 알마아타 선언이 제안한 1차 보건의료의 형태로 확장시키는 데 활용했다.[40]

더 나아가, 시민사회가 능동적으로 사업의 진행 상황과 부정부패를 감시할 수 있도록 하는 체계가 만들어졌는데, 예를 들면 지역 주민들이 메일 전송 시스템을 이용해서 해당 지역의 보건의료 체계의 문제점을 멀리 떨어져 있는 활동가들에게 알릴 수 있게 되었다. 또한 의료 이용 체계에 문제가 발생할 경우에는, 활동가들이 즉각적으로 대응해, 행정부의 최고위층에 문제를 바로잡고 인권을 보호하도록 요구할 수 있게 되었다. 사례를 들자면, 최근에 아프리카의 한 시골 의원에 의약품이 제대로 전달되지 않자, 이 사실이 미국과 영국에 있는 활동가들에게 메일로 전송되었고, 워싱턴에서는 하룻밤 사이에 강력한 로비가 벌어졌다. 그 결과로 의약품 배급 업무가 개선되었고, 에이즈 치료제뿐만 아니라 오랜 세월 동안 제대로 관리되지 않았던 모든 의약품의 배급까지도 함께 개선되었다.[41] 대중의 감시를 통해서 투명성과 책임성을 강화하는 사례는 다른 공중보건에서는 찾아볼 수 없는 일이었다.

통제를 향한 갈등 : 에이즈 사업에 대한 반발

3-5 계획 및 이와 관련된 사업들이 활발하게 추진되자, '최소 패키지'로의 회귀를 원하는 이들이 반발을 하고 나섰다. 이들은 에이즈, 그리고 특히 HIV 치료 사업에 대해서 현명하지 못하며 지속 불가능한 방식이라고 공언했다. 반발의 중점은 HIV가 공중보건 부문의 다른 주요 사안들과 경쟁하고 있으며, HIV 치료 사업이 다른 보건 사업에 쓰여야 할 예산을 모두 빼앗고 있다는 것이었다. 즉 '밑 빠진 독에 물 붓기'와 다름없는 HIV 치료에 투자하는 것은 어리석으며, HIV '예방'에 더 많은 지원을 하는 것이 비용 효과적이며 전략적 선택이라는 주장이었다. HIV 관련 재정이 대규모로 늘어나고, 특히 최근 몇 년간 예산이 급속도로 증가하고 있다는 사실(항레트로바이러스 치료 요법에 대한 지원을 포함)이 이 같은 논쟁의 근거로 사용되었다.[42]

하지만 실증적 자료에 의한 분석은 정반대의 결과를 보여 준다. 사실 HIV 관련 재정은 다른 질병을 지원할 예산에서 가져온 것이 아니라 새로운 재원을 끌어들인 것이었다. 또한 인구당 이환율/사망률을 따져 보면 다른 질병의 예산과 동일 선상에서 비교해도 HIV 관련 재정의 증가는 질병의 심각성을 일관되고 적절하게, 오히려 보수적으로 반영하고 있다. 심지어 재정이 에이즈 사업으로부터 다른 부문의 보건 사업으로 전용轉用되기도 했다(실제로 HIV 관련 기금 모금 덕에 그동안 침체되어 있었던 전체 보건의료 관련 모금액이 세 배 증가했다). 또한 HIV 사업의 포괄적인 접근을 통해서 보건의료 체계가 전반적으로 개선된 경우도 있었다.[43]

에이즈 사업과 그 예산에 대해 비판적으로 보는 이들은 사회적 감시가 없었던 시절 원조 수혜국들의 심각한 상태에 대해 인정하려 하지 않는다.[44] 보건의료 서비스가 투명하지 않았던 시절, 이들 국가에서는 모든 것이 비효율적이었으며 부패가 만연해 있었다(아프리카에 기부되는 1달러당 오직 0.37달러만이 실제로 보건의료 사업에 지출되었다).[45] 에이즈 사업 역시 나름의 재정 부족으로 고통을 겪고 있지만, 에이즈 영역에서 시민사회가 수행하는 역할과 감시 기능의 강화로 이들 국가의 사업에 문제가 생기면 이에 대해 즉시 주목할 수 있게 되었다. 재정의 집행에 관한 체계적 연구 및 아르헨티나, 브라질, 도미니카 공화국, 우간다, 잠비아, 짐바브웨 등지의 사례연구에 따르면, HIV 계획으로 인해 신뢰성 있는 보건의료 공급 체계가 확장되었을 뿐만 아니라 공중보건 분야 전반에 종사하는 보건의료 노동자들의 훈련 및 재훈련이 이루어질 수 있었고, 기반 시설 및 이에 대한 관리 역시 향상되었음을 보여 준다.[46] HIV 사업의 개선으로 환자들의 본인 부담 비용이 감소했으며, 세계적으로 1인당 보건 전반의 재정 지원이 증가했다. 미국 에이즈 퇴치를 위한 비상계획US President's Emergency Plan for AIDS Relief, PEPFAR 재정의 1퍼센트 증가는, 1인당 소득으로 보정 시, 해당 국가의 의료비 본인 부담의 10.1퍼센트 감소 효과를 지닌다. 세계기금의 재정 지원이 1퍼센트 증가할 경우, 환자 부담은 7.9퍼센트 감소하며, 1인당 소득으로 보정 시 1인당 보건 재정 지원의 증가율은 16.5퍼센트 증가하는 효과를 가진다. 이렇듯 최근의 보고서들은 HIV 재정 지원이 사회 전반에 걸쳐 얼마나 큰 파급효과를 가져다주는지 잘 설명해 준다.[47]

많은 HIV 사업은 지역사회에 기반을 둔 수요 평가와 자원 전달을 통해, 투명하고, 신뢰할 수 있고, 측정 가능한 결과를 제공해 왔다. 반면 여타의 보건의료 및 개발 분야에서는 대부분이 명확한 계획도 없었으며, 책임 있는 관리 체계와 측정 가능한 목표 설정도 미비했다. 그들은 또한 엉성한 관리 체계와 열악한 기반 시설 때문에 어려움을 겪는 경우가 많았다. 에이즈와 관련된 지출의 상대적 균형 측면에서 보면, 질병 유행의 초기부터 항상 치료보다 HIV 예방에 훨씬 더 많은 자금이 지원돼 왔다. 세계은행은 치료 및 관리 부분보다 거의 두 배 이상의 자금을 예방에 투자했다.[48] 하지만 정작 에이즈 유행으로 가장 고통을 많이 받는 국가들에서는 항레트로바이러스제 치료 사업이 사망률을 극적으로 감소시켰다.[49] 나아가 안전하고 효과적인 백신이나 살균제가 없는 상황에서, 에이즈 치료는 그 자체로 HIV 예방과 밀접한 연관이 있는데, 치료를 하면 [혈중] 바이러스의 양을 감소시켜서 감염을 효과적으로 차단하기 때문이다.[50] 이는 현재까지 첨예한 논쟁의 중심이 되어 온 예방과 치료라는 잘못된 이분법을 무너뜨리는 것이다. 현재까지 밝혀진 자료에 따르면, 에이즈 치료제가 보급된 곳에서는 더 많은 사람들이 자신의 HIV 감염 여부를 확인하고, 자신을 보호할 수 있는 방법을 배우기 위해 적극적으로 의료 시설에 찾아온다고 한다. 또한 HIV 예산이 숙련된 의료진이나 의료 서비스 공급이 없는 지역에 의과대학과 보건 센터를 건립하는 데 효과적으로 사용되고 있다고도 한다.[51]

하지만 한편으로는 HIV 사업이 지나치게 관심을 받고 있는 점이나, 보건의료 사업이 과도하게 HIV에 집중되어 있거나, 향후에 그렇게 될 것이라는 점에 대한 우려 역시 충분히 이해할 만하다. 그런 측면에서 공중보건에 대한 '섹터별 접근'sector-wide approaches, SWAps 방식을 더 확대해야 한다는 요구가 점차 커졌다. 이 약어의 뜻은 기부자가 '보편적인 공중보건 체계'를 지원하는 것이 가장 좋고, 이론상 알마아타에서 논의된 1차 보건의료를 발전시키기 위해서는 더욱 포괄적으로 접근해야 한다는 것을 의미한다. 이런 주장은 특히 적극적이고 진보적인 의제를 추구하는 사람들에게 매력적으로 보인다. 하지만 이 용어는 특정 정치적 의제를 뒷받침하는 용어로 변형되면서 공중보건 사업을 위축시킬 수 있게 되었다. 기부자의 역할을 점차 약화시키고, 공중보건을 위태롭게 하는 경제개발 시대의 논리로 공중보건을 악화시키는 결과를 가져오는 것이다. 사실, 에이즈 활동가들부터 세계 보건 운동가들의 대부분과, 일찍이 1980~90년대부터 미국에 공공 건강보험 체계를 도입하자는 운동을 벌이고 있는 운동가들, '모두에게 건강을'을 다시 세계적인 의제로 삼아야 한다는 현장의 선도적인 활동가들까지, 이들에게는 지역사회의 필요에 의해 추동된 포괄적인 의료 제공이 항상 가장 중요한 사안이었다.[52] 이와 대조적으로, 섹터별 접근은 국제 개발은행들에 의해 고안되고 지원되어 왔으며, 원조 기부자들의 기금은 각국의 보건 부처로 전달된다. 이런 방식은 대중의 필요에 더 집중하고, 원조의 파편화로 발생하는 문제들을 개선하기 위해 고안되었고, 나아가 수혜자들의 권한을 강화함으로써 기부자들 사이에 인기 있는 사업으로만 자금이 몰리는 것을 피할 수 있다. 하지만 현실적으로 이 같은 힘의 이동은 일어나지 않았다. 국가의 계획은 사실상 기부자들에 의해 대부분 기획되었는데, 이들은 지역사회가 겪고 있는 의료 부담을 덜어 주기보다는, 보건 부처의 관리에 방점을 두었다.[53] 이런 계획은 오히려 보건 사업을 제한하거나 민영화하는 계획들을 수반하는 경우가 많다. 보건 부처는 의료 및 공중보건 서비스 지원을 받는 지역사회로부터 여전히 단절되어 있는데, 이는 엘리트 정부 관료들과 빈곤한 지역사회 구성원들이 서로 다른 계층에 속해 있기 때문이다. 섹터별 접근의 실제 내용과 결과는 공개되지 않았고, 시민사회의 참여는 배제되었다.[54] 지원 금액의 상당 부분은 보건 사업이 아닌 모호한 행정 활동으로 사용되었고, 이는 의료 체계의 실패를 가져왔다.[55]

극단적인 '수평적' 사업들('일반 보건의료 체계' 또는 '최소 패키지' 관련 사업들)은 (특정 질병에 집중하는) 극단적인 '수직적' 계획만큼이나 비효율적인 것으로 나타났다. 아쉽게도 섹터별 접근법을 채택한 사업들은 외부인의 감시와 비판을 받을 수 있도록 사업 목표를 구체적으로 공개하지 않았고, 그 성과에 대한 자료 또한 없다. 반면에 우리는 실제로 운영 중인 보건의료 사업의 사업비를 다른 곳으로 돌려 버리는 것이 해당 의료 현장에 미치는 위험과 관련된 자료를 가지고 있다.[56] '보건의료 체계'에 제공되어야 할 자금이 대부분 비효과적이고 비효율적인 경로로 빠져나가고, 지역의 보건의료 노동자들에 대한 교육, 기반시설 설립, 그리고 필요한 지역사회 기반 서비스를 제공하는 데 사용되기보다는 빈약한 교육 사업, 관료주의적인 행사들, 그리고 개발 자문 사업을 운영하는 이들의 월급 등으로 잘못 사용되고 있다.[57]

HIV 유형의 사업 구축을 반대하며, 보편적인 의료 체계 개발을 주창하는 이들은 흔히 '지속 가능성'과 관련한 우려를 표명한다. 보건의료 재정의 지속 가능성을 둘러싼 논쟁과 관련해서, 이것이 오늘날 부유한 국가에 살고 있는 국민이 누리는 생활수준이 가난한 국가의 저렴한 노동력과 자원의 뒷받침이 없었다면 '지속 불가능'한 것의 연장이라고 반박할 수 있을 테지만, 그와 같이 주장한 사람은 아직 없다.[58] 문제의 핵심은, 보건의료 인력의 훈련과 유지, 포괄적인 공중보건 서비스와 의료 서비스의 제공, 신뢰할 수 있으면서도 가격대가 적정한 장비와 의약품과 같은 중요한 문제가 해결되지 않는 한, 가난한 국가의 보건의료 체계는 '지속 가능'할 수 없다는 사실이다.[59] 우리는 지금 HIV에 기울이는 노력들을 확대해서 포괄적인 관리 체계를 꾸준히 개발해 나갈 것이냐, 아니면 '지속 가능성'이라는 미명 아래 최소한의 서비스 혹은 서비스의 부재를 정당화했던 시절로 돌아갈 것인가 하는 갈림길 위에 있다. 사회적 혼란과 파괴를 초래할 수 있는 주요 질병들에 대한 치료를 회피하는 사회는 '지속' 가능하지 않다.

일반 보건의료 체계의 발전과 에이즈 정책들을 서로 대립하게 만드는 극단적인 이분법은 모든 보건의료 체계가 '집중성'과 '포괄성'을 모두 필요로 한다는 사실을 간과하고 있다. 질병별 치료의 표준화에 대한 지속적인 관심 없이는, 수백만 명에 이르는 가난한 자들과, 가장 소외된 계층의 대부분은 죽게 될 것이다. 수준 낮은 치료와 함께, 자원을 적절하게 배치하지 못함으로써 의료 인력을 수요에 맞게 양성하지 못하고, 보건의료 체계의 취약점과 사업 실패의 사유를 상세하게 파악하지 못한 것으로 인해서 말이다. 이 같은 사실은 결핵 퇴치 사업을 [독자 사업에서] 섹터별 접근 사업으로 바꾼 후에 국민 건강에 치명적인 결과를 가져온 잠비아의 사례에서 볼 수 있다.[60] 이것은 다른 약제 내성 결핵의 유행 사례에서도 잘 나타나는데, 잘못된 관리의 문제도 있지만, 충분한 의료 인프라가 확보되지 못하고, 의료 자원이 지속적으로 보급되지 않은 것도 주요 원인이었다.[61] 결국 수직적인 치료계획과 동시에 폭넓은 1차 보건의료가 동시에 필요한 것이다. HIV의 유행이 질병의 가장 큰 피해자들에게 자본과 보건의료에 대한 의사결정 권한을 돌려주는 기회로 활용되지 못한다면 세계에서 가장 빈곤한 국가들은 적절한 보건의료 체계를 건설할 역사적인 기회를 놓치게 될 것이다.

미래를 위한 계획

에이즈 사례를 통해서 지역사회의 역량을 동원하고 국제 보건 상황에 좀 더 주목함으로써, [보건의료 부문의] 가용 자금이 크게 확대되었고, 또한 그것을 적절하게 사용할 수 있었다. 그뿐만 아니라, 자원이 부족한 상황에서도 '가능하다'고 여겨지는 공중보건과 치료 사업의 범위가 극적으로 확대되었다. 이를 통해 우리는, 개발 전문가들 및 정부 부처가 자금의 사용처를 대부분 정하고 난 뒤, 활동가들끼리 나머지 자금의 용도를 두고 경쟁해야만 했던 시대로부터, 자금을 함께 요구하고 자금 사용 전략도 함께 세워 실제 환자들의 필요를 충족시킬 수 있는 시대로 이동할 수 있다. 수많은 사업을 시행하면서, 우리는 의학적 관점을 반영한 질병별 치료 계획이 필요하다는 것을 배웠다. 이는 영양학적 뒷받침, 의학 교육 그리고 기반 시설과 같은 기초적인 서비스를 전반적으로 개선하는 동시에, 보건의료 노동자들을 훈련시키고, 성과를 추적·관찰하며, 효율적인 예산 및 공급 망을 제시하고, 결과의 방향을 끊임없이 검토할 수 있게 하기 위해서이다.[62] 우리는 또한 '최소 패키지' 접근이 '더 가치 있는' 것으로 간주되는 집단(특히 어린아이들)의 생명을 더 중시하는 반면, 사회적으로 억압받는 사람들과 죽음 및 장애의 위험에 가장 많이 노출되어 있는 사람들을 배제해 왔다는 사실을 보았다.[63] 마지막으로, 우리는 건강 증진과 예방에 대한 관점들이 대체로 섣부른 추정을 기반으로 만들어지는 경우가 많다는 것을 배웠다. 대표적인 예로, 자신들의 삶을 위협하는 요소들에 맞설 수단이 없는 상황에 놓인 사람들에게 교육만으로 예방이 가능하다는 생각[64]과, 치료보다 예방에 집중하는 것이 보건의료 예산을 절약할 수 있다는 생각이 그러하다. 물론, 예방을 통해 사람들의 고통을 감소시킬 수는 있지만, 수명이 늘어나서 전체 의료비가 절약되지는 않는다. 사람들은 질병이 예방되면 병에 걸리지 않고 오랫동안 살다가, 나이 들어서 마치 마술처럼 한순간에 사라져 버려서 의료비가 추가로 들지 않을 것이라고 생각하는 듯하다. 현실에서는 감염성 질환이나 심장병으로 젊은 시절에 죽지 않으면 나이 들어서 암이나 신경과적 질환에 걸려 더 많은 치료비가 필요해진다.

우리의 궁극적인 목표는 단순히 죽음을 피하거나 돈을 절약하는 것이 아니다. 우리의 목표는 인간의 고통을 감소시키는 것이다. 따라서 우리는 보건의료의 지향점을 고통의 감소(예를 들어, 노인들에게 고통스러운 항암제 대신 완화 치료를 하는 것이 비용 절감도 된다)에 두어야 하며, 보건의료를 통해 삶의 조건을 개선함으로써 많은 사람들이 고통을 겪을 가능성을 최소화하고 적절한 기간 동안 즐거운 삶을 살다 갈 수 있도록 해야 한다. 이 같은 목표의 설정은 애초 알마아타 선언에 명시되어 있는 건강에 대한 정의로 돌아가는 것이다. 고통을 감소시키고 그 과정에 있어서 환자의 우선순위가 무엇인지를 파악하기 위해서는, 그리고 고통을 피할 수 있는 수많은 선택지를 가진 부유한 지역으로부터 선택지가 거의 없는 사람들에게로 자금을 재분배하기 위해서는, 고통 받고 있는 당사자들에게 원하는 우선순위가 무엇인지를 물어봐야만 한다. 가장 크게 고통 받는 사람들이 공중보건 체계가 그 고통을 어떻게 덜어 줄 것인가 하는 문제를 결정하는 데 깊이 관여해야 한다는 것이다. 이것이 HIV 운동을 통해서 얻은 가장 중요한 교훈이다.

에이즈 기금을 회수하거나 [다른 부문에] 재배치하라는 최근의 주장은 역사의 실수를 반복하는 것이다. 그것은 알마아타 선언의 목표를 달성할 기회를 잡기보다는, 과거 알마아타 선언이 실패했던 바로 그

길로 다시 가려는 것이다. 자금을 제한하고 재배치하도록 요구하는 것은 사실상 공중보건 증진에 대한 약속을 각국 정부가 저버리도록 허용하는 것과 다름없다.[65] 최근의 분석에 따르면, 경제가 어려운 시기일수록 주요 감염성 질병에 대한 공중보건 재정을 유지하는 것이 감염성 질병이 재앙처럼 번지는 것을 막는 데 있어서 중요한 것으로 밝혀졌다.[66] 현재 벌어지고 있는 금융 위기 상황에서 정부와 후원 단체들은 에이즈 자금을 회수해서 그것을 보다 보편적인, 그러나 국민 건강에 미치는 영향이 명확하지 않은 다른 부문에 투자해야 하는 것은 아닌가 하는 강한 유혹에 흔들리고 있다. 하지만 우리의 목표는 무엇보다 지역사회 중심의 보건의료 사업과, 그 사업에 관련된 의사 결정을 내리기 위한 공공 재원을 유지하고 확장시키는 데 있어야 한다. 아직 에이즈 사업의 예산이 전혀 감축되지 않았음에도 기부자들은 벌써 공중보건 사업을 위해 기부하기로 했던 약속들을 철회하고 있다. 경제 위기 시기에는 보건의료 부문에 적자 지출deficit spending을 하는 것이 사회 안정망을 강화하는 기능을 하며, (긴축을 통해 단기적으로 [보건의료 부문의] 예산을 절감하는 것보다) 경제 불안정을 훨씬 감소시킨다는 증거가 점차 늘고 있다.[67]

사람들은 흔히, 세계경제의 건강은 그 구성원들의 건강에 달려 있다고 말한다. 사람들은 또한 건강한 노동자와 함께, 빈약한 1차 보건의료에 대한 접근성과 노인들에 대한 과잉 서비스로 말미암아 나타나는 3차 의료기관의 치료비 증가에 대한 해결책 없이는, 또한 비싼 입원 치료가 필요해질 때까지 치료가 방치되는 상황에서는 활기찬 경제를 기대할 수 없다고도 말한다.[68] 이는 어느 정도 사실이다. 하지만 우리는 과연 어떤 사회를 목표로 삼고 있는지 질문해 봐야 한다. 강력한 경제를 만드는 것은 우리의 궁극적인 목표인가, 아니면 보다 더 나은 삶을 영위하기 위한 하나의 수단일 뿐인가? 후자가 맞는다면 건강을 지키는 것은 그 자체로 목표가 되어야 하며, 경제적 이익을 위해 건강을 증진해야 한다는 논리는 상당히 비뚤어진 사고로 간주해야만 한다.

환자들이 결정한 우선순위를 중심으로 포괄적 1차 의료 운동을 재활성화한 에이즈 운동의 성공을 기반으로, 이제는 전 지구적 건강에 관한 '혁신'을 추진해야 할 시기이다. 오늘날 우리는 보건의료 서비스가 어떠해야만 하는지에 대해 토론하고 이를 계획하는 과정에 환자들을 참여시킴으로써 일종의 직접 민주주의를 실현할 수 있도록 할 시민사회적 기반을 가지고 있다. 우리는 이제 가장 가난하고 가장 취약한 사람들을 절망에 빠뜨리는 것으로 드러난 개발 이론이 아니라, 건강에 최우선 순위를 두고, 또한 환자를 그 중심에 두도록 하는 의제에 초점을 맞추어야 한다.

HIV 사업들이 어떻게 그 목표를 달성했는지를 구체적으로 들여다보면, 성공한 사업들은 그것을 기획하고 시행하는 과정에 어떤 공통점이 있다는 것을 발견할 수 있다. 첫째, 가장 성공적인 사업들에는 지역사회가 (단순한 '참여'가 아니라) 사업을 직접 결정하는 과정이 반드시 있었고, 특히 사업의 실행 계획을 세우는 과정에 치료받을 환자들을 참여시켰다.[69] 이와 반대로, 지역사회의 의견을 반영하지 않고 그들이 생각하는 우선순위와 동떨어진 사업일수록 비효율적이었다. 예를 들어, 최근에 세계은행은 재정 지원의 조건으로 네팔 서부에서 HIV 낙인 감소 사업을 벌일 것을 요구했다. 사업을 준비하는 회의에 해당 지역의 단체들은 참가하지 못했는데, 지역의 공공의료 관계자들과 시민 단체들이 [별도로] 사업 제안서를 놓고 토의한 결과, 그 지역의 환자들은 이 새로운 보건의료 사업에서 낙인 감소 사업이 중심이 되어야 한다는 전제 자체에 동의하지 않는다는 사실을 알아냈다. 지역사회 단체들은 이후에 여러 차례 열린 지역 회의에서 — 이 사업이 지역 병원 하나를 재단장해서 HIV 환자와 HIV 이외의 환자들을 모두 진료하도록 하는 대신에 — HIV 낙인 감소 사업에 집중함으로써 오히려 HIV를 병리화하고, HIV 환자들에게 지나치게 초점을 맞춘 나머지, 지역 주민들은 [이 사업으로 새로 생긴] 진료소들local clinic에서는 HIV 환자들만 진료받을 수 있다고 잘못 인식하게 되었다고 주장했다. 더 나아가 HIV 낙인 감소를 중심으로 하는 사업 때문에 환자들은 치료를 받기가 더 어려워졌다. 사업 홍보를 위한 광고판과 라디오 방송 등으로 HIV에 대한 관심이 집중되자, 역설적으로 HIV 환자들은 [지역 주민들은 HIV 환자들만 이용한다고 오해하고 있는] 진료소를 방문하는 것을 수치스럽고 당황스럽게 생각하게 된 것이다. 세계은행이 이 같은 지적을 무시한 채 사업을 원래의 계획대로 진행하는 동안, 현지의 보건의료인들과 시민들은 지역 병원을 재단장해서 HIV를 그 병원이 관리하는 다양한 질병들 중 하나로 진료하도록 조치했다.

아이티에서 진행된 사업은 지역사회의 보건의료 종사자들이나 주민들을 교육시켜서 중앙 진료소나 병원으로부터 멀리 떨어져 있는 사람들에게 서비스를 제공하도록 했고, 우선순위를 정하는 데 있어 환자들의 의견이 더 많이 반영되도록 했다. 그 결과 아이티 중앙 고원의 HIV 사업은 HIV 감염의 근본적인 원인에 대처할 수 있는 사업으로 확장될 수 있었다. 특히 아이티의 여성들은 신용 대출이 어려워서 독립적으로 사업을 할 수 없었고, 그래서 기본적인 소득을 남성에게 의존해야 했고, 때로는 그 대가로 성이 제공되기도 했었다. 지역사회에 새로 설립된 '서민 중심' 은행은 여성들에게 신용 대출을 해주어 HIV 감염 위험을 감소시켰다. 영양 개선 사업, 나무를 땔감으로 하는 실내 화로에서 나오는 연기로 인한 실내 공기 오염 및 호흡기 질환을 줄이는 사업, 거리가 먼 지역으로의 취업을 줄이기 위한 현지 일자리 늘리기 사업 등이 모두 지역 주민들이 중심이 되는 HIV 사업을 통해 제안된 것들이었다.[70]

공통의 원칙은, 실제적인 보건 문제가 있는 곳으로부터 멀리 떨어진 정부 부처나 관련 기관에 소속된 사람들이 전통적으로 행사해 온 권력을 줄이고, 환자들이 자신들의 일상생활 속에서 접하게 되는 가장 큰 위험 요인들을 식별해 내도록 하며, 보건의료 체계에 대한 접근 방식을 스스로 구상할 수 있도록 허용하는 것이다. 이런 원칙은 때로는 광범위한 HIV 사업을 포함할 수도, 그렇지 않을 수도 있다. 지역사회는 반드시 그 지역의 문제가 무엇인지 결정할 수 있어야 하고, 그것을 개선시키기 위한 사업을 진행하는 데 필요한 기술적 지원을 받아야 하며, 지역사회에서 가장 소외된 구성원들을 보호할 수 있는 체계를 만들어야 한다. 주민들 중 가장 소외된 자들을 보호하는 시민사회를 건설하는 과정을 통해서, 전통적인 보건의료의 접근법인 한정된 교육 사업이나 특정 보건 영역 위주의 사업(모자 보건 혹은 감염성 질환이 그 예이다)에서는 주목받지 못한, 일상생활 속의 위험 요소들, 도로 상태, 진료소의 위치 그리고 진료를 받기 위해 저소득층이 지불해야 하는 비용 등, 보건의료 서비스를 이용하기 힘들게 하는 문제점들을 구체적으로 찾아낼 수 있었다. 게다가 이 같은 접근법을 실행하는 데 대규모의 재정을 필요로 하지 않는다. 마을 회의, 환자들을 상대로 한 집중 인터뷰, 지역 보건의료 종사자들을 지역을 순회하는 보건의료 인력으로 훈련하는 것, 그리고 공중보건 사업에 가장 크게 영향을 받는 이들과의 원활한 의사소통 등이 이에 포함된다.[71]

또한 성공적으로 실행된 HIV 사업은 모니터링이 가능한 동시에 전체 인구에게 이득이 되는 명확한 목표를 설정하는 것으로 나타났다. 이런 사업들은 사업의 대상, 사업 방법, 사업 기간, 기대되는 사업 결과를 사전에 분명히 밝힌다. 이런 접근에서는 외부 컨설턴트들이 만든, 쉽게 조작이 가능한 측정 지표(예를 들어, 삶의 질 보정 수명과 같은)를 사용하기보다는 직접 수집한 명확한 자료([사업을 통해] 접촉한 주민의 비율, 대기 시간 등)가 바탕이 된다. 이런 접근은 또한 대중들이 직접 사업의 문제점을 찾아내도록 한다.[72] 현재 HIV 사업의 대안으로 제시되고 있는 섹터별 접근 방식은 사업 목표를 명확하게 제시하지 못했다. 사업의 목표가 본질적으로(예를 들어, '보건부 장관의 조직 운영 능력 제고'처럼) 질적인 성격을 띠어서 이를 정량화하기 매우 어려웠기 때문일 수도 있지만 말이다. 보건의료 체계를 개선하기 위해서는 지역 주민과 함께 우선순위를 결정해야 하고, 사업의 결과는 공개되어야 한다. 그래야 복지 엘리트와 극빈층 환자 사이의 계급적인 (혹은 성적·인종적) 간극이 줄어들 것이다. 라틴아메리카, 동아시아 등의 국가들에서 HIV 사업은 '오픈 소스' 접근법을 사용하는 것으로 유명한데, 이는 공중보건 사업에 들어간 비용과 사업 결과를 추적해 발표하는 것이다. 이는 다양한 문서들, 유병률 통계, 업무 매뉴얼 등을 인터넷에 올리는 방법으로 이루어지는데, 이런 방식은 공중보건에서 일찍이 들어보지 못한 시도였다.[73]

'전 지구적 건강' 문제의 범위가 확대되면서, 우리가 스스로 생산해 내거나 또는 외부에 대응하며 생겨난 논쟁들은 우리가 어떤 것이 중요하고 중요하지 않은지, 어떤 것이 적절하고 그렇지 않은지, 어떤 것이 지속 가능하고 그렇지 못한지, 어떤 것이 가치가 있거나 없는지에 대한 정의를 내릴 권한이 주어지는지의 여부와 밀접하게 관련된 쟁점들이라는 사실을 분명하게 인식해야 한다. HIV 운동은 이런 과정을 민주화시키는 방법에 대한 교훈을 우리에게 제공했고, 따라서 선언문 작성에 누가 참여했는지가 선언문의 내용만큼이나 중요하다는 사실을 가르쳐 주었다. 만약 공중보건이 환자들이 결정한 지역사회 기반의 사업이 아닌, 예전처럼 지역사회와 동떨어진 곳에서 고안된 엘리트 경제 이론에 근거한 활동(그 내용이 글로는 설득력이 있을지라도)으로 되돌아간다면, 우리는 그동안 얻은 교훈을 다시 잃게 될 것이다. 대다수의 엘리트들은 이런 시도들이 불가능하다거나, 너무 깊이 관여한다거나, 기초가 없다거나, 지속성이 없다고 여길 것이다. 그러나 자원에 접근할 수 없는 지역에 살고 있는 주민들은 바로 이 같은 선입견들로 말미암아 또다시 자원에 접근할 수 없게 된다는 사실을 엘리트들은 간과하고 있다. 우리가 어떤 지역은 어차피 항상 빈곤할 것이며 기본적인 필수품 이상은 받을 자격이 없다는 생각에서 벗어나지 않는이상 그들은 그 이상의 자원이나 보건의료 수준을 얻을 수 없을 것이다. 만약 우리가 항상 최소한의 의료, 가장 기본적이고 저렴한 지원에만 집중한다면, 가난한 사람들은 항상 그렇게 남아 있을 것이다. [의사 결정을] 재분배하기 위해서는, 현존하는 불균형의 상태를 유지시키는 데 기여하는 앞서와 같은 수사를 버리고, 의사 결정의 권력을 전통적인 공중보건 의사 결정자로부터 환자들에게로 재분배할 수 있도록 하는 언어와 체계를 만들어 가야만 한다.

17장

병든 사회의 정신 건강*
사람은 무엇을 위해 존재하는가

줄리언 튜더 하트

모든 부富는 노동에서 비롯된다. 선진 산업국가들에서 수공업으로 이루어지던 노동은 기계로 대체되거나, 저개발 국가의 값싼 노동으로 대체되었고, 노동력을 고려할 때 정신 건강의 중요성은 점차 커졌다. 인간 고유의 특성을 간과한 채, 인간의 노동력을 짐을 끄는 가축의 힘으로 측정할 수 있다는 틀에 박힌 착각은 적어도 이제는 사라졌다. 부의 생산은 건강한 노동력에 달려 있으며, 그 노동력에 있어 정신 건강은 가장 중요한 요소이다.

산업화된 국가들에서는 매년 전체 성인 인구의 약 3분의 1이 정신질환 진단 기준에 부합하는 증상을 경험한다.[1] 내가 1952년부터 1992년까지 40년간 1차 진료 의사로 일했던 영국 웨일스의 경우, 한 해에 주민 가운데 약 75퍼센트가 진료받기 위해 가정의를 찾는다.◆ 그중 약 44퍼센트가 정신 건강에 문제가 있으며, 이 가운데 약 25퍼센트가 병원급 정신건강의학과 의사에게 의뢰된다.[2]

성인의 3분의 1이 정신 건강에 문제가 있고 나머지는 그렇지 않다는 구분은 마치 행복한 사람과 그렇지 않은 사람을 구분하는 것만큼이나 임의적이라 할 수 있다. 누구나 행복과 불행의 차이를 알지만, [의학적인 측면에서] 이 둘을 유용하게 구분할 정확한 지점이나, 정서적으로 건강하다는 것을 정의하는 것은 [치유를 위해서이고, 따라서] 그런 상태를 치유할 검증된 방법으로 어떤 것이 있는지에 따라 정의된다. 이와 같이 구분이 모호한 영역은 건강의 모든 측면에서 관찰되며, 그중 아주 일부만이 의학적으로 인정되는 질병으로 정의되고 이름 붙여진다.

전체 성인의 3퍼센트 미만만이 일생에 걸쳐 명확하게 정의된 정신 질환(조현병, 양극성 장애, 그리고 몇몇 희귀한 뇌기능 장애)을 앓는다.[3] 이들은 우리가 흔히 정신 이상자라고 부르는 사람들인데, 보통 사람들과는 너무나 다른 방식으로 세상을 이해하고 행동하기 때문에 의사소통이 거의 불가능하다. 따라서 웨일스 성인의 3분의 1, 즉 이전에 스스로 정신적으로 아픈 적이 있다고 인정한 사람들 가운데 많아야 10퍼센트만이 실제로 정신 질환을 앓는다.

◆ 영국의 의료보험 체계에서 몸이 아플 때에는 우선 1차 의료기관인 각 지역의 가정의학과 주치의를 방문해 진료받는다. 좀 더 전문적인 진료가 필요할 것으로 판단되면 주치의가 해당 과 전문의에게 진료를 의뢰한다. 우리나라에서는 가정의 제도가 정착되지 못해 이에 해당하는 적절한 용어가 없는데, 가정의학과 전문의, 1차 진료 의사 또는 주치의라고 할 수 있다. 이 책에서는 원문을 그대로 반영해 '가정의'라고 옮겼다. 가정의의 수련 과정과 1차 의료 영역에서 담당하는 역할은 각국의 역사, 경제 상황, 정권의 의지, 의사 단체의 영향력 등 여러 요인에 따라 다양한 모습을 하고 있다.

나는 진료를 하면서 정신 질환자들을 돕는 데 큰 관심을 가져왔다. 특히 아직까지 일반적으로 병원급의 전문의들에 의해 관리되어야 한다고 여겨지는 소수의 정신질환자들에게 더욱 관심이 갔다. 국가보건서비스NHS는 가정의family doctors 제도를 통해 전 국민에게 어느 정도의 정신과 진료를 제공하고 있다.[4] 나 역시 가정의이지만, 나는 가정의들이 최소한 질병의 초기 단계에서는 어떤 의학적 문제에 대해서든 가장 적절하게 대응할 수 있는 위치에 있다고 생각한다. 무엇보다도 그들은 위기나 응급 상황을 예측하고, 때로는 예방할 수 있는 최적의 위치에 있다. 내 경험상 그들은 이 같은 일을 충분히 해낼 수 있다고 생각한다. 환자들이 겪고 있는 문제들을 각각의 고립적인 문제로 보고 대응하는 것이 아니라, 환자들을 제대로 알기 위한 수고를 아끼지 않고, 지속적인 진료를 조직하며 환자들의 이야기에 귀를 기울인다면 말이다.

하지만 이 같은 일들은 연이은 정권들이 의료 서비스를 개편하려고 시도함에 따라 점차 어려워지고 있다. 정부는 마치 기업이 이윤을 목적으로 상품을 생산하는 것과 마찬가지로, 의료 분야에 경영 관리와 성과급제를 도입하고 있다. 이런 시도는 이른바 '관리 의료'[130~131쪽 참조]라는 이름으로 미국으로부터 [영국의 비롯한 유럽 국가들에] 도입되었는데, 이 과정을 주도한 사람은 미국의 의료경제학자인 알레인 엔토벤Alain Enthoven이었다.[5] 영국의 보수당과 자유당, 그리고 명목상으로는 노동당도 관리 의료를 도입하기 위해 적극적으로 노력해 왔다. 그러나 최근 웨일스, 스코틀랜드, 북아일랜드의 지방정부들은 이 제도의 도입을 전면 거부했다. 이들은 비영리적인 공공의료 서비스의 전통을 복원하기 위해 최선을 다하고 있다. 관리 의료는 의료 서비스를 파편화하고 업무를 더 저렴한 의료 인력에게 떠넘기는 방식으로 추진됐다. 의료진이 환자들의 개인사를 파악하는 것은 진료에서 가장 중요한 사항임에도 관리 의료에서는 이를 파악해야 할 정보에 포함시키지도 않는다. 환자에 대해 상세히 파악하는 업무는 효과적인 치료를 위해 필수적인 일임에도 임상 간호사, 간호사, 심지어는 의료 보조 인력의 업무로 위임되고 있다.

내가 근무했던 1952년부터 1992년까지, 정신 질환 환자를 의뢰할 수 있는 전문의는 지역별로 엄격하게 제한되어 있었다. 각 구역마다 지정된 정신건강의학과 전문의가 있었고, 다른 선택의 여지가 없었다. 내가 근무하던 지역의 정신건강의학과 의사는 알코올의존자였다. 그는 19세기에나 어울릴 것 같은 견해를 고수했으며, 정신 질환을 오직 두 가지로만 분류했다. 즉 환자는 미치고 나쁘거나 혹은 허약한 것일 뿐이었다. NHS가 관료화된 행정 절차에 따라 그를 조기 은퇴시키는 데 7년이 걸렸다. 나는 노동자 계급이 사는 마을에서 환자들과 친구가 되려고 노력하는 가정의에게는, [흔히 이해되는 바와는 달리] 이른바 신경증이라고 불리는 질환을 관리하는 것보다 정신병◆을 관리하는 것이 훨씬 쉽다는 사실을 알게 되었다. 물론 때로는 전문의의 도움을

◆ 전통적인 분류법으로 보자면 이른바 정신병(정신증)psychotic illness은 사고가 현실과의 접촉이 결여되어 있는 조현병과 양극성 정동장애, 그 외 기질정 정신 장애 등을 뜻하고 이른바 신경증neurosis은 사고 과정에서 현실 인식은 있으나 불안, 강박, 신체적 증상 등으로 생활에 어려움을 겪는 증상을 통틀어 일컫는다.

필요로 하는 경우가 있지만, 대부분의 환자의 경우 치료에 필요한 전문 지식은 대체로 지역적이고 개인적인 정보였지, 임상적인 전문 지식은 아니었다. 또한 나는 제약회사의 판촉 직원들이 병원에 오는 것을 금지했고, 새로운 치료법에 대해서는 동료 심사가 이루어진 의학 저널의 정보를 기준으로 삼았다.

내가 보았던 정신 질환 환자 가운데 90퍼센트는 이른바 신경증 환자였다. 이들을 진료하는 일은 진료 업무 중 시간이 가장 많이 들고, 증상이 반복되며, 까다롭고, 때로는 화가 치밀기도 하는 일이었다. 또한 신경증은 (정신 질환과 그 밖의 모든 종류의 질병이 그렇듯) 가장 궁핍한 집단에 불균등하게 집중되어 있다.[6] 따라서 신경증은 가정의에게 가장 큰 짐이 되기도 하지만, 한편으로는 가정의가 자신의 진료 범위가 아니라고 가장 빨리 손을 놓는 분야가 되기도 한다. 하지만 자신의 삶을 이해하는 데 어려움을 겪는 환자들이 주치의로부터도 도움을 받지 못한다면, 결국 더는 도움을 요청하지 않게 된다. 이 같은 정신 건강 상의 문제는 대개 신체적으로 설명할 수 없는 노동력 상실로 이어진다. 이 문제는 모든 의학적 문제 가운데 가장 복잡하고 어려운 축에 속한 것이면서, 경험 많은 의사의 집중된 노력이 필요한 문제이다. 하지만 이 같은 사실을 간과한 채, 개인 주치의들이 이들에게 병가를 위한 진단서를 발급하지 못하게 하고, 온정에 휘둘리지 않고 상식에 따라 행동하는 독립된 의료 경찰medical police◆을 창설[해 이들이 진단서를

◆ 병가를 위한 진단서를 주치의가 발급하는 시스템에서는 주치의들이 진단서를 거절하기

발급하도록]하면, 이 문제가 곧 해결될 것이라는 확신에 찬 주장을 우리는 반복해서 듣고 있다.[7] 네덜란드는 1백여 년 전부터 이 같은 방침을 택해 왔다.[8] 1990년도에 질병으로 인한 결근의 빈도를 보면, 네덜란드가 7.1퍼센트였고, 독일의 경우는 5퍼센트, 영국의 경우에는 2.6퍼센트였는데, 이 추세는 여러 해 동안 유지되고 있다.[9] 웨일스 보건의료연구소Wales Institute for Health의 맨슬 아일워드Mansel Aylward가 추진하고 있는 사업◆은 매우 어렵고 복잡하며 세심한 노력을 필요로 하지만, 그 어떤 감시적인[치안적인] 방법보다 질병으로 인한 결근을 훨씬 더 많이 감소시킬 것으로 예상된다.[10] 의사들이 환자들을 위한 비판적인 대변자가 되어 주지 않는다면, 환자들은 의사들을 고용주들의 무비판적인 대변자로 여기게 될 것이다.[11]

어려우므로, 별도의 독립적인 의료진이 진단서를 발급하는 체계를 만들자는 주장 및 이를 실현한 체계를 언급하고 있다. 한국에서도 기초 급여를 받으려면 '근로 능력 평가'를 받아야 하는데, 최근에 의사의 권한이 대폭 축소되고 별도 집단이 이를 평가하는 체계로 바뀌었다.

◆ 이는 직장 복지를 위한 파트너십Wellbeing in Work Partnership이라는 사업으로, 본문의 연구자를 비롯한 웨일스의 지역의 여러 기관과 지방정부가 머서 티드빌Merthyr Tydril 지역 주민을 대상으로 3단계로 진행한 프로젝트이다. 첫 번째 단계는 지역 주민들이 놓여 있는 사회경제적 상태를 파악하는 것이고, 두 번째 단계는 근거에 기반을 둔 건강과 노동의 관계를 파악하는 것, 세 번째 단계는 일터에서의 안녕well-being을 향상시키기 위한 방안을 개발하고 이를 평가하는 기준을 세우는 것을 목표로 했다. 지역사회에서 가장 도움을 필요로 하는 구성원을 찾아서 우선 지원하도록 하는 것, 건강과 노동이 서로 미치는 영향을 파악하고 현실적으로 상황을 개선시킬 구체적인 방법을 모색하고자 했다. 이 글의 집필 시점은 1단계가 진행되던 때였다.

[이전과는 달리] NHS의 일반의들은 행위별 수가제에 따라 보수를 받는다.◆ 그러나 특정 진료 행위를 명확히 정의하거나 측정하기가 어렵기 때문에 충분한 보상을 받지 못함에도, 영국의 가정의들은 대부분 정신과 진료의 최전선을 책임진다는 생각을 하고 있다. 영국에서는 1970년대 초반부터 질병에 대한 생물심리사회 모델◆◆을 받아들였다.[12] 하지만 일반의들을 대상으로 한 연구에 따르면, 업무의 중요도에 관한 설문에서 만성 신체 질환의 진료가 중요하다고 응답한 자는 급성 질환이 중요하다고 응답한 자들에 비해 약 절반 정도였고, 정신 질환의 진료가 중요하다고 응답한 자는 급성 질환 응답자의 3분의 1에 그쳤다.[13] 그들은 정신적인 문제에 대한 상담이 신체 질환에 대한 상담을 할 때보다 훨씬 많은 시간이 소요된다는 사실을 알고 있다. 일반의들은 상담 기술보다는 시간 부족을 더 큰 제한 요인으로 생각하지만,[14] 이들도 정신 질환의 긴급성을 과소평가하는 경우가 종종 있다. 자살 충동을 동반한 우울증이 다른 어떤 질병보다도 고통스럽고, 때로는 더 위험하다는 사실은 직접 고통을 겪어 본 사람만이 아는 것

◆ 영국 NHS 1차 진료의에게 지불되는 보수는, 개혁 이전에는 진료의 양이나 내용과 무관하게 의사가 자신을 주치의로 지정한 환자의 수에 따라 결정되었으나, 개혁 이후에는 행위별 수가제로 보수를 받게 되었다.

◆◆ 질병의 원인을 파악하는 기존의 개념은 생물의학적 모델biomedical model을 기반으로 했는데, 이는 질병의 원인을 유전자, 생화학적 대사 과정, 신체의 구조적인 이상, 외부의 유해 요인(세균·화학물질 등)에서 찾는 것이었다. 생물심리사회 모델biopsychosocial model은 생물학적 요인 외에 정신적 요인(감정·성격·행동 등)과 사회적 요인(문화적·가족적·사회경제적 측면)이 다양한 상호작용을 통해 건강에 영향을 미친다는 시각으로 건강에 접근한다.

같다.[15]

사람들이 어떻게 생각하는지에 따라서 그 사람이 무엇을 생각하는지, 그리고 무엇을 알고 싶어 하는지가 결정된다. 대부분의 의사와 환자들은 아프다는 것은 건강한 상태와는 질적으로 다른 어떤 상태이고, 보험 회사가 인정하는 병명이 붙지 않은 상태라면 아픈 것이 아니라고 믿는 듯하다. 문명사회에서 아픈 사람은 환자 역할sick role을 할 권리를 지니며, 세금으로 운영되는 복지 제도를 통해 다른 사람들로부터 도움을 받을 권리가 있다. 모든 종류의 아픔은 누구에게나 발생할 수 있는 일종의 불행이기 때문에, 문명사회라면 가장 저렴하고 효율적이며 효과적인 보험 제도를 통해 이 같은 위험과 비용 부담을 함께 나누어야 한다. 이런 까닭에 우리 모두는 앞으로 보험이 필요할 일이 없기를 희망하면서도 보험료를 납부하고 있는 것이다. 이 복지 제도의 지원을 받기 위해 반드시 필요한 것이 의학적으로 증명된 병명이다. 아무리 얼토당토않은 진단명이라 할지라도 말이다.

일견 불가피해 보이면서도 본질적으로 비합리적인 이 같은 질병의 물화[물상화]reification는 세계적으로 확산되고 있는 지배적인 경향의 일부분에 불과한데, 그 경향이란 우리가 생각하고 행동하고 창조해 내는 모든 것을 시장에서 거래 가능한, 명확하게 정의된 목록 속에 집어넣으려 하는 것이다. 이런 추세는 상품과 기술의 판촉 활동을 통해 더욱 강화되고 있다. 확실히 약물 덕분에 정신 질환에 대한 관리가 손쉬워졌다. 약물 시장의 규모는, 정신 질환 증상을 호소하는 인구 가운데 (정신병이 약하게 있는 것으로 생각되는) 나머지 90퍼센트를 감안할 경우, [명확하게 진단된 10퍼센트의 환자에게만 처방하는 경우보다] 10배는 더 커질 것이다. 그렇지만 과연 모든 비정상적인 사고와 행동을 특정 질환으로 분류할 수 있는가? 그 분류가 인간의 생리를 실제로 반영하고 있는가? 그래서 정신병을 치료하는 약물을 좀 더 저용량으로 투약해서 불행과 두려움을 느끼게 하는 뇌의 화학 작용에 섣불리 영향을 미치는 것이 정당화될 수 있다고 정말 생각하는가?

그러나 약물을 통해 모든 정신 증상을 통제할 수 있다는 생각은, 그것이 아무리 비이성적일지라도, 임상 의사와 일반 대중에게는 강력한 호소력을 지니고 있다. 어떤 종류의 정신 질환이든 복잡하고 어려운 문제들을 초래한다. 따라서 그 누가 알약 한 알로 이런 문제를 해결할 수 있다는 것을 반기지 않겠는가? 처방전 한 장 쓰는 것은 병든 생각과 행동을 세세히 탐구하는 것보다 훨씬 더 간편하다. 너무나 많은 사람들을 비참하게 만드는 이 세상 자체를 바꾸는 것보다 쉬운 것은 두말 할 나위 없다. 더군다나 제약회사들은 친절하고 말 잘하고 본분에 충실한 세뇌자들을 고용해서 사회적 문제들에 화학적 해법을 쓰도록 홍보한다. 심지어 유럽연합조차 미국처럼 의사의 처방전이 필요한 전문 의약품의 광고를 대중을 대상으로 직접 할 수 있도록 규제를 완화하려고 압박하고 있는데, 이는 세뇌에 넘어가지 않는 의사들이 늘어나는 추세를 우회해서 다양한 정도의 정신 증상을 경험하는 일반 소비자에게 직접 접근하기 위해서이다.[16]

오늘날 신경안정제나 항우울제의 처방이 유행처럼 번지면서 너무 광범위하게 처방되고 있다. 이 정도면 그냥 수돗물에 섞어서 공급하는 게 나을지도 모른다. 하지만 이른바 만병통치약이라 불리던 이런 약물들은 결국 기존의 약물들과 크게 다를 바 없으며, 의존성을 키우고 (자살을 포함한) 심각한 부작용을 초래하는 것을 볼 수 있다. 우리는 수세기에 걸쳐 이와 유사한 행보를 걸은 약물의 변천사를 목격했다. 진gin[술], 아편, 코카인, 브롬화물, 바비튜레이트, 벤조디아제핀, 선택적 세로토닌 흡수 억제제SSRI 등 수많은 약물들로 제약회사들은 막대한 수익을 거머쥐었지만, 회복에 있어서 가장 중요한, 손상된 인간의 뇌 기능이 돌아오는 것은 아니다.[17]

1990년대 미국에서는 산만한 아이들이 이 같은 제약 시장의 표적이 되었다. 소아들 가운데 약 8퍼센트를 주의력 결핍 및 과잉 행동 장애ADHD라는 병명으로 분류했고,[18] 성인에게조차 유효성이 의심스러운 약으로 소아에 대한 치료를 강행했다.[19] 미국이 시장을 주도하면, 영국은 보다 비판적이기는 하지만 이내 그 뒤를 따라간다.[20] 1991년에 조지 더니아George Dunea는 이처럼 복잡한 문제에 대해 내리는 단세포적인 처방을 가리켜서 난센서린Nonsenserine◆이라는 훌륭한 이름을 붙였다.[21]

우리는 언제쯤 제대로 깨달을 것인가? 무엇보다도 우리는 완전히 다른 관점에서, 즉 우리가 속해 있는 경제구조 속에서 원인을 찾아야 한다. 이를 이해해야 비로소 우리는 변화를 가져올 수 있게 될 것이다. 그리고 이런 이해를 토대로 정신 건강을 회복시키는 첫 단계를 밟

◆ 대부분의 ADHD 약물이 결국 덱스트로암페타민의 상품명이었던 덱세드린dexedrine의 복합물이라는 점을 비꼬아, 터무니없는 일을 일컫는 난센스Nonsense에 덱세드린처럼 정신과 약에 자주 등장하는 접미사 -rine를 합친 가상의 약품명이다.

아 갈 수 있을 것이다.

그렇다고 1차 의료기관에서 심각한 기질적 뇌질환을 가진 사람들을 진료하지 말아야 한다든지, 또는 개인적·사회적 차원의 경험에 뇌질환 발생의 책임을 모두 돌려야 한다는 의미는 아니다. 정신 질환은 실제로 존재하는 것이며, 전부는 아니더라도 상당 부분이 뇌의 화학적 기능의 이상으로부터 시작된다. 약물이라는 생화학적 방법을 통해 적어도 부분적으로는 회복될 수 있다. 하지만 전체 인구를 기준으로 볼 때, 정신 질환은 발병 빈도가 낮고, 그 빈도가 일정하게 유지되는 문제이며, 이는 모든 경제단위에서 마찬가지다.[22] 따라서 만약 모든 1차 의료기관이 평균 십 수 명의 정신 질환 환자에게 일차적인 진료를 제공해야 할 책임을 받아들이고,[23] 일반의가 다룰 수 없는 환자만 정신건강의학과 전문의에게 의뢰하며, 병원보다는 지역사회에 바탕을 둔 정신 보건 간호사의 지속적인 지원이 동반된다면, 비록 더 많은 인력과 직무 교육이 필요하겠지만, 1차 진료만으로도 지금 우리가 하고 있는 것보다 훨씬 더 많은 것을 이루어 낼 수 있을 것이다. 이라크와 아프가니스탄을 점령하는 데 쏟아부은 연간 33억 파운드[24] 또는 트라이던트 핵미사일 교체 비용 150억~2백억 파운드에 견준다면,[25] 이 같은 서비스에 들어가는 비용은 사소하다고 할 수 있다.

전체 정신 질환 가운데 10퍼센트가량을 차지하는 정신병psychosis은 나머지 90퍼센트의 정신 질환mental illness보다 훨씬 관리하기가 쉽다. 현대사회에서 평균 소득과 신체 건강을 증진하는 수단이 증가하고 있음에도, 사회 전체적으로 불행감과 적응 장애 행동을 감소시키지 못하고 있는 실정인데, 정신병은 바로 이 같은 현실과 맞물려 있다.[26] 따라서 우리는 생화학적 원인을 찾는 것을 중단하고, 사회적 원인들을 찾아내 이를 감소시키고 해결하기 위해 무엇을 할 수 있는지를 조사하는 일에 착수해야 한다.

행복하지 않고, 두려워하며, 이성적이지 못한 이들, 질병은 없지만 명백하게 건강과 거리가 먼 이들에게는 어떤 공통점이 있을까? 그들은 이 세상 어디에서도 안전하고 만족스러운 장소를 찾을 수 없거나 믿을 만한 그 어떤 대안도 찾지 못한 이들이다. 그들이 세상을 바라보는 시선은 비정상적인 사회에 대한 비정상적인 반응이기 때문에 그리 불합리하다고 볼 수 없다. 1970년대 이래로 이 사회에는 커다란 지각 변동이 일어났다. 그리고 이 변동으로 말미암아 2백여 년에 걸쳐 형성된 탄탄한 산업 노동자 계층의 문화가 거의 파괴되다시피 했다. 영국 경제는 2005년에 교역 부문에서 연간 670억 파운드의 손실을 보았는데, 이는 1980년대에 대부분의 제조업 부문을 소멸시키고 문서상의 경제paper economy◆로 전환한 결과이다. 이 같은 현상은 제1차 세계대전 이전에 시작된 이래로 점차 가속되어 왔다. 국가 지도자들은 나라가 평화로울 때면 언제나 제조업 분야를 축소하고 금융 서비스 분야를 확장시켰다. 새로운 제조업 부문과 기술 발달 및 연구 분야에 대한 대규모 투자는 주로 전쟁이나 전쟁 준비 기간에만 이루어졌다. 그 이외의 기간에 투자자들은 가장 큰 수익원인 시티 오브 런던[런던

◆ 제조업이나 서비스업과는 달리 금융 경제 부문은 물리적인 실체가 없이 존재하기에 이를 문서상으로만 존재하는 유령회사인 페이퍼 컴퍼니paper company에 빗대 표현한 것이다.

중심부의 구시가지로서 금융의 중심지]과 월스트리트의 증권 거래소 등의 금융 투기장으로 돌아갔다.

이것이 정신 건강 또는 정신적 풍요로움과 어떻게 연결되어 있을까? 영국 정부가 산업 자주화의 근간이었던 기계 산업을 1980년대 이래 사실상 소멸시킨 결과, 현재 영국의 제조업 분야는 몰락하고 있다.[27] 내게는 1980년에 찍은, 나의 세 자녀의 친구들인 글린코르Glyncorrwg 지역 소년 여섯 명의 사진이 있다. 이들 모두는 그 이후 10년 동안을 대부분 실직 상태로 지냈으며, 그중 한 명은 자신의 젊은 아내에게 살해당했다.

광부나 철강 노동자였던 이들의 아버지들은 당시 고용주들에게 수익을 창출해 주었고, 이로 인해 사회에서 쓸모 있는 존재로 받아들여졌다. 하지만 이 소년들은 수익을 창출하지 못했고, 따라서 쓸모없는 존재가 되었다. 그 이후 10년 동안 내가 일선에서 체감하는 청년(16~24세) 실업률은 60퍼센트 이하로 내려간 적이 없었다. 추위와 배고픔으로 가득했던 1930년대에도 볼 수 없었던 약물중독과 알코올의존증, 그리고 비도덕적 행태들이 급증했으며, 이런 현상은 겨우 최근에 와서야 잦아들고 있다. 내가 1961년에 런던에서 웨일스 지방으로 이사해 왔을 때, 이웃 탤벗항Port Talbot의 국영 제철소는 약 1만5천 명의 노동자를 고용하고 있었다. 하지만 오늘날 그 제철소는 3천 명에 못 미치는 노동자들을 고용하고 있음에도 철강 제품을 세 배나 많이 생산하고 있으며, 인도 뭄바이에 본사가 있는 타타제철Tata Steel의 소유이다. 타타제철은 1904년에 설립된 회사로, 당시의 선구적인 경영진들은 좋은 평판을 받았다. 이 회사는 영국의 철강 노동자들도 하루에

12시간을 근무하던 시기인 1912년에 인도의 노동자들을 대상으로 8시간 근무제를 도입했다. 하지만 오늘날 인도의 철강 노동자들은 영국의 노동자들보다 88퍼센트나 적은 임금을 받는다. 아무런 잘못도 없는 탤벗항 노동자들은 자신들에게 닥칠 수도 있는 현실에 전전긍긍하고 있다. 혹시 소유주가 더욱 저렴한 비용으로 높은 수익성을 지닌 곳에서 철강을 생산하기로 결정해서, 결국 탤벗항의 철강 산업 종사자들과 지역의 관련 산업계가 무너져 내리지 않을까 하고 말이다.

대중매체를 비롯해, 생산수단을 소유하고 통제할 수 있는 이들은 사람들을 그 자체의 유용성에 따라 또는 그들이 지역사회에 유용한 존재인지를 기준으로 평가하지 않고, 세상의 대부분을 소유하고 통제하는 억만장자들의 관점에서 평가한다. 사람들은 이용되기 위해 존재한다. 도박장의 투기꾼들이 내리는 지시에 따라 필요할 때는 무슨 일이든 하고, 필요가 없어지면 버려지는 유연한 노동력으로 존재할 뿐이다. 사람들은 생산자로서의 가치와 존엄성을 상실하고 있으며, 그저 무엇을 소비하느냐에 따라 자신의 가치를 평가받고 있다. 비록 숙련된 기술을 보유하고 있더라도, 사람들은 10년 뒤에도 자신이 여전히 사회에 유용한 사람일 것이라 확신할 수 없다. 한때는 어떤 고난에도 당당히 맞설 수 있을 만큼 강인했던 사람들이 존엄성을 훼손당한 채 과거에는 결코 생각지도 못했던 나약한 모습으로 전락한 것은 전혀 놀라운 일이 아니다.

1990년대에 리처드 잉글하트Richard Inglehart는 전 세계의 사회학자들을 모아 물질적 부와 행복의 관련성을 연구했다.[28] 예상대로 가장 불행한 국가들은 사회주의의 붕괴로 가난과 혼돈 속에 빠진 몰도바,

벨로루시, 우크라이나, 러시아였다. 가장 행복한 국가들은 대부분 1인당 평균 소득이 1만5천 달러를 넘었고, 자본주의 경제 체제를 기반으로 다양한 수준의 정부 개입이 이루어지고 있었다. 하지만 1만5천 달러 수준을 넘긴 상태에서는 물질적인 부와 행복 사이에 명확한 연관성이 관찰되지 않았으며, 또한 파악이 가능했던 범위 내에서는 개인주의 혹은 집단주의 문화권에 따른 차이도 없어 보였다. 이 연구는 미국에서 1946년부터 1996년에 이르는 기간 동안 물질적 부의 증가가 행복을 증진시키는 현상은 1956년경에 멈추었다고 밝혔다. 그 이후로는 불평등이 증가하면서 행복은 점차 감소하기 시작했다.

유엔 인간 개발 보고서United Nations Human Development Report에 따르면, 1996년에 억만장자(재산이 10억 달러 이상인 자)의 수는 358명이었다.♦ 그들의 재산 총액은 세계 인구 가운데 소득 기준 하위 45퍼센트, 약 23억 명이 사는 국가들의 총소득과 동일했다.[29] 고전파 경제학자들, 영국의 노동당 정부와 보수 야당은 이 같은 상황을 공리주의적 관점에서 옳다고 주장한다. 이들은 탐욕을 동력으로 한 경제가 역설적으로 최대 다수를 위한 최대 행복을 가져온다고 믿는다. 또한 부의 분배가 불합리하게 이루어졌더라도, 바로 이 체계야말로 세계가 지금

♦ 2017년 현재 이런 양극화는 더욱 벌어져서 『포브스』에서 파악한 억만장자의 수는 2043명으로 늘었고, 옥스팜OXFAM의 2017년도 보고서에 따르면 최상위 여덟 명의 재산은 세계 전체의 소득 하위 절반의 인구가 소유한 부와 맞먹는다고 했다. 2017년의 세계 인구는 75억 명이니 상위 여덟 명의 재산이 하위 약 37억 명의 재산과 같다.

까지 성취해 온 가장 행복한 사회라고 믿고 있다. 그뿐만 아니라 이들은 우리가 아직까지 가지고 있는 불행의 잔재들을 어느 정도는 불가피한 것으로 받아들여야 하며, 오늘날과 같은 경쟁 사회에 적응하지 못하는 사람들에게 정신적인 도움을 주는 데 더욱 집중해야 한다고 제안한다. 노동당 위원인 리처드 레이어드Richard Layard 교수는 바로 이런 일을 하도록 영국 전역에 인지 심리 치료 센터 250개를 신설해야 한다고 주장했다.[30] 인지 심리 치료가 만병통치약은 아니지만, 최소한 약물 치료와 비슷하거나, 더 나은 결과를 가져오는 것으로 알려져 있다.[31]

하지만 인지 치료는 무엇인가? 바로 사람들이 자기 자신의 삶을 이해하고, 그들이 살고 있는 세상과 어떻게 연결되어 있는지를 이해하도록 도와 정신 질환을 치료하는 것이다. 그렇다면 그와 같은 이해에는 일부 지역공동체들이 어느 순간 더 큰 사회의 쓸모없는 부분으로 전락하는 상황, 그리고 358명의 억만장자가 23억 인구가 구성하는 국가들과 맞먹는 부를 사유화하고 이제는 국제적으로 부의 창출과 소비를 결정하는 데서 그 어떤 선출된 정부보다도 더 큰 힘을 가지게 되는 상황에 대한 이해도 반드시 포함되어야 한다. 이제 우리의 선조들이 우리를 위해 획득했던 정치적인 힘을 되찾아야 한다. 선조들은 투쟁을 통해 이를 쟁취했으나, 우리 세대에서 투쟁을 멈추자 그 힘을 잃어 버렸다. 영국 신노동당 정부의 사업기업부Department of Business and Enterprise 장관 존 허튼John Hutton은 2008년에 다음과 같이 선언했다.

흔히들 고연봉이 도덕적으로 정당화될 수 있는지 여부를 되묻기도 하지만, 더 중요한 것은 이 나라에서는 그 어떤 사람도 어마어마하게 성공할 수 있는 기회를 포착할 수 있다는 사실이다. 우리는 그런 성공에 상한선을 정하기보다는 왜 더 많은 사람들이 그럴 수 없는지 질문해야 한다. 누구도 뒤처지게 남겨 두어서는 안 된다는 목표도 중요하지만 이것을 절대로 누구도 앞서가서는 안 된다는 어리석은 뜻으로 해석해서는 안 된다.[32]

만일 우리가 모든 사회 구성원이 억만장자들로만 구성될 수 있다고 믿는다면, 우리는 제정신이 아닌 게 분명하다. 행복, 만족, 정신 건강 혹은 다른 무엇으로 부르든, 이것은 창조적인 일과 좋은 이웃들이 있고, 타인들로부터 존중과 애정을 받고, 우리도 그것을 돌려줄 수 있을 때 찾아온다. 사람들에게는 자신이 사회적으로 유용하고 훌륭한 공동의 목표를 지향하며, 자신이 타인들에게 필요한 존재이고 그에 따라서 귀하게 여겨지고 있으며, 인생의 마지막에는 무엇인가를 성취했다고 믿는 것이 중요하다. 모든 도덕적 책임을 시장의 결정에 넘겨 버리고, 오래된 문화와 종교에 체화되어 남아 있는 일말의 책임감마저 위협해서 정상적인 뇌를 가진 사람들을 공포, 혼란, 절망 그리고 파괴적 행동으로 몰아가고 있는 것은 바로 자본주의이다.

불가능했던 상황 속에서, 다시 말해 그 성공의 전제 조건이었던 사회적·경제적 발전이 이루어지지 않은 상태에서, 사회주의 사회를 건설하려 했던 최초의 서투른 시도들은 완전히 실패했다. 이는 부유한 [자본주의] 국가들이 그와 같은 실험이 실패할 수밖에 없도록 온갖 노력을 기울였기(그리고 이들은 지금도 노력한다) 때문이기도 하지만, 주된 요인은 당시 새로운 국가들의 사회적 발전 단계에 내재해 있던 기본적인 결함 때문이었다. 다시 말해, 새로운 분배 사회로 나아가기 위해 필요한 고도의 생산성을 창조해 내지 못했기 때문이다. 우리는 이제 그것을 실현시킬 수 있는 생산성을 확보하고 있다. 만일 우리가 이 같은 능력을 더 많은 무기와 더 많은 억만장자를 만드는 데 사용하게 내버려둔다면 우리는 훗날 후손들로부터 비웃음을 사게 될 것이다.

과거의 경제체제와 문화 속에서는 더 많은 부를 생산하려면 항상 더 많은 사람을 필요로 했다. 자본주의의 도래 이후 처음으로 적은 수의 인원에 의한 대량생산이 대규모로 이루어졌다. 우리는 현재 이런 과정의 막바지에 다다르고 있다. 모든 선진국에서는 육체노동에 종사하는 인구의 대부분이 상품 생산 현장에서 감원될 처지에 놓여 있다. 남아 있는 일자리도 농지를 잃고 도시로 몰리는 값싼 노동력이 풍부한 저개발국으로 이전되고 있다. 현재 세계 인구는 67억 명을 넘어서고 있고, 이들 대부분은 결국 잉여 인력으로 내몰리는 가혹한 상황을 직면하게 될 것이다.

자본주의 발달 과정의 마지막 단계에 다다른 오늘날, 사람들은 오로지 소비자로서만 가치를 인정받고 있다. 제조업 중심 시대의 국민들은 국가를 발전시키기 위해 더 열심히 일하고, 덜 소비하고, 저축을 늘리라는 권고를 받았다. 그러나 제조업의 종말과 함께 우리의 임무는 변했다. 이제는 국가를 구하기 위해 우리의 일이 다른 곳에서 더욱 저렴하게 대체될 때까지만 열심히 일하면 된다. 그 뒤에 남는 역할은 소비를 하는 것이다. 즉 타국의 가난한 사람들이 만든 제품을 소비하는 것이 우리의 임무다. 그렇다면 제품을 살 돈은 어디에서 생기는

가? 대출을 통해서다. 종이 뭉치로 부를 창조해 내는 고리 대금업자와 금융 투기자들을 살찌게 하고 이들에게 의존함으로서 대금을 지불하는 것이다. 그 결과, 미국의 가계 부채는 가처분소득의 20퍼센트를 넘어섰고, 영국은 40퍼센트를 넘어선 것으로 드러났다.[33] 은행들은 파산했고, 앞으로도 더 많은 은행들이 그러할 것이다. 또한 월스트리트와 런던 시티의 투기 자본은 이제 대기업들이 아무런 사회적 통제 없이 기업을 운영하도록 허용되었던 마지막 시기보다 더 심각한 위기에 빠졌다. 1929년에 사람들은 생산자로서도, 소비자로서도 가치를 전혀 인정받지 못하는 상황으로 내몰렸는데, 그 이후 세계사는 악몽의 시대로 들어섰다.

이 상황에서 다시 질문해 보자. "사람은 무엇을 위해 존재하는가?" 자본주의사회는 우리 불행의 근원 대부분과 정신 질환 일부에 대한 물음을 담고 있는 이 질문에 대해 제대로 된 답변을 제공하지 못했다. 정신 질환을 일반화하는 것은 위험한 일이지만, 뇌 기능상으로 아무런 화학적 문제가 없음에도 정신적인 증상으로 고통 받는 90퍼센트의 사람들에게 필요한 것은 섣부른 생화학적 처방이 아니라, 이 세상, 그리고 우리 자신이 세상과 맺고 있는 관계에 대한 보다 깊은 이해이다. 그래야만 그들은 모두를 위한 더 나은 미래를 만들어 가는 일에 동참할 수 있을 것이다. 우리의 삶에 불합리한 영향을 미치는 것들에 맞서기 위한 투쟁에 어떤 형태로든 참여하는 것이 현재의 상황으로부터 벗어나기 위한 중요한 방편이 되어야 한다. 지금 당장 다른 사회로 탈출하는 것은 현재 우리가 선택할 수 있는 선택지가 아니다. 우리는 우리의 아이들, 그리고 그 아이들의 아이들을 위한 사회를 향한 투쟁에 비판 정신과 겸허한 마음을 가지고 참여하여 전진하고 성장해 가야 한다.

이제 우리는 지난 30년간 빠져 있었던 정치적 문맹에서 벗어나, 이전보다 더욱 넓고 깊은 사회적·물질적 토대 위에서 재건되는 진정한 참여적 민주주의의 이상을 재발견해야만 한다. 불행과 그것을 해소할 수 있는 물질적 역량의 양극단이 엄청나게 벌어져 있는 이런 사회에서, 이 황당한 상황을 종식시키는 데 참여하지 않는다면, 우리는 도대체 어떻게 행복해질 권리를 주장할 것인가? 이 같은 참여를 통해서만 사회 전체 차원에서 정신 건강이 회복되기 시작할 것이다. 이는 정신 질환을 진단받은 사람들만을 위해서가 아니라, 아직까지 자신이 질병 상태에 있다는 사실을 알지 못하거나, 그 원인을 이해하지 못한 훨씬 더 많은 사람들을 위해서이기도 하다.

정신 건강의 증진은 다른 무엇보다도 이런 참여로부터 시작되어야 한다. 우리는 지식을 바탕으로 하고, 근거를 바탕으로 경제를 운영해서 합리적으로 균형 잡힌 결과를 도출해야 한다. 진정한 부는 그 뒤를 따라올 것이다.

정치경제학으로
한국의 건강과 보건의료
들여다보기

연구공동체 건강과대안 운영위원회를 대표해 우석균·이상윤

진정한 위기는 낡은 것은 죽어 가는 반면 새것은 태어날 수 없다는
사실에 있다. 이 공백 기간에 매우 다양한 **병적 징후**가 나타난다.[♦]

이 책은 원제의 'morbid symptoms'(병적 징후들)에서 보듯 '위기
에 처한 자본주의', 즉 신자유주의적 세계화로 인한 건강 문제를 정치
경제학적 시각으로 들여다본 글 모음집이다. 편집인이 서문에 밝혔듯

♦ Antonio Gramsci, "'Wave of Materialism' and 'Crisis of Authority'", Quintin Hoare
and Geoffrey Nowell Smith eds. and trans., *Selections from the Prison Notebooks*,
NY: International Publishers, 1971, p. 276 [『그람시의 옥중수고 1』, 이상훈 옮김, 거름, 2006,
327쪽].

이, '건강 문제는 심각해지는데 1970년대의 레슬리 도열이나 비센테 나바로 이후 사회구조에 대한 비판적 관점에서 건강을 바라본 책을 거의 찾아보기 힘들었다'는 인식 아래 기획·출판됐다. 그런 의미에서 편집인들이 안토니오 그람시의 『옥중수고』 가운데 한 구절을 책의 제목으로 삼은 것은 이런 병적 징후와 위기가 새로운 것으로의 전화轉化를 예기하고 있음을 함축하는 듯하다.

'연구공동체 건강과대안'이 이 책을 번역해 출간하게 된 문제의식도 동일하다. 바로 한국 사회의 불평등 심화, 시장화되어 가는 의료의 현실, 그리고 이런 위기 인식을 새로운 건강권 확보로 전화해 내야 한다는 의지적 낙관과도 같은 희망 말이다.

한국에서도 1980년대에 번역되었던 비센트 나바로나 레슬리 도열 등의 책들 이후에는 건강에 대한 정치경제학적 분석을 다룬 단행본을 찾기가 쉽지 않았다. 거의 한 세대 동안, 다시 말하면 1990년대 동구권의 붕괴 이후 지금까지, 자본주의 사회구조로부터 출발한 구조적이고 비판적인 분석은 최소한 '단행본'에서는 세계적으로 거의 사라졌다고 할 수 있을 정도다.

따라서 우리가 『자본주의의 병적 징후들』을 읽을 때 받은 느낌은, 자본주의나 신자유주의에 대한 근본적인 비판으로부터 출발한 저자들의 시각이 도그마로 느껴지는 것이 아니라 오히려 신선하다는 점이었다. 의료 자본의 '수익성 극대화' 모델이나 '축적 전략' 등이 자유롭게 분석되고, 건강은 상품이어서는 안 된다는 주장이 당당히 개진되며, 제약회사들의 마케팅 전략이 어떻게 의약품을 필수재가 아닌 상품으로 당연시하게 만드는지가 다양하게 분석되는데, 지금까지 이런 시도들이 부족했기에, 그래서 무척 '새로운' 시각으로 느껴진 것이다.

새롭다는 느낌은 단지 그동안 이런 시각의 책이 부족했기 때문만은 아니다. 이 책에서 제시하는 자본주의에 대한 구조적이고 비판적 분석이, 우리 사회의 건강 문제나 보건의료 체계에 대해, 그리고 한국의 사회운동과 보건의료 운동의 전망에 대해 오래되었으나 매우 새로운 질문을 던지고 있기 때문이다. 건강과대안 운영위원회가 보론으로 싣는 이 후기는 이런 새로운 질문에 익숙해지기 위해, 그리고 새로운 질문을 낡은 것으로 치부하지 않고 이에 답하기 위해 함께 토론해 보고자 국내 상황을 고찰한 짧은 글로 여겨도 좋다.

1. 건강과 보건의료, 그리고 자본주의

이 책의 1장에서는 자본주의와 건강의 관계, 그리고 생의학(또는 의학)이 건강과 어떤 관계를 맺는지를 이야기한다. 잘 알려져 있다시피 19세기 이후 평균 수명이 급격하게 늘어난 것에 현대 의학이 기여한 바는 크지 않다. 예를 들어 공중보건과 역학 분야에서 가장 권위 있는 저서의 하나로 인정받는 『옥스퍼드 공중보건학 교과서』*Oxford Textbook of Public Health*는 인류의 수명 증가에 현대 의학이 기여한 바는 채 5퍼센트에도 못 미친다고 기술한다.

그러나 여전히 항생제와 외과 수술로 대표되는 현대 의학의 발전이 수명의 증가에 가장 크게 기여했다는 세간의 믿음이 존재하며, 특히 의료 전문가들 사이에서 그런 오해를 종종 접한다. 그러나 실제로 수명이 급격하게 늘어난 것은 치료 혁명 이전, 즉 항생제나 외과 수술이 효과를 보이기 이전인 1870년대부터 1950년대까지였고 이 시기에 수명을 증가시키는 데 가장 중요했던 것은 공중위생이었다. 깨끗한 식수, 안전한 주택, 오염되지 않은 음식과 공기, 그리고 노동시간의 감소와 작업 환경의 개선이 관건이었다.

콜린 레이스는 이런 역사적 사실에 더해 한 가지 더욱 중요한 사실을 지적한다. 사망률 혁명에 대해 자본주의 발전 자체나 자본가들이 기여한 바가 없으며 오히려 돈이 든다는 이유로 공중위생 개선에 반대했다는 것이다. 19세기 초 영국에서는 "성인 노동자들은 보통 12~16시간씩, 6세 미만의 어린이들조차도 10시간씩 탄광에서 노동"을 했고 "10세가 지난 어린이들은 갱도에서 석탄 수레를 끌었다. 탄광에서 성인 대신 어린이들을 일하게 한 이유는 체구가 작아 갱도를 좁게 파도 되었기 때문이다. 그보다 더 어린 아이들은 석탄 더미에서 돌을 골라내는 일을 했다. 탄광촌의 임대주택에서는 세 가족이 방 한 칸에서 공동으로 生活"[*]했다. 당시 민중들의 생활상과 자본가들이 이에 대해 어떤 태도를 취했는지는 『올리버 트위스트』나 『제르미날』을 보면 좀 더 생생할 것이다. 그러니 이런 상황에서 당시 기대 수명이 평균 15~20세였다는 사실은 놀랍지 않다. 당시 자본가들에게 노동자들은 어디서나 구할 수 있는 소모품에 불과했다.

1870년에서 1950년에 이르는 사망률 혁명과 자본주의는 무관했

---

[*] 프리드리히 엥겔스, 『영국 노동자계급의 상태』, 두리미디어, 1988.

다. 우선 기대 수명의 증가는 질병 예방이 증진되면서 가능했지 경제 성장과는 거의 무관했다. 또한 "사망률 혁명을 일으킨 대부분의 예방 정책들, 예를 들어 위생적인 상하수도 처리 시설 등은 모두 공공재였다. 자본주의 방식의 의료 시장에서는 공공재를 조달할 수 없다. 예방 접종 혹은 가정 위생도 마찬가지다. 시장은 이에 대한 적임자가 아니었다." 치료 혁명 이후에도 상황은 다르지 않았다. 가령 제2차 세계대전 이후 가난한 국가들 가운데 기대 수명이 가장 극적으로 증가한 사례는 첨단 의학이나 자본주의와는 가장 거리가 먼 중국과 쿠바였다.

현대 의학의 발전이나 그 혜택을 부정하려는 것이 아니다. 그러나 현대 의학이 발전되어 왔어도 사람들의 건강은 의학에 의해 좌우되는 것은 아니다. 건강의 사회적 결정 요인에 대한 여러 연구에 따르면, 사람들의 건강은 주로 고용, 주거, 소득과 교육 등 인간의 총체적인 삶의 질에 의해 결정된다. 이는 첨단 의학이 가장 발달한 국가인 미국이 여전히 건강 불평등이 가장 심하고, OECD 국가 가운데 가장 많은 인구가 건강하지 못하다는 사실에서도 드러난다.

이에 더해 이 책에서는 현대 의학을 국민에게 보편적으로 제공한 것 또한 사회민주주의적 복지국가 혹은 옛 공산주의 국가에서 먼저 이루어졌다고 지적한다. 자본주의가 인류의 건강을 촉진한 것이 아니라 자본주의에 대한 저항과 반대 운동이 인류의 건강에 기여했다는 것이다. 특히 1950년대에 유럽의 복지국가 모델이 정착할 당시에 가졌던, 자본주의가 건강한 노동자를 필요로 한다는 믿음조차 신자유주의의 도래 이후에 깨지고 있다고 이 책의 필자들은 말한다.

2008년의 세계적 대불황 이후 더욱 널리 퍼지고 있는 시장 중심의 의료는 자본주의가 관심을 두는 것은 수익성이지 사람들의 건강이 아니라는 점을 분명하게 보여 주고 있다. 그래도 사람들의 기대 수명이 여전히 늘어나고 있지 않느냐고 반문하는 사람도 있을 것이다. 그러나 2010년대에 들어와서는 유럽의 선진국들에서 기대 수명이 정체되었을 뿐만 아니라 여러 국가에서 기대 수명이 감소하는 현상이 발생하고 있다.

이 책의 2장에서는 건강이 자본주의적 상품이 될 수 없으며 되어서도 안 되는 이유를 밝히고 있다. 건강은 "실존적 재화로 공공재의 성격을 지닌 사용가치이며, 질병에 걸린 사람들이 소비 여부에 대한 선택권이 없고, 의료 수요가 환자들보다는 의료 전문가에 의해 결정되며, 환자들이 취약한 조건에 놓여 있다는 점, 그리고 가장 의료 수요가 큰 환자들이 대체로 가장 가난한 사람들이고, 치열해지는 경쟁 속에서 그들의 처지는 악화되어 갈 수밖에 없는데 시장의 분배 기능은 이를 해결하지 못한다는 점"을 그 근거로 든다.

2. 알마아타 선언과 1차 보건의료

이런 맥락에서, 이 책의 여러 장(탄자니아, 인도, 중국, 쿠바, 세계 보건 정책, HIV/AIDS 등)에서 다루어지고 있는 알마아타 선언과 1차 보건의료의 여러 사례들은 우리들에게 시사하는 바가 크다.

알마아타 선언에 대해서는 '2000년까지 모두에게 건강을'을 슬로건으로 내세웠던 선언이라는 점은 그나마 알려져 있는 편이다. 그러나 알마아타 선언이 건강에 대해 "단순히 질병이나 허약이 없는 상태가 아니라 완전한 신체적·정신적·사회적 안녕 상태"라고 새롭게 정의한 의의나, 왜 세계보건기구WHO의 '1차 보건의료'가 몇 가지 보건사업이나 가족계획으로만 기억에 남았는지는 잘 알려져 있지 않다.

이 책의 15장과 16장에서는 알마아타 선언과 1차 보건의료의 개념과 아이디어들이 이후 구체적인 지침에서 어떻게 왜곡되었는지를 소개하는데, 이런 왜곡의 과정을 되짚기 전에 먼저 알마아타 선언의 중요성을 이야기하고자 한다.

알마아타 선언은 건강을 '기본권'의 하나로 선언했다. 기본적인 권리로 인정된다는 것은 시민이 국가에 그 권리를 요구할 수 있음을 뜻한다. '사람은 누구나 건강해야 한다'는 말은 쉽게 할 수 있다. 그러나 국가가 이를 보장해야 할 의무가 있다는 것은 다르다. 예를 들어, 의무교육은 돈이 있든 없든 간에 누구나 받을 수 있는 것으로 인식되어 있다. 그러나 교육과 의료가 다르지 않음에도 병원에 갈 때는 돈을 내는 것을 당연히 여긴다. 병원에 가는 것은 하물며 건강권보다도 폭이 좁은 개념인 의료에 접근할 권리임에도 그렇다.

앞서도 언급했지만 건강권과 의료 접근권은 다르다. 건강은 말하자면 '건강한 상태'이고, 기회가 아니라 결과다. 더욱이 알마아타 선언은 단순히 신체적 건강만이 아니라 정신적 건강, 나아가 사회적 안녕 상태를 포함해 건강이라고 말한다. 즉 자신의 능력이나 의지로 사회적 관계를 맺으며 기능을 할 때 비로소 한 사람을 건강하다고 말하는 것이고 이렇게 될 권리가 있다는 것이다. 알마아타 선언의 포괄 범위가 매우 크다는 것을 이 같은 건강의 정의에서도 알 수 있다.

따라서 알마아타 선언을 이어받은 WHO의 건강의 사회적 결정 요인 위원회가 건강의 결정 요인에 삶을 구성하는 여러 요인들을 포함시키고 있는 것은 당연한 결론이다. 한 사람이 건강하려면 병원만 있어서는 안 된다. 한 마을이 있고 한 사회가 있어야 한다. 알마아타 선언은 1978년에 이미 건강권과 건강 형평성을 회원국의 중요 목표로 삼았고, 따라서 시민들이 자신의 정부에 건강할 권리를 요구할 수 있게 하는 중요한 국제적인 준거가 되었다.

또한 알마아타 선언은 1차 보건의료를 포괄적으로 정의해 그 목표를 "사회적 연구, 생의학적 연구, 보건 서비스 연구 결과 및 공중보건 관련 경험들을 기반으로 지역사회의 주요 건강 문제를 다루며, 건강 증진, 예방, 치료, 재활 서비스를 제공하는 것"으로 했다. 또한 1차 보건의료에 "주요 건강 문제와 이를 예방·관리할 수 있는 방법에 대한 교육, 음식물의 공급과 적절한 영양 증진, 안전한 식수 공급과 기본적인 위생 시설의 확보, 가족계획을 포함해 모자 보건의료 서비스 제공, 주요 감염성 질환에 대한 예방접종, 각 지역 풍토병에 대한 예방과 관리, 흔한 질병과 외상에 대한 적절한 치료, 필수 의약품 공급" 등의 내용을 포함시켜 다부문적 접근임을 분명히 했다. 이에 더해 1차 보건의료는 "통합되고 기능적이며 서로 지원하는 의뢰 체계를 갖추어 지속성을 높여야 하며, 모든 사람을 위한 포괄적인 보건의료를 점진적으로 향상시키고 가장 필요한 사람에게 보건의료의 우선순위를 두어야 한다"고 우선순위까지 명시했다.

그러나 이 선언이 행해진 때는 1978년이었고, 이후의 시기는 신자유주의가 지배했다. 1차 보건의료는 그 뜻에서부터 매우 포괄적인

'우선적'primary, '건강'health, '돌봄'care 등의 의미를 지닌 개념이다. 이 개념은 그때까지의 중국·쿠바·인도 등의 지역 보건의료 사업의 성과를 바탕으로 했고, '신국제경제질서'NIEO라는 제3세계 비동맹국가들의 비자본주의적 발전 모델을 선언에 명시했을 정도로 급진적이었다. 예를 들어 알마아타 선언이 채택된 회의 당시 WHO 사무총장 말러 Halfdan T. Mahler는 "여러분은 1차 보건의료를 정책적 우선순위에 올려놓기 위해 기존의 보건의료 체계를 근본적으로 변화시킬radical change 준비가 되어 있습니까?"라든지, "여러분은 정치적·경제적 장벽과 전문가들의 저항을 극복하고 1차 보건의료를 보편적으로 도입하기 위해 정치적·기술적 투쟁을 할 준비가 되어 있습니까?"라는 질문들을 던질 정도였다. 알마아타 선언은 본질적으로 수직적인 사업 방식이나 의료 엘리트주의, 기술주의에 대한 거부였다. 앞서 밝혔듯이 알마아타 선언에 담긴 내용 자체가 개별 질병만이 아닌 포괄적인 접근, 전문가나 엘리트가 아닌 지역사회, 의료만이 아닌 다부문적 접근을 가장 중요하게 여겼다.

그러나 1979년 세계은행이 록펠러재단의 후원을 받아 비공개로 진행했던 일련의 과정을 통해 유니세프와의 협력 사업으로 내놓았던 '실행계획'은 이른바 GOBI 혹은 GOBI-FFF◆라는 사업으로 축소·

◆ Growth monitoring(성장 모니터링), Oral rehydration therapy(구강 수분 공급, 설사 치료), Breastfeeding(모유 수유), Immunization(예방접종), Family planning(가족계획), Female education(여성 교육), Food supplementation(식이 공급, 철분과 엽산)

대체되었다. 다시 '최소 패키지'의 '사업 중심적'이고 '기술주의적' 접근 방식으로 축소 및 왜곡된 것이다. 그 결과 "서비스와 의약품 그리고 환자 지원 체계를 대폭 줄여, 가장 기초적이고, 저렴하며, 일부는 기준에 미달하는 약품이나 치료 지침이 포함되어 있었으며, 수많은 질병과 이환 상태와 공중보건상의 문제들은 제외되어 있었다." 한국에서 1차 보건의료 지원 사업이 흔히 1차 의료primary medical care로 축소되어 마치 동네 의원 지원 사업인 것처럼 왜곡되어 있다든지, 보건 사업이라고 하면 사람들이 떠올리는 사업이 GOBI의 내용인 예방접종이나 가족계획이라는 것 등은 이런 왜곡 과정과 연관이 있다.

그러나 현재 뒤틀릴 대로 뒤틀린 한국의 보건의료 현실을 보면서 그 대안이 무엇인지를 생각해 보면, 바로 원래의 1차 보건의료에 대부분의 해답이 있음을 알 수 있다. 즉 지역 주민의 참여, 의료만이 아닌 건강에 대한 다부문적인 — 복지 분야는 물론이고 교육·도시계획·주거·고용·여성·아동 등 — 접근, 병원이나 의원에서 의사가 기다리는 것이 아니라 지역에 필요가 있는 사람에게 여러 부문의 사람들이 팀을 이루어 찾아가는 탈시설·지역사회적 접근 등이 바로 알마아타 선언에서 제시하는 1차 보건의료이고 이것이 현재 한국의 대형 병원 중심 보건의료 체계를 해결할 방향일 것이다. 따라서 1차 보건의료는 먼 나라의 문제가 아니라 지금, 여기 한국 사회의 과제이기도 하다.

3. 한국 보건의료 제도와 병원 자본의 축적 전략

한국에서 보건의료 제도의 발전과 자본축적의 관계는 어떠했는가? 이 책 4장 로드니 렙키의 "거대한 부: 보건의료 산업의 자본축적"을 보면서 떠올리게 되는 질문이다. 간단히 다룰 수 없는 주제이지만 여기서는 그가 말하는 "자본의 일관된 축적 전략"과 "장애물에 부딪치는 경계까지 부를 축적해 가지만, 정치적 제도적 조건들에 순응하면서 최대한의 이익이라는 목적에 부합하도록 이를 활용하는" 제도적 순응(혹은 적응) 전략을 염두에 두면서 한국의 병원 자본이 발전해 온 과정을 간단하게 살펴보자.

한국의 병원 자본이 본격적으로 발전한 계기는 1977년 박정희 정부 시기에 건강보험을 부분적으로 도입한 데서부터 찾아야 할 듯하다. 1977년에 건강보험이 5백 인 이상 고용 사업장에 도입되었으며, 1979년에는 3백 인 이상 사업장과 공무원과 교원이 포함되었다. 그 범위는 계속 확대되어 전두환 정부 시기(1980~87년)에는 16인 이상 사업장까지 도입된다.

물론 이 건강보험은 아직 다수의 국민을 포함하지 못했고 보장성도 낮았다. 그러나 건강보험이 부분적으로라도 도입된다는 것은 다른 한편으로는 의료 수요가 늘어난다는 의미였다. 이 경우 공적 경로로 의료 공급이 적절하게 제공되지 않을 경우 민간 부문이 그 자리를 차지하게 될 수밖에 없다. 이 책 13장과 14장에서 다루듯이 중국과 인도에서도 공적 건강보험의 도입은 민간 부문에 의한 의료 공급의 폭발적인 성장으로 이어졌다. 말하자면 공공 병원이 전제되지 않은 공적 건강보험의 도입은 민간 병원에 자본축적의 계기가 되었다. 실제로 1970년대 중반까지는 병원급 의료기관의 공공 병원과 민간 병원 비중이 비슷했고, 그 중요도 면에서도 공공 병원의 비중이 더 컸다. 박정희 정부 이후 역대 정부는 공공의료기관 확대에 아무런 정치적·정책적 의지를 보이지 않았다. 1970년대 말부터는 민간 병원에 차관 지원, 시설 융자금 금리차 보전, 농어촌발전기금 지원, 그 외 각종 규제 완화 등을 통해 지원을 집중했다.◆

이런 상황에서 병원 자본축적의 가장 중요한 계기가 된 것은 '역설적으로' 1989년의 전 국민 건강보험 도입이었다. 1989년 전 국민 건강보험 도입은 1987년 6월 항쟁과 그에 이은 노동자 대투쟁의 성과다. 세계 모든 의료보장의 역사가 그렇듯이 한국에서도 전 국민 의료보장의 시작은 대규모 민중 항쟁이었다.

그러나 전 국민 의료보험 도입으로 초래될 의료 수요의 급격한 증가에 대응할 정부의 준비는 부재했다. 공공 병원의 추가적인 설립과 지원은 전무했고 오히려 민간 병원에 대한 지원 정책만 존재했다. 이런 공공 병원의 정체와 민간 병원의 증가 현상은 1989년 전 국민 건강보험 도입을 전후로 재벌 병원이 진출한 이후, 즉 1989년 중앙병원

(현 아산의료원, 현대 계열)과 1994년 삼성서울병원(현 삼성의료원)이 개설된 뒤 극히 심화되었고, 결국 현재 공공 병원 병상 비중이 10퍼센트에 불과한 민간 병원 중심 보건의료 체계를 낳았다.

이는 명확히 말하자면 '보건의료 재정의 공공화와 이익의 사유화'라고 부를 만한 역설이다. 1970년대 말부터 2000년대 초까지 한국은 재정의 공공화가 진행되는 동시에 의료 공급의 사유화(및 이에 따른 이익의 사유화)가 급격히 이루어졌다. 병원 자본축적 전략으로 보면 이 시기는 병원 자본이 공적 건강보험 제도에 순응하거나 이를 활용해 자본축적을 이룬 시기라고 볼 수 있다. 이 의료 공급의 사유화 현상은 통제되지 않은 자본주의적 무정부성을 그대로 반영해 1980년대부터 지금까지의 대형 병원 간의 규모 확대 경쟁으로 귀결되었다. 서울의 연 매출액 1조 원이 넘는 대형 병원을 중심으로 이른바 '빅 4', 혹은 '빅 5' 병원이 생겨나고 이들의 규모 경쟁은 경인 지역과 지방으로 파급되었다. 이는 미국에서 영리화를 동반한 병원 간 규모 경쟁을 일컫는 '의료 군비경쟁'medical arms race의 한국판인 셈이다(6장 "미국의 의료 개혁과 스톡홀름 증후군"에도 건강관리기구HMO의 성장 과정이 일부 나온다).

민간 병상과 공공 병상의 격차는 2000년대 초에 이미 10배 가까이 벌어졌다. 재벌을 중심으로 힘이 커진 병원 자본은 이 시기부터 점차로 자신들의 독점적 지위를 이용해 건강보험 제도의 틀에 도전하고 이를 축소시키려는 요구를 하기 시작한다. 영리 병원 허용을 요구하고 있으며, 병원을 통해 얻는 자본축적의 한계를 뛰어넘어, 보험 자본이나 제약 자본과 결합해 이른바 '헬스 케어' 자본으로 전화하고자 기존 제도의 틀을 깨는 요구를 하고 있는 것이다. 이는 이윤율 저하를 극복하기 위해 인간의 몸과 관련한 모든 부문을 포괄하는 이른바 '건강·생명 자본'으로까지 나아가려는 기획으로 보인다.

4. 신자유주의적 의료 민영화와 한국의 보건의료

이 책의 1장에서 소개되듯이 미국에서의 영리 HMO는 병원 자본과 보험 자본이 결합된 형태의 기업이다. 미국에서 관리 의료가 등장한 논리는 비용을 줄이고 효율성을 높인다는 것이었다. 이를 위해 '관리 의료'가 필요하고 보험회사가 병원의 지출을 관리해야 한다는 논리를 폈다. 이렇게 해서 성장한 것이 HMO이다. 그리고 6장에서 설명했듯이 이들이 미국에서 전 국민 건강보험의 도입을 막고 있다.

한국에서 거대 자본, 즉 재벌들은 병원뿐만 아니라 보험회사도 소유하고 있다. 민간 보험 자본은 처음에는 중대 질병 보험 등의 제한적 상품만을 판매했다. 그러나 건강보험의 공백을 채워 주는 '실손보험 상품' 영역으로 진출한 뒤부터 이들은 건강보험 제도 자체에 도전하기에 이른다.

의료보험의 민영화를 요구하는 정책은 (이전에도 없지는 않았지만) 삼성경제연구소의 보고서(2007년)를 통해 정식화되었다.◆ 이는 다음과 같다. ① 영리 의료법인 허용(전 단계로 병원 부대 사업 확대), ② 포괄적

◆ 강성욱·고정민, 김재윤 감수, "의료서비스 고도화의 과제", 삼성경제연구소, 2007/02/08.

지불 보상제와 요양 기관 계약제 도입(건강보험 당연 지정제 폐지), ③ 민간 의료보험의 활성화(향후 병원과 민간 보험 간 계약으로 관리 의료형 민간 의료보험 도입), ④ 의료기관의 경영 합리화와 신시장 개척(제약, IT, 바이오 산업과의 협업, e-health 도입, 해외 환자 유치 등)이다. 이 요구는 건강보험 제도 자체를 허물어뜨리는 주장이거나 이에 가까운 주장이었다. 병원 자본을 옭아매는 비영리 병원 규제를 걷어 버리고 병원과 민영 보험 회사 사이의 계약을 유도해 미국형 관리 의료 제도로 전환하자는 것이 이 의료 민영화 정책의 골자다.

한국의 경우 본격적인 신자유주의 민영화는 1997년 IMF 구제금융 시기에 집중적으로 이루어졌다. 이 시기는 민주 정부라고 불리는 김대중·노무현 정부 시기였다. '민주 정부의 의료 민영화 추진'이라는 역설이다. 이는 한국 '민주 정부'의 한계와 그 계급적 성격을 잘 보여 준다.

김대중 정부 시기에 공기업과 공공 부문의 민영화가 본격적으로 추진된 것은 이미 잘 알려진 사실이므로 간단히 지적하고 넘어가자. 국제적 수준에서 신자유주의 정책은 세계은행, 국제통화기금IMF, 세계무역기구WTO 등의 신자유주의 세계 기구를 통해 집행된다는 것은 『자본주의의 병적 징후들』의 여러 장에서 반복해 다루어지는 주제다. 한국에서 1997~2002년 사이에 대규모로 이루어진 공기업 민영화는 이 시기가 IMF의 조건부 차관 제공 및 정책 '자문'을 통해 상당 부분 '강요된' 국가적 구조 조정 기간이었다는 사실을 빼면 설명되지 않는다. 세계은행이나 IMF는 돈을 빌려 주면서 조건을 제시하는데, 이는 균형재정, 공공 부문 민영화, 복지 부문의 긴축, 고용 유연화 등 국가적으로 신자유주의 정책을 집행하는 것이었다. 한국에서 신자유주의라는 용어가 대중화된 것도 이때였다. 처음에는 한국통신공사(KT), 포항제철(POSCO), 한국담배인삼공사(KT&G)와 같은 공기업이 주로 민영화되었다. 이후에는 철도·전기·가스와 같은 망 산업의 민영화가 추진되었다.

의료와 교육에 대한 민영화는 노무현 정부 시기에 본격화되었다. 노무현 정부는 실손 의료보험을 허용했고(2003년, 2005년), 경제자유구역과 제주도 영리 병원 설립을 추진했으며(2005년), 한미 FTA 협상을 공식적으로 개시했다(2006년). 이는 2000년대 초반 이후에 노동운동을 비롯한 사회운동의 힘이 약화되었던 것과도 관련이 있다. 의료 민영화 정책은 이명박·박근혜 정부 시기에 한층 노골적으로 추진되었다. 특히 이명박 정부 초기에는 삼성경제연구소가 정식화한 건강보험 당연 지정제 폐지 정책을 국정 과제로 내걸었을 정도였다.

물론 의료 부문 자본이 2000년대 초반 이후 '공적 의료제도에서의 탈출' 전략만을 택했던 것은 아니다. 2008년 세계 경제 위기 이후 '대불황'이 시작되고 2010년대 이후 한국도 경제 침체가 가시화되자, 병원이나 제약 및 의료기기 자본은 이전의 건강보험 적용 제외(비급여) 항목을 늘리는 전략을 일부 수정해 건강보험 적용 항목을 늘리려는 '공적 의료 제도에 대한 순응' 전략을 병행해 추진하기도 한다.

이런 순응 전략 혹은 도전·탈출 전략의 적용은 계급 간의 역학 관계에 의해서도 좌우된다. 즉 의료의 공공성을 지키려는 사회운동 진영의 압력에 의해 영향을 받는다는 것이다. 한국의 경우 노동운동과 시민운동을 망라한 대중적 의료 민영화 반대 운동이 역대 정부의 의료 민영화 정책 추진을 막는 데 큰 역할을 했다. 대표적으로 2008년 촛불 운동은 이명박 정부 초기의 노골적 의료 민영화 정책을 상당 부분 저지하기도 했다.

1988~89년에 이루어진 전 국민 건강보험 도입은 신자유주의가 세계적으로 확대되던 시기에 신자유주의에 역행해 이루어졌다. 이는 의료보장이나 의료 제도의 경우 지구적 보편성보다 각국의 특수성이 매우 크게 작용한다는 하나의 사례가 될 수 있을 것이다. 이 책 7장과 8장에서도 보듯이 유럽 국가들의 경우 1945년 이후 대부분의 국가에서 국가보건서비스NHS나 전 국민 의료보험NHI이 확립되었다. 그러나 남유럽의 스페인, 이탈리아, 그리스의 경우에는 전 국민 의료보장은 군사독재가 끝난 이후인 1970년대가 돼서야 도입되기 시작했다. 이것도 각국의 특수성을 반영하는 예이다. 그러나 이 모든 국가에서 1980년대 이후 의료보장은 정도의 차이는 있으나 위축되었다.

미국의 경우 1945년 이후 노동운동은 철저히 탄압되었고, 1970년 대에 이르러서야 민권운동과 반전평화운동, 여성운동 등의 발흥에 힘입어 메디케어와 메디케이드가 도입되어 부분적으로나마 공적 건강보험이 도입되었다. 그러나 여전히 전 국민 건강보험의 도입은 이루어지지 못하고 있다. 이 책 6장에서 다루는 오바마 케어의 공적 옵션 (퍼블릭 옵션)조차도 결국 도입되지 못했다. 오바마 케어 초기에 전 국민 단일 보험 도입론자들(PNHP 등)이 오바마 대통령에 의해 이상주의자들이라고 공격받고 아예 (이 책에서 보건의료 정상 회의라 지칭된) 논의 테이블에 초청되지도 못했던 것처럼, 나중에는 퍼블릭 옵션을 고수하는 사람들도 오바마 대통령에 의해 현실을 모르는 자들이라고 공격받았다. 결국 퍼블릭 옵션이 배제된 채 민영 보험에 대한 강제 가입만으로 오바마 케어 법안이 입법되었다.

한국의 민주화와 전 국민 건강보험의 도입이 세계적으로 신자유주의가 팽배하던 1980년대에 이루어진 것은 세계적으로 매우 특수한 현상이다. 한국 보건의료 부문의 자본축적과 신자유주의적 정책의 도입, 그리고 의료 민영화 정책의 전개를 이 시기에 세계적으로 신자유주의가 관철된 것과 함께 종합적으로 고려한다면 한국의 보건의료 체계와 보건의료 운동의 전망, 그리고 세계적 보편성과 한국의 특수성에 대해 한층 폭넓게 이해할 수 있을 것이다.

5. 자유무역협정과 의약품 및 의료기기 그리고 국제 기준

『자본주의의 병적 징후들』 4장과 5장은 제약 자본과 의료기기 자본의 이윤 극대화 추구를 생생하게 설명한다. 이 장들에서 잘 설명하듯이 제약 자본은 다른 국가의 보건의료 체계 자체를 규제와 무역 장벽으로 보고 이익 극대화를 위해 미국 무역대표부와 상무부, 그리고 의회를 동원해 이를 해체하려고 한다.

글로벌 제약회사들의 움직임은 한국에서도 생생하게 목도되었다. 한미 자유무역협정US-Korea FTA이 대표적인 예다. 물론 한미 FTA 이전에도 한국의 보건의료 제도에 대한 미국의 간섭은 의약품의 지식재산권 분야에서는 이미 그 뿌리가 깊다. 예를 들어 의약품 자료 독점권의 경우 한미 FTA로 도입된 것이 아니라 이미 1990년대 말에 도입되었다. 한미 FTA 가운데 의약품 자료 독점권 분야의 경우 미국이 더 압박할 것이 많지 않았을 정도다.

한미 FTA에는 경제자유구역과 제주특별자치도에 영리 병원이 도입되면 이를 되돌릴 수 없도록 하는 조항들도 포함되었지만, 의약품·의료기기에 대한 규제 완화와 특혜 조치가 대거 법적 지위를 가지게 되었다는 점에서 특기할 만하다. 특히 한미 FTA에는 미국이 맺은 FTA 가운데 처음으로 의약품을 위한 별도의 장(한미 FTA 5장 '의약품 및 의료기기')이 마련되었고, 의료기기가 처음으로 FTA에 추가되는 등 양자 혹은 다자간 무역 협상의 역사에서 신기원을 여는 협정이었다. 이 한미 FTA 5장이야말로 한국의 의약품과 의료기기 관련 제도를 무역 장벽으로 판단해 이를 상시적 무역 현안으로 보고 이를 규정하는 조항들의 집합체다. 말하자면 한국의 의약품 및 의료기기 제도를 초국적 제약회사들이 언제라도 문제 삼을 수 있게 만드는 것이 한미 FTA 5장이다.

한미 FTA는 참조 가격제 등의 새로운 약가 제도를 도입하지 않는다는 것을 4대 선결 조건의 하나로 내걸기도 했다. 이는 초국적 제약 자본이 FTA를 자본축적 전략의 핵심적인 내용 중 하나로 삼는다는 것을 잘 보여 주는 사례이다.

이 책 4장에 등장하는 미국 의료기기산업협회 또한 한국의 의료 제도를 규제로 여기는 집단 가운데 하나다. 잘 알려지지는 않았지만 이 의료기기 자본은 2013년 한국에서 의료기기 가격을 올리기 위해 한미 FTA에 근거해 2천 건이 넘는 이의 제기를 하기도 했다.

의약품과 의료기기를 거론할 때 빠뜨리지 말아야 할 것은 최근에

이 분야에 대한 규제 완화가 집중적으로 이루어지고 있다는 점이다. 이런 규제 완화는 주로 IT, 바이오기술의 발전이나 인공지능의 발전으로 설명된다. 박근혜 정부 시기에는 '창조경제'로, 문재인 정부 시기에는 '4차 산업혁명'으로 불리고 있다. 줄기세포, 유전체 치료, IT 의료기기, 맞춤형 의료, 보건의료 빅 데이터에 대한 규제 완화 움직임이 매우 거셌고 지금도 마찬가지다.

대표적인 사례가 박근혜 정부 시기의 '원격 의료' 추진이었다. 미국을 제외한 어느 국가에서도 대규모로 추진되지 않는 원격 의료의 막무가내식 추진은 특정 IT 기업이나 의료기기 기업의 이익을 위한 것이었다. 이것은 한국의 통신 및 의료기기 자본(LG·SK·KT·삼성)만을 말하는 것이 아니다. 의료기기의 세계적 강자는 존슨앤존슨, GE, 지멘스 순이며 필립모리스도 빠지지 않는다. 이 기업들이 미국 의료기기산업협회 등을 통해 한국의 의료기기에 대한 규제 완화를 요구했고 또 요구하고 있다.

원격 의료를 내세운 IT 기업의 공세는 정권이 바뀐 뒤 잦아들었으나 이제는 개인 정보 빅 데이터 활용을 전제로 하는 '정보혁명'을 말하면서 건강 정보 빅 데이터를 사유화(민영화)하려는 등의 규제 완화 요구를 계속하고 있다. 다보스포럼에서 제시된 '4차 산업혁명'이 '산업화'하고 새로운 성장 동력, 즉 새로운 이윤 추구 영역으로 창출하고자 하는 대표적인 분야가 바로 보건의료이다(이 문제는 이 글 8절에서 다시 다룬다).

문제는 이 책에서 논의되는 것처럼 의료 기술의 발전이, 인류에게 분명한 혜택을 줄 것이라는 근거 없이, 순전히 마케팅 논리로 추진된다는 점이다. 또한 인류의 공유 지식이 되어야 할 과학기술의 발전이 특정 기업의 고가의 상품으로 사유화(민영화)되는 것도 문제다(15장).

한미 FTA로 드러나는 문제점들은 의약품에 한정되지 않는다. 앞서도 잠시 언급했지만 경제자유구역과 제주도의 영리 병원은 한번 개설되면 한미 FTA의 투자 조항에 의해 돌이키기 힘들다. 그뿐만이 아니다. 한미 FTA 금융 서비스 관련 장의 보험 상품에 대한 금융 서비스 규제 완화 조항은 민간 의료보험 상품에 대해서도 적용되며, 계속적인 규제 완화의 근거가 되어 왔다. 그 외에도 담배규제기본협정FTCC을 법제화하는 데 따른 담뱃갑 경고 그림의 크기나 위치, 편의점 광고 규제 등에 이르기까지 WTO 협정과 FTA는 한국에서 지속적으로 문제가 되어 왔다. 이른바 '국제 기준'이 인류의 건강 향상을 위한 지침이 되는 것이 아니라 건강이나 보건의료를 상품으로 간주하고, 건강을 위한 보건의료 제도를 규제로 여겨 이를 철폐하게 만드는 제도가 바로 이런 무역협정들이다(15장). 캐나다에서 북미자유무역협정NAFTA을 '비밀 헌법'이라고 부른 것도 놀랄 일이 아니다.

6. 한국의 사회적 불평등과 건강 불평등

이 책 3장에서는 건강 불평등과 사회적 불평등을 다룬다. 대중적으로 잘 알려져 있지는 않지만 한국의 건강 불평등에 관해서도 많은 연구가 있었다. 보건사회연구원의 보고서도 나와 있을 정도로 한국의 진보적 학자들이 이 분야에서 상당한 연구를 진행해 왔다.◆

한국의 건강 불평등도 매우 심각하다. 일례로 2010년 사망 자료를 보면 초졸 이하의 학력을 가진 남성과 대졸 이상의 학력을 가진 남성의 기대 여명 차이가 11년이 넘는다. 지역 격차도 심각한데 예를 들어 2009년 연령 표준화 사망률을 따졌을 때 수위를 다투는 서울 서초구, 성남 분당구와 꼴찌를 다투는 전남 신안군, 충북 음성군 간에는 두 배의 사망률 격차가 나타난다. 실업 경험이 있는 사람은 그렇지 않은 사람에 비해 사망률이 네 배가 높다는 연구도 있다. 몇 가지 수치만 봐도 우리나라와 가난한 외국의 국가별 평균 건강 불평등보다 한국 사회 내의 건강 불평등이 더 크게 나타나는 경우가 많다.

젠더에 따른 건강 불평등 혹은 건강 격차도 상당하다. 흔히 여성이 더 오래 살지만 더 자주 아프고 더 많은 장애를 겪는 것이 일반적이라고 알려져 있다. 한국 사회에서도 2009년 기준으로 여성의 평균수명은 82.9세이지만 건강 수명은 73.4세이다. 즉 한국 사회에서 여성이 더 오래 살지만 10년 동안은 질병을 앓는 상태로 산다는 것이다.

그러나 한국의 경우 건강 불평등에 대한 연구 수준과 이에 대한 사회적 논의 사이에 격차가 크다. 건강 불평등에 대한 학계의 연구와 논의는 적지 않은데, 사회적 논의는 운동적 차원에서든 정책적 차원에서든 그리 활발하지 않다. 앞으로 사회적 논의를 통해 건강 불평등의 원인을 설명하고 그것을 완화하기 위한 전략을 모색하기 위해서도, 3

◆ 김동진·김명희·김유미 외, "한국의 건강 불평등 지표와 정책과제: 건강 불평등 완화를 위한 전략", 보건사회연구원, 2015/12.

장의 주장에 귀를 기울일 필요가 있다.

건강 불평등이 발생한 '원인의 원인'을 경제 수준, 소득 불평등, 지식·기술·역량 불평등 등 단일 요인에서 찾으려는 시도에 대해 3장의 저자인 데이비드 코번은 "건강 수준의 국가 간 격차 또는 국가 내부의 건강 불평등의 이면에는 이 같은 계급 간 세력 균형의 변화가 놓여 있다. 따라서 건강과 건강 불평등 문제를 해결하기 위해서는 계급의 결집과 계급 정치가 중요하다"고 지적한다.

"건강의 사회적 결정 요인을 연구하는 많은 이론가들이 건강의 기본적 결정 요인과 건강 불평등에 관심을 보이고 있지만, 이들의 글에서 사회경제적 지위 및 사회경제적 지위와 건강의 관계에 영향을 미치는 정치적·계급적 원인에 대해서는 그 어떤 논의도 찾아볼 수 없다"라는 코번의 주장을 '계급 환원론'으로 치부할 이들이 적지 않겠지만, 건강 불평등 문제조차도 미시적 정책 수준에서 접근하는 경향이 큰 한국의 학계 및 사회운동 진영이 함께 토론해 볼 만한 내용이다. 건강 불평등 문제를 사회 정책적 수준이 아닌 계급 갈등 동학의 관점에서 분석하고, 이를 계급 운동 혹은 계급 정치를 통해 해결하고자 노력하는 것의 중요성은 여전하다.

건강 불평등에서 의료 불평등이 기여하는 비중은 그리 크지 않다. 소득·노동·환경·주거·젠더 등 다양한 건강의 사회적 결정 요인이 차지하는 비중이 더 크다. 하지만 코번의 다음과 같은 지적은 새겨들을 만하다. "건강의 사회적 결정 요인이라는 명제에 지나치게 매몰되어서는 안 된다. 때로는 의료 서비스가 특정 국가나 지역 단위에서 그 어떤 요소보다도 더 중요할 수 있다." 그렇다. 한 사회에서 의료의 역할을 과대평가하는 것도 문제이지만, 의료의 역할을 과소평가하는 것도 문제다. 한국의 경우 특히 의료가 문제일 수 있다.

여전히 문제는 보건의료 제도 자체에 있다. 한국의 의료보장에서 전체 의료비 가운데 공적 재정지출은 55퍼센트가량이며 정부가 집계하는 건강보험 보장률도 62~63퍼센트에 지나지 않는다. 이 때문에 가난하고 소외된 사람들은 병에 걸리기도 많이 걸리지만 의료 이용을 제대로 하지는 못한다. 돈이 드는 것이 가장 큰 문제다. 병에 걸리면 가구 소득의 10퍼센트 이상을 쓰는 가구가 20퍼센트가 넘는다. 소득의 30퍼센트를 넘게 쓰는 경우도 소득 기준 최하위 20퍼센트 가운데 25퍼센트 가까이 된다.[◆] 의료비로 소득의 30퍼센트를 넘게 쓰는 가구만 따져도 한해 250만 명이 넘는 상황에서, 한국 사회의 건강보험이 잘되어 있다고 할 수 있을까?

그러니 가난한 사람이 병에 훨씬 많이 시달림에도, 정작 의료 이용은 소득 기준 최상위 10퍼센트가 하위 20퍼센트보다 두 배나 많은 현상은 한국 사회에서는 당연할지도 모른다. 한국 사회는 이 책 3장에서 다루는 '의료 제공의 반비례 법칙'이 완벽하게 관철되는 사회다. 이는 한국 사회가 여전히 "보건의료가 야만적인 형태, 즉 시장 원칙에 의해 배분되고 있는 사회"[◆◆]라는 점을 분명히 보여 준다.

◆ 송은철·신영전, "재난적 의료비예방을 위한 포괄적 의료비 상한제", 보건사회연구원, 2015.

◆◆ J. T. Hart, "The inverse care law", *The Lancet*, Vol(297), 7696, 27 Feb. 1971, pp. 405-412.

한국의 복지 재정은 긴축재정 문제가 심각하다. 한국의 복지 재정은 경제협력개발기구OECD 국가 평균의 3분의 1 수준에 지나지 않아 복지 재정 긴축이 특별히 새로운 것으로 인식되지 않는 경향이 있다. 그러나 전 국민 건강보험을 도입하면서도 국가의 재정 투입이 극히 미약했다는 사실이나, 이른바 민주 정부 집권기에도 국민건강보험에 재정 투입이 늘지 않았다는 사실은 신자유주의적 긴축재정 정책의 영향을 빼고는 설명할 수 없다. 이런 긴축재정은 이명박·박근혜 정부에서 더욱 노골적으로 집행되었는데, 박근혜 정부에서는 건강보험 흑자가 20조 원이 넘었음에도 이를 건강보험 보장성 확대에 사용하지 않았다.

이는 달리 말해 문재인 정부는 건강보험 보장성 확대에 쓸 수 있는 20조 원을 가지고 임기를 시작했다는 뜻이기도 하다. 하지만 정부는 건강보험 재정에 대한 국가 지원을 2018년 예산에서 사상 처음으로 건강보험 예상 수입액의 10퍼센트 미만으로 떨어뜨렸다. 긴축재정이 계속되는 것이다.

여기서 건강 불평등 연구에서 살피는 '원인의 원인', 즉 의료 이용의 불평등을 낳는 뿌리가 무엇인지에 주목해야 한다. 당장 의료 이용의 불평등을 해결하려면 병원 자본과 보험 자본의 이윤을 건드릴 수밖에 없다. 즉 계급 간에 서로의 힘을 동원한 싸움과, 그로 인한 구조들이 바로 건강 불평등과 의료 이용의 불평등을 만든 진정한 원인이자 그 해결책이라는 것이다.

7. 보건의료 노동자의 분화

이 책의 여러 곳에서, 특히 8장 "작업장의 모순"에서 다루고 있는 보건의료인의 문제를 간단히 언급하고자 한다. 이를 통해 보건의료인의 복잡한 구성 및 성향을 좀 더 이해할 수 있을 듯하다.

8장에 서술된 내용 가운데 간호사와 관련된 상황은 한국의 간호사들에게도 적용된다. 더욱이 한국의 간호사들은 이전부터 서구에 비해 간호사당 환자 수가 매우 많은 열악한 상황에 놓여 있다. 안 그래도 심각한 노동강도가 최근에는 더욱 강화되었다. 8장에서 신테일러주의라는 신경영 관리 기법이 한국의 많은 대형 병원에도 도입되었고, 이는 특히 간호사들의 노동강도를 높였다. 대략 현재 한국의 병동 간호사들은 다른 OECD 국가들에 비해 간호사당 환자 수가 2~3배 많다. 서울의 일부 대학병원에서 병동 간호사들의 근속 연수는 노동강도와 야간 노동 등으로 2년이 조금 넘는다고 한다. 이렇게 높은 노동강도는 병원 노동자들이 해야 할 노동을 가족노동(가족 간병) 및 비공식·비정규직 노동(간병인 고용)으로 떠넘기는 현상으로 나타난다. 간병인들의 상당수는 병원과는 무관한 파견 노동자이거나 간접 고용 비정규직 노동자이며, 대부분 나이 든 여성이다. 가족 간병의 경우는 아예 무급 노동인데 이 또한 대부분 여성의 노동으로 이루어진다.

병원 간호사들이 대부분 여성이라는 점은 간호사들의 상황을 더욱 열악하게 한다. 최근 일부 대학병원에서 선정적인 장기자랑 형태로 드러난 여성 인권침해 문제는 빙산의 일각일 뿐이다. 서울의 유수한 대학병원에서 이런 일이 일어난다면 다른 병원에서는 어떤 일들이 일어날까.

병원에서의 신경영 기법에 의한 노동강도의 강화와 수익 추구에 의한 자율성의 침해는 많은 의사들의 반발을 불러일으키고 있다. 나바로는 1980년대에 이미 이를 의사들의 '프롤레타리아트화'라고 부른 바 있다. 이런 현상은 미국의 과반수 의사들이 전 국민 단일 보험의 도입에 찬성하거나, 한국의 의사들도 영리 병원 도입에 반대하는 현상으로 드러나고 있다. 대형 병원의 봉직의라든가 전공의들의 경우는 이런 '노동자화' 현상이 실제로 관찰되기도 한다. 그러나 이런 의사들의 '노동자화' 현상은 역사적인 과정이어서 이를 다수의 의사들에게 현실의 가능성으로 적용하기는 곤란할 것이다.

병원 내 보건의료 부문에는 매우 다양한 직종의 노동자들이 있다. 병원 자본의 집중과 집적에 따라 첨단 의료 장비들이 점점 더 늘고 있지만 병원은 여전히 현대사회에서 가장 노동 집약적인 작업장이다. 또한 첨단 의료 기술이 도입되면서 병원 내 직종은 점점 더 분화되고 다양화되는 경향이 있다. 그러나 다른 한편으로는 과거부터 현재까지 여전히 변화하지 않는 것은 이 모든 직종들이 그들 간의 차이보다는 병원 자본에 의해 착취되고 있다는 공통점이 더 크다는 사실이다. 또한 모두가 단순 노동자화하는 경향이 존재해 직종 간 차이를 좁히고 있다.

병원의 상업화와 민영화는 이런 노동자들에 대한 착취와 억압을 더욱 심각하게 강화한다. 데이비드 하비는 민영화나 상업화의 측면에 주목해 보건의료 부문의 축적을 '강탈에 의한 축적'이라고 기술하지만(4장에 이런 분석의 일부가 소개된다) 노동자들에 대한 착취가 여전히 자본축적의 기초임을 간과한다면 사회 변화의 동력을 이 노동자들에게서 찾지 못할지도 모른다.

8. 의료와 정보·통신 기술, 빅 데이터의 융합

이 책의 4장은 현대사회에서 '건강'을 매개로 한 산업이 어떻게 자본축적의 도구로 기능하는지를 분석하는 데 좋은 시사점을 제공한다. 그런 측면에서 현재 한국 사회에서 특히 적극적인 분석이 필요한 영역은 의료와 정보·통신 기술, 빅 데이터 융합의 영역이다.

다소 투박하게 정의하자면, 최근 헬스 케어 산업 혹은 더 나아가 '건강·생명 산업'이라고 지칭되는 것은 '질병 치료·예방, 건강 증진, 생명 연장, 삶의 질 향상 등을 위해 사용되는 재화와 서비스를 생산하는 기업들로 이루어진 산업'이다. 이런 산업부문은 의료기관, 제약 기업, 의료기기 기업과 같은 전통적 행위자들 외에도 민간 의료보험 기업, 치료 재료 생산 기업, 치료 기술 생산 기업 등으로 이루어져 있고, 더 넓게 보면 식품 기업, 화장품 등 미용 관련 기업까지 포함된다.

이런 총자본이 하나의 기획으로 내세우는 건강·생명 산업은 독자적 이윤을 창출하고 이윤율을 극대화하기 위해 각종 과학기술과의 융합을 적극적으로 시도해 왔고, 이제는 물리학·화학·유전학·생명공학과 더불어 나노 기술, 줄기세포 기술, 정보·통신 기술, 빅 데이터 등 이른바 '첨단 기술'과의 융합을 적극적으로 시도하고 있다. 하지만 여느 과학기술 영역과 마찬가지로 의료와 이런 첨단 과학기술의 융합 역시 그 효용보다는 이윤 창출 규모 및 그 가능성의 관점에서 취사선택되기 쉽다. 의료와 정보·통신 기술, 빅 데이터의 융합 역시 마찬가지다. 이윤율 저하 경향에 다다른 건강·생명 산업의 활로로 모색되고 있는 것이다.

현대 의료 및 생의학의 내재적 동학, 경제적 이윤 동기뿐만 아니라 정치적 목적도 이런 융합의 활성화에 일정하게 기여하고 있다. 세계적으로 경제의 이니셔티브 및 활력을 어디에서 확보할지가 관건인 현재, 의료와 정보·통신 기술, 빅 데이터의 융합은 세계경제를 재활성화할 프로젝트로 미화되고 있다. 현재의 기술 수준으로는 이런 융합이 낳을 효과가 불투명함에도 각국 정부는 예외 없이 이 부문에 대한 투자와 홍보를 하고 있다. 이런 융합은 말기에 다다른 신자유주의에 인공호흡기를 달아 주려는 거대한 정치적 기획이라는 혐의를 받기도 한다.

그 효과가 의문스럽고 부작용이 우려됨에도 의료와 정보·통신 기술, 빅 데이터의 융합이 적극적으로 추진되고 있는 이유는 무엇일까? 무한정 확장될 수 있으리라고 생각되던 헬스 케어 산업 또는 '건강·생명 산업' 부문의 생산성 증가 속도는 미국, 한국 등 일부 국가를 제외한 대부분의 OECD 국가에서 둔화되고 있다. 이는 일정 정도 정부의 개입 때문이기도 하지만 의료 관련 자본 자체의 성장률 둔화도 한몫했다고 볼 수 있다. 의료비에는 병원 진료비, 약제비, 노인 요양 서비스비, 예방 및 건강 증진을 위한 비용, 의료 관련 인프라 투자 비용 등이 포함되는데, 이 가운데 의료기관 서비스 및 의약품 매출과 관련된 영역에서 이어진 과다 성장에 일정한 한계가 드러나고 있다.

이는 정부 규제가 엄격한 여러 유럽 국가의 경우 주로 경제 위기 탓에 의료비 지출을 감당할 수 없는 상황이 되어 규제를 더욱 엄격히 했기 때문이지만, 미국 등의 경우 의료기관 간 혹은 제약 자본 간 경쟁이 극심해지고, 자본의 과잉 투자에 따른 비효율이 발생해 이윤율이 떨어진 결과이기도 하다. 더불어 제약 기업의 경우, 최근 대다수 신약의 특허가 만료되고 있는 데 반해, 새로운 신약 개발은 이루어지지 않고 있는 상황도 한몫하고 있다.

이런 상황에서 새로운 시장을 창출해 이윤율을 다시 높이고자 나노 기술, 유전체, 줄기세포 등 생명공학 기술, 정보·통신 기술, 빅 데이터 등이 적극적으로 의료에 접목되고 있고, 정보·통신 기술과 빅 데이터의 경우 의료 서비스 생산과정을 합리화하고 표준화·규격화해 이윤율을 높일 수 있다는 측면에서 더욱 적극적으로 도입되고 있다.

다른 신기술 혹은 첨단 기술과는 달리 정보·통신 기술은 독자적인 시장을 가지고 있다는 점에서 최근 의료와 융합되고 있는 다른 영역과 차이가 있다. 다시 말해 이 융합이 성공적으로 이루어지기만 한다면 그 시장 확대 가능성이 증폭될 수 있다는 것이다. 정보·통신 기술 영역에서도 현재 망 산업 등 인프라 관련 산업 외에 개인 소비 시장에서 활성화되고 있는 것은 개인 통신 혹은 미디어 영역에 한정되어 있다. 그런데 이런 서비스 영역이 의료 혹은 건강 생활에도 접목되는 시장을 만든다면 그 규모가 더욱 커질 것을 기대하고 있다. 의료 영역에서도 단순히 환자에 대한 치료 서비스를 넘어 건강한 사람들을 더욱 건강하게 만드는 새로운 시장이 창출되는 기회가 제공된다. 기존에 없던 서비스 수요 계층을 새롭게 창출할 수 있는 것이다.

한국만 보더라도 KT, LG, SK 등 망 산업 및 휴대용 기기 생산 기업들 모두가 이런 서비스 모델을 개발하는 데 매진하고 있다. 더불어 이들 기업은 한국의 이른바 '빅 5' 병원들과 시범 사업을 진행하고 있고, 정부 재정으로 진행하는 지역사회 서비스 모델에도 눈독을 들이고 있다. 해당 기업 입장에서는 망을 깔고 관련된 정보·통신 기기를 팔 수 있을 뿐만 아니라 관련 소프트웨어를 통한 추가 이윤까지 기대할 수 있다. 병원 등 의료기관 입장에서는 새로운 서비스 모델과 시장으로 인해 신규 수요가 창출되는 효과가 있다.

의료기관 입장에서는 정보·통신 기술을 적극적으로 도입하려는 또 다른 동기가 있다. 의료기관 서비스를 표준화·규격화·기계화하는 데 필요한 기술이기 때문이다. 즉 의료기관 서비스를 표준화·규격화·기계화하려는 시도는 의료의 다양성을 줄여 질 향상을 꾀하려 진행되고 있다. 규격화·기계화되어 투입과 생산에 따른 이윤 창출이 예측 가능한 시스템과 병원 현장은 거리가 멀다. 환자는 기계 부품이 아니기에 표준화되기 힘들고, 의료인이 펼치는 의료 행위 역시 단순화되고 규격화되기 힘들기 때문이다. 이런 상황임에도 이윤을 더욱 극대화시키려는 요구가 관철되어 병원 현장도 제조업 생산 공장처럼 표준화·규격화·기계화되어 가고 있는 실정이다.

정보·통신 기술에 의해 가능해진 전자의무기록EMR, 전사적 자원관리ERP 시스템(혹은 경영정보시스템MIS), 진단 및 치료 기술의 기계화는 점점 더 병원 환경을 공장과 유사하게 만들고 있다. 병원 자본은 이런 기술을 도입함으로써 이중으로 이익을 얻는데, 한편으로는 표준화·규격화·기계화에 따른(생산수단 배치에 따른) 합리화의 이익을 누리고, 다른 한편으로는 노동자에 대한 의존도를 줄이고, (표준화하기 힘들었던) 병원 노동자에 대한 중앙 집중적인 노동 통제를 꾀함으로써 노동강도를 높이고 숙련 노동자들에 대한 자율성을 넘어 이들에 대한 의존을 어느 정도 낮출 수 있다(8장).

이와 같이 병원 자본이나 정보·통신 기술 관련 자본 모두 서로에게 이익이 되는 전략이기에 의료와 정보·통신 기술의 결합은 적극적으로 추동되고 있다. 특히 한국의 경우 두 자본의 발전 정도와 성장 잠재력이 세계적 수준이라는 특수성과 맞물려 그 흐름은 더욱 거세다.

현대 의료가 가지고 있는 내재적 모순과 경제적 이해관계에 더해 정치적 목적도 의료와 정보·통신 기술, 빅 데이터의 융합을 추동하는 주요 동력이다. 앞서 언급한 바와 같이 헬스 케어 산업 혹은 생명·건강 산업의 이윤을 확보하려면 정부의 역할이 매우 중요하다. 일단 막대한 연구비와 초기 투자비를 정부가 책임져야 하고, 개발된 기술 혹은 서비스를 정부가 나서서 구매하거나, 제도를 바꾸고 규제를 완화해 시장 진입을 원활하게 해주어야 한다.

신자유주의 정치 세력의 입장에서 의료와 정보·통신 기술, 빅 데이터의 융합은 탐나는 영역이다. 총자본이 기획하는 새로운 영역의 창출은 실제로 대중의 건강 향상 여부나 생명 연장의 가능성과 무관하다. 새로운 시장이 창출되고 산업은 돌아가고 돈은 투자되며 장밋빛 환상은 지속적으로 재생산되기 때문이다.

9. 비감염성 질환의 매개체로 기능하고 있는 기업들

　최근 국제적으로 비감염성 질환에 대한 관심이 증가함에 따라 이의 해결 방안을 두고도 다양한 논의가 진행 중이다. 한국 역시 심혈관계 질환, 호흡기 질환, 대사성 질환, 암 등 만성질환의 질병 부담이 크다는 점에서 이에 대한 관심이 각별할 수밖에 없다. 하지만 이를 개인의 생활 습관 탓으로 돌리고 개인의 지식수준을 높여 행동 변화를 이끌어 내는 전략은 효과적이지 못할 뿐만 아니라 올바르지도 않다.

　세계적 수준에서 이와 같은 '만성질환의 유행'을 만들어 내고 있는 진정한 주체에 대해 언급하지 않고 이들에 초점을 맞추지 않는 정책은 효과를 기대하기 힘들다. 만성질환이 유행하는 주된 원인은 담배 기업, 식품 기업, 음료 기업 등 불건강한 생활 습관을 만들어 내는 기업들이다. 그러므로 만성질환 예방 및 관리에 관심이 있는 정책 담당자들과 운동가들은 이런 기업의 마케팅과 이윤 추구 행위에 집중해야 한다.

　이런 측면에서 10장 "비만과 굶주림 사이 : 자본주의의 식품 산업"은 건강과 관련된 먹거리 문제와 식품 산업 문제에 주목한다는 점에서 매우 중요하다. 세계 각국의 학자들이 공동 수행한 세계 질병 부담 연구에 따르면, 이른바 '선진국'에서 가장 큰 건강 위험 요인 1위는 담배였고, 2위가 먹거리 요인이었다. 이에 따르면 세계 인구 다섯 명 중 한 명이 먹거리 문제로 사망한다고 분석되었다. 다양한 먹거리 문제 중에서도 가장 심각한 것은 나쁜 먹거리 습관, 즉 건강한 먹거리를 적게 먹는 것이었다. 흔히 알려진 바와는 달리 영양실조, 비만 혹은 과체중보다 이것이 더 심각한 먹거리 문제라는 것이다.

인류의 4분의 1은 여전히 기아와 그 유관 질병으로 고통 받고 있지만, 다른 한편 인류의 4분의 1은 불건강한 먹거리로 인한 건강 문제로 시달리고 있다. 그리고 비만이나 만성질환 문제 중 상당수는 식품 기업의 이윤 추구와 이를 규제하지 않는 정부에 의한 것이다. 한국에서만 하더라도 설탕 규제는 제대로 이루어지지 않고 있으며 초가공된 인스턴트식품이 별 규제 없이 아이들에게 팔리고 있다. 이들의 식품 기준에 대한 로비 활동 또한 대단한데, 제약 산업계의 활동만큼이나 이들 식품 기업의 활동도 활발하다. 그리고 이렇게 해서 어려서부터 설탕을 많이 먹은 어린이들은 나중에 질병에 걸려 제약회사들의 돈벌이 대상이 될 것이다. 공교롭게도 식품과 약품을 규제하는 기관은 모두 식약처이다.

이 책 5장에서는 미국의 식약청FDA이 규제 기관과 산업 발전을 위한 기관이라는 모순적 역할을 동시에 부여받았다고 지적하면서 사실상 미국 식약청이 규제 포획의 대표적인 사례로 설명될 수 있다고 한다. 한국의 식약처는 어떨까? 건강을 위해서라면 병원이나 제약 기업, 보험 기업의 문제를 지적할 뿐만 아니라 식품 기업에 대해, 그리고 이 기업들에 대한 정부 규제에도 주목할 필요가 있다.

10. 미처 다루지 못한 주제

이 책은 장점만큼이나 한계도 있다. 중요한 정치경제학적 분석 대상인 건강 문제임에도 다루지 못한 주제들이 있다. 신자유주의라는 틀을 상정하고 정치경제학적 분석을 진행했기 때문일 수도 있다.

우선 임금노동과 건강 문제는 고전적인 정치경제학적 분석 대상임에도 빠져 있다. 자본주의 체계 중 '생산의 지점'에서 발생하는 착취와 억압에 따른 노동자 건강 문제는 정치경제학적으로 가장 일차적인 분석 대상이다. 특히 노동의 유연화·외주화, 자동화의 증가, 다양한 고용 형태, 심각해진 화학물질 노출 등 변화하는 노동 여건에 대응하는 데 중요한 분석임에도 캐나다 사례의 일환으로 병원 노동자들에 한정해서만 언급되고 있다. 신자유주의는 이윤율 회복을 위한 생산 영역에서의 노동조건 악화와 착취의 강화로 이어진다는 점을 고려하면 다소 아쉬운 대목이다.

더불어 자본주의의 현 단계에서 나타나는 여러 문제들, 즉 전 지구적으로 매우 중요한 건강 문제일뿐더러 정치경제학적 분석 대상인 기후변화와 건강, 핵에너지 문제와 건강, 전쟁·분쟁과 건강 등의 이슈가 다루어지지 못했다.

마지막으로, 정치경제학에서 다루어야 할 자본주의의 중층적 소외와 억압의 문제(이를 차별과 배제의 문제라고 불러도 좋다)로 볼 수 있는 중요한 건강 이슈들이 빠졌거나 매우 적은 비중으로 다루어지고 있다. 대표적으로 젠더와 건강 문제, 소수자 인권과 건강 문제 등이 충분히 분석되지 못했다. 젠더와 건강 문제의 경우, 9장 "아프리카 모성 사망

의 현주소 : 젠더 렌즈로 분석한 보건의료 체계의 실패"에서 일부 다루어지고 있으나, 이슈의 중요성에 비해 그 분석의 깊이와 내용에 한계가 있다. 성 소수자, 장애인, HIV 감염인 등에게 발생하는 차별과 배제, 낙인으로 말미암은 건강 문제 또한 분석의 시야에 넣지 못했다. 이 책이 2008년 경제 위기를 겪으며 기획되어 2010년에 출간되었다는 시기적 배경을 염두에 둘 필요가 있을 듯하다. 이런 아쉬움은 독자들의 분석과 행동으로 채워야 할 몫이라고 생각한다.

11. 소결

『자본주의의 병적 징후들』에 실려 있는 글들은, 글 하나하나가 매우 많은 내용을 포괄하고 있다. 번역 작업을 하며 연구공동체 건강과 대안에서 몇몇 장의 세미나를 진행해 본 결과, 이 책을 읽는 방법은 두 가지가 있을 듯하다. 하나는 세부적인 내용은 넘기고 전체 내용을 읽어 가는 방법이다. 특히 보건의료 제도는 국가마다 복잡해 세부적 내용을 파악하다 보면 자칫 맥락을 놓치기 쉽다.

또 다른 방법은 상세한 내용까지 파악하면서 읽는 방법이다. 이런 읽기 방법을 택하는 경우 각각의 장들은 많은 논쟁 지점을 제공할 것이다. 심지어 후주에 언급된 수많은 참고문헌 내용을 찾아야 할지도 모른다. 이 방법을 택한 사람들에게는 이 '보론'보다는 각 장의 내용을 살피며 좀 더 상세한 발제와 토론이 필요할 것으로 보인다. 어떤 방법으로 읽더라도 이 책이 우리에게 던지는 질문, 즉 자본주의 체제와 모든 이들의 건강, 그리고 생명의 사회사에 대한 문제는 우리가 함께 고민하고 토론해야 할 과제이자 당장의 실천과도 밀접하게 연관된다는 점만은 분명하다.

연구공동체 건강과대안은 이 책의 출간 후에 '자본주의의 병적 징후들' 강좌를 준비해 이 책이 던지는 새로운 질문들에서 이어지는 고민과 토론의 자리를 만들어 갈 예정이다. 90세가 된 줄리언 튜더 하트는 정신 건강을 다룬 이 책의 마지막 장에서 현재 정신적 문제라고 불리는 문제 중 90퍼센트는 사회적인 것이 원인이라고 한다. 당연히 그렇다.

많은 사람들이 행복과는 거리가 먼 삶을 산다. 그렇다면 우리가 묻고 탐구해야 할 것은 행복하지 못한 뇌에서 일어나고 있는 생화학적 변이를 제거하는 일이 아니라, 그 사회적 원인을 해결하는 것이 되어야 하지 않을까? 그리고 이 사회적 문제들을 해결할 물질적 조건들은 이미 존재한다.

하트는 이렇게 묻는다. "불행과 그것을 해소할 수 있는 물질적 역량의 양극단이 엄청나게 벌어져 있는 이런 사회에서, 이 황당한 상황을 종식시키는 데 참여하지 않는다면, 우리는 도대체 어떻게 행복해질 권리를 주장할 것인가?"라고. 이 책은 신자유주의의 폐해를 낱낱이 해부하면서, 이 자본주의의 구조적 모순으로부터 발생하는 황당한 문제들을 함께 해결할 방법을 모색하자고 제안한다. 연구공동체 건강과대안도 여러분께 감히 제안한다. 같이 해결을 모색하자고. 그리고 행복할 권리를 주장하자고.

끝으로 책이 발행되기까지 애쓰신 분들께 감사 인사를 드린다. 이 책은 연구공동체 건강과대안 회원들의 집단 작업을 통해 번역될 수 있었다. 출판 결정을 내리기에 앞서 책 내용을 전반적으로 검토하기 위해 초벌 번역을 해주신 분들이 있었다. 이 작업을 함께해 주신 김관욱, 김민영, 리병도, 문현아, 박주영, 박준규, 송관욱, 송윤희, 윤정원, 이승홍 선생에게 감사드린다. 이분들의 작업에 힘입어 이 책의 출판 결정을 내릴 수 있었다. 이 과정에서 박주영, 송윤희, 이승홍 선생이 특히 많이 수고해 주었다.

출판을 위해 번역의 질을 높이는 데는 김주연, 문현아, 박건, 박준규, 변혜진, 우석균, 이상윤 선생이 수고해 주었다. 이 과정에서 김주연, 변혜진 선생이 특히 애를 썼다. 이 책의 특성상 의미에 대한 토론이 필요한 부분이 있었는데, 이런 부분들에 대한 집단 토론에 함께해 준 건강과대안 운영위원들에게도 감사드린다. 편집 과정에서 많은 의견을 주신 후마니타스 안중철 편집장과 윤상훈 편집자의 노고가 마무리 과정을 의미 있게 만들어 주었다.

이처럼 많은 분들의 도움이 있었기에 정치경제학·사회학·인류학·보건학·의학 등을 관통하는 주제가 담긴 이 책을 번역할 수 있었다. 학제 간 장벽을 뛰어넘는 '연구공동체'인 건강과대안으로서 보람 있는 작업이었다.

후주

1장 | 건강, 보건의료 그리고 자본주의

* 자료 제공에 도움을 준 낸시 레이스 스테판Nancy Leys Stepan에게 특별히 감사드린다. 또한 날카로운 비판을 해준 그녀와 데이비드 롤런드David Rowland에게도 감사드린다.

1 Friedrich Engels, *The Condition of the Working Class in England in 1844*(1845), in K. Marx, *Karl Marx and Frederick Engels on Britain*, Moscow: Foreign Languages Publishing House, 1953, p. 140, *Report on the Sanitary Condition of the Working Class*에서 인용. 감염성 질환이 만연했기 때문에 영아 사망률이 높았고, 그에 따라 기대 수명 역시 단축되었다. 일반적으로 유아기를 넘긴 이들은 성인기까지 생존해 자손을 낳았다.

2 Roy Porter, *The Greatest Benefit of Mankind: A medical history of humanity from antiquity to the present*, London: Fontana Press, 1999, pp. 369-370[『의학 : 놀라운 치유의 역사』, 여인석 옮김, 네모북스, 2010].

3 예를 들어, 일본은 1930년대까지만 해도 제대로 된 상하수도가 없었음에도, 19세기 말 대략 37년이었던 기대 수명이 현재는 세계 최고 수준으로 늘었다. 이에 대해서는 다음을 참조. James C. Riley, *Rising Life Expectations: A Global History*, Cambridge: Cambridge University Press 2001, pp. 19ff.

4 미국에서, 그 격차는 인종이나 성별까지 고려할 경우 20년이 넘기도 한다. 이에 대해서는 다음을 참조. Christopher Murray et al., "Eight Americas: investigating mortality disparities across races, countries, and race-counties in the United States", *Public Library of Science Medicine(PLoS Medicine)*, 3(9), 2006, http://www.plosmedicine.org에서 볼 수 있다.

5 영양 수준의 향상이 수명을 늘렸다는 주장은 토머스 매큐언Thomas McKeown의 통계 연구에 기반을 두고 있다. 이에 대한 비판으로는 Simon Szreter, *Health and Wealth: Studies in History and Policy*, Rochester: University of Rochester Press, 2005

참조.

6 Richard Easterlin, *The Reluctant Economist*, Cambridge: Cambridge University Press, 2004, p. 108.

7 같은 책, chapter 7, "How Beneficent Is the Marker? A Look at the Modern History of Mortality".

8 "수명 연장에 비용이 적게 든다는 것은 중국의 사례에서 극적으로 확인할 수 있다. 중국의 경우, 1950년대 초반 40년이었던 기대 수명은 1960년대 말까지 60년으로 늘어났다. 1960년 대 말에 중국인들의 수입은 대략 1820년대 서유럽 — 기대 수명은 40년도 채 안 되었던 — 의 수준과 비슷했다. 이 시기 중국은 대략 GDP의 2퍼센트를 보건의료에 투자하고 있었다"(같은 책, p. 132). 다음을 참조. J. C. Caldwell, "Routes to low mortality in poor countries", *Population and Development Review*, 12(2), 1986, pp. 170-220.

9 Easterlin, *The Reluctant Economist*, p. 134.

10 Karl Marx, "Postface to the Second Edition of Capital"(London 1873), in Marx, *Capital*, Volume 1, London: Penguin Books, 1976, p. 97["제2판 후기", 『자본 I-1』, 강신준 옮김, 도서출판 길, 2008년, 54쪽].

11 자신의 명성을 제약 회사에게 팔아먹는 의사들의 사례는 이미 잘 알려져 있다. 가장 최근의 글로는 다음을 참조. Marcia Angell, "Drug companies and doctors: a story of corruption", *The New York Review of Books*, 56(1), 15 January 2009, pp. 8-12. 민간 보험회사들이 자신의 이익을 위해 자료를 남용한 사례들을 보려면 다음을 참조. Richard Feachem et al., "Getting more for their dollar: A comparison of the NHS with California's Kaiser Permanente", *BMJ*(*British Medical Journal*), 324(7330), 2002, Allyson Pollock, *NHS plc*, Second Edition, London: Verso, 2005, pp. 217-219.

12 John Bongaarts, "A decomposition of life expectancy levels and trends", Population Council, New York, 15 February 2006, Table 1 참조.

13 Lant Pritchett and Lawrence H. Summers, "Wealthier is healthier", *Journal of Human Resources*, 31(4), 1996, pp. 841-868. 저자들은 수명 연장이 단지 공공 정책에만 기반을 둔 것은 아닌 것으로 보고, 아예 소득 증가 그 자체를 건강 정책의 목표로 삼을 것을 정부에 권고했다.

14 Richard Wilkinson, *The Impact of Inequality: How To Make Sick Societies Healthier*, New York: The New Press, 2005, p. 59[『평등해야 건강하다』, 김홍수영 옮김, 후마니타스, 2008] 참조. 근본적인 이유는 양적인 계량에 있다. 즉 새로운 의학적

치료법이 적용되는 의학적 상황 때문에 새 치료법의 생명 연장 효과는 상대적으로 적어 보인다.

15 같은 책, chapter 4, 특히, pp. 119-123[국역본, 126-133쪽].

16 이 과정은 저자의 책, *Market-Driven Politics: Neoliberal Democracy and the Public Interest*, London: Verso, 2001에 분석되어 있다. 또한 다음을 참조. Leys, "The cynical state", in *Socialist Register* 2006, pp. 1-27.

17 George Davey Smith, Daniel Dorling, David Gorden and Mary Shaw, "The widening health gap. What are the solutions?", in George Davey Smith, ed., *Health Inequalities: Lifecourse approaches*, Bristol: The Policy Press, 2003, pp. 459-465.

18 특히 Davey Smith, *Health Inequalitieis*, pp. xxxv-xxxvii, 440 참조.

19 Dennis Raphael, "Social determinants of health: present status, unanswered questions, and future directions", *International Journal of Health Services*, 36(4), 2006, pp. 651-677.

20 Richard Wilkinson, *The Impact of Inequality*, Richard Wilkinson and Kate Pickett, *The Spirit Level: Why More Equal Societies Almost Always Do Better*, London: Allen Lane, 2009, pp. 66-67[『평등이 답이다』, 전재웅 옮김, 이후, 2012].

21 Julian Tudor Hart, *The Political Economy of Health Care: A Clinical Perspective*, Bristol: Policy Press 2006, pp. 67 and 145 n. 58; Davey Smith, *Health Inequalities*, p. 494.

22 사하라 이남 아프리카의 경우, 1990년 50년이었던 기대 수명이 2002년 46년으로 떨어졌다. 다른 지역들의 구조 조정에 따른 의료 비용은 훗날 통계를 통해 밝혀질 것으로 보인다.

23 *World Health Report 2008*, Geneva: WHO, 2008, pp. 13-14. 이 보고서는 규제되지 않은 보건의료의 위험에 대해서 서술하고 있다. '콩고민주공화국'의 경우, 예를 들어, 이른바 사파리 수술la chirugie safari이라는 것이 시행되고 있는데, 의사들이 맹장 수술 등의 수술을 환자 집에서 부업 형식으로 하면서 어마어마한 보수를 받고 있다.

24 David Shukler, Lawrence King and Martin McKee, "Mass priviatisation and the post-communist mortality crisis: a cross-national analysis", *Lancet*, 373(9661), 31 January 2009, pp. 399-407.

25 George Davey Smith, *Health Inequalities*, p. xlvii(강조는 추가).

26 '공중보건'은 매우 다양하게 정의되고 있지만, 대부분의 경우 인구 전체의 건강을

증진시키는 활동에 집중하며, 예방의학을 강조하고, 공공 기관에서 그 업무를 담당할 것을 강조한다.

27 Porter, *The Greatest Benefit*, pp. 633-634.

28 Peter Draper, "A public health approach", in Draper, ed., *Health Through Public Policy: The Greening of Public Health*, London: Greenprint, 1991, p. 20.

29 2007년 OECD 국가들에서 총 의료비 지출 가운데 공중보건 및 예방 지출은 평균 3.1퍼센트에 불과했다. OECD, *Health at a Glance 2007: OECD Indicators*, Paris: OECD, 2007, p. 91.

30 George Davey Smith and Yoav Ben-Shlomo, "Ineqalities in health: what is happening and what can be done?", in Davey Smith, *Health Inequalities*, p. 496.

31 정부가 공공의료 주창자들을 어떻게 공격하는지에 대해서는 Pollock, *NHS plc*, pp. 219-223을 참조.

32 보건의료를 권리로서 국가가 보장해야 한다고 주장하는 문헌으로는 다음을 참조. Center for Economic and Social Rights, *The Right to Health in the United States of America: What Does It Mean?*, Brooklyn: Center for Economic and Social Rights, 2004. http://www.cesr.org에서 볼 수 있다.

33 잉글랜드주에서 1차 진료가 계급 차별에 의해 어떻게 벌집처럼 구멍이 뚫리게 되었는지에 대한 진지한 해석을 보려면 다음을 참조. Porter, *The Greatest Benefit*, p. 644.

34 Ben Goldacre, *Bad Science*, London: Fourth Estate, 2008, p. 185.

35 Porter, *The Greatest Benefit*, pp. 595-596.

36 Goldacre, *Bad Science*, p. 185.

37 Marcia Angell, "Drug companies and doctors", p. 12, Melody Petersen, *Our Daily Meds: How the Pharmaceutical Companies Transformed Themselves into Slick Marketing Machines and Hooked the Nation on Prescription Drugs*, New York: Sarah Crighton/Farrar, Starauss and Giroux, 2008.

38 같은 책. 이 논문에는 산업계가 어떻게 과학을 남용하고 있는지를 보여 주는 수많은 참고문헌 목록이 들어 있다.

39 다음을 참조하라. Simon Singh and Edzard Ernst, *Trick or Treatment: Alternative Medicine on Trial*, London: Bantam Press, 2008. 그리고 Goldacre, *Bad Science*. 이 책의 저자들은 영국에서 대략 50억 파운드가 대체 의학에 쓰이고 있으며 그중 약 5억 파운드는 NHS에서 침술이나 민간요법 등에 쓰이고 있다고 말했다. 이는 언론 매체의 영향을 받은 이들, 웨일스 왕자[2004년 영국의 찰스 윈저 왕세자는 난치병 치료에 대체 의학을 권장하는 발언을 해 사회적으로 논란을 빚은 바 있다], 귀가 얇은 환자들, 그리고

일부 의사들이 이용하고 있다고 한다(p. 240). 시장 권력을 이용해, 이들 의료 산업을 보호하려 했던 사례로는, 2009년 5월 영국 카이로프랙틱 협회가 사이먼 싱Simon Singh을 명예훼손으로 고발한 사건을 참조. 싱은 한 신문 기사에서 그 협회가 아이들 배앓이, 중이염, 천식, 수면, 식습관, 그리고 심지어 오랫동안 떼를 쓰는 행동까지도 척추 시술로 교정할 수 있다고 한 것에 대해 비판했는데, 이에 대해 싱은 그것이 "사기"일 뿐이며, 치료 효과에 대한 증거 역시 불충분함에도 협회가 계속해서 이를 홍보하고 있다고 비판했다. Chris French, "'Witch hunt' forces chiropractors to take down their websites", *Guardian*, 2009년 6월 20일자. 이에 저명한 학자들이 소송을 비난하는 성명서를 발표한 바 있다.

40 영국의 대형 제약회사 GSK는 영국에 위치한 공장을 해외로 옮기겠다고 두 차례나 정부를 압박한 바 있다. 1999년 NHS가 그들의 독감 약품인 리렌자Relenza가 너무 비싸다고 판결을 내렸을 때, 그리고 2008년 세금 문제가 발발했을 때도 그랬다. GSK는 세계적으로 74억 파운드의 수익을 올렸음에도 영국에 낸 세금은 4억5천 파운드에 불과했다. 아스트라제네카Astrazeneca 역시 영국의 세금 부과를 피하기 위해 북아일랜드로 본사를 이주한다고 협박을 했다. 그 결과 2004년 세금 회피를 성공적으로 하게 되어, 수익 26억 파운드에 대략 세금 1억3백 파운드를 냈을 뿐이다. 영국 법인세는 수익의 30퍼센트에 해당한다.

41 Global Forum for Health Research(GFHR), *The 10/90 Report on Helath Research 2000*, Geneva: GFHR, 2000. 패트릭 본드Patrick Bond는 대략 세계 인구의 16퍼센트를 위해 대략 89퍼센트의 의료비가 지출된다고 계산했다.

42 Sarah Boseley, "Medical marvels", *Guardian*, 2009년 1월 20일자. Dr Thomas B. Okarma, the CEO of a NASDAQ-listed biotech company, Geron에서 재인용.

43 Luke Mitchell, "Sick in the head", *Harper's Magazine*, February 2009, p. 39. 미국의 가장 큰 의료 기업인 매케슨Mckesson의 회장이자 대표이면서 CEO인 존 해머그렌John Hammergren의 예측에 대해 보고한 것이다.

44 George Monbiot, *Captive State: The Corporate Takeover of Britain*, London: Macmillan, 2000, chapter 9, "The Corporate Takeover of the Universities" 참조. 병원 기반의 약품 연구의 수익성에 대한 확신은 NHS 병원들을 제약업계의 공식 협력 기관으로 만들려는 최근 시도의 영향을 받은 것은 아니다.

45 Devra Davis, *The Secret History of the War on Cancer*, New York: Basic Books, 2007.

46 그 예로 인도나 브라질에서 대중에게 제약 없이 의약품이 판매되는 것이나 유럽과 북미 선진국의 축산업계에서 과도하게 사용되고 있는 항생제가 있다. 일부 지역에서는

말라리아 치료제 중 유일하게 효과가 있는 약인 알테미시닌Artemisinin에서도 내성이 나타날 가능성에 대해 많은 의사들이 걱정하고 있다.

47 Lesly Doyall(with Imogen Pennell), *The Political Economy of Health*, London: Pluto Press, 1979, pp. 37-39 참조.

48 Porter, *The Greatest Benefit*, p. 631.

49 Vicente Navarro, *Medicine Under Capitalism*, New York: Prodist, 1976, pp. 160-161. 그뿐만 아니라, 보편적 보건의료가 건강한 노동력을 위해서만 있는 것이라면, 현실적으로 의료 이용을 가장 많이 하는 계층인 은퇴자들에게 보건의료를 제공하는 것은 말이 되지 않는다.

50 Penelope M. Mullen, "Is it necessary to ration health care?", *Public Money and Management*, 18(1), January-March 1998, pp. 53-58. 다음의 글 역시 참조. George Davey Smith, Stephen Frankel and Shah Ebrahim, "Rationing for health equity: is it necessary?", in Davey Smith, *Health Inequalities*, pp. 513-521. 저자들은 겉으로 드러나는 비용에 대한 계산은 상당히 비판적으로 행해져야 한다고 주장한다. 예를 들어, 약제비는 정해진 것으로 간주되지만, 영국에서 연간 약 5백 파운드가 드는 스타틴 계열의 약을 인도에서는 대략 연간 67파운드면 구매할 수 있다.

51 *The Long-Term Outlook for Health Care Spending*, US Congressional Budget Office, November 2007. http://www.cbo.gov에서 볼 수 있다.

52 미국 의회예산처의 예상에 따르면, 보건의료와 더불어 여타 항목들에 대한 실질 소비가 줄어드는 것을 피하기 위해, 고용주, 가정, 그리고 보험회사들은 모두 다양한 방식(잠재적으로 비용 부담을 더 늘린다거나, 의료 이용에 대한 관리를 더 강화한다거나, 고용주의 보험료 부과율을 낮춘다거나, 효율성에 근거한 신기술의 도입을 더 면밀히 검토하는 식)으로 보건의료 체계에서 연방 정부가 담당하지 않는 부분에 대한 지출의 증가율을 낮추기 위해 자신들의 행동 양식을 바꿀 것으로 예상된다. 또한 의회예산처는 연방 법이 특별히 바뀌지 않더라도, 보건의료 비용 증가를 억제하는 다른 여러 조치들이 결국 메디케어나 메디케어의 비용 증가를 억제하게 될 것이며, 연방 정부 수준의 규제나 국가 수준의 정책 변화가 있을 경우 해당 프로그램들의 비용 증가를 억제하는 데 도움이 될 것이라고 예상했다(같은 글, pp. 1-2).

53 William J. Baumol and William G. Bowen, *The Performing Arts: The Economic Dilemma*, New York: Twentieth Century Fund, 1966[『공연예술의 경제적 딜레마』, 임상오 옮김, 해남, 2011]. 보몰과 그의 아내 힐다 보몰Hilda Baumol이 작성한 논문 모음집으로는, Ruth Towse ed., *Baumol's Cost Disease: The Arts and Other Victioms*, London: Edward Elgar, 1997.

54 Porter, *The Greatest Benefit*, p. 643에서 인용. 피르호는 1848년 혁명을 지지했고, 혁명이 실패하자 베를린으로부터 8년 동안 추방당했다. 그러나 결국 독일에서 가장 저명한 공중보건학자이자 과학 연구자가 되었다.

55 David U. Himmelstien, Steffe Woodhandler, Ida Hellander and Sidney M. Wolfe, "Quality of care in investor-owned vs not-for-profit HMOs", *Journal of the American Medical Association*, 282(2), 1999, p. 159.

56 P. Vailancourt Rosenau and Stephen H. Linder, "Two decades of research comparing for-profit and nonprofit health provider performance in the United States", *Social science Quarterly*, 84(2), 2003, pp. 219-241. 또한 다음을 참조. Vaillancourt Rosenau and Linder, "Comparison of the performance of for-profit and nonprofit US psychiatric inpatient care providers", *Psychiatric Services*, 54(2), Feb 2003, pp. 183-187.

57 1994년 미국 공공 병원의 행정 비용은 전체 비용의 22.9퍼센트를 차지했으며 민간 비영리 병원의 경우 24.5퍼센트, 민간 영리 병원의 경우 34퍼센트를 차지했다. Steffie Woolhandler and David Himmelstein, "Costs of care and administration at for-profit and other hospitals in the United States", *New England Journal of Medicine*, 336(11), 1997, pp. 769-774.

58 Charles Webster, *The NHS: A Political History*, Second Edition, Oxford: Oxford University Press, 2002, p. 203. "[NHS에 이른바 내부 시장이 도입된] 이후, 행정 비용이 치솟았다. 1997년 [전체 운영비의] 12퍼센트에 머물렀지만, 관리자들은 17퍼센트 이내로 억제하는 것이 목표라고 이야기하곤 했었다." 이것은 병원 진료에 '성과 지불 제도'payment by result(예를 들면, 모든 개별적인 병원 치료에 대해서 수수료를 무는 것)를 비롯해, 시장이 완전히 자리 잡기 이전의 이야기이다. 2009년 NHS의 관리 비용은 미국의 비영리 병원과 비교해 크게 차이가 나지 않을 것이다.

59 뒤틀린 인센티브 체계의 예를 들면, 고위험 환자에 대한 진료 거부, 수익성이 높은 부문의 진료만 하는 것(크림 스키밍cream skimming), 그리고 행위별 수가제를 악용한 과잉 진료 등이 있다[크림 스키밍이란 보험 가입자 중 가장 건강한 이들만을 선별해서 계약을 맺는 것을 의미하기도 하며, 여기서는 가장 좋거나 수익성이 높은 치료만을 선정하는 것을 의미한다].

60 HM Treasury, *Public Services: Meeting the Productivity Challenge. A Discussion Document*, London: HMT, 2003. 영국 정부의 제약 정책 고문으로 새로 임명된 이가 엑스터시[강한 환각 작용을 지닌 합성 마약의 총칭]가 승마보다 안전하다고 주장한 논문을 의학 잡지에 발표한 적이 있다고 한 신문에 보도되자, 감독 기관인 내무부

장관은 "이것은 내가 원했던 종류의 과학 자문이 아니"라고 하며, "내가 그에게 기대했던 과학적 조언보다 너무 많이 나갔다"고 말했다. Press Association, "Jacqui Smith slaps down drugs adviser for comparing ecstasy to horse riding", *Guardian*, 2009년 2월 9일자.

61 이 이야기의 개요는 다음을 참조. Pollock, *NHS plc* and John Lister, *The NHS After 60: For Patients or Profits?*, London: Middlesex University Press, 2008. NHS 의료를 민영화하는 첫 단계에 대해서는 다음을 참조. Stewart Player and Colin Leys, *Confuse and Conceal: The NHS and Independent Sector Treatment Centers*, Monmouth: The Merlin Press, 2008.

62 Navarro, *Medicine Under Capitalism*, p. 216.

63 영국 최대 민간 영리 의료 회사인 BMI의 최고 경영자는 민간 보험 환자들에게 '진료의 질을 높이고 최고의 치료와 서비스'를 제공하는 것을 목표로 한다고 했다. 반면에 NHS 환자들에게는 저가 모델에 기반을 둔 규격화된 서비스가 제공된다. Nigel Hawkes, "The giant of private care will bid for NHS work", *The Times*, 2005년 1월 10일자.

64 Scott L. Greer and Holly Jarman, *The Department of Health and the Civil Service: From Whitehall to department of delivery to where?*, London: The Nuffield Trust, 2007, p. 20 tables 1 and 2.

65 Nicholas Timmins, "Private sector role in pioneering healthcare scheme to be slashed", *Financial Times*, 2007년 11월 15일자.

66 2008년 12월 건강 컨퍼런스에서, 아라 다르지 경Lord Ara Darzi의 발표. 다음을 참조. http://www.pppbulletin.com/Document.aspx%20?ppf=true&ID=1459959 에서 Public Private Finance.

67 영국 1차 의료의 산업화에 대해서는 다음을 참조. Steve Iliffe, *From General Practice to Primary Care: The Industrialisation of Family Medicine*, Oxford: Oxford University Press, 2008.

68 Antonio Gramsci, *Selections from the Prison Notebooks*, New York: International Publisher, 1971, pp. 201, 178.

1 예를 들어, 2005년 5월 11일, IMF는 터키 정부가 사회보험제도를 개혁하는 조건으로 1백억 달러를 빌려주기로 약속했다. *Frankfurter Allgemeine Zeitung*, 2006년 1월 23일자. J. G. Gottschlich, Angst vor der Privatisierung, *Dr. med Mabuse*, 154(March/April), 2005, pp. 42-44.

2 Robert Castel, *Die Metamorphosen der sozialen Frage*, Konstnaz: Universitätsverlag, 2000.

3 Josef Ackermann in *Frankfurt Allegemeine Zeitung*, 2008년 3월 19일자 참조.

4 버락 오바마가 서명한 첫 번째 법안 중에는 [의료보험이 제공되는] 아동의 수를 이전보다 4백만 명 늘리는 법안이 있었다. "Obama weitet staatliche Krankenversicherung aus", *Frankfurter Allegemeine Zeitung*, 2009년 2월 6일자.

5 David Himmelstein, Steffie Woodhandler, Ida Hellander, *Bleeding the Patient, The Consequences of Corporate Health Care*, Monroe: Common Courage Press, 2001.

6 Hans-Ulrich Deppe, *Zur sozialen Anatomie des Gesundheitssystems*, Frankfurt/Main: VAS-Verlag, 3rd edition, 2005, pp. 176-178.

7 Francis M. Bator, "The anatomy of marker failure", *Quarterly, Journal of Economics*, 72, 1958, pp. 351-379; 다음도 참조. World Bank, *Weltentwicklungsbericht 1993, Investitionen in die Gesundheit*, Washington 1993, p. 5ff.

8 OECD Health Data 1997.

9 Sachverstaendigenrat in der Konzertierten Aktion, *Special Report* 1996, Issue 246.

10 Gianfranco Domenighetti, "Revisiting the most informed consumers of surgical services", *International Journal of Technology Association. in Health Care*, 4, 1993, p. 505-513; Norbert Schmacke, *Aerzte oder Wunderheiler?*, Opladen: Westdeuscher Verlag, 1997, p. 150.

11 Hans-Ulrich Deppe, "Solidarität statt Komerzialisierung", in Moritz Gerhardt, Stephan Kolb et al., eds., *Medizin und Gewissen*, Frankfurt/Main: Mabuse, 2008, p. 137f.

12 Ellen Kuhlmann, "'... zwischen den Mahlsteinen'. Ergebnisse einer empirischen Studie zur Verteilung knapper medizinischer Ressourcen in ausgewählten klinischen Settings", in G. Feuerstein, E. Kuhlmann, eds., *Rationierung im Gesundheitswesen*, Wiesbaden: Ullstein Medical, 1998, p. 72.

13 Hagen Kühn, "Patient-Sein und Wirtschaftlichkeit", in *Jahrbuch für Knitische Medizin*, Hamburg: Argument, 42, 2005, pp. 8-25.

14 RolfSchmucker, "Gesundheit als 'Dienstleistung von allgemeinem Interesse'", in Gine Elsner, Thomas Gerlinger and Klaus Stegmüller, eds., *Markt versus Solidarität*, Hamburg: VSA, 2004, pp. 181-193.

15 Thomas Gerlinger, "European integreation; the open method of coordination and the future of European health policy", in Alexis Benos, Hans-Ulrich Deppe and John Lister, eds., *Health Policy in Europe, Comtemporary dilemmas and challenges*, London: Lightning Source, 2007, pp. 50-61.

16 Gerlinger, "European Integreation", p. 54.

17 Norbert Elias, *Über den Prozess der Zivilisation*, 2 Volumes, Frankfurt/Main: Suhrkamp, 1978.

18 Peter Schönhöfer, "Missbrauch, Betrug und Verschwendung" in Hans-Ulrich Deppe and Wolfram Burkhardt, eds., *Solidarische Gesundheitspolitik*, Hamburg: VSA, 2002, p. 119.

19 "Koreanischer Klonforscher der Fälschung überführt", *Frankfurter Allegemeine Zeitung*, 2005년 12월 24일자, p. 1; "Klonversuche komplett gefälscht", *Frankfurter Allegemeine Zeitung*, 2005년 12월 30일자, p. 1.

20 *Deutsches Ärzteblatt*, 26, 2005, p. 1,475.

3장 | 불평등과 건강

1 WHO Commission on Social Determinants of Health, *Closing the Gap in a Generation: Health Equity through Action on the Social Determinants of Health. Final Report of the Commission on Social Determinants of Health*, Geneva: World Health Organization, 2008.

2 James C. Riley, *Rising Life Expectancy: A Global History*, New York: Cambridge University Press, 2001; R. McNamara, "Mortality trends", in J. A. Ross, ed., *International Encylopedia of Population*, Volume 2. New York: Free Press, 1982, pp. 459-461.

3 Jeroen Smits and Christiaan Manden, "Length of life inequality around the globe", *Social Science and Medicine*, 68(6), 2009, pp. 1,114-1,123.

4 WHO, *The World Health Report 2006: Working Together for Health*, Geneva: WHO, 2006.

5 Michael Marmot, "Inequalities in health", *New England Journal of Medicine*, 345(2), 12 July 2001.

6 UK Department of Health, *Tackling Health Inequalities: A Programme for Action*, London: UK Department of Health Publications, 2003, p. 7; UK Office for National Statistics, *Trends in Life Expectancy by Social Class 1972-2005*, London: UK Office for National Statistics, 2007.

7 WHO, *World Health Report 2006*; World Bank, *World Development Report 2006*, Washington: World Bank, 2006.

8 World Bank, *World Development Report 2006*.

9 Keith Moser, Vladimir Shkalnikov and David A. Leon, "World mortality 1950-2000: divergence replaces convergence from the late 1980s", *Bulletin of the World Health Organization*, 83(3), 2005, pp. 202-209.

10 OECD, *OECD Health Data 2007*, Paris: OECD, 2007.

11 Denny Vagero, "Health inequalities across the globe demand new global policies", *Scandinavian Journal of Public Health*, 35, 2007, pp. 113-114.

12 World Bank, *World Development Report 2006*.

13 Commission on Macroeconomics and Health, *Macroeconomics and Health: Investing in Health for Economic Development*, Geneva: WHO, 2001.

14 A. Hicks, *Social Democracy and Welfare Capitalism*, Ithaca and London: Cornell University Press, 1999; J. S. O'Connor and G. M. Olsen, eds., *Power Resources Theory and the Welfare State: A Critical Approach*, Toronto: University of Toronto Press, 1998; D. Brady and K. Leicht, "Party to inequality: right party power and income inequality in affluent western democracies", Luxembourg Income Studies Working Paper No. 460, 2007, http://www.lisproject.org에서 볼 수 있다.

15 T. McKeown, *Dream, Mirage or Nemesis*, London: Nuffield Provincial Hospitals Trust, 1976; S. Szreter, "Rethinking McKeown: the relationship between public health and social change", *American Journal of Public Health*, 92, 5, 2002, pp. 722-725.

16 Angus Deaton, "The great escape: a review of Robert Fogel's The escape from hunger and premature death 1700-2100", *Journal of Economic Literature*, XLIV, March, 2006, pp. 106-114.

17 J. Tudor Hart, "The Inverse Care Law", *Lancet*, 97(7696), 1971, pp. 405-412.

18 J. C. Phelan, B. G. Lin, A. Dioez-Roux, I. Kawachi and B. Levin "'Fundamental Causes' of social inequalities in mortality: a test of the theory", *Journal of Health and Social Behavior*, 45(3), 2004, pp. 265-285.

19 D. Coburn, "Beyound the income inequality hypothesis: globalization, neoliberalism and health inequalities", *Social Science and Medicine*, 58(1), 2004, pp. 41-56; D. Coburn, "Income inequality, social cohesion and the health status of populations: The role of neoliberalism", *Social Science and Medicine*, 51(1), 2000, pp. 135-146.

20 스피어먼 순위 상관 계수 0.87. 2005년도 WHO의 자료를 바탕으로 필자가 계산. S. H. Preston, "The changing relation between mortalisty and level of economic development", *Population Studies,* 29(2), 1975, pp. 231-248; A. Deaton, "Global patterns of income and health: facts, interpretations and policies", WIDER Annual Lecture. UN University World Institute for Development Economic Research, Helsinki, 2007.

21 I. Kawachi, B. Kennedy, and R. G. Wilkinson, eds., *The Society and Population Health Reader: Income Inequality and Health*, New York: The New Press, 1999; R. G. Wilkinson, *Unhealthy Societies: The Afflictions of Inequality*, London: Routledge, 1996.

22 Michael Marmot, "Social determinants of health inequalities", *Lancet,* 372(9650), 2005, pp. 1,099-1,104.

23 G. T. H. Ellison, "Letting the Gini out of the bottle? Challenge facing the relative income hypothesis", *Social Science and Medicine*, 54(4), 2002, pp. 561-576; H. Grevelle, "How much of the relation between population mortality and unequal distribution of income is a statistical artifact?", *British Medical Journal(BMJ)*, 316, 23 May 1998, pp. 382-385.

24 Coburn "Income inequality" and "Beyond the income inequality hypothesis."

25 D. Cutler, D. A. Deaton, and A. Lleras-Muney, "The determinants of mortality", *National Bureau of Economic Research*, Working Paper no. 11963, 2006, http://www.nber.org에서 볼 수 있다; A. Deaton, "Health inequality and economic development", *Journal of Economic Literature*, 41(1), 2003, pp. 113-158.

26 A. B. Atkinson, "Top income in the UK over the 20th century", *Journal of the Royal Statistical Society*, 168, Part 2, 2005, pp. 325-343; Coburn "Beyond the income inequality hypothesis."

27 D. Dooley and J. Prause, *The Social Costs of Underemployment: Inadequate Employment as Disguised Unemployment*, Cambridge: Cambridge University Press, 2004, p. 3.

28 J. Bernstein, L. Mishel, and C. Brocht, "Anyway you cut it: Income inequality on the rise regardless of how it's measured", Economic Policy Institute. Briefing Paper No. 99, 2000, http://www.epinet.org에서 볼 수 있다.

29 P. Gottschalk and T. M. Smeeding, "Empirical evidence of income inequality in industrialized countries", in A. B. Atkinson and F. Bourguignon, eds., *The Handbook of Income Distribution*, Volume 1, Amsterdam: Elsevier, 2000; L. Kenworthy, "Do social-welfare policies reduce poverty? A cross-national assessment", *Social Forces*, 77(3), 1999, pp. 1,119-1,139.

30 다음 자료를 바탕으로 필자가 계산한 지니계수. OECD, *Growing Unequal? Income Distribution and Poverty in OECD Countries*, Paris: OECD, 2008.

31 G. K. Singh, and M. Siahpush, "Increasing inequalities in all-cause and cardiovascular mortality among US adults aged 25-64 years by area socioeconomic status, 1969-1998", *International Journal of Epidemiology*, 31(3), 2002, pp. 600-613.

32 UK Development of Health, *Tackling Health Inequalities.*

33 Coburn, "Beyond the income inequality hypothesis"; C. Bambra, "Health status and the worlds of welfare", *Social Policy and Society*, 5(1), 2005, pp. 53-62.

34 H. Chung and C. Muntaner, "Political and welfare state determinants of infant and child health indicators: an analysis of wealthy countries", *Social Science and Medicine*, 63(3), 2006, pp. 829-842; V. Navarro et al., "The importance of the political and the social in explaining mortality differentials among the countries of the OECD, 1950-1998", *International Journal of Health Services*, 33(3), 2003, pp. 419-494; V. Navarro, and L. Shi, "The political context of social inequalities and health", *Social Science and Medicine*, 52, 2001, pp. 481-491.

35 Nancy A. Ross and John Lynch, "Commentary: the contingencies of income inequality and health: reflections on the Canadian experience", *International Journal of Epidemiology*, 33, 2004, pp. 318-319; N. A. Ross et al., "Relations between income inequality and mortality in Canada and in the United States", *BMJ*, 320(1), 2000, pp. 898-902; A. Siddiqi and C. Herztman, "Towards an epidemiological understanding of the effects of long-term institutional changes on population health: a case study of Canada versus the USA", *Social Science and Medicine*, 64(3), 2007, pp. 589-603.

36 G. Wood and I. Gough, "A comparative welfare regime approach to global social policy", *World Development*, 34(10), 2006, pp. 696-712; S. Moore, "Peripherality, income inequality, and life expectancy: revisiting the income inequality hypothesis", *International Journal of Epidemiology*, 35(3), 2006, pp. 623-632; R. Labonte and R. Torgerson, "Interrogating globalization, health and development: towards a comprehensive framework for research, policy and political action", *Critical Public Health*, 15(2), 2005, pp. 157-179; R. Labonte, T. Schrecker, and A. Sen Gupta, *Health for Some: Death Disease and Disparity in a Globalizing World*, Toronto: Center for Social Justice, 2005.

37 United Nations, *International Cooperation at a Crossroads: Aid, Trade and Security in an Unequal World*, New York: U.N. Human Development Report, 2005, p. 28; M. Garcia, G. Virati, E. Dunkelberg, "The state of young children in sub-Saharan Africa", in M. Garcia, A. Pence and J. L. Evans, eds., *Africa's Future, Africa's Challenge*, Washington: World Bank, 2008.

38 J. P. Ruger and H-J. Kim, "Global health inequalities: an international comparison", *Journal of Epidemiology and Community Health*, 60, 2006, pp. 928-936.

39 K. A. Moser, D. A Leon and D. R. Gwatkin, "How does progress towards the child mortality millenium development goals effect inequalities between the poorest and least poor?", *BMJ*, 331(7526), 2000, pp. 1,180-1,182, Table 1.

40 UNDP, *UN Human Development Report 2005*, New York: UNDP, 2005, chapter 1, p. 30; R. Jeffrey, *Politics, Women and Well-being: How Kerala Became a Model*, Second Edition, New Delhi, Oxford University Press, 2001.

41 UNDP, *UN Development Report 2005*; World Bank, *World Bank Development Report 2006*.

42 Joseph Stiglitz, *Globalization and Its Discontents*, New York: W.W. Norton, 2006[『세계화와 그 불만』, 송철복 옮김, 세종연구원, 2002]; R. Labonte et al., *Health for Some*.

43 S. Hopkins, "Economic stability and health status: evidence from East Asia before and after the 1990s economic crisis", *Health Policy*, 75(3), 2006, pp. 347-357.

44 V. Navarro, "Why some countries have national health insurance, others have national health services, and the US has neither", *Social Science and Medicine*, 28(9), 1989, pp. 887-898.

45 D. Drache and T. Sullivan, eds., *Health Reform: Public Success, Private Failure*, London: Routledge, 1999; S. Woolhandler, T. Campbell, and Himmelstein, "Costs of health care administration in the United States and Canada", *The New England Journal of Medicine*, 349(8), 21 August 2003, pp. 768-775.

46 D. R. Gwatkin, Abbas Bhulya, and Cesar G. Victora, "Making health systems more equitable", *Lancet*, 364, 3 October 2004, pp. 1,273-1,280; Owen O'Donnell, "Access to health care in developing countries: breaking down demand side barriers", *Cadernos de Saude Publica*, 23(12), 2007.

47 D. R. Gwatkin et al., "Socio-economic differences in health, nutrition and population within developing countries: an overview", Washington: World Bank, 2007; D. R. Gwatkin, "Health inequalities and the health of the poor: what do we know? what can we do?", *Bulletin of the World Health Organization*, 78(1), 2001; A. Wagstaff, "Inequalities in health in developing countries: swimming against the tide", World Bank Policy Research Paper No. 2795, World Bank, Washington, 2002; D. R. Gwatkin, "Reducing health inequalities in developing countries", in R. Detels, J. McEwan, R. Beagelhole, H. Tanaka, eds., *Oxford Textbook of Public Health*, Fourth Edition, London: Royal Institute of Public Health, 2004.

48 D. R. Gwatkin, "The need for equity oriented health sector reform", *International Journal of Epidemiology*, 30, 2001, pp. 720-723.

49 O'Donnell, "Access to health care", p. 1,279.

50 WHO CSDH, *Closing the Gap in a Generation*; WHO, *World Health Report 2006*.

51 Jeffrey Sachs, *The End of Poverty: Economic Possibilities for Out Time*, New

York: Penguin, 2005[『빈곤의 종말』, 김현구 옮김, 21세기북스, 2006]; J. Sachs, *Common-wealth: Economics for a Crowed Planet*, New York: Penguin, 2008[『커먼 웰스』, 이무열 옮김, 21세기북스, 2009]; J. Stiglitz, *Globalization and Its Discontents*, New York: N. W. Norton and Company, 2002[『세계화와 그 불만』, 송철복 옮김, 세종연구원, 2002]; J. Stiglitz, *Making Globalization Work*, New York: N.W. Norton and Company, 2006[『인간의 얼굴을 한 세계화』, 홍민경 옮김, 21세기북스, 2008]; Peter H. Lindert, *Growing Public: Social Spending and Economic Growth Since the Eighteenth Century*, 2 Volumes, New York: Cambridge University Press, 2004.

4장 ı 거대한 부 : 보건의료 산업의 자본축적

1 Philippe Cullet, "Patents and medicine: the relationship between TRIPS and the human right to health", *International Affairs*, 79(1), 2003, pp. 139-160; Sanjay Basu, "AIDS, empire and public health behaviouralism", *International Journal of Health Services* 34, no. 1 (2004), pp. 155-167; Stine Jessen Kaakonsson and Lisa Ann Richey, "TRIPs and public health: the Doha Declaration and Africa", *Development Policy Review*, 25, no.1 (2007), pp. 71-90; Allyson Pollock, *NHS, plc: The Privatization of Our Health Care*, London: Verso, 2004; Allyson Pollock and David Price, "Rewriting the regulations: how the World Trade Organisation could accelerate privatisation in health care systems", *Lancet*, 356(2000), pp. 1,995-2,000; Sarah Sexton, "Trading health care away? GATS, public services and privatisation", *The Cornerhouse Briefing*, 23, 2001; Meri Koivusalo, "World Trade Organisation and trade-creep in health and social policies", Occasional Paper, Globalism and Social Policy Programme, Helsinki, 1999.

2 Greg Albo, "Contesting the 'new capitalism'", in David Coates, ed., *Varieties of Capitalism, Varieties of Approaches*, Basingstoke: Palgrave Macmillan, 2005, p. 68.

3 Richard Peet, *Unholy Trinity: The IMF, World Bank and WTO*, London: Zed Books, 2003, p. 8.

4 David Harvey, *The New Imperialism*, New York: Oxford University Press, 2003,

p. 148[『신제국주의』, 최병두 옮김, 한울, 2016].

5 Rodney Loeppky, "International restructuring, health and the advanced industrial state", *New Political Economy*, 9, no. 4 (2004), pp. 493-514.

6 Albo, "Contesting the 'new capitalism'", p. 79.

7 Stephen Heffler et al., "US health spending projection for 2004-14", *Health Affairs*, 23 February 2005, W5-75.

8 Sule Calikoglu, "Trends in the distribution of health care financing across developed countries: the role of political economy of states", *International Journal of Health Services*, 39, no. 1, 2009, pp. 59-83.

9 "Medical industry overview", *TheMedica* online, http://www.themedica.com에서 볼 수 있다.

10 Koyin Chang, "The organization of the R&D intensive firm: an application to the biothechnology industry", Ph.D. dissertation, University of Kentucky, 1998, p. 17.

11 PhRMA, "R&D spending by U.S biopharmaceutical companies reaches record levels in 2008 despite economic challenges", Press Release, 10 March 2009, http://www.pharma.org에서 볼 수 있다.

12 다음을 참조. Marcia Angell, *The Truth About Drug Companies: How They Deceive US and What To Do About It*, New York: Random House, 2004; Merrill Goozner, *The $800 Million Pill: The Truth Behind the Cost of New Drug*, Los Angeles: University of California Press, 2004.

13 이에 대한 가장 최근의 비판을 보려면 다음을 참조하라. Marc-Andre Gagnon, "The nature of capital in the knowledge-based economy: the case of the global pharmaceutical industry," Ph.D dissertation, York University, Toronto, May, 2009; Arnold S. Relman and Marcia Angell, "America's other drug problem: how the drug industry distorts medicine and politics", *The New Republic*, 16 December 2002, p. 30.

14 US Senate, "Paying off generics to prevent competition with brand name drugs", Testimony of Billy Tauzin, Committee on the Judiciary, 17 January 2007.

15 US Senate, "Patent reform: the future of American innovation", Testimony of Katherine Biberstein (on the behalf of BIO), Committee on the Judiciary, 6 June 2007.

16 National Institutes of Health, Summary of the FY 20210 President's Budget, 7

May, 2009, http://officeofbudget.od.nih.gov에서 볼 수 있다.

17 US House, "NIH: moving research from the bench to bedside", Committee on Energy and Health, Subcommittee on Health, 10 June 2003.

18 Rodney Loeppky, *Encoding Capital: the Political Economy of the Human Genome Project*, New York: Routledge, 2005.

19 Bundesministerium für Bildung und Forschung(BMBF), *Bundesbericht Forschung 1996*, Bonn, 1996, p. 42.

20 Dirk Dohse, "Technology policy and the regions-the case of the BioRegio contest", *Research Policy*, 29, 2000, p. 1,113.

21 미국 의료기기산업협회는 전 세계에 걸쳐 1천3백 개 이상의 의료 기술 기업체와 의료기기 제조업체, 진단 도구 혹은 의료 정보 제조업체들의 입장을 대변하고 있다.

22 Ernst and Young, *Pulse of the Industry: US Medical Technology Report 2008*, p. 7, http://www.ey.com에서 볼 수 있다.

23 US House, Testimony submitted for the record by the Advanced Medical Technology Association, Hearing on Trade and Globalization, Ways and Means Committee, 30 January, 2007, p. 3.

24 US House, Testimony submitted for the record by the Advanced Medical Technology Association, p. 6.

25 Jacob Hacker, *The Divided Welfare State: The Battle over Public and Private Social Benefits in the United States*, Cambridge: Cambridge University Press, 2002, p. 290.

26 Organization of Economic and Co-operation and Development, Health Data 2007, Frequently Requested Data, http://www.oecd.org에서 볼 수 있다.

27 Ida Hellander, "The deepening crisis in US health care: a review of data, Spring 1998", *International Journal of Health Services*, 38, no. 4 (2008), p. 607.

28 Uwe E. Reinhardt, "The predictable managed care kvetch on the rocky road from adolescence to adulthood", *Journal of Health Politics, Policy and Law*, Vol. 24, No. 5, 1999, p. 904.

29 US House, "Reauthorization of the Prescription Drug USer Fee Act", Statement of Sherrod Brown, Committee on Energy and Commerce, Subcommittee on Health, 6 March 2003.

30 John P. Geyman, "Privatization of Medicare: toward disentitlement and betrayal of a social contract", *International Journal of Health Services*, 34, no.4 (2004),

pp. 573-594 참조.

31 Reed Abelson, "Insurers, poised for round 2", *New York Times*, 1 March 2009, section BU, p. 1.

32 Hacker, *The Divided Welfare State*, pp. 45-46.

33 Global Services Coalition, Open letter, 19 March 2009, http://www.uscsi.org에서 볼 수 있다.

34 Coalition of Service Industries(CSI), "Response to Federal Register Notice of March 28, 2000 [FR Doc.00-7516]", p. 65, http://www.uscsi.org에서 볼 수 있다.

35 CSI, "Response", p. 66.

36 Howard Waitzkin and Celia Iriat, "How the US exports managed care to third-world countries", *Monthly Review*, 52, no. 2(2000).

37 Rodney Loeppky, "International restructuring, health and the advanced industrial stat."

38 '스페셜 301조'란 미국 기업들이 보유하고 있는 지식재산권을 다른 국가에서 제대로 지키지 못하거나 미국 기업들의 공정한 시장 진출을 가로막는 해외 국가들을 미국 정부가 연 1회 밝혀내는 작업을 말한다. 다음을 참조. Lisa Peets, Mark Young and Marney Cheek, "Special 301", http://www.cov.com에서 볼 수 있다.

39 John Braithwaite and Peter Drahos, *Information Feudalism: Who Owns the Knowledge Economy?*, New York: New Press, 2003.

40 PhRMA, "Germany", Submission for the National Trade Estimate Report on Foreign Trade Barriers (NTE): 2002, 17 December 2001, p. 102; 프랑스와 관련해서도 비슷한 우려가 있다. 다음을 참조. PhRMA, "France", Submission for the National Trade Estimate Report on Foreign Trade Barriers (NTE): 2003, 17 December 2001, p. 99.

41 PhRMA, "Special 301 Submission", Appendix C, http://www.phrma.org에서 볼 수 있다.

42 PhRMA, "Special 301 Submission", p. 16.

43 United States Trade Representative(USTR), *Special 301 Report*, p. 10, http://www.ustr.gov에서 볼 수 있다.

44 Chris Holden, "Privatization and trade in health services: a review of the evidence," *International Journal of Health Services*, 35, no.4 (2005), pp. 675-689.

45 같은 글, p. 685.

46 Johnathan P. Weiner, Joanna Case Famadas, Hugh R. Waters, and Dkorde Gikic, "Managed care and private health insurance in a global context", *Journal of Health Politics, Policy and Law* 33, no. 6 (2008), pp. 107-131.

47 Allyson Pollock, *NHS, plc.*

48 Stewart Player and Colin Leys, *Confuse and Conceal: The NKS and Independent Sector Treatment Centres*, Monmouth: Merlin, 2008.

49 같은 책, pp. 109-110.

50 Hans Maarse, "The privatization of health acre in Europe: an eight-country analysis", *Journal of Health Politics, Policy and Law*, 31, no. 5 (2006), p. 988.

51 Hans Maarse and Yvette Bartholomée, "A public-private analysis of the new Dutch health insurance system", *European Journal of Health Economics*, 8 (2007), p. 81.

52 World Trade Organization, General Agreement on Trade in Services, article VI. 4 and VI.4 (b).

53 그 한 사례로 다음을 참조. Joel Lexchin, "Drug safety and Health Canada: going, going ... gone?", Canadian Centre for Policy Alternatives, April 2009.

54 US House, "Recent developments which may impact consumer access to, and demand for pharmaceuticals", Comments of Sherrod Brown, Committee on Energy and Commerce, Subcommittee on Health, 13 June 2001.

55 US House, "Reauthorization of the Prescription Drug User Fee Act", Statement by Chairman Michael Bilirakis, Committee on Energy and Commerce, Subcommittee on Health, 4 March 2002.

56 US House, "Reauthorization of the Prescription Drug User Fee Act", Statement by Lester Crawford, Committee on Energy and Commerce, Subcommittee on Health, 6 March 2002.

57 다음을 참조. David Willman, "How a new policy led to seven deadly drugs", *Los Angeles Times*, 20 December 2000. 다음도 참조. Gardiner Harris, "At FDA, strong drug ties and Less monitoring", *New York Times*, 6 December 2004; "Study condemns FDA's handling of safety", *New York Times*, 23 September 2006.

58 (약물평가연구센터 소장인) 재닛 우드콕Janet Woodcock의 증언을 참조. 다음 역시 참조. US House, "Recent developments which may impact consumer access to, and demand for pharmaceuticals", Committee on Energy and Commerce,

Subcommittee on Helath, 13 June 2001; 다음도 참조. John Swasy Aikin and Amie Braman, *Patient and Physician Attitudes and Behaviours Associated With DTC Promotion of Prescription Drugs*, Report for US Department of Health and Human Services, FDA and Center for Drug Evaluation and Research, November 2004.

59 Ceci Connolly, "FDA steps up enforcement on drug imports", *The Washington Post*, 30 September 2003, p. A2.

60 이는 관련 산업체들에서도 열렬히 바라고 있듯이, 의료기기사용자요금법안Medical Device User Fee Act, MDUFA하에서 의료 기구 산업에도 적용된다. 다음을 참조. Ernst and Young, *Pulse of the Industry*, p. 23.

61 US House, "Reauthorization of the Prescription Drug User Fee Act", Statement of Sherrod Brown.

62 US House, "Recent developments which may impact consumer access to, and demand for pharmaceuticals", Statement of Richard Kingham, Committee on Energy and Commerce, Subcommittee on Health, 13 June 2001.

63 Jordan Mejias, "Research always runs the risk of getting out of control", Interview with Erwin Chargaff, *Frankfurter Allgemeine Zeitung*, 4 June 2000.

64 David Amsden, "Life: the disorder", *Salon.com*, 25 November 2005, http://www.salon.com에서 볼 수 있다.

5장 | 세계를 대상으로 한 거대 제약회사들의 의료 마케팅

1 John Abramson, *Overdo$ed America: The Broken Promise of American Medicine*, New York: Harper Collins, 2004; Shannon Brownlee, *Overtreated: Why Too Much Medicine is Making us Sicker and Poorer*, New York: Bloomsbury USA, 2007; Greg Critser, *Generation Rx: How Prescription Drugs and Altering American Lives, Minds, and Bodies*, New York: Houghton Mifflin, 2005.

2 Paul Famer, *Pathologies of Power: Health, Human Rights, and the New War on the Poor*, Berkeley: University of California Press, 2003[『권력의 병리학』, 김주연·리병도 옮김, 후마니타스, 2009].

3 Kalman Applbaum, *The Marketing Era: From Professional Practice to Global*

Provisioning, New York: Routledge, 2004; David Harvey, *Mania: A Short History of Bipolar Disorder*, Baltimore: Johns Hopkins University Press, 2008.

4 이 같은 수치들을 지역과 상업적 관점에서 분석해 보면 많은 것들을 새로 볼 수 있다. 예를 들어, (판매량을 봤을 때 갈수록 중요성이 늘어나고 있는) 일반 의약품generic이 시장의 7퍼센트를 차지한다는 것, 미국 시장이 세계 약물 소비의 반을 차지한다는 점 등이 있다. 이런 통계는 굉장히 많다.

5 OECD, *Pharmaceutical Pricing Policies in a Global Market*, Paris: OECD, 2008.

6 Steven Woloshin and Lisa M. Schwartz, "Giving legs to restless legs: a case study of how the media helps make people sick", *PLos Medicine*, 3(4), 2006, p. e170. 또한 다음을 참조. Ray Moynihan and Alan Cassels, *Selling Sickness: How the World's Biggest Pharmaceutical Companies are Turning Us All Into Patients*, New York: Nation Books, 2005[『질병 판매학』, 홍혜걸 옮김, 알마, 2006].

7 Francoise Simon and Philip Kotler, *Building Global Biobrands: Taking Biotechnology to Market*, New York: Free Press, 2003, p. 147.

8 Mikkel Borch-Jacobsen, "L'industrie pharmaceutique manupule Wikipédia," *Rue89*, 7 April 2009, http://www.rue89.com에서 볼 수 있다. Jeffrey Light, "Abbott Laboratories deletes safety concerns from Web", *Patients not Patents*, http://www.PatientsNotPatents.org에서 볼 수 있다.

9 Jeremy Greene, *Prescribing by Numbers: Drugs and the Definition of Disease*, Baltimore: Johns Hopkins University Press, 2007, p. vii.

10 같은 책, p. 219.

11 생활 의약품에 대해서는 다음을 참조. Kalman Applbaum, "Pharmaceutical Marketing and the Invention of the Medical Comsumer", *PLos Med*, 3(4), 2006, p. e189.

12 http://www.mcareol.com/mcolfree/mcolfre1/visiongain/blockbuster.htm.

13 이 같은 추정치는 IMS Health가 발간한 보고서의 자료에 기초했다. http://www.imshealth.com에서 볼 수 있다.

14 Annemarie Mol, *The Logic of Care: Health and the Problem of Patient Choice*, New York: Routledge, 2007.

15 M. Ezzati, S. Vander Hoorn, C. M. M. Lawes, R. Leah, W. P. T. James, "Rethinking the 'diseases of affluence' paradigm: global patterns of nutritional risks in relation to economic development." *PLos Medicine*, 2(5), 2008, p. e133.

16 Nguyen Vinh-Kim and Karine Peschard, "Anthropology, inequality and disease:

a review", *Annual Review of Anthropology*, 32, 2003, pp. 447-474.

17 João Biehl, "Pharmaceuticalization: AIDS treatment and global health politics", *Anthropological Quarterly*, 80(4), 2007, p. 1,085.

18 같은 글, p. 1,102.

19 같은 글, p. 1,093.

20 Kalman Applbaum, "Educating for global mental health: American pharmaceutical companies and the adoption of SSRIs in Japan," in A. Petryna, A. Lakoff and A. Kleiman, eds., *Pharmaceuticals and Globalization: Ethics, Markets, Practices*, Durham: Duke University Press, 2006, pp. 85-111.

21 Carl Elliott and Roberto Abadie, "Exploiting a research underclass in phase 1 clinical trials", *New England Journal of Medicine*, 358(22), 29 May 2008.

22 Joe Stephens, "Panel faults Pfizer in '96 clinical trial in Nigeria", *Washington Post*, 7 May 2006.

23 Adriana Petryna, "Ethicla variability: drug development and globalizing clinical trials", *American Ethnologist*, 32(2), 2005, pp. 191-192.

24 Kalman Applbaum, "Broadening the marketing concept: service to humanity or privatization of the public good?", in D. Zwick and J. Cayla, eds., *Inside Marketing*, Oxford: Oxford University Press, in press.

25 Merrill Goozner, "GAO: drug innovation lags despite high drug prices", *Gooznews*, 19 Dec 2006, http://www.gooznews.com에서 볼 수 있다.

26 United States Government Accountability Office, "New drug development: science, business, regualatory, and intellectual property issue cited as hampering drug development efforts", Washington: Government Accountability Office, November 2006, http://www.gao.gov에서 볼 수 있다.

27 M. A. Gagnon and J. Lexchin, "The cost of pushing pills: a new estimate of pharmaceutical promotion and expenditures in the United States", *PLos Medicine*, 5(1), 2008, p. e1.

28 Kalman Applbaum, "Is marketing the enemy of pharmaceutical innovation?", Hastings Center Report, forthcoming.

29 Joia S. Mukherjee, "Scaling up access to HAART in Haiti", 20 September 2003, http://www.impactaids.org.uk에서 볼 수 있다.

30 Sharon Reier, "Blockbuster drugs: take the hype in small doses", *International Herald Tribune*, 1 March 2003; Ginal Kolata, "Experts set lower low for levels of

cholesterol", *New York Times*, 13 July 2004.

31 미국 마케팅 협회American Marketing Association, AMA에서 발간한 사전에 수록된 '마케팅'에 대한 정의에 근거한다. http://www.marketingpower.com에서 볼 수 있다.

32 Kalman Applbaum, "Getting to yes: corporate power and the creation of a psychoparmaceutical blockbuster", *Culture, Medicine and Psychiatry*, 33(2), 2009.

33 Gary Hamel, Yves L. Doz, and C. K. Prahalad, "Collaborate with your competitors- and win", *Harvard Business Review on Strategic Alliances*, Boston: Harvard Business School Press, 2002.

34 Applbaum, "Educating", p. 92.

35 http://www.phrma.org.

36 Tara Parker-Pope, "Cholesterol screening is urged for young", *New York Times*, 7 July 2008.

37 '에버그리닝 전략'을 통해, 스타틴계 약물에 대한 특허를 지속적으로 연장하는 데 실패할 것을 우려한 일부 초국적 제약회사들은, 두 가지 다른 대안을 모색하고 있다. 하나는 스타틴을 일반 의약품(의사의 처방 없이 약국에서 살 수 있는 의약품)으로 전환하려고 로비하는 것인데, 이게 성공한다면 리피토나 조코Zocor처럼 인지도가 높은 제품의 마케팅 업자들은 [일반 소비자를 대상으로 한] 브랜드 전략을 내세워서 일반 의약품과의 경쟁을 회피할 수 있을 것이다. 두 번째로 고려되고 있는 초기 단계의 계획은 불소의 사례처럼 수돗물에 스타틴을 첨가하도록 로비하는 것이다.

38 Merrill Goozner, *The $800 Million Pill*, Berkeley: University of California Press, 2004 참조.

39 "The new pharma landscape", *Next Generation Pharmaceutical*, 6 December 2006, http://www.ngpharma.com에서 볼 수 있다.

40 2002년에 열린 [제약업계의 전문 매체인] 『제약협회보』*Pharmaceutical Executive*에서 주최한 제약회사 고위직 원탁회의 참가자는 다음과 같이 말했다. "마케팅이 갈수록 임상 실험 과정을 통합하는 후방 통합backward integration 사례가 증가하고 있는데, 이는 소비자들이 그런 것에 점차 익숙해지고 있기 때문이다. 반면에 연구자들이 자신의 신기술을 마케팅 하는 과정에 참여하는, 즉 전방 통합forward integration을 하는 경향도 나타나고 있다." Wayne Koverstein, Cavan Redmond and Larry Star, "When worlds collide: the unleashed power of marketing/R&D collaboration", *Pharmaceutical Executive*, 1 September 2002, http://pharmexec.findpharma.com에서 볼 수 있다.

41 Stefan Ecks, "Global pharmaceutical markets and corporate citizenship: the casae of Novartis' anti-cancer drug Glivec", *BioSocieties*, 3, 2008, pp. 165-181.

42 C. K. Prahalad and Venkat Ramaswamy, "Co-creation experiences: the next practice in value creation", *Journal of Interactive Marketing*, 18(Summer), 2004, p. 8.

43 Robert J. Foster, "The work of the new economy: consumers, brands, and value creation", *Cultural Anthropology*, 22, 2007, pp. 707-731 참조.

44 Kalman Applbaum, "'Consumers are patients!': Shared decision-making and treatment non-compliance as business opportunity", *Transcultural Psychiatry*, 46(1), 2009, p. 124.

45 Barbara Rylko-Bauer and Paul Farmer, "Managed care or managed inequality? A call for critiques of market-based medicine", *Medical Anthropological Quarterly*, 16(4), 2002, pp. 476-502.

6장 ǀ 미국의 의료 개혁과 스톡홀름 증후군

1 Len M. Nichols and John M. Bert, "A modest proposal for a competing public health plan", Washington, D.C., New America Foundation, March 2009. 다음 자료에서 상원 의원 찰스 슈머Charles E. Schumer(민주당, 뉴욕)의 발언을 참조. Robert Pear, "2 Democrats spearheading health bill are split", *The New York Times*, 30 May 2009.

2 예를 들어, Jacob S. Hacker, "The caser for public plan choice in national health reform: key to cost control and quality coverage", Washington, D.C., Institute for America's Future, 2008, p. 1 참조.

3 단 하나 예외적인 사례는 Michael Sparer, "Medicaid and the US path to national health insurance", *New England Journal of Medicine*, 360(4), 22 January 2009, pp. 323-325 참조.

4 Jennifer Klein, *For All These Rights: Business, Labour, and the Shaping of America's Public-Private Welfare State*, Princeton: Princeton University Press, 2003; Sanford M. Jacoby, ed., *Masters to Managers: Historical and Comparative Perspectives on American Employers*, New York: Columbia University Press, 1991.

5 많은 유럽 국가들에서도 민간 보험 회사가 일정한 역할을 하고 있기는 하지만, 보험에 대한 판촉 홍보와 처방 의약품의 소비자 대상 직접 광고에 대한 규제가 유럽연합 차원에서 실시되고 있다. Lawrence D. Brown and Volker E. Amelung, "'Manacled competition': martket reforms in German health care", *Health Affairs*, 18(3), May/June 1999, p. 82; Uwe E. Reinhardt, "'Mangled competition' and 'managed whatever'", *Health Affairs*, 18(3), May/June 199, p. 93. 점차 초국적 보험 회사, 유명 영리 병원 체인, 제약회사와 다른 수많은 의료 산업체들이 세계적으로 증가함에 따라, 이런 규제들이 시장 경쟁의 논리에 밀려 폐지될 위험에 처해 있다. 이 책의 7장을 참조.

6 현재 논의되고 있는 주요 의료 개혁안들을 간략하게 비교해 보려면 다음을 참조. "Focus on health reform: side-by-side comparison of major health reform proprosals", The Henry J. Kaiser Family Foundation, http://kff.org에서 볼 수 있다.

7 Ceci Connolly, "Ex-foes of healthcare reform emerge as supporters", *The Washington Post*, 6 March 2009, p. A-2.

8 미국인들이 다른 나라 국민들과 달리 유난히 덜 건강하다거나 혹은 훨씬 더 많은 의료 서비스를 받기 때문에 미국 의료비가 높다는 주장은 잘못이다. 오히려 미국인들은 의사를 만나는 횟수도 더 적고, 연간 입원 일수도 훨씬 적으며 전문약도 덜 복용한다. Gerald F. Anderson, Uwe F. Reihardt, Peter S. Hussey, and Varduhi Petrosyan, "It's the prices, stupid: why the United States is so different from other countries", *Health Affairs*, 22(3), May/June 2003.

9 Theodore Marmor, Jonathan Oberlander, and Joseph White, "The Obama Administration's options for health care cost control", *Annuals of Internal Medicine*, 150(7), 7 April 2009, p. 485.

10 Jill Quddagno, *One Nation Uninusred: Why the US has No National Health Insurance*, New York: Oxford University Press, 2005, p. 169.

11 Diane Archer, "Making health caer work for American families: saving money saving lives", Statement, US House Committee on Energy and Commerce, Subcommittee on Health, 2 April 2009.

12 Reed Abelson, "Health insurers balk at some changes", *The New York Times*, 3 June 2009.

13 Jonathan Oberlander, "Miracle or mirage? Health care reform and the 2008 election", Leonard Davis Institute, University of Pennsylvania, 10 October 2008.

14 Jerome Groopman and Pamela Hartzband, "Obama's $80 billion exaggeration", *The Wall Street Journal*, 11 March 2009.

15 Quadagno, *One Nation Uninsured*, p. 75; Klein, *For All These Rights*.

16 Klein, *For All These Rights*, pp. 3-6.

17 Erica Werner, "Lobbyist ready for feverish effort", *Washington Time*, 26 May 2009.

18 보험 업계에 대한 여론을 좀 더 참고하려면 다음을 참조. Kaiser Family Foundations, and Harvard School of Public Health, "The public on prescription drugs and pharmaceutical companies", *USA Today*, March 2008, p. 8. http://kff.org에서 볼 수 있다. 보험회사의 이윤에 대해서는 다음을 참조. Health Care for America Now, "Premeums soaring in consolidated insurance market", May 2009, p. 7, http://healthcareforamericanow.org에서 볼 수 있다.

19 Lawrence P. Casalino, Sean Nicholson, David N. Gans et al., "What does it cost physician practices to interact with health insurance plans", *Health Affairs*, 4 May 2009, http://content.healthaffairs.org에서 볼 수 있다.

20 로널드 애커만Ronald T. Ackermann과의 개인적인 이메일, 12 June 2009.

21 Emily Berry, "Most metro areas dominated by 1 or 2 health insurers", 9 March 2009, http://www.ama-assn.org에서 볼 수 있다.

22 American Medical Association, Private Sector Advocacy Unit, *Competition in Health Insurance: A Comprehensive Study of US Markets, 2007 Update*, Chicage: American Medical Association, 2007.

23 Alain C. Enthoven and Wynand P. M. M. van de Ven, "Going Dutch-managed-competiton health insurance in the Netherlands", *New England Journal of Medicine*, 357(24), 13 December 2007, p. 2,423.

24 Sean Lengell and Jon Ward, "Senators set out to meet health care goal: Obama aims for end of year", *The Washington Times*, 6 March 2009, p. A-1; Ezra Klein, "The number-cruncher-in-chief", *The American Prospect*, Januray/February, 2009, p. 17.

25 "A Brookings Institution-New America Foundation Forum: Employment-based health insurance: a prominent past, but dose it have future?", Brookings Institution, Washington, D. C., 16 June 2006, http://www.brookings.edu, p. 15에서 볼 수 있다.

26 노동 단체와 의료 정책에 대해 더 살펴보려면 다음을 참조. Marie Gottschalk, *The*

Shadow Welfare State: Labour, Business, and the Politics of Health Care in the United States, Ithaca: Cornell University Press, 2000.

27 Uwe E. Reihardt, "Health care spending and American competitiveness", *Health Affairs*, 9(4), Winter 1989, p. 6.

28 이윤과 보건의료비 사이의 관계에 대해 더 살펴보려면 다음을 참조. Marie Gottschalk, "Back to the future? Health benefits, organized labour, and universal health care", *Journal of Health Politics, Policy, and Law*, 32(6), December 2007, pp. 923-970.

29 실질임금 대비 의료보험료 비율이 미국보다 독일이 무려 50퍼센트가량 더 높음에도 이런 사실은 잘 알려져 있지 않다. Mark Pauly, *Health Benefits at Work: An Economic and Political Analysis of Employment-Based Health Insurance*, Ann Arbor: University of Michigan, 1997, p. 119.

30 Joe Nocera, "Resolving to reimagine health costs", *The New York Times*, 18 November 2006, p. C-1.

31 Mollyann Brodie, "Impact of issue advertisements and the legacy of Harry and Louise", *Journal of Health Politics, Policy, and Law*, 26(6), December 2001, pp. 1,353-1,360.

32 Robert J. Blendon, Minah Kim, and John M. Benson, "The public versus the World Health Organization on health system performance", *Health Affairs*, 20(3), May/June 2001, Exhibit 1, p. 16.

33 다음을 참조. Paul Krugman, "Big table fantasies", *The New York Times*, 17 December 2007.

34 Jay Newton-Small and Aliza Marcus, "Obama, following rivals, unveils health plan", Bloomberg.com, 29 May 2007.

35 예를 들어, Richard Wolf, "Sebelius, DeParle ready to tackle health care overhaul", *USA Today*, 1 June 2009 참조.

36 Alicia Mundy and Laura Meckler, "Drug makers score early wins as plan takes shape", *Wall Street Journal*, 17 July 2009.

37 Simon Johnson, "The quiet coup", *Atlantic* Online, May 2009, http://www.theatlantic.com에서 볼 수 있다.

38 Ben Stein, "In class warfare, guess which class is winning", *The New York Times*, 26 November 2006.

* 이 글은 유럽연합 집행위원회에서 주관한 두 개의 유럽 연구 프로젝트 ─ "민영화와 유럽식 사회주의 모델PRESOM"과 "공공서비스의 민영화와 그것이 생산성, 고용, 그리고 서비스 질에 미치는 영향" ─ 의 일환으로 작성되었다. 이 프로젝트에 함께한 동료들에게, 특히 크리스틴 안드레에게 감사드린다. 이 글에 포함된 견해는 저자의 개인적 의견일 뿐 특정 조직의 공식 입장을 대변하지는 않는다.

1 OECD 보건의료 보고서에 따르면, 미국은 2006년 GDP 대비 15퍼센트를 의료비에 지출했고, 옛날 서유럽 15개국은 평균 9퍼센트만 지출했을 뿐이다. 국민 1인당 달러로 환산하면 미국은 대략 두 배를 지출한 것으로 나타났다.

2 벨기에와 네덜란드의 병원들은 대부분이 민간 비영리 기관으로 교회와 연계되어 운영되고 있다.

3 Robert Mills and Shailesh Bureau, "Health Insurance Coverage in the United States 2002", US Census Bureau, September 2003, http://www.census.gov에서 볼 수 있다. Michael B. Katz, *The Price of Citizenship. Redefining the American Welfare State*, New York: Metropolitan Books, 2001, p. 266ff.

4 Richard Saltman and Hans Dubois, "The Historical and Social Base of Health Insurance System", in R. Saltman, R. Busse and J. Figueras, eds., *Social Health Insurance Systems in Western Europe*, London: Open University Press, 2004.

5 사회보험을 시행하는 일부 국가들에서는 보험료 상한선을 적용하고 있다. 일정 소득 이상이 되면 아무리 수입이 많아도 보험료 납부액은 더 증가하지 않는다.

6 Hans Maarse, "The Privatisation of Health Care in Europe: An Eight-Country Analysis", *Journal of Health Politics, Policy, and Law*, 31(5), 2006, p. 982 (강조는 원문).

7 John Lister, *The NHS after 60. For Patients or For Profit?*, London: Middlesex University Press, 2008, p. 27.

8 Mike Dent, *Remodelling Hospitals and Health Professions in Europe*, Houndmills Basingstoke: Palgrave Macmillan, 2003, p. 51.

9 Christoph Hermann, "Neoliberalism in the European Union", *Studies in Political Economy*, 79, 2007.

10 Gabriele Gröschl-Bar and Niko Stumpfögger, "Krankenhäuser", in T. Branndt et al., eds., *Europa in Ausverkauf. Liberalisierung und Privatisienung öffentlicher Dienstleistungen und ihre Folgen für die Taripolitik*, Hamburg: VSA Verlag,

2008, p. 168.

11 두 가지 모두에서 GDP 대비 임금 비율의 하락을 가져왔다. 다음을 참조. Simone Leibner, "Pragmatic Change in Social Insurance Countries? Assessing Recent Health Care Reform in Germany, the Netherlands and Austria", Paper presented at the ESPAnet Conference, Vienna, 20-22 September 2007. 또한 다음을 참조. Alois Guger, Markus Materbauer and Ewald Walterskirchen, "Alternative Ansätze zur Finanzierung des öffentlichen Gesundheitswesen", *Kurswechsel Heft 2*, 2007.

12 Jane Lethbridge, "Strategies of Multinational Health Care Companies", in M. Mackintosh and M. Koivusalo, eds., *Commercialisation of Health Care: Global and Local Dynamics and Policy Responses*, Houndmills Basingstoke: Palgrave Macmillan, 2005; David Hall, "Multinational Corporations and the Pattern of Privatisation in Healthcare", in Kasturi Sen, ed., *Restructuring Health Services*, London: Zed Books, 2003.

13 Sarah Sexton, "Trading Healthcare Away: the WTO's General Agreement on Trade and Services(GATS)", in Sen, Restructuring Health Services. Kai Mosebach, "Gesundheit als Ware? Maneged Care, GATS und die 'Amerikanisierung' des deutuschen Gesundheitssystems", *Prokla*, 132, 2003.

14 David McDonald and Greg Ruiters, "Rethinking Privatisation: Towards a Critical Theoretical Perspective", in *Public Service Yearbook 2005/2006*, Amsterdam: Transnational Institute, 2006.

15 하지만 독일에서는 지역 주민들의 맹렬한 반대와 지역 투표에서 대부분의 시민들이 반대표를 던졌음에도 민간 자본에 공공 병원을 넘긴 사례가 있었다. Nils Böhlke, "The Impact of Hospital Privatisation on Industrial Relations and Employees: The Case of the Hamburg Hospitals", *Work Organisation Labour and Globalisation*, 2(2), Autumn 2008 참조.

16 Jaime Baquero Bargas and Carmen Pérez, "La Mercantilización de la anidad", *Revista Economía Crítica*, 6, 2007.

17 Stewart Player and Colin Leys, "Commodifying Health Care: The UK's NAtional Health Service and the Independent Treatment Sector Programme", *Work Organisation Labour and Globalisation*, 2(2), Autumn 2008, pp. 11-12; Colin Leys, *Market-Driven Politics: Neoliberal Democracy and the Public Interest*, London: Verso, 2001, p. 84.

18 오스트리아와 포르투갈이 예외인데, 1980년에서 2005년까지 실질적으로 공공의료비 지출이 늘어났다. 이는 1990년대 영국에서 노동당 정부가 NHS의 재정을 대대적으로 확대하던 시기, 특히 2000년 이후에 큰 폭으로 증가했다.

19 OECD Health Data 2007에서 나온 자료다. 다음을 참조 Chritstine André and Christoph Hermann, "Privatisation and Marketisation of Health Care Systems in Europe", in Frangakis et al., eds., *Privatisation Against the European Social Model*, Houndsmills Basingstoke: Palgrave Macmillian, forthcoming.

20 같은 글.

21 Jürgen Wasem et al., "The Role of Private Health Insurance in Social Health Insurance Countries", in R. Saltman et al., eds. *Social Health Insurance Systems.*

22 같은 글.

23 본인 부담금에는 직접 부담금direct payments(보험 급여가 되지 않는 물품이나 서비스에 대해 지불하는 비용)과 일부 본인 부담금co-payments; user charges(보험 가입자인 환자가 치료비나 약값의 일부를 부담하는 것), 그리고 진료 과정에서 우대를 받는 대가로 지불하는 비공식적 지불금이 있다. 다음을 참조. Nadia Jemiai, Sarah Thomson and Elias Mossialos, "An Overview of Cost Sharing for Helath Services in the European Union", *Euro Observer*, 6(3), Autumn 2004.

24 André and Hermann, "Privatisation and Marketisation".

25 같은 글.

26 Wieslawa Kozek, "Liberalisation, Privatisation and Regulation in the Polish Healthcare Sector/Hospitals", November 2006, http://www.pique.at에서 볼 수 있다.

27 Hans Maarse and Ruud Ter Meulen, "Consumer Choice in Dutch Health Insurance after Reform", *Health Care Analysis*, No 14, 2006.

28 Hans Maarse, "Health reform: one year after implementation", *Health Policy Monitor*, May 2007, http://www.hpm.org/survey/nl/a9/1에서 볼 수 있다.

29 Allyson Pollock, *NHS plc: The Privatisation of Our Health Care*, London: Verso, 2005.

30 Monika Andersson, "Sweden", *Sozialpolitik in Diskussion*, No 5 (Privatisierung von Gesundheit-Blick über die Grenzen), 2007, p. 69.

31 Sebastian Klinke and Rolf Müller, *Auswirkungen der DRGs auf die Arbeitsbedingungen, das berufliche Selbstverständnis und die Versorgungsqualität aus Sicht hessischer Krankenhousärzte*, ZES-Arbeitspapier

No 4/2008, University of Bremen, p. 91.

32 Dent, *Remodelling Hospitals*, p. 52.

33 Koen Verhoest and Justine Sys (2006): "Liberalisation, Privatisation and Regulation in the Belgian Healthcare Sector/Hospitals", Report produced for the PIQUE project, http://www.pique.at/reports/pubs/PIQUE_CountryReport_Health_Belgium_Nov ember2006.pdf.

34 Schulten, "Germany", p. 36.

35 Andersson, "Sweden", p. 63.

36 Martin Rümmele, "Die Privatisierung von Gesundheitseinrichtungen und ihre Folgen", *Kurswechsel*, 2, 2007, p. 40.

37 Maarse, "The Privatisation of Health Care", p. 996; Nils Böhlke et al., eds., *Privatisatisierung von Krankenhäusern. Gegenstrategien aus gewerkschaftlicher und zivilgesellschaftlicher Perspektice*, Hamburg: VSA Verlag, forthcoming.

38 Schulten, "Germany", pp. 37-38.

39 Gröschl-Bahr and Stumpfögger, "Krankenhäuser".

40 Schulten, "Germany", pp. 39-40.

41 같은 글, p. 9.

42 Ulrie Papouschek und Nils Böhlke, *Strukturwandel und Arbeitsbeziehungen im Gesundheitswesen in Tschechien, Deutschland, Polen und Österreich*, FORBA-Working Life Research Center, Vienna, 2008, pp. 15-16.

43 Pollock, *NHS PLC*, pp. 110ff.

44 같은 책, pp. 45-46.

45 Stewart Player and Colin Leys, *Confuse and Conceal: The NHS and Independent Sector Treatment Centres*, Monmouth: Merlin Press, 2008, pp. 5ff.

46 Player and Leys, "Commodifying Health Care", pp. 14-15.

47 Ines Hofbauer, "Österreich", *Sozialpolitik in Diskussion*, 5, pp. 31-32; Rümmele, "Die Privatisierung von Gesunheitseinrichtungen".

48 스페인에 대해서는 Marciano Sánchez Bayle, "La privatización y los nuevos modelos de gestión en sanidad", *Revista Economía Crítica*, 6, 2008 참조.

49 웨일스나 스코틀랜드의 경우, 의료 정책의 책임과 권한이 중앙에서 지방정부로 이전되었기 때문에 그곳 병원들이 잉글랜드만큼 활발하게 민간투자사업 방식을 도입하지 않았다(Lister, *The NHS after 60*, pp. 209ff. 참조). 특히 스코틀랜드 주

정부는 기존의 민간투자사업도 재평가하려 하고 있다. 반면 잉글랜드에서는 관료들이 이에 관한 핵심 정보 공개를 거부하고 있다(Allyson Pollock, "Finance Capital and Privatisation", public lecture, Vienna, 23 April 2009). 따라서 여기에서 영국의 사례로 다루는 민영화는 거의 대부분이 영국 전체가 아닌 잉글랜드만의 일이라고 보면 될 것이다.

50 Allyson Pollock, David Price and Stewart Player, "An Examination of the UK Treasury's Evidence Base for Cost and Time Overrun Data in UK Value-for-Money Policy and Appraisal", *Public Money and Management*, 27(2), April 2007.

51 Jean Shaoul, Anne Stafford and Pam Stapleton, "The Cost of Using Private Finance to Build, Finance and Operate Hospitals", *Public Money and Management*, 28(2), April 2008, p. 103.

52 Mark Hellowell and Allyso Pollock, *Private Finance Public Deficts. A Report on the Cost of PFI and its Impact on Health Services in England*, Edinburgh: Centre of International Public Health, 2007.

53 Pollock, *NHS PLC*, p. 59.

54 Gröschl-Bar and Stumfögger, "Krankenhäuser", p. 168; Schulten, "Germany", p. 40.

55 독일에서 민간 병원의 인수가 자주 일어나자, 공공 병원이 특정 민간 자본에 넘어가는 것에 꾸준히 반대해 온 연방카르텔청Federal Cartel Office은 제재할 필요성을 느꼈다. 일례로 함부르크에서 아스클레피오스사가 연달아 일곱 개 병원을 인수하자, 인수한 병원 중 하나를 경쟁 관계에 있는 다른 민간 병원에 팔도록 명령을 내렸다(Schulten, "Germany", p. 45).

56 Dorte Sindbjerg Martinsen, "Towards an Internal Health Market with the European Court", *Western European Politics*, 28(5), 2005; Wolfram Lamping, "Europäische Integration und Gesundheitspolitik. Vom Paradiesvogel zum Prestigeobjekt", *Kurswechsel*, 2, 2007.

57 European Commission, "Proposal for a Directive on the Application of Patients' Rights in Cross-Border Healthcare", July 2008, http://ec.europa.eu에서 볼 수 있다. 그리고 다음을 참조. Klaus Dräger, "Bolkestein durch die Hintertür. EU-Richtlinie zu grenzüberschreitenden Gesundheits-diensten", *Sozialismus*, 12, 2008.

58 지침에 정당성을 부여할 두 번째 근거로 공중보건을 내세운 시도도 있었는데, 이는

2009년 4월 23일에 유럽 의회에서 부결되었다.

59 Dräger, "Bolkestein durch die Hintertür".

60 Hans-Jürgen Urgan, "Wettbewerbskorporatismus und soziale Politik. Zur Transformation wohlfahrtsstaatlicher Politkfelder am Beispiel der Gesundheitspolitik", Marburg, Forschungsgruppe Europäische Integration (FEI), Study Number 21, 2005, pp. 65-70.

61 Thomas Gerlinger and Hans-Jürgen Urgan, "From Heterogeneity to Harmonisation? Recent Trends in European Health Policy", *Cadernos Sáude Pública*, 23 Sup 2, 2007.

62 European Commission, "European Economy No 4/2005, The Broad Economic Policy Guidelines (For the 2005-08 Period)", p. 40.

63 Sarah Thomson and Elias Mossialos, "Voluntary Health Insurance in the European Union", *European Observatory on Health Systems and Policies*, 2004, p. 100, http://www.euro.who.int에서 볼 수 있다.

64 Gröschl-Bar and Stumfögger, "Krankenhäuser", pp. 169-173.

65 같은 글, p. 170; Statistisches Bundesamt, "Grunddaten der Krankenhäuser 2007"(Fachserie 12, Reihe 6.1.1), Table 2.3.3 (Personalbelastungszahlen nach Krankenhaustypen), Wiesbaden, 2008.

66 Böhlke, "The Impact of Hospital Privatisation", p. 128.

8장 | 작업장의 모순 : 캐나다 의료 노동의 통제권을 둘러싼 투쟁

1 Stefan Timmermans and Marc Berg, *The Gold Standard: The Challenge of Evidence-Based Medicine and Standardization in Health Care*, Philadelphia: Temple University Press, 2003.

2 예를 들어, Cynthia Coburn, *Gender and Technology in the Making*, London: Sage, 1993; Carla Freeman, *High Technology and High Heels in the Global Economy*, Durham: Duke University Press, 2000 참조.

3 David Naylor, *Private Practice, Public Payment*, Montreal: McGill-Queen's University Press, 1986.

4 Malcolm Taylor, *Health Insurance and Canadian Public Policy*, Montral: McGill-Queen's University Press, 1987.

5 Janet Kerr, "The emergence of nursing unions as a social force in Canada", in Kerr and Janetta MacPhail, eds., *Canadian Nursing: Issues and Perspectives*, Toronto: McGraw-Hill Ryerson, 1988, pp. 211-212. 또한 다음을 참조. Pat Armstrong and Linda Silas, "Taking power: making change and nurses' unions in Canada", in Marjorie McIntyre and Carol McDonald, eds., *Realities of Canadian Nursing: Professional, Practices, and Power Issues*, Philadelphia: Wolters Kluwer Health, 2009, pp. 316-336.

6 Taylor, *Health Insurance*, p. 423 참조. 또한 James O'Connor, *The Fiscal Crisis of the State*, New York: St. Martin's Press, 1973 역시 참조.

7 Conference Board of Canada, *Unleashing Innovation in Health Systems: Alberta's Symposium on Health*, Ottawa: Conference Board of Canada, 2005, p. 15.

8 Canadian Institute for Health Information(CIHI), *Canada's Health Care Providers, 2007*, Ottawa: CIHI, 2007, Fig. 3.2.

9 Pat Armstrong, Hugh Armstrong and Krista Scott-Dixon, *Critical to Care: The Invisible Women in Health Services*, Toronto: University of Toronto Press, 2008, p. 17.

10 Pat Armstrong, Hugh Armstrong and Kate Laxer, "Doubtful data: why paradigms matter in counting the health-care labour force", in Vivian Shalla and Wallace Clement, eds., *Work in Tumultuous Times*, Montreal: McGill-Queen's University Press, 2007, pp. 326-348.

11 Carol Goar, "The high price of unpaid caregiving", *Toronto Star*, 13 May 2009.

12 온타리오를 예로 들자면, 32명에서 34명의 구성원 가운데 최소 13명에서 최대 15명은 의사가 아니어야 한다. College of Physicians and Surgeons of Ontario, "About Council"은 http://www.cpso.on.ca에서 볼 수 있다.

13 다음 1991년 보고서에서 감축을 권장했다. M. L. Barer and G. L Stoddart in *Toward Integreated Medical Resource Policies for Canada*. 이 보고서는 연방·주·지방의 보건부 장관 대의원들을 위해 만들어졌다. 그 외에 의료 제공의 재조직과 관련해 그들이 권고한 사항은 대부분 받아들여지지 않았다.

14 2007년의 경우 캐나다의 6만4천 명의 현직 의사들 가운데 22퍼센트가 해외에서 수련을 받았다. 1970년대 중반 이후 서서히 그 수가 감소하고 있는 추세다.

15 Milton Terris, "Lessons from Canada's health program", *Technology Review*, February-March 1990, p. 31.

16 투자자 소유의 외래 의원들이나 외래 수술 센터 또는 건강검진 센터들은 일부 지역에서

후주

조금씩 모습이 등장하기 시작했으나 아직은 소수일 뿐이다.

17 캐나다의 가정의들 중 3분의 1 정도만이 그런 혜택을 누리고 있을 뿐이다. 나머지 3분의 2는 환자들이 병원에 입원해 있는 동안 접근할 권한이 제한되어 있다. College of Family Physicians of Canada, "Family physicians caring for hospital inpatients: a discussion paper", 2003, http://www.cfpc.ca에서 볼 수 있다.

18 예를 들어, 1980년부터 1998년까지 평균적인 감소 추세는 1.7퍼센트였고, 그 이후에도 꾸준하게 캐나다와 다른 OECD 국가들에서도 감소 추세를 보여 왔다(27개국 중 5개국은 2000년에서 2004년 또는 2005년까지의 자료를 보유하고 있었는데 이들을 제외한 것이다). OECD, "How does Canada compare", *Health Data 2008*, Paris: OECD, 2008, p. 2; *Health at a Glance, 2001*, Paris: OECD, 2001, p. 26; *Health at a Glance, 2007*, Paris: OECD, 2007, Table A.4.5a.

19 Galt Wilson, "Are inpatients' needs better served by hospitalists than by their family doctors?", *Canadian Family Physician*, 54(8), 2008, pp. 1,101-1,103.

20 Milos Jenicek, "Evidence-based medicine: Fifteen years later. Golem the good, the bad, and the ugly in need of a review?", *Medical Science Monitor*, 12(11), 2006, RA241-251.

21 Alicia Priest, Michael Rachlis and Marcy Cohen, *Why Wait? Public Solutions to Cure Surgical Waitlists*, Vancouver: Canadian Centre for Policy Alternatives, 2007, p. 15.

22 같은 책, p. 17.

23 Sioban Nelson and Suzanne Gorden, eds., *The Complexities of Care: Nursing Reconsidered*, Ithaca: Cornell University Press, 2006.

24 Pat Armstrong et al., *Take Care: Warning Signals for Canada's Health System*, Toronto: Garamond, 1994.

25 이렇게 병원의 주요 업무가 재정의됨에 따라, 캐나다 보건의료의 미래에 관한 2002년도의 주요 보고서에서는 가정 간호에 대한 국가의 책임을 확대하라는 결론을 내렸다. 비록 가정 간호의 업무 중에서 급성기 후 관리, 완화 치료, 그리고 분열적 급성 증상을 간헐적으로 보이는 정신질환자의 관리 등 이렇게 세 가지 '주요 업무'에 한정된 것이었지만 말이다. Roy Ramanow, *Building on Values: The Future of Health Care in Canada. Final Report*, Ottawa: Canadian Government Publishing, 2002, pp. 176-177.

26 Registered Nurses Association of Ontario and Registerd Practical Nurses Association of Ontario, *Ensuring the Care Will Be There*, Toronto: Authors,

2000. p. 63.

27 Jacqueline A. Choiniere, "A caser study of nurses and patient information technology", in Pat Armstrong, Jacqueline Choiniere and Elaine Day, *Vital Signs: Nursing in Transition*, Toronto: Garamond, 1993, p. 63.

28 Ontario Premier's Council on Health Strategy, *Achieving the Vision: Health Human Resources*, Toronto: Premier's Council, 1991, p. 5.

29 Philip Hassen, *Rx for Hospital: New hope for Medicare in the Nineties*, Toronto: Stoddart, 1993, p. 63.

30 Pat Armstrong et al., *Medical Alert: New Work Organization in Health Care*, Toronto: Garamond, 1997.

31 Leah Vosko, *Temporary Work: The Gendered Rise of a Precarious Employment Relationship*, Toronto: University of Toronto Press, 2000.

32 Dara Zarnett et al., "The effects of competition on community-based nursing wages", *Healthcare Policy*, 4(3), 2009, pp. e129-144, Table 1.

33 같은 글.

34 다음을 참조. Catherine-Rose Stocks-Rankin, "Who cares about ownership? A policy report on for-profit, not-for-profit- and public ownership in Ontario long-term care", Masters Dissertation, Centre for International Public Health Policy, Edinburgh University, 2008, p. 30; Statistics Canada, *Residential Care Facilities, 2005/2006*, Ottawa: Minister responsible for Statistics Canada, 2007, Table 1-7, p. 30.

35 CIHI, *Canada's Health Care Providers*, p. 109.

36 CIHI, *Regulated Nurses: Trends, 2003 to 2007*, Ottawa: CIHI, 2008, p. 44.

37 Pat Armstrong and Kate Laxer, "Precarious work, privatization, and the healthcare industry: the case of ancillary workers", in Leah Vosko, ed., *Precarious Employment: Understanding Labour Market Insecurity in Canada*, Montreal: McGill-Queen's University Press, 2006, pp. 115-138.

38 Pat Armstrong, Hugh Armstrong and Krista Scott-Dixon, *Critical to Care: The Invisible Women in Health Services*, Toronto: University of Toronto Press, 2008.

39 Marjorie Griffin Cohen, "Do comparisons between hospital support workers and hospitality workers make sense?", Report prepared for the Hospital Employees Union(CUPE), Burnaby, 2001.

40 Canadian Union of Public Employees, "Fact Sheet — Shared food services", 11

July 2003, http://cupe.ca에서 볼 수 있다.

41 Marjorie Griffin Cohen and Marcy Cohen, *A Return to Wage Discrimination: Pay Equity Losses Through Privatization in Health Care*, Vancouver: Canadian Centre for Policy Alternatives, 2004.

42 Health Services and Support-Facilities Subsector Bargaining Assn. v. British Columbia, 2007 SCC 27, [2007] 2 S.C.R. 391, 8 July 2007.

43 Canadian Union of Public Employees, "Privatization deal slashes hospital cleaning", 25 February 2008, http://cupe.ca에서 볼 수 있다.

44 Canadian Union of Public Employees, "Health care associated infections: a backgrounder", 2 March 2009, http://cupe.ca에서 볼 수 있다.

45 49 Hospital Employees' Union, "WCB issues orders to VIHA's cleaning contractor", 7 January 2009 news release. 검토 보고서는 http://www.hey.org에서 2009년 1월 16일에 접속했다.

46 예를 들어, CUPE Local 145 v. William Osler Health Centre [in Brampton, Ontario], March 2006 참조.

47 Darcy Henton, "Klein backs down on cuts to health care", *Toronto Star*, 23 November 1995.

48 Canadian Union of Public Employees, "Fact Sheet".

49 Carol Kushner, Patricia Baranek and Marion Dewar, *Home Care: Change We Need*, Toronto: Ontario Health Coalition, 2008, p. 6, http://www.web.net에서 볼 수 있다.

50 Armstrong, Armstrong and Scott-Dixon, *Critical to Care* 참조. 또한 Mario R. Dal Poz, Yohannes Kinfu, Sigrid Dräger and Teena Kunjumen, "Counting health workers: definitions, data, methods and global results", Geneva: World Health Organization, 2006, p. 8 참조.

51 S. Stobert and K. Cranswick, "Looking after seniors: who does what for whom?", *Canadian Social Trends*, Autumn, 2004, pp. 2-6.

9장 | 아프리카 모성 사망의 현주소 : 젠더 렌즈로 분석한 보건의료 체계의 실패

* 영국사회과학연구위원회UK Economic and Social Research Council의 기금을 통해 재정을
  지원해 준 개방대학교 INNOGEN 연구 센터에 감사드린다. 그리고 국제 자료나
  탄자니아 문헌들에 대한 리뷰를 도와준 연구 조교 아비셰크 차크라바티Abhishek
  Chakravarty와 술레이만 응부이타Suleiman Mbuyita에게도 감사를 전한다.

1 Lynn P. Freedman, Ronald J. Waldman, Helen De Pinho, Meg F. Wirth, *Who's Got
  the Power: Transfoming Health Systems for Women and Children*, UN Millenium
  Project Task Force on Child Health and Maternal Health, London: Earthscan,
  London, 2005.

2 WHO, UNICEF, UNFPA, World Bank, *Maternal Mortality in 2005: Estimates
  Developed by WHO, UNICEF, UNFPA and the World Bank*, Geneva: World
  Health Organization, 2007.

3 Gita Sen, Asha George and Piroska Östlin, "Engendering health equity: a review
  of research and policy", in Gita Sen, Asha George and Piroska Östlin, eds.,
  Engendering International Health, Cambridge: MIT Press, 2002.

4 Commission on the Social Determinants of Health, *Closing the Gap in a
  Generation*, Geneva: World Health Organisation, 2008; WHO, *The World Health
  Report 2003: Shaping the Future*, Geneva: World Health Organization, 2003.

5 A. Iyer, G. Sen, and P. Östlin, "The intersections of gender and class in health
  status and health care", *Global Public Health*, 3(S1), 2008; Maureen Mackintosh
  and Paula Tibandebage, "Gender and health sector reform: analytical
  perspectives on African experience", in S. Razavi and S. Hassin, eds., *Gender
  and Social Policy in a Global Context: Uncovering the Gendered Structure of
  'The Social'*, Basingstoke: Palgrave, 2006.

6 Maureen Mackintosh and Meri Koivusalo, eds., *Commercialisation of Health
  Care: Global and Local Dynamics and Policy Implications*, Basingstoke:
  Palgrave, 2006.

7 Paula Tibandebage and Maureen Mackintosh, "The market shaping of charges,
  trust and abuse: health care transactions in Senegal", *Social Science and
  Medicine*, 61(7), 2005.

8 Diane Elson, "Gender awareness in modelling structural adjustment", *World
  Development*, 23(11), 1996.

9 Tibandgebage and Mackintosh, "Market shaping".

10 The Tanzania Bureau of Statistics reports, *Tanzania Demographic and Health Survey 1996*, Calverton: Bureau of Statistics, 1997; *Tanzanian Demographic and Health Survey 2004-05*, Dar es Salaam: National Bureau of Statistics, 2005 참조. 두 자료 모두 http://www.measuredhs.com에서 볼 수 있다.

11 WHO, UNICEF, and UNFPA, *Maternal Mortality in 2000: Estimates Developed by WHO, UNICEF and UNFPA*, Geneva: World Health Organization, 2003.

12 원자매 조사 방식에 따르면, 임의적으로 선별된 여성들의 성인 자매들에 대한 인터뷰를 시행한다. 그리고 자신의 언니나 여동생이 살아 있는지, 죽었는지, 혹시 임신 기간이나 출산 후 6주 이내에 사망한 이들은 없는지에 대한 질문에 답을 하는 방식이다.

13 F. Le Bacq and A. Rietsema, "High maternal mortality levels and additional risk from poor accessibility in two disrics of Northern Province, Zambia", *International Journal of Epidemiology*, 26(2), 1997.

14 Tanzania Bureau of Statistics, *Tanzania Demographic and Health Survey 2005*.

15 G. Mbaruku, Fred Vork, Dismas Vyagusa, Rex Mwakipiti and Jos van Roosmalen, "Estimates of maternal mortality in western Tanzania by the sisterhood method", *African Journal of Reproductive Health*, 7(3), 2003, http://www.bioline.org.br에서 볼 수 있다.

16 J. Macleod and R. Rhode, "Retrospectice follow-up of materal deaths and their accociated risk factors in a rural district in Tanzania", Bagamoyo district office, unpublished paper, 1998.

17 W. J. Graham, A. E. Fitxmaurice, J. S. Bells and J. A. Cairns, "The familial technique for linking maternal death with poverty", *Lancet*, 363(9402), 3 January 2004.

18 Freedman et al., *Who's Got the Power?*.

19 이는 미국에서는 '산전'prenatal 검사로 통한다.

20 S. F. Murray and S. C. Pearson, "Maternity referral system in developing countries: Current knowledge and future research needs", *Social Science and Medicine*, 62(9), 2006.

21 K. S. Khan, D. Wojdyla, L. Say, A. Gülmezoglu and P. Van Look, "WHO analysis of causes of maternal death: A systematic review", *Lancet*, 367(9516), 2006; F. Font et al., "Maternal mortality in a rural district of South Eastern Tanzania: An application of the sisterhood method", *International Journal of Epidemiology*,

29(1), 2000.

22 Tanzania National Bureau of Statistics, *Tanzania Service Provision Assessment Survey 2006, Preliminary Report(TSPA)*, Calverton: Bureau of Statistics, 2007, http://www.nbs.go.tz에서 볼 수 있다.

23 2007년 CMI(Chr. Michelsen Institute), NIMR(National Institute for Medical Research), REPOA(Research on Poverty Alleviation)에서 탄자니아의 아홉 개 농촌 지역에서 의료진의 상주 여부, 성과나 그들의 열의 등을 평가하는 설문 조사를 시행한 적이 있다. 파울라 티반데바게Paula Tibandebage와 린데붐W. Lindeboom이 미발표 조사 자료들에 대한 초기 분석을 시행한 결과, 67퍼센트가 기초적인 임상 병리 검사를 할 수 있는 시설조차 구비하고 있지 않았다. Tibandebage and Lindeboom, "Performance enhancing factors at the health facility level: Preliminary findings", Paper presented at a research workshop on "Health worker motivation, availability and performance in Tanzania", 24-25 September 2008, Dar es Salaam, Tanzania.

24 Freedman et al., *Who's Got the Power?*.

25 E. Urassa, S. Massawe, G. Landmark and L. Nystrom, "Operational factors affecting maternal mortality in Tanzania", *Health Policy and Planning*, 12(1), 1997.

26 M. M. Koblinsky and O. Cambell, "Factors affecting the reduction of maternal mortality", in Koblinsky, eds, *Reducing Maternal Mortality: Learning from Bolivia, China, Egypt, Honduras, Indonesia, Jamaica and Zimbabwe*, Washington: World Bank, 2003.

27 CMI/NIMR/REPOA survey 2007의 미발표 자료 및 Tibandebage and Lindeboom, "Performance enhancing factors at the health facility level"의 1차 자료 분석을 바탕으로 한 추정치.

28 B. E. Olsen, S. G. Hinderaker, M. Kazauru, R. P. B. Terje, P. Gasheka and G. Kvale, "Estimates of maternal mortality by the sisterhood method in rural Northern Tanzania: a household sample and an antenatal clinic sample", unpublished paper, 2007.

29 M. Kowalewski, P. G. M. Mujinja and A. Jahn, "Can mothers afford maternal health care costs? Users' costs of maternity services in rural Tanzania", *African Journal of Reproductive Health*, 6(1), 2002, http://www.bioline.org.br에서 볼 수 있다.

30 P. Nanda, "Gender dimensions of user fees: implications for women's utilisation of health care", *Reproductive Health Matters*, 10(20), 2002.

31 Paula Tibandebage, Haji H. Semboja, Phares G.M. Mujinja and Henock Ngonyani, "Private sector development: the case of private health facilities", ESRF Discussion Paper, No. 26, Dar es Salaam, April, 2001: Maureen Mackintosh and Paula Tibandebage, "Competitive and institutional constraints on innovation, investment and quality of care in a liberalized low income health system", *European Journal of Development Research*, 19(1), 2007.

32 아비셰크 차크라바티의 리뷰 논문에 따르면, 모성 보건의 접근성에 비용 지불이 미치는 영향에 대한 체계적인 경험적 평가를 한 논문을 거의 찾을 수 없었다고 한다. 그러나 일반적으로는 본인 부담금이 의료 서비스 사용을 저하시킨다는 점에서는 의견이 모아졌다. Nanda, "Gender dimensions"도 참조.

33 A. K. Hussein and P. G. M. Mujinja, "Impact of user charges on government health facilities in Tanzania", *East African Medical Journal*, 74(12), 1997.

34 R. Tolhurst, Y. P. Amekudzi, F. Nyonator, S. Bertel Squire and S. Theobald, "'He will ask why the child gets sick so often': The gendered dynamics of intra-household bargaining over healthcare for children with fever in the Volta Region of Ghana", *Social Science and Medicine*, 66(5), 2008.

35 World Bank, *World Development Report 1993. Investing in Health*, Washington: World Bank, 1993.

36 같은 자료.

37 WHO의 지원으로 시행한 탄자니아의 의약품 가격 및 이용도에 관한 조사 자료는 다음에 요약되어 있다. Maureen Mackintosh and Phares G. M. Mujinja, "Markets and policy challenges in access to essential medicines for endemic diseases", *Journal of African Economies*, Special AERC issue, forthcoming.

38 Tanzania National Bureau of Statistics, *TSPA 2006*.

39 필자의 현지 조사.

40 Maureen Mackintosh and Paul Tibandebage, "Inclusion by design: rethinking health care market regulation in the Tanzanian context", *Journal of Development Studies*, 39(1), 2002.

41 Owen O'Donnell et al., "The incidence of public spending on health care: comparative evidence from Asia", *World Bank Economic Review*, 21(1), 207, p. 109.

42 Freedman et al., *Who's Got the Power*. Lynn Freedman, "Achiecing the MDGs:

health systems as core social institutions", *Development*, 48(1), 2005.

43 Ndola Prata, Amita Sreenivas, Farnaz Vahidnia and Malcolm Potts, "Saving maternal lives in resource-poor settings: facing reality", *Health Policy*, 89(2), 2009.

44 Hilary Standing, "Gender and equity in health sector reform programmes: a review", *Health Policy and Planning*, 12(1), 1997.

45 WHO et al., *Maternal Mortality in 2005*.

46 Lynn Freedman, "Using human rights in maternal mortality programs: from analysis to strategy", *International Journal of Gynecology and Obstetrics*, 75(1), 2001.

10장 | 비만과 굶주림 사이 : 자본주의의 식품 산업

1 B. Popkin, "The world is fat", *Scientific American*, September, 2007, pp. 94-95; "By 2020, 7 million Indians may die of lifestyle diseases", *Times of India*, 24 September 2007.

2 M. Pollan, *The Omnivores Dilemma*, New York: Penguin, 2006, p. 102에서 재인용.

3 얼 버츠 보조금의 또 다른 목적은 기본적인 곡물을 국제시장에서 생산 단가 이하로 덤핑하는 것을 가능하게 하고, 늘어나고 있는 미국의 무역수지 적자폭을 줄이며, 개발도상국들이 미국의 식량에 더욱 의존하게끔 하는 것이다.

4 "Uncle Sam's teat", *The Economist*, 9 September 2006, p. 35.

5 R. Manning, "The oil we eat", *Harpers*, February, 2004에서 재인용.

6 현재의 먹거리 체계가, 인류의 건강 및 환경뿐만 아니라, 사회정의와 민주주의를 해치는 방식으로, 전 지구적 자본주의에 어떻게 통합되어 있는지에 대한 좀 더 폭넓은 분석으로는, 필자가 최근에 출간한 *Let Them Eat Junk: How Capitalism Creates Hunger and Obesity*, London: Pluto Press, 2009 and Winnipeg: Arbeiter Ring Press, 2009 참조.

7 Raj Patel, *Stuffed and Starved: Markets, Power, and the Hidden Battle for the World Food System*, Toronto: Harper Collins, 2007, p. 258. 또한 B. Popkin, *The World is Fat*, New York: Avery, 2009[『세계는 뚱뚱하다』, 신형승 옮김, 시공사, 2009], p. 59도 참조.

8 M. Nestle, *What to Eat?*, New York: North Point Press, 2006, pp. 321, 327.

9 Global Dump Soft Drinks Campaign, http://www.dumpsoda.org, 2007. 또한
다음을 참조. Center for Science in the Public Interest, "Consumer groups in 20
countries urge Coke and Pepsi to limit soft drink marketing to children", 3
January 2008, http://www.cspinet.org/new/index.html.

10 J. Schor, *Born to Buy*, New York: Scribner, 2004, p. 35. 또한 다음을 참조. E.
Schlosser, *Fast Food Nation*, New York: Harper Collins, 2002, p. 53; G. Gardner
and B. Halweil, "Overfed and underfed, the global epidemic of malnutrition",
Worldwatch Institute, paper no. 150, March, 2000.

11 T. Philpott, "How the feds make bad-for-you-food cheaper than healthful
fare", 22 February 2006, http://www.grist.org에서 볼 수 있다.

12 J. Orford, *Excessive Appetites: A Psychological View of Addiction*, Toronto:
Wiley, 2001.

13 C. Colantuoni, "Evidence that intermittent, excessive sugar intake causes
endogenous opioid dependence", *Obesity Research*, No. 10, pp. 478-488 참조.
또한 "A survey of food", *The Economist*, 13 December, 2003, p. 16 역시 참조.

14 액상 과당은 가공식품에 첨가되는 모든 종류의 고칼로리 감미료 가운데 50퍼센트를
차지한다. 다른 당분에 비해, 액상 과당이 당뇨병을 유발하는 경향이 더 큰지는 매우
논쟁적이다. 일부 근거에 따르면, 액상 과당을 높은 수준으로 섭취하게 되면 심장마비,
신장 및 간 질환, 고혈압, 전신 염증을 일으키는 원인이 될 수 있으며, 세포에 손상을
주는 활성산소가 증가할 수 있다. 두 가지는 분명하다. 첫째, 인간의 식단에서 과당 섭취
수준이 그렇게 빨리, 그리고 그렇게 많은 수준까지 증가하지는 않는다. 둘째, 액상
과당은 다른 종류의 당만큼 포만감 반응을 유도하지 않는다. P. Roberts, *The End of
Food*, New York: Houghton Mifflin, 2008, pp. 97-98. T. Talago, "Too poor to
avert diabetes", *Toronto Star*, 27 December 2007, p. A27.

15 Popkin, *The World is Fat*, pp. 33-34.

16 A. Brandt, *The Cigarette Century*, New York: Basic Books, 2007, pp. 451, 459,
486-487.

17 I. Loefler, "No sweet surrender", *British Medical Journal(BMI)*, 330(7495),
2005.

18 Brandt, *The Cigarette Century*, p. 448.

19 Roberts, *The End of Food*, p. 37.

20 Schlosser, *Fast Food Nation*, p. 117.

21 세 배로 걸쭉한 약 58밀리리터의 밀크셰이크는 1,110칼로리를 함유하고 있다. J. Wells, "Chewing the fat about what's really in fast food", *Toronto Star*, 29 January 2005, p. L1. 또한 *Toronto Star*, 1 September 2008도 참조.

22 "A Survey of food", *Economist*, p. 9.

23 Nestle, *What to Eat?*, p. 367.

24 G. Critser, *Fat Land: How Americans Became the Fattest People in the World*, New York: Houghton Mifflin, 2003, p. 32.

25 같은 책, p. 75.

26 Nestle, *What to Eat?*, p. 63.

27 같은 책.

28 G. Dyer, "Sugar lobby copies big tobacco", *Toronto Star*, 29 April 2003.

29 F. Lawrence, "Sugar rush", *Guardian*, 15 February 2007.

30 같은 글.

31 F. Lawrence, *Eat Your Heart Out: Why the Food Business is bad for the Planet and Your Health*, London: Penguin, 2008, p. 283.

32 *The New Internationalist*, No. 363, December, 2003, p. 23.

33 설탕 재배 농장에서 일하는 노동자들의 건강도 고려할 필요가 있다. 도미니카공화국에 소재한 미국인 소유의 설탕 재배 농장에는 대략 65만 명의 노동자들이 있으며, 이들은 2004년에 뜨거운 태양 아래 하루 12시간 동안 사탕수수를 수확하고 평균 2달러를 받고 있다. 브라이언 매케나Brian McKenna의 다큐멘터리, 〈빅 슈가〉Big Sugar 참조.

34 S. Linn, *Consuming Kids: Protecting Our Children from the Onslaught of Marketing and Advertising*, New York: New Press, 2004, p. 49.

35 J. Schor, *Born to Buy*, p. 20.

36 같은 책, p. 23.

37 Popkin, *The World is Fat*, p. 33.

38 Gardner and Halweil, "Overfed and underfed", p. 15. 또한 M. Nestle, *Food Politics*, Berkeley: University of California Press, 2002, p. 175도 참조.

39 이런 상황은 간경변, 간암, 간부전으로 이어질 수 있다. A. Johnson, "Liver disease plagues obese adolescents", *Associated Press*, 9 November 2008, http://abcnews.go.com에서 볼 수 있다.

40 Center for Science in the Public Interest, "Obesity on the kids' menus at top chains", 4 August 2008, http://www.cspinet.org/new/index.html에서 볼 수 있다.

41 예를 들어, 맥도날드에서는 한 해에 15억 개 이상의 장난감을 팔거나 나누어 준다.

대부분이 중국에서 만들어진 것이며, 1시간당 최저 20센트의 임금을 받는 아동들이 만드는 경우도 종종 있다. E. Schlosser and C. Wilson, *Chew On This: Everything You Don't Know About Fast Food*, Boston: Houghton Mifflin, 2006, p. 59 참조.

42 K. Brownell and K. Horgen, *Food Fight: The Inside Story of the Food Industry, America's Obesity Crisis, and What You can Do About It*, New York: McGraw-Hill, 2004, pp. 86-88.

43 J. Califano, *High Society: How Substance Abuse Ravages America and What to do about It*, New York: Public Affairs, 2007, p. 80.

44 P. Robbins, *Stolen Fruit*, Halifax: Fernwood, 2003, p. 3.

45 World Vision, "Slave to coffee and chocolate", 2006, http://www.worldvision.com.au에서 볼 수 있다.

46 J. M. Talbot, *Grounds for Agreement*, New York: Rowman & Littlefield, 2004, p. 115.

47 P. Rosset, *Food is Different: Why We Must Get the WTO out of Agriculture*, Halifax: Fernwood, 2006, p. 62.

48 Patel, *Stuffed and Starved*, p. 74.

49 C. Ahn, M. Moore and N. Parker, "Migrant farmworkers: America's new plantation workers", *Backgrounder*, Food First, 10(2), http://www.foodfirst.org에서 볼 수 있다.

50 T. Weis, *The Global Food Economy: The Battle for the Future of Farming*, Halifax: Fernwood, 2007, p. 83.

51 P. Rosset, *Food is Different*, p. 49.

52 *The New Internationalist*, 2003, No. 353, p. 10.

53 P. Pinstrup-Andersen and F. Cheng, "Still hungry", *Scientific American*, 297(3), September 2007, pp. 96-98.

54 T. Lang and M. Heasman, *Food Wars: The Global Battle for Mouths, Minds, and Markets*, London: Earthscan, 2004, p. 61.

55 Pinstrup-Andersen and Cheng, "Still hungry", p. 101에서 인용.

56 같은 글, p. 98.

57 FAO, *The State of Food Insecurity in the World 2006*, Rome: FAO, 2006, p. 32.

58 J. Berger and J. Jowitt, "Nearly a billion people worldwide are starving, UN agency warns", *The Guardian*, 10 December, 2008, p. 1.

59 E. deCarbonnel, "Catastrophic fall in 2009 global economy food production", http://www.marketskeptics.com에서 볼 수 있다. 또한 다음을 참조. T. Engelhardt, "What does economic 'recovery' mean on an extreme weather planet?", 18 February 2009, http://www.countercurrents.org에서 볼 수 있다.

60 "Campaign to hold Coca-Cola accountable", *India Resource Center*, http://www.indiaresource.org/campaigns/coke에서 볼 수 있다.

61 N. Berube, "Chiquita's children", *In These Times*, May 2005.

62 이것은 미국 고기 포장 산업 전체를 통틀어서 발생하고 있다. S. Striffler, *Chicken, The Dangerous Transformation of America's Favourite Food*, New Haven: Yale University Press, 2005, p. 8; S. Parker, "Finger-lickin bad", 21 February 2006, http://www.grist.org; Schlosser, *Fast Food Nation*, p. 174 참조.

63 Lawrence, "Sugar rush".

64 밀집 사육 시설에서는 악취가 나며, 시설 근처에 있는 학교에서는 천식 발생률이 높다. S. Cox, *Sick Planet: Corporate Food and Medicine*, London: Pluto Press, 2009, p. 71. 한 연구에 따르면, 돼지 사육장에서 일하는 노동자 가운데 25퍼센트가 장기적으로 폐 손상을 일으킬 수 있는 호흡 장애를 갖고 있었다. T. Pawlick, *The End of Food*, Toronto: Gerystone, 2006, p. 132 참조.

65 L. Brown, "Distillery demand for grain to fuel cares vastly understated: world may be facing highest grain prices in history" *Earth Policy Institute*, Paper No. 5, January 2007, http://www.earth-policy.org에서 볼 수 있다.

66 C. Off, *Bitter Chocolate*, Toronto: Random House, 2006.

11장 | 텔레비전 의학 드라마 : 의료라는 새로운 소재

* 2008년 5월 필자는 응급 상황에 처했던바, 그때 많은 도움을 준 브루넬Brunel 대학과 런던 위생·열대 의학 대학의 사회과학부 친구들과 동료들에게 이 지면을 통해 감사드린다. 특히 사이먼 게이터Simon Gater, 길 그린Gill Green, 찰리 데이비슨Charlie Davison, 로라 헨더슨Lorna Henderson, 로라 에케발Loara Ekevall, 그레그 필로Greg Philo, 제임스 큐란James Curran, 줄리언 페틀림Julian Petleym, 밥 프랭클린Bob Franklin, 크리스 로젝Chris Rojek, 상제이 샤마Sanjay Sharma, 모니카 디젠Monica Degen, 존 틸록John Tulloch, 에마 밀러Emma Miller, 마이크 마이클Mike Michael, 주디 그린Judy Green, 닉 소로굿Nicke Thorogood, 사이먼 르윈Simon Lewin, 조 그린Jo Green, 홀리 파월 케네디Holly Powell Kennedy, 닉 우딩Nick Wooding에게 감사드린다.

1 이것은 〈시카고 호프〉Chicago Hope와 〈이알〉ER의 내용을 분석한 결과다. 다음을 참조하라. Gregory Makoul and Limor Peer, "Dissecting the doctor shows: a content analysis of ER and Chicage Hope", in Lester D. Friedman, ed., *Cultural Sutures: Medicine and Media*, London: Duke University Press, 2004, p. 258.

2 이 장면을 찍는 데 제작진은 7백만 달러를 투자한 것으로 알려졌다. 해당 내용이 방송되기 전 5개월 동안 미국 3대 주요 뉴스 프로그램에서 다르푸르 사태를 다룬 시간은 모두 합해서 10분에 불과했을 정도로 관심을 얻지 못했다. 이와 관련된 논의는 Lesley Henderson, *Social Issues in Television Fiction*, Manchester: Edinburgh University Press, 2007의 1장에서 좀 더 이어진다.

3 각 에피소드에 대한 평가는 의학적 미스터리, 최종 진단, 의학과 멜로 드라마적 요소 등의 측면으로 세분해서, 각각의 측면에 대해 점수를 매겼다. http://www.politedissent.com/archives/2077.

4 리빙 텔레비전Living Television의 〈빅 브라더〉Big Brother라는 프로그램에 참여한 제이드 구디Jade Goody의 방영분 중 마지막 몇 주간 분량을 참조하라. 그녀가 촬영 기간에 자궁암 진단을 받고 방사선 치료를 포함해 2009년 3월에 27세라는 젊은 나이로 사망하기 직전까지 투병하는 모습이 방영되었다.

5 Jostein Gripsrud, *Understanding Media Culture*, London: Arnold, 2002, p. 301.

6 Graham Murdock, "Rights and representations: public discourse and cultural citizenship", in J. Gripsrud, ed., *Television and Common Knowledge*, London: Routledge, 1999, p. 14.

7 Christine Geraghty, *Women and Soap Opera: A Study of Prime Time Soaps*, Cambridge: Polity Press, 1991, p. 38.

8 Lesley Henderson, Jenny Kitzinger and Josephine Green, "Represeting infant feeding: content analysis of British media portrayals of bottle and breast feeding", *BMJ(British Medical Journal)*, 321(7270), 2000, pp. 1,196-1,198 참조.

9 Henderson, *Social Issue in Television Fiction*, chapter 3 "family secrets" 참조.

10 David Liddiment, "Why street cred matters", *Guardian*, 19 September, 2005, p. 1.

11 John Tulloch, *Television Drama: Agency, Audience and Myth*, London: Routledge, 1990, p. 124.

12 Marc R. Cohen and Audrey Shafer, "Images and healers: a visual history of scientific medicine", in Lester D. Friedman, ed., *Cultural Sutures: Medicine and Media*, London: Duke University Press, 2004, p. 211에서 인용.

13 더 자세한 보고는 카이저 가족 재단 홈페이지(http://www.kff.org)에서 "John Q Goes

to Washington: health policy issues in popular culture"라는 제목으로 검색하면 볼 수 있다. 또한 유럽의 〈이알〉 시청자들은 이 프로그램이 미국과 프랑스, 영국의 의료보험 제도의 재정적인 차이점을 강조한다고 보고 있다는 연구가 있다. Solange Davin, "Healthy viewing: the reception of medical narratives", *Sociology of Health and Illness*, 25(6), 2003, pp. 662-679.

14 교육적인 멜로드라마에 대해서는 이 글에서 언급하지 않았다. 그런 목적의 멜로드라마는 개발도상국이나 오지에 건강 증진 메시지를 전달하는 도구로 사용된다. 줄거리에 담긴 메시지는 대개 정부의 공중보건 캠페인과 직접 관련되어 있으며 가족계획이나 에이즈 예방, 결핵 등의 소재를 다룬다. 그러나 보다 텔레비전과 친숙한, 교훈적이고 뻔한 메시지에 거부감을 보이는 시청자를 대상으로 이 같은 사업을 할 때에는 역효과를 초래할 수도 있다. 또한 보다 창의적인 작업을 선호하는 전문 제작자들의 입장에서도 이런 사업은 인기가 없다. 이에 대한 논의는 다음을 참조하라. Henderson, *Social Issues in Television Fictions*, pp. 18-21.

15 Gregg Vandekieft, "From city hospital to ER: the evolution of the television physician", in Friedman, ed., *Cultural Sutures*, 2004, p. 221.

16 같은 글, p. 218.

17 Anne Karpf, *Doctoring the Media*, London: Routledge, 1988, pp. 184-185.

18 같은 책, p. 218.

19 Joseph Turow, *Playing Doctor: Television, Storytelling and Medical Power*, Oxford: Oxford University Press, 1989, pp. 71-72.

20 Karpf, *Doctoring the Media*, p. 191.

21 같은 책, p. 183.

22 Joseph Turow, "Television entertatinment and the US health-care debate", *Lancet*, 347, 4 May 1996, pp. 1,240-1,243. 여기서 터로는 경제와 보건의료 정책의 쟁점들이 의학 드라마에서는 충분히 논의되지 못했다는 주장을 반복한다.

23 Turow, *Playing Doctor*, p. 189.

24 Clive Seale, *Media and Health*, London: Sage, 2002, pp.145-146.

25 Vandekieft, "From city hospital to ER", p. 226.

26 Hilary Kingsley, *Casualty: The Inside Story*, London: BBC Books, p. 8.

27 같은 책, p. 8.

28 같은 책, p. 10.

29 Karpf, *Doctoring the Media*, p. 192.

30 의료 전문가들은 〈카디악 어레스트〉Cardiac Arrest(1994~96)가 병원의 실상을 훨씬 더

정확하게 보여 주고 있다고 평가한다. 이 드라마는 NHS 병원을 배경으로, 냉소적인 고참 의사들이 개인 수입을 올리기 위해 민간 의료기관에 일하러 간 사이에, 적은 수의 신참 의사들이 스스로의 힘만으로 응급실을 지켜야 하는 암담한 상황을 그리고 있다. [텔레비전 방송 및 영화 프로듀서인] 토니 가넷Tony Garnett은『영국 의학 저널』*British Medical Journal, BMJ*에 시트콤 제작을 도와줄 의사를 구하는 광고를 냈고, 당시 수련의senior house officer였던 게드 머큐리오Ged Mercurio가 지원했다. 그는 이후 56시간 교대 근무를 하면서 존 매큐어John MacUre라는 가명으로 시트콤의 대본을 썼다. 첫 번째 회인 "고통의 집에 오신 것을 환영합니다"에서 새로 온 인턴 선생을 깔보는 듯 이야기하는 장면이 나온다. "근무 첫날인데 벌써 자기가 닥터 킬데어Dr. Kildare라도 되는 줄 아나 봐!" 병동 이름은 '알라모 요새'[1836년에 텍사스와 멕시코 사이의 전투 끝에 알라모 요새를 수비하던 텍사스인 전원이 전사한 역사가 있다]라고 불리고, 과장은 아랫사람들을 사정없이 괴롭히고 착취한다. 사이먼 베탄코트Simon Betancourt라는 등장인물은 "수련의들은 마치 소 떼와 같아. 허름한 숙소에 살게 하고 월급을 쥐꼬리만큼만 줘도 추천서를 써줄 손을 감히 물지 못하지"라며 비웃는다(시리즈 1, 5회, "불끄기"Turning out the Light).

31 이 분야의 고전은 물론 켄 키시Ken Kesey의 소설『뻐꾸기 둥지 위로 날아간 새』(1975년에 영화되었다)이다. 이에 대해서는, Gerg Philo, ed., *Media and Mental Distress*, London: Longman, 1996 참조.

32 레슬리 헨더슨과의 인터뷰에서 인용한 것이며 *Social Issues in Television Fiction*에서 논의된 바 있다.

33 Jason Jacobs, *Body Trauma TV: The New Hospital Dramas*, London: BFI, 2003, p. 29.

34 이성애자 사이의 감염 위험은 드라마〈더 영 앤드 더 레스트리스〉The Young and the Restless,〈올 마이 칠드런〉All my children,〈어나더 월드〉Another World에서도 유사하게 강조되었는데, 이것들은 모두 에이즈에 걸린 여성들을 다루고 있다. 드라마〈이스트엔더스〉에서 이성으로부터 HIV에 감염된 마크 파우러Mark Fowler는 에이즈 환자는 대개 동성애자나 정맥 마약 투약자라는, 자기 자신도 가지고 있던 편견을 마주해야만 했다. 이런 이야기들은 사회적 사실성을 높이는 데 중요한 역할을 하며, '게이 전염병'(AIDS의 별칭)이라는 대중의 잘못된 인식을 바로잡기 위해 제작되었다.

35 Michale O Connor, "The role of television drama ER in medical student life: entertainment or socialisation?", *Journal of the American Medical Association*(*JAMA*), 280, 2 September 1998, pp. 854-855.

36 Cohen and Shafer, "Images and healers", p. 212.

37 George Annas(1995)를 다음에서 인용했다. Vandekieft, "From city hospital to ER", p. 230에서 재인용.

38 Joseph Turow and Rachel Gans, *As Seen on TV: Health Policy Issues in TV's Medical Dramas. A Report to the Kaiser Family Foundation, 2002, July*, Menlo Park: Henry J. Kaiser Family Foundation, 2002.

39 같은 책, p. 230.

40 같은 책, p. 231.

41 이 프로그램의 유머는 대개 어둡고 주로 섹스와 죽음에 초점을 맞추고 있다. 닥터 페리 콕스Dr. Perry Cox는 이 드라마의 주요 인물이며, '제이디'와 다른 수련의들에게 마지못해 멘토 역할을 해주는 배역이다. 콕스는 환자 치료에 헌신하며, 건강이 좋지 않은 이들로부터 이윤을 챙기는 이들에 대해 매우 냉소적이다. 예를 들어, 매혹적인 제약회사 영업 직원인 줄리Julie를 공격하기 시작하는데, "진짜 더럽기 짝이 없는 작은 비밀을 알고 싶어요? 당신네 약이 아주 우라지게 좋아서 당신네들이 약값을 여섯 배나 올려 버렸다는 거죠. 그런데 그 일로 상처받는 사람들은 아픈 사람들뿐이에요. 그렇죠? 당신 회사는 우라지게도 환자의 고통 따위는 아무렇지도 않을 것이고, 당신도 그 시스템의 일부라는 것이고, 그건 당신 역시 상관 안 한다는 거고, 그게 내 속을 뒤틀리게 한다는 겁니다. 그뿐이에요."(시즌 2, "나의 첫걸음"My First Step). 또한 닥터 콕스는 종종 이 쇼의 암울한 관점을 전형적으로 보여 주는데, 외과의사인 '크리스토퍼 터크'Dr. Christopher Turk와 대화하는 장면에서 그는 "간디Gandhi 선생님, 인생은 무의미한 것이에요. 작은 비밀 하나를 가르쳐 줄게요. 인생 그 자체보다 더 무의미한 유일한 것은 의사가 되는 일이지요. 의대를 졸업하기 위해서 최소 8년의 시간과 20만 달러의 돈을 들였는데 지금 내세울 만한 게 뭐가 있지요? 벽에 걸린 졸업장과 등판에 있는 과녁판뿐이죠"(시즌 4, "나의 부인병"My Female Trouble).

42 병원장 밥 켈소는 보기보다 더 복잡한 인물이다. 병원 직원들에게는 인기 없는 결정을 내리는 냉정한 인물이지만, 시청자들은 그가 개인적으로 후회하는 순간을 목격하게 되고 그의 결정에는 공감할 만한 요소가 있다는 것을 알게 된다. 예를 들어, 2006년 시즌 5, "나의 흔들리는 공"My Jiggly Ball에서, 그는 동일한 증상을 가진 가난한 이보다 부자인 환자를 치료하기로 결정한다. 그 부유한 환자의 기부를 통해서 켈소는 예산 절감 때문에 폐쇄되었던 저소득층 여성들을 위한 산전 의료 사업을 재개하게 되었다.

43 David Casarett, Jessica M Fishman, Holly Jo MacMoran, Amy Pickard and David A Asch, "Epidemiology and prognosis of coma in daytime television dramas", *BMJ*, 31(7531), 2005.

44 멜로드라마가 언론 보도의 소재가 되는 경우가 종종 있는데, 그녀가 드라마에서

예상보다 빨리 사망하자 이는 『더 선』*The Sun* 1면에 보도되었다. J. Kay and H. Bonner, "Alma: I'm so Angry with Corrie", 18 June 2001. 이 기사에서 배우는 제작팀이 '암으로 돈을 벌려고 한다'며 비난했다.

45 Rachel Hardyman and Geraldine Leydon, "Media influence behavior", *BMJ*, 326(7387), 2003, p. 498.

46 Andy Howe, Vicci Owen-Smith and Judith Richardson, "Television programme makers have an ethical responsibility", *BMJ*, 326(7387), 2003, p. 498.

47 Ien Ang, *Watching 'Dallas': Soap Opera and the Melodramatic Imagination*, London: Methuen, 1985, p. 66.

48 드라마 작가가 말한 이 인용문과 다음 인용문은 레슬리 헨더슨이 진행한 텔레비전 제작팀원과의 인터뷰에서 따온 것이다. 이 이야기는 다음에서 논의되었다. *Social Issues in Television Fiction*, p. 80.

49 같은 책, p. 78.

50 같은 책, p. 82.

51 James Curran, "Mass media and decomcracy: a reappraisal", in J. Curran and M. Gurevitch. eds., *Mass Media and Society*, London: Edward Arnold, 2000, p. 102.

52 이야기의 전개 속도와 극적인 내용을 중시하는 것이 어떻게 정신 질환에 대해 균형 잡힌 이야기를 하는 것을 방해하는지에 대해서는, Henderson, *Social Issues in Television Fiction*, chapter 5 "Casting the Outsiders: Mental Distress." 참조.

53 사회복지 전문직은 그 대중적인 이미지에서 심각한 문제가 있는데, 텔레비전 드라마에서 무시당하거나 얼굴 없는 관료로 묘사된다. 다음을 참조. Lesley Henderson and Bod Franklin, "Sad not bad: images of social care professionals in popular British TV drama", *Journal of Social Work*, 7(2), 2007, 133-153.

54 이 연구의 결과는 다음에서 논의된다. Greg Philo and Lesley Henderson, "Why go to Casualty? Health fears and fictional television", in Greg Philo, ed., *Message Received*, Harlow: Addison Wesley Longman, 1999, pp. 93-105.

55 Lesley Henderson amd Jenny Kitzinger, "The human drama of genetics: 'hard' and 'soft' media representations of inherited breaset cancer", *Sociology of Health and Illness*, 21(5), 1999, pp. 560-578.

56 비키 라이드아웃Vicky Rideout의 이 말은 카이저 가족 재단의 보도 자료 "TV medical dramas address health policy issues", 16 July 2002에서 인용. http://www.kff.org에서 볼 수 있다.

57 Joseph Turow and Rachel Gans-Boriskin "From expert in action to existential angst", in Leslie J. Reagan, Nancy Tomes, Paula A. Treichler, eds., *Medicines Moving Pictures*, Rochester: University of Rochester Press, 2007, p. 280.

12장 | 쿠바의 보건의료 정책 : 국내외적 차원

1 쿠바의 의료 체계, 의료 외교, 그리고 생명공학 발전의 역사, 이데올로기, 조직에 관한 상세한 논의는 Julie M. Feinsilver, *Healing the Masses: Cuban Health Politics at Home and Abroad*, Berkeley: University of California Press, 1993 참조.
2 같은 책, pp. 37-40.
3 Médicos de la familia y cobertura ségun procincias, *Anuario Estadístico de Salud 2007*, Fuente: Registro de profesionales de la salud y Direccíon de Atención Primaria, 2007, http://bvs.sld.cu. 보험 적용은 2007년 후반에 재조직되었으나, 아직 구체적인 자료는 공개되지 않았다. 2007년에는 2006년에 비해 가족 주치의의 수가 673명 감소했는데, 이는 자연 감소, 다른 전문의 교육의 이수, 배치 합리화, 해외 체류 중 망명 등 수많은 요인이 작용했기 때문일 수 있다.
4 Feinsilver, *Healing the Masses*, pp. 117-118.
5 같은 책, pp. 40-44, 44-47.
6 같은 책, pp. 58-62, 122-155.
7 "La Reforma Del Sector de la Salud", http://www.dne.sld.cu에서 볼 수 있다.
8 Pan American Health Organization(PAHO), *Health in the Americans 2007*, Washington: PAHO, 2007, http://www.paho.org에서 볼 수 있다.
9 같은 자료.
10 Table 87, "Ejecución del presupuesto y gasto pro habitante 1959, 1960, 1965, 1970-2006", Año anuario 2006, Fuente: Regitros administrativos de la Dirección Nacional de Finanzsa y Contabilidad.
11 República de Cuba, Dirección Nacional de Estadística del Ministerion de Salud Pública, *Sistema Nacional de Salud Políticas, Estrategias y Programas*. Havana, Cuba, December 1998, "La Reforma Del Sector de la Salud".
12 PAHO, *Health Stituation in the Americas. Basic Indicators 2007*, p. 4.
13 Republica de Cuba, Ministerio de Salud Pública, *Proyecciones de la Salud Pública en Cuba para el 2015*, Havana: Editiorial Ciencias Médicas, February 2006, p. 64.

14 Abelardo Ramírex Márquez and Cándido López Pardo, "A Monitoring System for Health Equity in Cuba", *MEDICC Review*, 7(9), Nov/Dec 2005, http://www.medicc.org에서 볼 수 있다.

15 Ministerio de Salud Púbica, *Proyecciones*.

16 Repulica de Cuba, Oficina Nacional de Estadísticas, *Anuario Estadístico de Cuba 2007*(Edición 2008), Table 19.3, http://www.one.cu에서 볼 수 있다.

17 Feinsilver, *Healing the Masses*, chapter 6, "Cuban Medical Diplomacy"(옛 소비에트 블록 및 중국과 비교하는 것은 같은 책, pp. 159-160 참조).

18 당시 엘살바도르의 보건부 자문이었던 카를로스 로보Carlos Lovo와 2009년 4월 30일, 워싱턴에서 진행한 인터뷰다.

19 Cuban Cooperation, Website of the Cuban Governmental Cooperation in the Health Sector, http://www.cubacoop.com(스페인어와 영어로 모두 볼 수 있다); "Cuban to help boost local health sector", *Jamaica Observer*, 10 May 2008.

20 Feinsilver, *Healing The Masses*, chapter 6.

21 "Cuban medical cooperation in South African highlighted", *Cuba Direct* (online), 26 May 2009, http://emba.cubaminrex.cu에서 볼 수 있다.

22 http://www.cubacoop.com

23 *Prensa Latina*, 11 April 2008.

24 http://www.cubacoop.com

25 AFP, "Massive UN vote in support of lifting US embargo on Cuba", 29 October 30 2008.

26 http://www.cubacoop.com

27 같은 자료.

28 Alsksei Aleksandrov, "Health care: The secrets of Cuban medicine", *Argumenty I Fakty* (mass-circulation weekly), Moscow, 17 September 2003, reprinted in *World Press Review*, 50(12), 2003: "Over 20,000 children from Chernobyl rehabilitated in Cuba," *Caribbean Net News*, 2 April 2009, http://www.caribbeannetnews.com

29 Feinsilver, "La diplomacia médica cubana: cuando la izquierda lo ha hecho bien"[Cuban medical diplomacy: When the left has got it right _지은이]], *Foreign Affairs en Español*, 6(4), 2006, pp. 81-94. 영어로는 http://www.coha.org에서 볼 수 있다.

30 Feilsilever, "Cuba as a world medical power: the politics of symbolism", *Latin*

American Research Review, 24(2), 1989, p. 1; *Healing the Masses.*

31 Feinsilver, "Médicos por petroleo: la diplomacia médica cubana recibe apoyo de sus amigos"[Oil-for-Doctors: Cuban medical diplomacy gets a little help from a Venezuelan friend_지은이], *Nueva Sociedad*, 216(July-August), 2008, 영어와 스페인어 모두 http://www.nuso.org에서 볼 수 있다; Feinsilever, "La diplomacia médica cubana".

32 Dr. Miriam Gran Álvarez, "Estructura de la BMC", 1 February 2008, http://colaboracion.sld.cu에서 볼 수 있다.

33 "Report on Cuban healthcare professionals in Bolivia", *Periódico 26*, 16 July 2008, http://www.periodico26.cu에서 볼 수 있다.

34 http://www.cubacoop.com

35 *Prensa Latina*, 4 August 2008.

36 2009년 4월 30일, PAHO, 워싱턴에서 펠릭스 리골리Félix Rigoli 박사와 에두아르도 게레로Eduardo Guerrero 박사와 진행한 인터뷰; UVS 사이트 http://www.uvirtual.sld.cu; Steve Brouwer, "Field's WMDs versus Bush's WMDs: World medical doctors are more powerful than weapons of mass destruction", 14 November 2008 and "WMDs-World Medical Doctors-now being produced in Venezuela", 13 November 2008, 둘 모두 블로그 사이트 Venezuela Notes에 게재되었으며 http://www.venezuelanotes.blogspot.com에서 볼 수 있다.

37 솔 란다우Saul Landau와의 개인적인 대화. 그의 딸은 미국에서 이 시험을 통과한 사람들 가운데 한 명이다. 2009년 5월 8일.

38 *Prensa Latina*, 11 April 2008.

39 Embassy of India (Havana), "Annual Commercial and Economic Report-2006", No.Hav/Comm/2007, 13 April 2007.

40 Carmelo Mesa-Lago, "The Cuban economy in 2008-2009: Internal and external challenges, state of the reforms and perspectives", International Seminar on Cuba, Tulane University and Centro de Investigación y Adiestramiento Político Administrativo, San Jose, Costa Rica, 3-4 February 2009 (to be publised in a book edited by Paolo Spadoni).

41 2009년 4월 30일 PAHO에서 펠릭스 리골리 박사와 진행한 인터뷰.

42 Tal Abbady, "Hundreds of Cuban medical workers defecting to US while overseas", *South Florida Sun-Sentinel*, 10 October 2007

(http://www.coha.org에 게재되었다).

43 Elise Andaya, "The Gift of health: Socialist medical practice and shifting material and moral economies in post-Soviet Cuba", *Medical Anthropology Quarterly*, forthcoming.

44 같은 글. 그리고 Pierre Sean Brotherton, "We have to think like capitalists but continue being socialists: Medicalized subjectivities, emergent capital, and socialist entrepreneurs in post-Soviet Cuba", *Ameriacan Ethnologist*, 35(2), May 2008.

45 Abbady, "Hunderds of Cuban medical workers defecting".

46 망명이라는 행동 자체의 특성상 제대로 된 추산은 어렵다. 미국 국토안보부나 국무부 쿠바 담당 부서 모두 자료가 없다고 말해 왔다. 2006년 링컨 디아즈 발라트Lincoln Diaz-Balart 의원실이 대략 1천 명의 쿠바 의사들이 미국으로 왔다고 발표한 자료를 인용하고 있다.

47 US Department of Homeland Security, US Customs and Immigration Services, "Fact Sheet: Parole for Cuban Medical Personnel in Third Countries", 19 September 2006.

48 Mike Ceasar, "Cuban doctors abroad helped to defect by new us visa policy", *World Politics Review*, 1 August 2007.

49 Oficina Nacional de Estadisticas, *Anuario Estadistico 2007*, Table 19.21.

50 Oficina Nacional de Estadisticas, *Panorama 2008*, Table 19.4.

51 쿠바의 보건의료 체계에서 당위와 현실 간의 괴리, 그리고 의사-환자 간 관계의 성격에 대해 보려면 다음을 참조하라. Pierre Sean Brotherton, "Macroeconomic change and the biopolitics of health in Cuba's special period", *Journal of Latin American Anthropology*, 10(2), 2005; Brotherton, "We have to think like capitalists"; Elise Anday, "The gift of health".

52 María Isabel Domínguez, "Cuban social policy: principal spheres and targeted social groups", *Latin American Perspectives*, 36(2), March 2009.

53 Feinsilver, "Médicos por petroleo"[Oil-for-Doctors _지은이].

1 Karl Polanyi, *The Great Transformation: The Political and Economic Origins of Our Time*, Boston: Beacon Press, 2001, p. 3[『거대한 전환』, 홍기빈 옮김, 도서출판 길, 2009, 94쪽].

2 같은 책, p. 77.

3 Ka-Che Yip, "Health and nationalist reconstruction: rural health in nationalist China, 1928-1937", *Modern Asian Studies*, Vol. 26, No.2, 1992, p. 396.

4 Harry E. Seifert, "Life tables for Chinese farmers", *The Milbank Memorial Fund Quarterly*, Vol. 13, No. 3, 1935, pp. 223-236.

5 Xu Jie, "Dui woguo wiesheng jinji zhengce de lishi huigu he sikao"(A historical review and thought of China's health economic policy), *Zhongguo wisheng jingji*(China Health Economics), No. 10, 1997, pp. 7-8.

6 Yao Li, "Nongcun hezuo yiliao jinyan yu fansi"(Rural CMS: experience and introsepction), http://iccs.cass.cn/detail_cg.aspx?sid=267에서 볼 수 있다.

7 Gail Henderson, Jin Shuigao, John Akin, Li Zhiming, Wang Jianmin, Ma Haijiang, He Yunan, Zhang Xiping, Chang Ying and Ge Keyou, "Distribution of medical insurance in China", *Social Science and Medicine*, Vol. 41, No. 8, 1995, pp. 1,119-1,130.

8 Project Team of DRC, "An evaluation and recommendations on the refroms of the health system in China", *China Development Review* (Supplement), Vol. 7, No. 1, 2005, pp. 109-112.

9 Yuanli Liu, "Development of the rural health insurance system in China", *Health Policy and Planning*, Vol. 19, No. 3, 2004, pp. 159-165.

10 Liu Xingzhu and Cao Huaijie, "China's cooperative medical system: its historical transformations and the trends of development", *Journal of Public Health Policy*, Vol. 13, No. 4, 1992, pp. 501-511.

11 합작의료제도에 속하지 않은 지역으로는 주로 경계 지역이나, 소수민족 지역, 산간 지역, 구 혁명기지, 어촌, 농촌, 그리고 목촌 지역 등이 있다.

12 World Bank, *Financing Health Care: Issues and Options for China*, Washington DC: The World Bank, 1997.

13 David Blumenthal and William Hsiao, "Privatization and its discontents: the evolving Chinese health care system", *The New England Journal of Medicine*,

Vol. 353, No. 11, 15 September 2005, pp. 1,165-1,170.

14 Kenneth W. Newell, *Health By The People*, Geneva: World Health Organization, 1975; World Health Organization and United Nation Children's Fund, *Meeting Basic Health Needs in Developing Countries: Alternative Approaches*, Geneva: World Health Organization, 1975; World Health Organization, *Primary Health Care: Report of the International Conference on Primary Health Care*, Geneva: World Health Organization, 1978; Matthias Stiefel and W. F. Wertheim, *Production, Equity and Participation in Rural China*, London: Zed Press for the United Nations Research Institute for Social Development, 1983; Dean T. Jamison et al., *China, the Helath Sector*, Washington, D. C: World Bank, 1984; World Bank, *World Development Report 1993: Investing in Health*, Washington, DC: World Bank, 1993, p. 111; BMJ Editorial Board, "Primary health care led NHS: learning from developing countries", *BMJ (British Medical Journal)*, 311, 1995, http://bmj.bmjjournals.com에서 볼 수 있다; Therese Hesketh and Wei Xing Zhu, "Health in China: From Mao to Market Reform", *BMJ*, 314, 1997.

15 Jean Dreze and Amartya Sen, *Hunger and Public Action*, Oxford: Clarendon Press, 1987, p. 205.

16 Wang Shaoguang, "China's health system: from crisis to opportunity", *Yale-China Health Journal*, Vol. 3, Autumn 2004, pp. 5-49.

17 Project Team of DRC, "An evaluation and recommendations", pp. 39, 195.

18 G. B. Rodgers, "Income and inequality as determinants of mortality: an international cross-sectional anaysis", *Population Studies*, Vol. 33, No. 2, 1979, pp. 343-351; R. G. Willkinson, "Income and mortality", in R. G. Wilkinson ed. *Class and Health: Research and Longitudinal Data*, London: Tavistock, 1986; J. LeGrand, "Inequalities in health: some international comparisons", *European Economic Review*, 31, 1987, pp. 182-191; R. G. Wilkinson, "Income distribution and life expectancy", *BMJ*, 304, 1992, pp. 165-168; R. G. Wilkinson, *Unhealthy Societies. The Afflictions of Inequality*, London: Routledge, 1996; B. P. Kennedy, I. Kawachi and D. Prothrow-Stith, "Income distribution and mortalisty: cross-sectional ecological study of the Robin Hood Index in the United States", *BMJ*, 312, 1996, pp. 1,004-1,007; Johan P. Mackenbach, Andriënne E. J. M. Cavelaars, and Anton E. Kunst, "Socioeconomic inequalities in morbidity and mortality in Western Europe", *Lancet*, 349, 1997, pp.

1,655-1,659; A. Wagstaff and E. can Doorslaer, "Income inequality and health: what does the literature tell us", *Annual Review of Public Health*, 21, 2000, pp. 543-567.

19 Guan Xinping, "China's social policy in the context of globalization", paper presented at International Conference on "Repositioning the State: Challenges and Experiences", Hong Kong Polytechnic University, April 25-26, 2000; Linda Wong, "Individualization of social rights in China", in Sally Sargeson, ed., *Collective Goods, Collective Futures in Asia*, London: Routledge, 2002, pp. 162-178.

20 Wu Lixing and Zhang Yanwu "Nonmin jianfu jixianfeng"(Pioneer in reducing farmer's burden), *Nongmin ribao*(Farmer' Daily), 27 May 2006.

21 Zhang Zikuan, "Nongcun hezuo yiliao yinggai kending yinggai tichang yinggai fazhan"(The rural CMS should be affirmed, promoted and developed), *Zhongguo nongcun weisheng shiye guanli*(China Rural Healthcare Management), No. 2, 1982, pp. 31-33.

22 Fujian Health Administration, "Jianding buyi di banhao nongcun hezuo yiliao"(Unswervingly promote rural CMS). *Fujian yiyao zhazhi*(Fujian Medical Journal), No. 6, 1979, pp. 1-2.

23 Fang Jian, "Wet nongcun hezuo yiliao dashengjihu"(Strongly appeal for rural CMS). *Zhongyuan yikan*(Central China Medical Journal), No. 2, 1980, p. 2.

24 이 판단은 『보건 경제학』*Health Economics*, 『상하이 대학 학보』*Journal of Shanghai Medical University*, 『중국농촌보건관리』*China Rural Health Care Management* 등 중국 저널에 발표된 논문에서 기반을 둔 것이다.

25 Rural Economy Team of China Health Economics Association, "Nongcun de yiliao baojian xuqiu yu duice disanchi quanguo nongcun weisheng jingji xueshu taounhui zhongshu"(Rural healthcare demand and strategy: a summary of the Third National Rural Health Economics Seminar), *Zhongguo weisheng jingji*(China Health Economics), No. 1, 1986, pp. 31-35.

26 Chen Fei, Zhang Zikuan and Chang Hongen, "chijiao yisheng lailongqumai"(The pedigree of barefoot doctors), *Jiankangbao*(Health News), 9 November 2007.

27 Li Decheng, "Zhongguo nongcun chuantong hezuo yiliao zhidu yanjiu zhongshu"(An overview of China's rural CMS), *Huadong ligong daxue xuebao*(Journal of East China University of Science and Technology), No. 1,

2007, pp. 19-24.

28 Zhang Zikuan, "Zai hezuo yiliao wenti shang ying chengqing sixiang tongyi renshi"(Clarify thoughts and unify understanding with regard to CMS), *Zhongguo nongcun weisheng shiye guanli*(China Rural Healthcare Management), No. 6, 1992, pp. 8-10.

29 Shaoguang Wang and Hu Angang, *The Political Economy of Uneven Development: The Case of China*, Armonk, NY: M.E. Sharpe, 1999.

30 Shaoguang Wang and Hu Angang, *The Chinese Economy in Crisis: State Capacity and Tax Reform*, Armonk, NY: M.E. Sharpe, 2001.

31 Wang Sharguang, "China's health system: from crisis to opportunity", *Yale-China Health Journal*, Vol., 3, Autumn 2004, pp. 14-15.

32 Wang Sharguang, "State extractive capacity, policy orientation, and inequity in the finanacing and delivery of health care in Urban China", *Social Sciences in China*, Vol. 29, No. 1, 2008, pp. 66-87.

33 Yuanli Liu, Keqin Rao, Jing Wu, and Emmanuela Gakidou, "China's health system performance", *The Lancet*, Vol. 372, No. 9653, 2008, pp. 1,920-1,921.

34 Statistical Information Centre of the Ministy of Health, *Disanci guojia weisheng fuwu diaocha fenxibaogao*(The Anlaytical Report on the 3rd National Health Service Survey), Beijing: Union Medical College Press, 2004, p. 15.

35 Gøsta Esping-Andersen, *The Three Worlds of Welfare Capitalism*, Princeton, N.J.: Princeton University Press, 1990, pp. 21-22.

36 Joseph E. Stiglitz, "Second-generation strategies for reform for China", 1998년 7월 20일 중국의 베이징 대학에서 한 연설.

37 Ministry of Health, "Guyu woguo nongcun shixian 2000 nian renren xiangyou weisheng baojian de guihua mubiao"(The planned goal of the medical care coverage of everyone in the countryside in 2000), 15 March 1990, http://www.chinaeh.com에서 볼 수 있다.

38 Zhang Wenkang, Zhai zhuangxin zhanlue luntan shang di jiangyan(Lecture delivered at the strategic renovation forum), China Academy of Science, 31 January 2002, http://www.cas.ac.cn에서 볼 수 있다.

39 CPC Central Committee and State Council, "Guanyu jinyibu jiaqiang nongcun weisheng gongzuo de jueding"(The decision on further boosting rural healthcare endeavor), 19 October 2002, http://www1.china.com.cn에서 볼 수

있다.

40 2009년 1월 중국 정부는 2011년까지 신형합작의료제도 가입자들에게 정부 보조금이 120위안 상승할 것이라도 발표했다. Xinhua Net, 21 January 21 2009, http://news.xinhuanet.com에서 볼 수 있다.

41 CPC Central Committee and State Council, 2002. 2008년 말까지, 시골의 거주자 2,780만 명, 도시 거주자 513만 명이 의료 보조 제도 적용을 받았다.

42 Xinhua New Agency, "Xinnonghe, nongmin jiankang de baohushan"(New cooperative medcial system: a safety net of farmers' health), 17 March 2009, http://news.xinhuanet.com에서 볼 수 있다.

43 Meng Xiang, "Disanzhangwang: quanguo chengzhen jumin yibao shidian jijiang qitong"(The third net: the experiment on the nation-wide medical insurance of urban residents will be launched.), *Ershiyi shiji jingji baodao*(The economic report of the 21 centrury), 1 July 2007, http://finance.sina.com.cn에서 볼 수 있다.

44 Bai Tianliang, "Chengzhen jumin yibao shidian jiang quanmian qitong, feicongye jumin ke canjia"(The experiement of the urban resident medical insurance will be launched in a full scale, non-employee resident will be covered), *Xinhua Net*, 27 April 2007, http://news.xinhuanet.com에서 볼 수 있다.

45 같은 글.

46 Amartya Sen, *Development as Freedom*, New York: Alfred A. Knope, 1999.

47 J. Drèze and Amartya Sen, India, Development and Participation, Delhi: Oxford University Press, 2002; A. Deaton, "Health, inequality and economic development", *Journal of Economic Literature*, XLI, 2003, pp. 113-158. 그리고 "Health in an age of globalization", *National Bureau of Economic Research Working Paper*, 10669, August 2004.

14장 ㅣ '모두에게 건강을' 선언과 신자유주의 세계화 : 인도의 경우

* 아친 바나이크Achin Vanaik, 베시 하트만Betsy Hartmann, 기타 하리하란Githa Hariharan, 매트 앤더슨Matt Anderson과 라밀라 비슈트Ramila Bisht의 조언에 감사드린다. 여러 방면에서 여느 때처럼 항상 오멘 쿠리안Oommen C. Kurian의 특별한 도움을 받았다.

1 Sung Lee, "WHO and the developing world: the contest for ideology" in Andrew

Cunningham and Bridie Andrews, eds., *Western Medicine as Contested Knowledge*, Manchester: Manchester University Press, 1997, p. 29.

2 Mohan Rao, *From Population Control to Reproductive Health: Malthusian Arithmetic*, New Delhi, Sage, 2004.

3 K. W. Newell, "Selective primary health care: the counter revolution", *Social Science and Medicine*, Vol. 26, No. 3, 1978, pp. 903-906.

4 같은 글, pp. 903-906.

5 D. Hodgson, "Orthodoxy and revisionism in American demography", *Population and Development Review*, Vol XIV, No. 1, 1988, pp. 541-569.

6 Marcos Cueto, "The origins of primary health care and selective primary health care", *American Journal of Public Health*, Vol. 94, No. 11, 2004, pp. 1,864-1,874.

7 Jean Dreze and Amartya Sen, *Hunger and Public Action*, New Delhi: Oxford University Press, 2004.

8 Socrates Litsios, "The long and difficult road to Alma Ata: a personal reflection", *International Journal of Health Services*, Vol. 323, No. 4, 2002, pp. 709-732.

9 Sung Lee, "WHO and the developing world", p. 42.

10 David Sanders, David Werner, Jason Weston, Steve Babb, and Bill Rodriguez, *Questioning the Solution: The Policits of Primary Helath Care and Child Survival*, Palo Alto: Healthwrights, 1997.

11 M. Renaud, "On the structural constraints to state intervention in health", *International Journal of Health Services*, Vol. 5, No. 4, 1975, pp. 625-642.

12 John Gershman and Alec Irwin, "Getting a grip on the global economy" in Jim Young Kim, Joyce V. Millen, Alec Irwin and John German, eds., *Dying for Growth: Global Inequality and the Health of the Poor*, Maine: Common Courage Press, 2000, p. 30에서 인용.

13 M. Rao and R. Lowenson, "The political economy of the assult on health", Discussion papaers prepared by the People's Health Assembly's Drafting Group, Savar, Bagladesh, Gonoshasthaya Kendra, 2000.

14 Kim et al., *Dying for Growth*, p. 143.

15 Gershman and Irwin, "Getting a grip".

16 David Harvey, *A Brief History of Neoliberalism*, New York: Oxford University Press, 2005.

17 Prabhat Patnaik, "The political economy of structural adjustment: a note", in Roa Mohan, ed., *Disinvesting in Health: The World Bank's Prescriptions for Health*, New Delhi: Sage, 1999.

18 Utsa Parnaik, *The Republic of Hunger and Other Essays*, Gurgaon: Three Essays Collective, 2007.

19 Anurag Pandey, "Communalism and separatism in India: and analysis", *Journal of Asian and African Studies*, Vol. 42, No. 6, 2007, pp. 533-549.

20 "Garv se kaho hum Hindu hai"('우리는 힌두인'이라는 자긍심을 담은 구호)는 1992년 오래된 바브리Babri 모스크를 파괴하면서 온 국가를 종교 공동체 간 갈등으로 몰아넣었을 때 '힌두' 파시스트들이 외친 호전적 구호. 안타깝게도 선거에서 이들은 많은 의석을 가져가는 성과를 거두었다.

21 G. A. Cornia, R. Jolly and F. Stewart, eds., *Adjustment with a Human Face: Country Case Studies*, Oxford: Clarendon Press, 1988.

22 G. Davey-Smith and M. M. Egger, "Socio-economic differentials in wealth and health", *British Medical Journal*, 307, 30 October 1993, pp. 1,085-1,086.

23 Government of India, *Health for All by 2000 AD*, New Delhi: Ministry of Health and Family Welfare, 1980.

24 Government of India, *Sixth Five Year Plan*, New Delhi: Planning Commission, 1980.

25 Archin Vanaik, ed., *Globalisation and South Asia: Multidimensional Perspectives*, New Delhi: Manohar Publications, 2004.

26 Utsa Patnaik, *The Republic of Hunger and Other Essays*, Gurgaon: Three Essays Collective, 2007.

27 Rajiv Misra, *Rachel Chatterjee and Rao, India Health Report*, New Delhi: Oxford University Press, 2003.

28 L. Freedman, M. Wirth, R. Waldman, M. Chowdhury and A. Rosenfield, *Interim Report of Millenium Project Taskforce 4 on Child Health and Maternal Health*, New York: UNDP, 2004.

29 R. R. Ved and A. S. Dua, "Review of women and children's health in India: focus on safe motherhood", in S. Rao (ed.) *Burden of Disease in India: National Commission on Macroeconomics and Health Background Papers*, Delhi: Ministry of Health and Family Welfare, 2005, pp. 103-169.

30 Imrana Qadeer, "Reproductive health: a public health perspective", *Economic* *and Political Weekly*, Vol. 33, No. 41, 1998, pp. 2,671-2,685.

31 Government of India, *National Health Policy*, New Delhi: Ministry of Health and Family Welfare, 2002.

32 WHO Statistical Information System (WHOSIS), 2009, http://www.whol.int/whosis/en.

33 Rama Baru, *Private Health in India: Social Characteristics and Trends*, New Delhi: Sage, 1998.

34 Government of India, *Report of the Commission on Macroeconomics and Health*, New Delhi: Ministry of Health and Family Welfare, 2005.

35 Rama Baru, K. Nagaraj, Acharya Arnab and Sanghamitra Acharya, "Inequalities in utilisation of health services", *Lancet*, forthcoming.

36 민관협력사업을 주도하고 있는 안드라프라데시Andhra Pradesh주와 구자라트Gujarat주 정부는, 주 재정 상태를 견주어 봤을 때, 상당한 예산을 들여 사티얌Satyam 컴퓨터사와 보건 부문의 민관협력사업을 시작했다. 최근 이 기업의 최고 경영자인 버나드 메이도프Bernard Madoff가 인도 최대 기업사기에 연루되었다고 밝혀졌다. 하지만 이 민관협력사업은 계속되고 있다.

37 Eduardo von Missioni, "A long way back towards Alma Ata", *Bulletin von Medicus Mundi Scheiwz*, No.111, February, 2009, pp. 10-20.

38 Indira Chakravarthy, "Role of the World Health Organization", *Economic and Political Weekly*, Vol. 43, No. 47, 2008, pp. 41-46.

39 J. M. Puliyel and Y. Madhavi, "Vaccines: policy for public good or private profit?", *Indian Journal of Medical Research*, January, 2008, pp. 1-3.

40 R. Bhat, "Private health care sector in India: issues arising out of its growth and the role of the state in strengthening public-private interaction", Unpublished Paper, Ahmedabad, Indian Institute of Management, 1998.

41 Government of Delhi, "High Level Committee for Hospitals in Delhi: Enquiry Report", Justice A. S. Quershi Committee, New Delhi, 2001.

42 S. Nandraj, V. R. Muraleedharan, Rama V. Baru, I. Qadeer and R. Priya, *Private Health Sector in India: Review and Annotated Bibliography*, Mumbai: Cehat, 2001. 초기 부분은 A. Jesani and S. Anantharam, *Private Sector and Privatisation in Health Care Services*, Mumbai: FRCH, 1993 참조.

43 2009년 6월 8일 국회에서는 사립 의과대학들이 대학원생 한 명당 1천만~2천만 루피를 받았다며, 이를 입시 '경매'라고 묘사하며 폭로하는 큰 소란이 일어났었다. 이에

대해서는 "Govt under five over capitation fee scam in both houses", *Times of India*, 9 June 2009 참조.

44 S. Nandraj, "Beyond the law and the lord: quality of private health care", *Economic and Political Weekly*, Vol. 29, No. 27, 1994, pp. 1,680-1,685.

45 인도에서 출산과 관련된 부분을 포함한 인체 장기 암시장이 민간 부문에서 매우 번성하고 있다. 신장 적취 사건이 신문에 종종 보도된다. 또한 대리모를 포함한 인공수정 산업 역시 번성 중이다.

46 Mohan Rao, A. K. Shiva Kumar, Mirai Chatterjee, K. Sundaraman and Krishna D. Rao, "Inidia's health resource crises: too many and yet too few", *Lancet*, forthcoming.

47 실제로 대부분의 의사들이 몰려 있는 인도의 도시 지역에서는 의사들이 실업이 큰 문제가 되고 있다. 이들은 격심한 경쟁으로 인해 의료 규범이나 의학적인 근거에서 벗어난 진료 행태를 벌이기도 한다. 이를 반영하듯 의사 집단은 인도 행정 공무원 시험에 응시하는 두 번째로 큰 직업군으로 나타났다.

48 Voluntary Health Association of India, *Report of the Independent Commission on Health in India*, New Delhi, 1997.

49 Manas Kaushik, Abhishek Jaiswal, Naseem Shah and Ajay Mahal, "High-end physician migration from India", *Bulletin of the World Health Orgaznization*, Volume 86, No. 1, 2008, pp. 40-45.

50 인도에서 하위 카스트를 위한 소수자 우대 정책이나 보호 정책 문제는, 서구 사회에서 익히 봐온 인종주의 논쟁과 비슷한 쟁점에 인도 특유의 복잡한 양상들을 더해서 상당히 큰 정치적 논란거리가 되고 있다. 대부분이 상위 카스트인 의사들과 역시 대부분이 상위 카스트 출신인 언론계를 장악한 이들은 실력이라든지 수준을 유지해야 한다는 이유를 들어 보호 정책에 반대하고 있다. 게다가 그들은 지능이나 장점, 유능함 같은 특성은 유전 때문이라고 은연중에 주장하는데, 의대생들은 시위 중에 보통 낮은 카스트의 일이라 간주되는, 거리를 빗자루로 쓸거나 구두를 닦는 퍼포먼스를 벌이기도 한다. 다음을 참고하라. Abhay Mishra, "Anti-quaota protests: complaints against students", *Indian Express*, 8 May 2006.

51 Amit Sengupta, "Economic reform, health and pharmaceuticals", *Economic and Political Weekly*, Vol. 31, No. 48, 1996, pp. 3,155-3,159.

52 Gita Sen, Aditi Iyer and Asha George, "Class, gender and health equity: lessons from liberalising India", in Gita Sen, Asha George and Piroska Ostalin, eds., *Engendering International Health*, Massachusetts: MIT Press, 2002.

53 Baru et al., "Inequalitieis in utilisation of health services".

54 World Bank, *World Development Report 1993: Investing in Health*, Washington: World Bank, 1993.

55 Sen et al., "Class, gender and health equity".

56 Government of India, Ministry of Statistics and Programme Implementation, "Note on morbidity and treatment of ailments: NSS 52nd Round(July 1995-June 1996)", *Sarvekeshana*, Vol. 23, No. 3, Jan-March, 2002.

57 Baru et al., "Inequalities in utilisation of health services".

58 Abhijit Sen and Himanshu, "Poverty and inequality in India I" and "Poverty and inequality in India II" in *Economic and Political Weekly*, Vol. 39 No. 38, 2004 and Vol. 39, No. 39, 2004.

59 Joe Williams, U. S. Mishra and K. Navaneetham, "Health inequlity in India: evidence from NFHS 3", *Economic and Political Weekly*, Vol. 43, No. 25, 2008, pp. 41-49.

60 하트만은 1990년대 초에 다음과 같이 말했다. "인도 정부가 최근 IMF에 승복해서 시행하고 있는 인구 조절 정책은 활동가들의 표현에 따르면 미국국제개발처의 NGO '매점매석'과 함께 이루어지고 있다. 미국국제개발처는 우타프라데시주 한 곳에서만 인구 증가율을 줄이기 위한 사업으로 1백 개가 넘는 NGO들과 함께 3억2,500만 달러를 지출할 계획이다." Besty Harmann, "Old maps and new terrain: the politics of women, population and the environment in the 1990s", Paper presented at the International Conference on Reproductive Rights, WGNRR, Madras, 1993, p. 18.

61 Sukhdeo Thorat, "Strategy of disincentives and targeting for population control: implications for Dalits and Tribals", Paper presented at the National Colloquium on Population Policies, Center of Social Medicine and Community Health and the Singamma Sreenivasan Foundation, New Delhi, 2001.

62 Mohan Rao, "The rhetoric of reproductive rights: Quinacrine sterlisation in India", in Imrana Qadeer, Kasturi Sen, and K. R. Nayar, eds., *Public Health and the Poverty of Reforms*, New Delhi: Sage, 2001.

63 Neera Cahndhoke, "'Seeing' the state in India", *Economic and Political Weekly*, Vol. 4o, No. 11, 2005, p. 1,035.

64 이는 상당히 뜨거운 논쟁을 불러일으켰다. 다음 문헌들을 참조. Neil Pearce, "Traditional epidemiology, modern epidemiology and public health", *The American Journal of Public Health*, Vol. 86, No. 5, 1996, pp. 678-683; Ann V.

Diez Roux, "Bringing context back into epidemiology: variables and fallacies in multilevel analysis", *American Journal of Public Health*, Vol. 88, No. 2, 1998, pp. 1,027-1,032; M. Susser, "Does risk factor epidemiology put epidemiology at risk?", *Journal of Epidemiology and Community Health*, 52(10), 1998, pp. 18-26; N. Kieger, "Questioning epidemiology: objectivity, advocacy and socially responsible science", *American Journal of Epidemiology*, Vol. 89, No. 8, 1999, pp. 1,151-1,153.

65 V. K. Yadavendu, "Changing perspective in public health: from population to an individual", *Economic and Political Weekly*, Vol. 36, No. 49, 2003, pp. 5,180-5,188.

15장 | 세계 보건 정책의 수립

1 T. Zeltner, D. A. Kessler, A. Martiny and F. Randera, "Tobacco company strategies to undermine tobacco control activities at the World Health Organisation", Report of the Committee of Experts on Tobacco Industry Document, July 2000, p. iii.

2 J. Braithwaite and P. Drahos, *Global Business Regulation*, Cambridge: Cambridge University Press, 2000, pp. 39-87.

3 G. Cannon, "Why the Bush administration and the global sugar industry are determined to demolish the 2004 WHO global strategy on diet, physical activity and health", *Public Health and Nutrition*, 7(3), 2004, pp. 369-380; S. Boseley, "WHO 'infiltrated by food industry'", *Guardian*, 9 January 2003; M. Koivusalo and E, Ollila, "Global health policy", in N, Yeates, ed., *Understanding Global Social Policy*, Bristol: Policy Press, 2008.

4 D. Luff, "Regulation of health services and international trade law", in A. Mattoo and P. Sauve, eds., *Domestic Regulations and Service Trade Liberalisation*, New York: Oxford University Press, 2003; M. Koivusalo, T. Schrecker and R. Labonte, "Globalisation and policy space for health and social determinants for health", Institute of Population Health, Globalization and Health Knowledge Network: Research Papers, Globalization and Health Equity, University of Ottawa, 2009; Koivusalo et al., "Globalisation and policy space"; N. Skala, "The potential impact of the World Trade Organisation's general agreement on trade in services on health system reform and regulation in the United States", *International Journal of Health Services*, 39(2), 2009.

5 M. Krajewski, "Public services and trade liberalisation. Mapping the legal framework", *Journal of International Economic Law*, 6(2), 2003, pp. 341-367; D. Fidler, "Legal review of the General Agreement on Trade in Services (GATS) from a health policy perspective", Globalisation, Trade and Health Working Paper Series, World Health Organisation, Geneva, 2003.

6 S. Sell, "The global IP upward ratchet, anti-counterfeiting and piracy enforcement efforts: the state of play", 2008, http://www.twnside.org에서 볼 수 있다. S. Sell, "From Forum-shifters to Shape-shifters: Rulemaking and Enforcement in Intellectual Property", Paper prepared for International Studies Association Convention, New York, 15-19 February 2009.

7 K. Lee and H. Goodman, "Global Policy Networks: The propagation of health care financing reform since the 1980's", in K. Lee, K. Buse and S. Fustukian, eds., *Health Policy in a Globalising World*, Cambridge: Cambridge University Press, 2002.

8 J. A. Walsh and K. S. Warren, "Selective primary health care. An interim strategy for diseases control in developing countries", *New England Journal of Medicine*, 301(18), 1979; J-P. Unger and J. R. Killingsworth, "Selective primary health care: a critical review of methods and results", *Social Science and Medicine*, 22(10), 1986.

9 G. A. Cornia, R. Jolly and F. Stewart, *Adjustment With a Human Face: Protecting the Vulnerable and Promoting Growth. A Study by UNICEF*, Oxford University Press: Oxford, 1987.

10 M. Koivusalo and E. Ollila, *Making a Healthy World. Agencies, Actors and Policies in International Health*, London: Zed Books, 1997.

11 T. Brown, M. Cueto and E. Fee, "The World Health Organisation and the transition from International to Global Public health", *American Journal of Public Health*, 96(1), 2006; Koivusalo and Ollila, *Making a Healthy World*.

12 Koivusalo and Ollila, *Making a Healthy World*; J. Lister, *Health Policy Reform: Driving the Wrong Way. A Critical Guide to the Health Reform Industry*, Enfield: Middlesex University Press, 2005.

13 World Bank, *World Development Report. Investing in Health*, Washington: World Bank, 1993.

14 WHO, *World Health Report. Health Systems: Improving Performance*, Geneva: WHO, 2000.

15 CSDH, *Closing the gap in a generation: health equity through action on the social determinants of health. Final report of the Commission on social determinants of health*, Geneva: WHO, 2008.

16 WHA, "Reducing health inequities through action on the social determinants of health"(WHA 62.14) and "Primary health care, including health system strengthening"(WHA 62.12) from WHA, 22 May 2009, Geneva, WHO, 2009.

17 S. Gupta, B. Hammond and E. Swanson, "Setting the seven development goals", *OECD Observer*, 23, 2000, http://www.oecdobserver.org에서 볼 수 있다.

18 A. Grover, "Report of the Special Rapporteur on the right of everyone to the enjoyment of the highest attainable standard od physical and mental health", United Nations, General Assembly, A/HRC/11/12, 31 March 2009.

19 E. Ollila, "Global health priorities: priorities of the wealthy?", *Globalisation and Health*, 1(6), 2005, http://www.globalizationandhealth.com에서 볼 수 있다.

20 A. Costello and D. Osrin, "The case for a new Global Fund for maternal, neonatal, and child survival", *Lancet*, 366(9485), 13-19 Aug 2005; Leading NGOs, "Leading NGOs call for international action to combat epidemic non-communicable diseases", Press Release, 19 May 2009, http://www.world-heart-federation.org에서 볼 수 있다.

21 L. Garret, "The challenge of global health", *Foreign Affairs*, January/February, 2007.

22 M. Lewis, "Addressing the challenge of HIV/AIDS: macroeconomic, fiscal and institutional issues", Working paper no 58, Center for Global Development, 2005.

23 G. Ooms, V. van Damme, B. Baker, P. Zeitz and T. Schrecker, "The 'diagonal' approach to Global Fund financing: a cure for the broader malaise of health systems?", *Globalization and Health*, 4(6), 2008.

24 M. Koivusalo and M. Mackintosh, "Global public action in health and pharmaceutical policies: politics and policy priorities", IKD(Innovative Knowledge Development) Working Paper 45, 2009, http://www.open.ac.uk에서

볼 수 있다.

25 W. Ollila, "Health-related public-private partnerships and the United Nations", in B. Deacon, E. Ollila, M. Koivusalo and P. Stubbs, eds., *Global Social Governance. Themes and Prospects*, Helsinki: Ministry for Foreign Affairs, 2004; E. Ollila, "Restructuring global health policy-making: The role of global public-private partnerships", in M. Mackintosh and M. Koivusalo, eds., *Commercialisation of Health Care. Global and Local Dynamics and Policy Responses*, Basingstoke: Palgrave-Macmillan, 2005.

26 A. Harmer and K. Buse, "Seven habits of highly effective global public-private partnerships: practice and potential", *Social Science and Medicine*, 64(2), 2007; K. Buse and A. Harmer, "Power to the partners? The politics of public-private partnerships", *Development*, 47(2), 2004.

27 T. Anderson, "Global Fund looks to boost private sector contributions", *Lancet*, 373(9675), 9 May 2009.

28 D. McCoy, G. Kembhavi, J. Patel and A. Luintel, "The Bill and Melinda Gates Foundation's grant-making programme for global health", *Lancet*, 373(9675), 9 May 2009; A-E. Birn, "Gate's grandest challenge: transcending technology as public health ideology", *Lancet*, 366(9484), 6-12 August 2005.

29 M. Edwards, *Just Another Emperor? The Myths and Realities of Phlilanthrocapitalism*, New York: Demos and the Young Foundation, 2008.

30 M. Edwards, "Philanthrocapitalism: After the goldrush", 20 March 2008, p. 32, http://www.opendemocracy.com에서 볼 수 있다.

31 D. G. McNeil, "Gates Foundation's influence criticized", *New York Times*, 16 February 2008.

32 McCoy et al., "The Bill and Melinda Gates Foundation's grant-making programme".

33 AusAID and Global Fund, "Australia converts commercial debts to Indonesia into health programmes", Press Release, 28 May 2009, http//www.theglobalfund.org에서 볼 수 있다.

34 T. Anderson, "Global Fund looks to boost private sector contributions", *Lancet*, 373(1594), 2009.

35 World Bank, "Funding New Vaccines To Save Millions of Lives. World Bank to Provide Financial Platform for Pilot Vaccine Program", Press Release No.

2009/296/CFP, 3 April 2009.

36 D. Light, "Making practical markets for vccines, Why I decided that the Center for Global Development Report, Making markets for vaccines, offers poor advice to government and foundation leaders", *PLoS Med*, 2(10), 2005; A. K. Farlow, D. W. Light, R. T. Mahoney, and R. Widdus, "Concerns regarding the Center for Global Development Report 'Making markets for vaccines'", Submission to Commission on intellectual property rights, innovation and public health, WHO, 29 April 2005; L. Gadot, "Advance market commitments: Are they worth the hype?", May 2008, http://www.accessmed-msf.org에서 볼 수 있다.

37 T. Hubbard and J. Love, "A new trade framework for global healthcare R&D", *PLoS Biol*, 2(2), 2004; N. Dentico and N. Ford, "The courage to change the rules: a proposal for an essential health R&D treaty", *PLoS Med*, 2(2), 2005; J. Love and T. Hubbard, "The big idea: prizes to stimulate R&D for new medicines", *Chicago Kent Law Review*, 82(3), 2007.

38 D. Baker, "The benefits and savings of publicly-funded clinical trials of prescription drugs", Center for Economic Policy and Research, March, 2008; D. Baker, "A free market solution to prescription drug crises", *International Journal of Health Services*, 34(3), 2003; A. Jayadev and J. Stiglitz, "Two ideas to increase innovation and reduce pharmaceutical costs and prices", *Health Affairs*, 28(1), 2009; S. M. Maurer, A. Rai and A. Sali, "Finding cures for tropical diseases: is open source the answer?", *PLoS Med*, 1(3), 2004.

39 G8, "Growth and responsibility in the world economy. Summit declaration", G8 Agenda for Global Growth and Stability, Heiligendamm, 7 June 2007, http://www.g-8.de에서 볼 수 있다.

40 McCoy et al., "The Bill and Melinda Gates Foundation's grant-making programme".

41 WHO, *Proposed Programme Budget 2010-2011*, Geneva: WHO, 2009. http://www. who.int에서 볼 수 있다.

42 McCoy et al., "The Bill and Melinda Gates Foundation's grant-making programme"; Birm, "Gate's grandest challenge".

43 T. Anderson, "Novartis under fire for accepting new reward for old drug", *Lancet*, 373(9673), 25 April 2009; FDA, "Guidance for Industry Tropical

Diseases Industry Priority Review Vouchers, Draft Guidance", October 2008, http://www.fda.gov에서 볼 수 있다.

44 L. Love, "Brief note on the abuse of Orphan Drug programs in creating monopolies", 5 January 1999. http://www.cptech.org에서 볼 수 있다.

16장 ı 포괄적 보건의료 운동의 건설 : HIV 에이즈 운동의 본보기

1 World Health Organization, *Declaration of Alma-Ata*, International Conference on Primary Health Care, 1978.

2 같은 자료.

3 Naomi Rogers, "A History of the World Health Organization", New Haven: Yale University Global Health Course, 2008.

4 Marcos Cueto, "The origins of primary health care and selective primary health care", *American Journal of Public Health*, 94(11), 2004, pp. 1,864-1,874.

5 Michael Marmot and Richard Wilkinson, *Social Determinants of Health*, Oxford: Oxford University Press, 2005; Vicente Navarro, *The Political and Social Contexts of Health*, Amityville: Baywood Publishing, 2004.

6 Christopher Murray and Julio Frenk, "World Health Report 2000: A step towards evidence-based health policy", *Lancet*, 357(9269), 2001, pp. 1,698-1,700.

7 A. David Paltiel et al., "Expanded screening for HIV in the United States-an analysis of cost-effectiveness", *The New England Journal of Medicine*, 352(6), 2005, pp. 586-595.

8 Gerald Duru et al., "Limitations of the methods of used for calculating quality-adjusted life-year values", *Pharmacoeconomics*, 20(7) 2002, pp. 463-473; Erik Nord, *Cost-Value Analysis in Health Care: Making Sense out of QALYs*, Cambridge: Cambridge University Press, 1999.

9 Vicente Navarro, "World Health Report 2000: Responses to Murray and Frenk", *Lancet*, 357(9269), 2001, pp. 1,701-1,702.

10 같은 글.

11 Vicente Navarro, "Assessment of the World Health Report 2000", *Lancet*, 356(9241), 2000, pp. 1,598-1,601.

12 Eleonora Cavagnero et al., "Development assistance for health: should

policy-makers worry about its macroeconomic impact?", *Bulletin of the World Health Organization*, 86(11), 2008, pp. 864-870.

13 David Stuckler et al., "International Monetary Fund programs and tuberculosis outcomes in post-Communist countries", *PLoS Medicine*, 5(7), 2008, p. 143; Walden Bello et al., *A Siamese Tragedy: Development and Disintegration in Modern Thailand*, Bangkok: Food First, 1999; Jim Young Kim et al., *Dying for Growth: Global Inequality and the Health of the Poor*, Monroe: Common Courage Press, 2002.

14 Barton Gelman, "A turning point that left millions behind", *The Washington Post*, 28 December 2000.

15 Steven Epstein, *Impure Science: AIDS, Activism, and the Politics of Knowledge*, Berkeley: University of California Press, 1996.

16 같은 책.

17 Samantha Power, "The AIDS rebel", *The New Yorker*, May 2003.

18 Salim Karim and Quarraisha Karim, *HIV/AIDS in South Africa*, Cambridge: Cambridge University Press, 2006.

19 Tony Barnett and Alan Whiteside, *AIDS in the 21st Century: Disease and Globalization*, Basingstoke: Palgrave, 2002.

20 같은 책; David Schmitt, "Sociosexuality from Argentina to Zimbabwe: A 48-nation study of sex, culture, and strategies of human mating", *Behavioral and Brain Sciences*, 28(1), 2005, pp. 247-311.

21 Catherine Campbell, "Migrancy, masculine identities and AIDS: the psychosocial context of HIV transmission on the South African gold mines", *Social Science and Medicine*, 45(2), 1997, pp. 273-281.

22 Janet Wojcicki and Josephine Malala, "Condom use, power and HIV/AIDS risk: sex-workers bargain for survival in Hillbrow/Joubert Park/Berea, Johannesburg", *Social Science and Medicine*, 53(1), 2001, pp. 99-121.

23 Catherine Campbell and Yodwa Mzaidume, "How can HIV be prevented in South Africa? A social perspective", *BMJ*, 324(7331), 2002, pp. 229-232.

24 John Stover, "Can we reverse the HIV/AIDS pandemic with an expanded response?", *Lancet*, 360(9326), 2002, pp. 73-77.

25 Bello, *Siamese Tragedy*.

26 Barnett and Whiteside, *AIDS in the 21st Century*.

27 Michelle Martin, "D.C. HIV/AIDS rate higher than West Africa", *National Public Radio*, 18 March 2009; World Health Organization, *HIV/AIDS epidemiological surveillance report for the WHO African Region*, Geneva: WHO, 2009.

28 Faculty of Harvard University, *Consensus Statement on Antiretroviral Treatment for AIDS in Poor Countries*, Cambridge: Harvard University, 2001.

29 Epstein, *Impure Science*; Gregg Gonsalves, *The HIV/AIDS Response and Health System: Building on success to achieve health care for all*, New Haven: International Treatment Preparedness Coalition, 2008.

30 Epstein, *Impure Science*.

31 WHO, *HIV/AIDS epidemiological surveillance report*.

32 Elliot Marselle et al., "HIV prevention before HAART in Sub-Saharan Africa", *Lancet*, 369(9320), 2002, pp. 1,851-1,856.

33 Justin Parkhurst, "'What worked?': the evidence challenges in determining the causes of HIV prevalence decline", *AIDS Education and Prevention*, 20(3), 2008, pp. 275-283; Paul Farmer et al., *Women, Poverty and AIDS*, Boston: Common Courage Press, 1998.

34 같은 글.

35 Gellman, "A Turning Point".

36 Families USA, *Off The Charts: Pay, Profits, and Spending by Drug Companies*, Washington DC: FUSA, 2001.

37 Andrew Natsios, *USAID Administrator Natsios Press Remarks on HIV/AIDS in Africa*, Washington D.C.: U.S. Agency for International Development, 2001.

38 David Walton et al., "Integrated HIV prevention and care strengthens primary health care: lessons from rural Haiti", *Journal of Public Health Policy*, 25(2), 2004, pp. 137-158; David Coetzee et al., "Integrating tuberculosis and HIV care in the primary care setting in South Africa", *Tropical Medicine and International Health*, 9(6), 2004, pp. A11-A15.

39 World Health Organization, *The 3-by-5 Initiative*, Geneva: WHO, 2003.

40 Gorik Ooms, "Shifting paradigms: how the fight for 'universal access to AIDS treatment and prevention' supports achieving 'comprehensive primary health care for all'", *Global Health*, 4(8), 2008 p. 411; Dongbau Yu et al., "Investment in HIV/AIDS programs: does it help strengthen health systems in developing countries?", *Global Health*, 4(8), 2008, p. 48.

41 Gonsalves, *HIV/AIDS Response and Health Systems*.

42 Roger England, "Are we spending too much on HIV?", *BMJ* 334(7589), 2007. Laurie Garrett, "The challenge of global health", *Foreign Affairs*, (January/February) 2007; Malcolm Potts et al., "Reassessing HIV prevention", *Science*, 320(5877) 2008, pp. 749-750; Helen Epstein, *The Invisible Cure: Africa, the West, and the Fight Against AIDS*, New York: Farrar, 2007; William Easterly, *The White Man's Burden*, New York: Penguin, 2006.

43 Ooms, "Shifting paradigms"; Yu et al., "Investment in HIV/AIDS"; David Stuckler et al., "WHO's budgetary allocations and burden of disease", *The Lancet* 372(9649) 2008, pp. 1,563-1,569; Gonsalves, *HIV/AIDS Response and Health System*.

44 Garrett, "The challenge of global health"; England, "Are we spending too much?", p. 344.

45 USAID, *Health Systems 20/20: Data Analysis*, Washington D.C.: USAID, 2008.

46 Gonsalves, *HIV/AIDS Response and Health Systems*; Ooms, "Shifting paradigms".

47 이 모든 것들은 USAID Health Systems 20/20 건강 자료의 회귀 분석 결과, p < 0.05 수준에서 유의미한 결과로 드러났다.

48 Jon Cohen, "The great funding surge", *Science* 321(5888) 2008, pp. 512-519.

49 Jose Zuniga et al., *A Decade of HAART: The Development and Global Impact of Highly Active Antiretroviral Therapy*, Oxford: Oxford University Press, 2008.

50 Kevin DeCock et al., "Can antiretroviral therapy eliminate HIV transmission?", *The Lancet* 373(9657) 2009, pp. 7-9.

51 University of Pennsylvania, *Botswana UPenn Partnership*, Philadelphia: University of Pennsylvania, 2008.

52 Epstein, *Impure Science*.

53 Jesper Sundewalla and Kerstin Sahlin-Andersson, "Translations of health sector SWAps: a comparative study of health sector development cooperation in Uganda, Zambia and Bangladesh", *Health Policy*, 76(3) 2006, pp. 277-287.

54 Guy Hutton and Marcel Tanner, "The sector-wide approach: a blessing for public health?", *Bulletin of the World Health Organization*, 82(12) 2004, pp. 891-970; Anders Jeppsson, "SWAp dynamics in a decentralized context: experiences from Uganda", *Social Science and Medicine*, 55(11) 2002, pp.

2,053-2,060.

55 Marlein Bosman, "Health sector reform and tuberculosis control: the case of Zambia", *International Journal of Tuberculosis and Lung Disease*, 4(7) 2000, pp. 606-614.

56 같은 글.

57 Firdu Zawide, *Victims of Ineptitude: An Insider's Account of Injustice withins the World Health Organization*, Bloomington: AuthorHouse, 2007; John Farley, Brock Chisholm, *The World Health Organization, and the Cold War*, Vancouver: UBC Press, 2008; Dorothy Porter, ed. *The History of Public Health and the Modern State*, Amsterdam: Rodopi, 1994.

58 Gorik Ooms, "Health development versus medical relief: the illusion versus the irrelevance of sustainability", *PLoS Medicine*, 3(8), 2006, p. 345; Anup Shah, "Effects of over-consumption and increasing populations", *Global Issues*, 26 September 2001.

59 Ooms, "Health development versus medical relief".

60 Bosman, "Health sector reform and tuberculosis control".

61 Sanjay Basu and Alison Galvani, "Extensively drug-resistant tuberculosis in South Africa", *Lancet*, 369(9558), 2007, pp. 272-273.

62 Gorik Ooms et al., "The 'diagonal' approach to Global Fund financing: a cure for the broader malaise of health systems?", *Globalization and Health*, 4(1), 2008, p. 6.

63 Cueto, "The origins of primary care".

64 Sanjay Basu, "AIDS, empire and public health behaviorism", *International Journal of Health Services*, 34(1), 2004, pp. 155-167.

65 Cohen, "The great funding surge".

66 Stuckler, "International Monetary Fund programs and tuberculosis outcomes".

67 David Stuckler et al., "Bracing for the challenges of recession: how have previous economic recessions in Europe affected health?", *The Lancet*, 2009, in press.

68 WHO Commission on Social Determinants of Health, *Closing the Gap in a Generation. Final Report of the Commission on Social Determinants of Health*, Geneva: World Health Organization, 2008.

69 Paul Farmer, *Pathologies of Power*, Berkeley: University of California Press,

2003.

70 같은 책; Nyaya Health, *Annual Report 2008*, New Haven: NHN, 2009; Gonsalves, *HIV/AIDS Resopnse and Health Systems*.

71 Farmer, *Pathologies of Power*.

72 Partners in Health, *Global Health Delivery*, Boston: PIH, 2009.

73 Gonsalves, *HIV/AIDS Response and Health Systems*; Nyaya Health, *Annual Report 2008*.

17장 | 병든 사회의 정신 건강 : 사람은 무엇을 위해 존재하는가

* 이 에세이는 2008년 4월 29일 카디프시 시청에서 열린 'NHS 웨일스 1차 의료에서의 정신 건강 컨퍼런스'의 기조 강연에 기초했다.

1 T. B. Üstün and N. Sartorius, eds., *Mental illness in general health care: an international study*, New York: John Wiley/WHO, 1995.

2 http://www.merthyr.gov.uk의 수요 측정, 고객 그룹, 정신 건강 페이지에서 가져온 수치다.

3 K. S. Kendler, T. J. Gallagher, J. M. Abelson and R. C. Kessler, "Lifetime prevalence, demographic risk factors, and diagnostic validity of nonaffective psychosis as assessed in a US community sample: the National Comorbidity Survey", *Archives of General Psychiatry*, 53, 1996, pp. 1,022-1,032; M. G. Carta and J. Angst, "Epidemiology and clinical aspects of bipolar disorders: controversies or a common need to redefine the aims and methodological aspects of surveys", *Clinical Practice and Epidemiology in Mental Health*, 1, 2005, pp. 1-4.

4 M. Shepherd, "The prevalence and distribution of psychological illness in general practice". In, "The medical use of psychotropic drugs". *Journal of the Royal College of General Practitioners*, 23, 1973, suppl.2, pp. 16-19.

5 A. Enthoven, "Reflections on the management of the National Health Service: an American looks at incentives to efficiency in health services management in the UK", Occasional Papers no. 5, London: Nuffield Provincial Hospitals Trust, 1985.

6 A. M. Stirling, P. Wilson and A. McConnachie, "Deprivation, psychological

distress, and consulation length in general practice", *British Journal of General Practice*, 51, 2001, pp. 456-460.

7 M. J. Stanger, "Incapacity, work and benefits", *BMJ*, 336, 2008, p. 735.

8 J. P. Van der Brugh, "The law of sickness insurance in Holland", *BMJ*, i, 1914, pp. 1,130-1,134.

9 P. Beljaars and R. Prins, "Combatting a Dutch disease: recent reforms in sickness and disability arrangements in the Netherlands", ABP World (Dutch Public Sector Pension Fund publication), 1997.

10 C. J. Phillips, C. J. Main, R. Buck, L. Buttion, A. Farr, L. Havard and G. Brown, *Profiling the Community in Merthyr Tydril: Problems, Challenges and Opportunities*, Cardiff: Wellbeing in Work Final Report, Wales Centre for Health, 2006.

11 P. Buijs, R. van Amstel and F. van Dijk, "Dutch occupational physicians and general practitioners wish to improve co-operation", *Occupational and Environmental Medicine*, 56, 1999, pp. 709-713.

12 Working Party, *The Future General Practitioner: learning and teaching*, London: Royal College of General Practitioners, 1972.

13 C. Dowrick, C. May, M. Richardson and P. Bundred, "The biopsychosocial model of general practice: rhetoric or reality?", *British Journal of General Practice*, 46, 1996, pp. 105-107.

14 A. Howe, "'I know what to do, but it's not possible to do it': general practitioners' perceptions of their ability to detect psychological distress", *Family Practice*, 13, 1996, pp. 1,227-1,232.

15 J. Horder, Personal communication, 2000.

16 Editorial, "The direct to consumer advertising genie", *Lancet*, 369, 2007, p. 1.

17 C. Medawar, *Power and Dependence: Social Audit on the Safety of Medicines*, London: Social Audit, 1992.

18 L. Eisenberg, "Commentary with a historical perspective by a child psychiatrist: when 'ADHD' was the 'Brain-Damaged Child'", *Journal of Child and Adolescent Psychopharmacology*, 17, 2007, pp. 279-283.

19 S. Timimi, "Antidepressants in childhood are neither effective nor safe", *BMJ*, 335, 2007, p. 751.

20 D. C. Naylor, "Grey zones of clinical practice: some limits to evidence-based

medicine", *Lancet*, 345, 1995, pp. 840-842; S. Rose, "Neurogenetic determinism and the new euphenics", *BMJ*, 317, 1998, pp. 1,707-1,708.

21 G. Dunea, "Nonsenserine", *BMJ*, 303, 1991, p. 253.

22 J. J. Schwab and M. E. Schwab, *Sociocultural Roots of Mental Illness: An Epidemiologic Survey*, New York: Springer, 1978.

23 M. King and I. Nazareth, "Care of patients with schizophrenia: the role of the primary health care team", *British Journal of General Practice*, 46, 1996, pp. 231-237.

24 H. Siddique, "Cost of Afghanistan and Iraq operations soars", *Guardian*, 10 March 2008.

25 http://www.quaker.org.uk.

26 R. Layard, "Happiness: has social science a clue?", Lionel Robbins Memorial Lectures, 2002/3, London School of Economics.

27 R. Lloyd-Jones and M. J. Lewis, *Alfred Herbert Ltd and the British Machine Tool Industry, 1887-1983*, London: Ashgate, 2006.

28 R. Inglehart and H-D Klingemann, "Genes, Culture, Democracy and Happiness", In E. Diener and E. M. Suh, eds., *Culture and Subjective Well-being*, Cambridge Mass.: MIT Press, 2000.

29 Mahbub ul Haq and Richard Jolly, eds., *Human Development Report 1996*, United Nations Development Programme, New York: Oxford University Press, 1996.

30 R. Layard, "Mental illness is now our biggest social problem", *Guardian*, 14 September 2005.

31 J. Holmes, "All you need is cognitive behaviour therapy?", *BMJ*, 324, 2002, pp. 288-290; N. Tarrier, "Commentary: yes, cognitive behaviour therapy may well be all you need", *BMJ*, 324, 2002, pp. 291-292; N. Bolsover, "Commentary: the 'evidence' is weaker than claimed", *BMJ*, 324, 2002, pp. 292-293.

32 P. Wintour, "Celebrate huge salaries, minister tells Labour", *Guardian*, 10 March 2008.

33 F. Lordon, "The market in worse futures", *Le Monde Diplomatique*, March 2008, pp. 2-3.

찾아보기